Tourism Industry & Medical Tourism

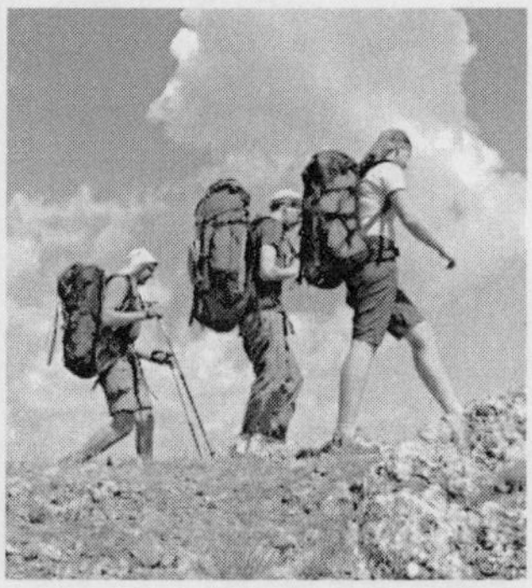

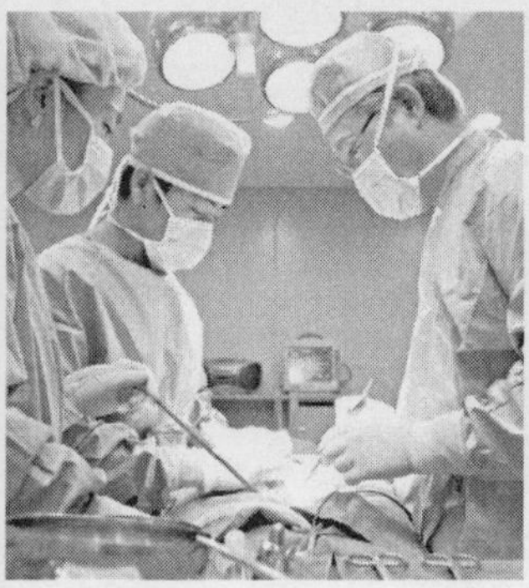

관광산업과 의료관광

공학박사 나 승 권 저

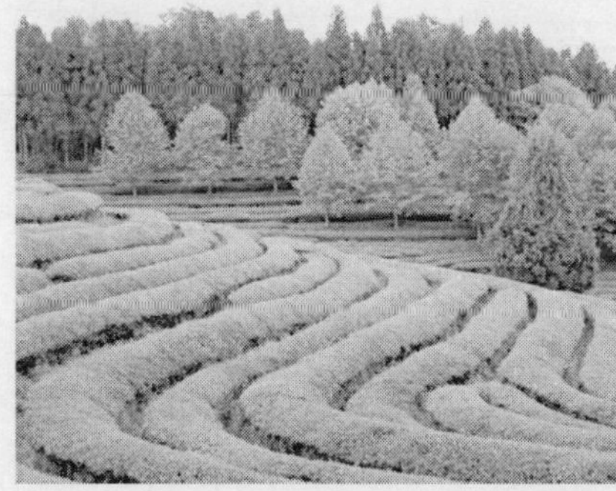

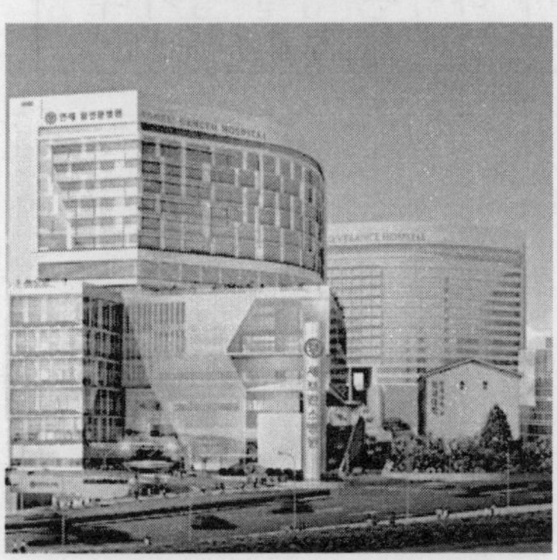

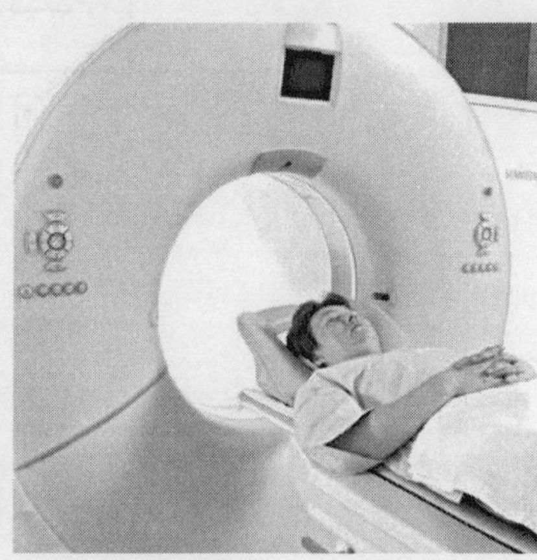

도서출판 상 학 당

欲爲大者 當爲人役

크고자 하거든 남을 섬기라

머리말

관광산업과 의료관광은 개인이 자신의 거주지를 벗어나 다른 지방이나 외국으로 이동하여 현지의 의료기관이나 요양기관, 휴양기관 등을 통해 본인의 질병을 치료하거나 건강의 유지, 회복, 증진 등의 활동을 하는 것이다. 이는 본인의 건강상태에 따라 현지에서의 요양, 관광, 쇼핑, 문화체험 등의 활동을 겸하는 것으로 한국을 찾는 해외 관광객들의 기대에 부응할 수 있는 수준 높은 서비스를 제공하고, 의료관광(글로벌 헬스케어)이 21세기에 들어와서 최첨단 의료장비의 발전과 환자들의 소득수준의 향상에 따라 각광받는 사업으로 떠올랐다. 우리나라의 의료관광산업은 한층 더 탄력을 받아 발전을 하고 있으며, 의료법이 개정된 이후로 의료관광 분야 역할의 중요성도 높아지고 있다.

이 책은 제1장 관광의 이해, 제2장 관광산업의 이해, 제3장 관광 서비스의 이해, 제4장 관광활동의 이해, 제5장 관광관리하기, 제6장 관광객의 이해, 제7장 의료관광의 개념, 제8장 의료관광의 구조, 제9장 의료관광의 현황, 부록에는 관광 · 여행 · 항공 · 운송 · 호텔 · 식음료 등 관련용어와 해설을 실었다.

의료관광에 대해서 공부하자 하는 사람들에게 도움이 되는 책이 되길 바라며, 집필 중 많은 고심에도 불구하고 손길이 미치지 못한 곳은 앞으로 계속 보완할 것이다. 끝으로 출판과정에 도움을 주신 도서출판 상학당의 남승우 사장님과 이 책에 관심과 애정을 주신 모든 분들께 감사의 말씀을 전한다.

나 승 권 씀

차 례

제1장 의료관광의 이해

제2장 관광산업의 이해

제3장
관광 서비스의 이해

제 4 장
관광활동의 이해

제 5 장
관광관리하기

제6장

관광객의 이해

제7장 의료관광의 개념

제8장
의료관광의 구조

제9장
의료관광의 현황

부 록

제1장
의료관광의 이해

관광은 다른 지방이나 다른 나라의 경치 · 유적 · 풍속 · 풍물 등을 구경하는 것이며, 관광 산업과 이동 수단의 발전으로 인해 단독으로 여행하는 관광객들이 증가하고 있다. 또한 관광이 제도화되면서 가격이 저렴하게 되어 관광이 대중화가 실현되고 있으며, 관광의 행태와 대상이 세계화되고 다양화되어, 관광 현상이 다면적으로 확대되면서 관광의 대중화로 경제적 효과도 매우 커지게 되었다. 이처럼 관광개발이 산업으로서의 의미가 높아짐으로써 관광에 대한 정부의 관심도 매우 높아졌다.

01 의료 서비스 마케팅의 이해

1. 관광의 정의와 관련 용어

관광은 사람이 일상 생활권을 떠나 미지의 자연, 문화 등의 환경 속에서 행하는 일련의 활동이며, 사람들은 여가시간 중에 휴양 · 정신적 고무 · 감상 · 지식 · 체험 · 참가 등 생활의 변화를 추구하고자 하는 욕구를 충족시킨다. 우리는 관광 또는 여행에 일반적으로 세속적인 일과 동떨어진 낭만, 이국적인 색다른 정취, 신비함 등의 이미지를 가지고 있으며, 건강, 휴식, 오락, 사적인 일 등과 같은 세속적이며 현실적인 일이다. 관광은 인간에게 가능한 다차원적인 경험의 속성을 내포하고, 관광의 용어는 레저, 행락, 여행과 혼재되어 사용되고 있으며, 사람들은 자신이 살고 있는 지역 또는 다른 장소에서 관광객이라고 하는 방문객들을 보곤 하는데, 사람들은 휴일에는 자신을 관광객으로 인식하는데, 관광은 자신의 관점에서나 타인의 관점에서 보았을 때 서로 다르게 인식될 수 있으므로 누구에게나 객관적인 현상으로 이해할 필요성이 대두되고 있다.

1) 관광의 목적적 개념

관광은 단순한 한가지 현상보다는 모든 현상과 관계되는 복합체이며, 여러 관광 목적지로의 이동과 체재에서 일어나며, 여기에는 동적인 요소인 여행과 정적인 체재가 있다. 또한 여행과 체재는 주거지와 근무지 이외의 목적지에 대한 것이므로 관광은 관광지의 주민이나 근로자들과 다른 행동을 야기하기도 하며, 관광목적지로의 이동은 며칠, 몇 주 또는 몇 개월 내에 돌아올 의도를 가진 일시적이며 단기간의 성격을 갖고 있다.[1)]

(1) 관광의 개념화

제2차 세계대전 전부터 시작되었으며, 국제관광전문가협회는 스위스의 장크트카렌 대학의 훈지커 교수와 스위스 베른대학의 크라프 교수가 제안한 관광의 정의를 사용하게 되었다. 이들 두 학자는 관광은 "영구 거주나 수입 활동과 관련되지 않고 그 곳에 거주하지 않는 사람이 여행 및 체류함으로써 발생하는 현상이나 관계"로 정의하였다. 그 이후 관광의 개념은 다양한 형태의 상업 및 직업적 여행까지 포함한다.

- 여행은 영구 거주도 아니고, 방문 목적지에서의 수입 목적의 고용도 아니기 때문이다. 그러나 관광을 정의할 때 다음의 3가지 요소를 고려한다.
  - 관광목적이나 방문목적이 있어야 하는데 이것이 관광동기이다.
  - 시간적 요소를 정의 속에 포함시키는 것이 필요하다.
  - 특정 목적에서 비롯된 특정 상황도 고려하여야 한다.

(2) 관광의 특성

관광의 특성을 크게 분류하면 장소적 · 방향적 · 활동적 · 기간적 · 성격적으로 나눈다.

① 장소적 특성 : 관광은 관광객의 이동을 전제로 하고, 관광 행위는 관광객의 주된 거주지나 직장 이외의 다른 지역에서 발생한다.

② 방향적 특성 : 관광은 여러 목적지로의 이동 행위, 목적지에서의 이동과 체재로 시작한다.

③ 활동적 특성 : 관광에는 목적지로의 이동 행위, 목적지에서의 체재 행위, 휴식 및 오락 행위 등 여러 활동이 포함한다.

④ 기간적 특성 : 관광은 목적지까지의 이동 및 체재는 일시적이고 단기적이다.

⑤ 성격적 특성 : 관광은 여행지나 체재하는 곳에서 보수를 위한 활동은 관광에서 제외한다.

(3) 관광의 관점

관광의 관점을 크게 분류하면 경영 · 경제적, 통계 · 기술적, 단일 학문적, 현상학적, 체계 · 분석적으로 나눈다.

① 경영 · 경제적 관점 : 관광객을 하나의 소비 단위로 인식한다.

② 통계 · 기술적 관점 : 관광객의 이동에 따른 관광수지와 통계작성을 한다.

③ 단일 학문적 관점 : 이동과 체재, 욕구를 중시하고 문화적 동기, 교육적 관심, 자아실현 등과 같은 요소를 도입한다.

---

1) 관광의 목적적 개념 : Cre-Biz 시대의 관광학, 한승엽 외, 현학사, pp.9~10, 2004.

④ 현상학적 관점 : 현지 주민과 관광객의 상호작용을 한다.

⑤ 체계 · 분석적 관점 : 관광객과 방문지역, 각종 서비스, 지역사회, 정책당국자와의 교차 관계를 한다.

(4) 관광목적

관광목적을 크게 분류하면 의료, 평화, 위락, 교양으로 나눈다.

① 의료 목적 : 의료관광으로 질병의 전문적인 치료 및 예방과 건강증진의 목적을 갖고, 보건 분야에서 관광자원으로 활용 가능한 부문을 발굴 개발하고, 상품화하여 서비스 또는 제품으로 제공하는 사업으로 외국인 유치를 통한 외화획득 등 국가 경제에 이바지할 수 있다.

② 평화 목적 : 관광은 국내외의 빈번한 교류를 통하여 상호이해를 증진시켜 평화에 기여하고, 지역 생활에 경제적 이익을 가져다줄 수 있으며, 건강과 문화적 생활을 향수하고자 하는 세계인의 꿈과 이상을 실현할 수 있다.

③ 위락 목적 : 관광은 다른 나라의 자연경관, 사회와 문화, 정치, 경제, 교육, 생활, 축제, 명승고적 및 박물관 등을 보고 즐기며(Pleasure), 감상(Appreciation), 유람(Sightseeing)하는 행위이다.

④ 교양 목적 : 관광은 사람이 일상생활로 다시 돌아올 일정으로 떠나는 것으로 영리를 목적으로 하지 않고, 미지의 세계 또는 다른 나라의 풍물과 풍습 등을 체험하고 견문을 넓히면서 삶의 질을 높이는 것이다.

2) 관광의 어원

관광은 이동(Movement)의 개념으로 시발점이라 할 수 있다. 인간은 근로에 의한 자연과의 부단한 교호작용(Interaction)을 통해 자신의 삶을 영위하고, 자신이 속해 있는 사회를 형성해 가기 위하여 끊임없이 이동하게 되며, 인간 행동의 양식과 사회발전을 가져오게 되었다.

- 현대의 관광은 "일상 생활권을 떠나 관광목적지에 체류하면서 경제적 소비를 통하여 삶의 활력, 견문 확대, 시찰, 기분전환, 친선교류, 국제회의, 위락 등의 다양한 활동을 하고, 다시 생활근거지로 돌아올 목적으로 한시적 활동을 하는 종합활동의 총체"라고 정의한다.
- 관광은 다양한 어원과 의미를 가지고 있으며, 인류의 역사와 함께 공존해 온 용어이다.[2)]

2) 관광의 어원 : 신관광학원론, 변상록, 교육인적자원부 지원교재, 2002.

(1) 관광의 사전적 의미

관광의 사전적 의미에는 4가지가 있다.

① 다른 나라의 문물과 제도를 시찰하는 것이다.
② 다른 나라나 지방의 아름다운 풍경, 풍습 등을 구경하며 유람하는 것이다.
③ 보양과 유람 등의 위락을 목적으로 여행하는 것이다.
④ 즐거움을 위한 여행이 있다.

(2) 동양의 어원

관광의 어원은 B.C 8세기경 중국에서는 주나라 '역경'에서 찾아볼 수 있다.

- 주역의 관국지광 이용빈우왕(觀國之光 利用賓于王)을 유래로 하며, 나라의 문화[형편/광화(光華)]를 둘러보니, '왕에게 귀빈 대접을 받을만 하노라'라는 뜻이며, 관광이라는 용어가 처음 나오게 되었다.
- '관광은 다른 나라의 문물을 살펴보러 오는 사람들에게 나라의 임금을 모시듯 환대했다'는 뜻이다.
- 관광은 '일국의 문화 및 풍속으로부터 그 나라 임금의 덕을 간파할 정도로 혜안을 가진 자가 그 나라 전체의 빛을 보고 이해함'이다.
- '관광은 다른 나라의 실정을 시찰하여 견문을 넓힌다'는 뜻이며, 당시의 어원을 3가지로 요약하였다.[3)]
  - 타국의 광화를 보기 위해 여러 나라를 순회 여행하는 이동 개념이다.
  - 타국을 순방하여 그 나라의 토지, 풍속, 제도, 문물의 관찰이라는 견문의 확대이다.
  - 치국 대도의 설계라는 국가홍보를 위한 행정 목적이 있었다.

(3) 서양의 어원

관광의 영어 단어인 Tourism은 "여러 나라를 순회 여행한다"는 뜻이다.

- 1811년 《The Sporting Magazine》이라는 잡지에서 이 용어를 처음 사용하였다.
  - 투어리즘 : 짧은 기간동안의 여행'을 뜻하는 Tour의 파생형이며, 어원적으로는 그리스어로 '원을 그리는 도구'이며, Tornos가 라틴어의 Tornus를 거쳐 영어의 Tour로 발전된 것으로 보인다.
  - 영어 : Tour 이외에도 여행 또는 관광을 의미하는 몇 개의 단어가 있는데, 이들에 대한 의미 차이를 분명히 할 필요가 있다.
  - Journey : 한 지역에서 다른 지역으로 이동해가면서 여행하는 것인 반면, Travel은 포괄적으로 여행을 뜻하고, Trip은 1박 정도의 단기 여행을, Sightseeing은 단순히 보는 것을 강조할 때 사용되고, Voyage는 항해여행을 뜻한다.
  - Tour와 Tourism의 차이 : Tour는 폭넓게 행해지는 사회현상으로서의 관광, 즉 하나의 단위 행위라고 할 수 있으며, 이러한 단위 행위를 포괄함과 동시에 거시적 사회현상으로 파악할 때는 Tourism을 사용한다.
  - Tour : 협의의 관광으로 사람들이 일상의 생활권을 떠나서 다시 돌아올 목적으로 이동하여 영리를 목적으로 하지 않고 풍물 등을 관람하는 것이고, 광의의 Tourism은 그와 같은 행위에 발생하게 하는 사회현상의 총체로 보는 것이다.
  - 서양 : 관광의 어원을 동적이고, 구체적이며 이동하는 행위와 소비 행위적 개념으로 파악하였다.[4)]

---

3) 동양의 어원 : 신관광학원론, 변상록, 교육인적자원부 지원교재, 2002.

① Tourism(영국) : 영어로 관광을 Tourism이라고 하는데, 이는 라틴어 Tornus(토루누스 : 도르래의 회전을 의미)에서 유래되었다.

- Toursim 또는 Tourist라는 파생 어휘는 1811년 영국 잡지의 하나인 《Sporting Magazine》에 소개된 이후 1975년 세계관광기구(World Tourism Organization : WTO)에서 관광을 Tourism이라고 공식 표기하면서 "단기간의 여행을 뜻하는 행동의 목적과 기간을 강조하는 의미를 내포하는 용어"로서 정착하게 되었다.

② Fremdenverker(독일) : 독일어로 Fremdenverker(프렘덴베르케르)는 Fremden(외국인 / 외국의)+Verkehr(왕래 하다)의 합성어이다.

- 외국인이 왕복하면서 주체와 행동의 상태를 나타내는 행위의 관점에서 탄생하게 되었다.

③ Non-immigrant(미국, 캐나다) : 미국과 캐나다에서 1930년부터 관광하는 행위자는 이민자가 아니라는 의미로 사용하기 시작하였다.

(4) 한국의 어원적 고찰

우리나라에서 관광의 용어가 공식적으로 사용되었던 시기는 고려시대로, 고려 예종 11년(1115) 송나라에 갔던 사신이 조서를 가지고 귀국하였는데 거기에 "오래된 풍습과 생활 자취를 가지고 있는 상곡을 관광하게 하여 낡은 습관을 버리고, 새로운 풍습을 익히도록..."으로 기록되어 있다. 이 당시 관광은 중국에 간 사신, 유학온 귀족계층의 자녀, 불법을 배우러 온 승려가 주류를 이루었다.

- 1385년 정도전의 삼봉집에는 중국 북경 신년 가정사(駕正使)의 여행기 제목을 관광집으로 소개하고 있으며, 조선왕조실록 태조권 9 및 세종권 148편에서는 "조선 건국시 한성의 북부에 10개의 방을 설치하면서 그 중 하나를 관광 방으로 하였다"는 기록이 있고, 1910년에 유길준이 관광 약기를 저술하여 오늘날의 여행기행문 내지는 답사기에 해당하는 기록물을 남겼다.
- 한국에서 사용된 관광의 용어는 시대적으로 다음과 같다.
  - 신라의 최치원 : 《계원필경》에서 관광 육년(과거보러 중국에 간지 육년)을 표현하였다.
  - 고려 예종 11년(1115년) 《고려사절요》 : '상국을 관광하게 하여 구습을 다 버리고'에서는 선진국을 관광하여 문물제도를 시찰하는 것이다.
  - 조선 이태조 : 한성부의 행정구역을 5분 52방과 북부 10방 중에 '관광방'을 설치하였다.
  - 조선 예종 성현 《관광록》 : 북경을 갈 때 지은 기행시를 썼다.
  - 조선 중종 《중종실록(1511년)》 : 선비의 부녀자들의 관광을 엄히 금하였다.
  - 정조 4년(1789년) 박지원 《열하일기》 : 중국의 문물제도를 배우고 명승지와 자연경관을 구경하러 갔었다.
  - 헌종 10년(1844년 추정) 작자미상 《한양가》가 있다.
  - 김기수 : 《관광일기(1876년)》에 일본에 대한 견문기를 썼다.

4) 서양의 어원 : 신관광학원론, 변상록, 교육인적자원부 지원교재, 2002.

- 독립신문(1897년) : "관광지를 개발하여 외화유치하자"라고 기사를 냈다.
- 유길준 : 일본 나고야 박람회 견문기인《관광약기(1910년)》를 썼다.
- 관광사업진흥법 : 1961년 8월 22일 최초의 관광법을 공인하였다.

3) 관광의 정의

관광은 시대적 상황과 정치, 경제, 사회적 관점에 따른 학자와 기관에 따라 다양하게 정의되고 있다. 오늘날 관광의 본질적인 의미는 'Traveling for Pleasure'라고 하는 즐거운 기분, 만족감 또는 행복감을 만끽하기 위한 여행의 의미로 이해될 수 있다.

- 관광은 사회적 원천으로부터 발생 되는 현상이기 때문에 모든 사회와 문화 또는 환경에 부합되는 공통적인 의미를 함축하고 있기는 하나, 각기 상이한 시대적 배경과 사회 · 문화적 환경 속에서 이를 보편적인 개념으로 도출하고 이해하는 데는 시간이 걸릴 것이다.
- 관광은 "일상 생활권을 벗어나 견문 · 위락 · 휴양 · 상용 · 친지 방문 · 종교 등 여행의 목적이 뚜렷해야 하고, 여행지에서 체재를 하며, 그 기간 동안 숙박 · 음식 · 교통 · 관람 · 쇼핑 등 소비를 한 후 다시 거주지로 돌아오는 현상"이라고 정의한다.5)

(1) 관광의 관점에서의 정의

관광의 관점에서의 정의를 경제적 관점, 사회 · 문화적 관점, 여가활동 관점, 시스템적 관점으로 크게 4가지로 나눈다.

① 경제적 관점의 정의 : 관광은 사회현상에 대한 최초의 연구는 관광통계로부터 출발하였다.

- 1899년 이탈리아 정부 통계국의 보디오가 잡지에 발표한 〈이탈리아에 있어서 외국인 이동 및 소비된 금전에 관한 연구〉가 오늘날 가장 오래된 연구이고, 이와 유사한 연구로 1923년 니체포로가 발표한 〈이탈리아에 있어서 외국인 이동〉 및 1926년 베니니의 〈관광객 이동의 계산방법 개선에 관한 연구〉가 있다. 이들 관광통계 관련 논문들의 핵심 용어는 관광객의 수, 체재기간, 소비액과 같은 경제적 측면과 관련된 것들이었다.
- 관광 관련 정의 중에 가장 오래된 것으로, 1911년 슐레른은 관광은 일정한 지역 또는 나라를 방문하여 체재하고 다시 돌아가는 외래객의 유입, 체재 및 유출이라는 모든 현상과, 그 현상에 직접 관련된 모든 사상, 그 가운데서도 특히 경제적인 사상을 나타내는 개념으로 정의하였다.
- 영국의 오길비와 같은 학자는 1933년 관광이동록에서 관광객을 귀환할 의사를 가지고 일시적으로 거주지를 떠나 1년 이상을 초과하지 않고, 여행 중 소비하는 금전은 거주지에서 취득했을 때로 규정하고 있다.

② 사회 · 문화적 관점의 정의 : 독일의 보르만은 1931년 관광론을 통해 "관광은 직장에의 통근과 같이 정기적 왕래를 제외하고 휴양의 목적이나 유람, 상용 또는 특수한 행사의

5) 관광의 정의 : Cre-Biz 시대의 관광학, 한승엽 외, 현학사, 2004.

참여나 기타의 사정 등에 의하여 정주 지역에서 일시적으로 떠나는 여행"이라 정의하고 있다.

- 그뤽스만의 경우도 1935년 그의 저서 《일반관광론》에서 관광은 체재지에 일시적으로 체재하고 있는 사람과 그 지역주민 사이의 재관계 총체로 보았다.

③ 여가활동 관점의 정의 : 1966년 메드상은 관광은 "사람의 기분을 전환시키고, 휴식을 취하며, 또한 인간활동의 새로운 여러 국면이나 미지의 자연경관에 접촉함으로써 그 경험과 교양을 넓히기 위한 여행을 한다든가, 거주지를 떠나 체재하는 등으로 이루어지는 여가활동의 한 유형"으로 보고 있다.

- 2차 대전 이후 현대사회로 접어들면서 관광이 여가활동의 한 유형으로서의 삶의 질을 강조한 것으로 풀이할 수 있다.
- 세계관광기구(WTO)는 관광을 여가, 사업, 그리고 기타 목적으로 1박 이상 1년 미만의 기간 동안 비일상적인 곳에서 여행하고 체재하는 사람들의 활동으로 정의하고 있다.

④ 시스템적 관점의 정의 : 매킨토시와 골드너, 그리고 릿체는 "관광을 관광객들과 기타 방문객들을 유치하고 접대하는 과정에서 관광객, 관광기업, 관광목적지 정부, 지역사회와의 상호작용 과정에서 발생하는 현상과 관계들의 총체"로 정의하고 있다. 이들은 "관광을 교통체계나 서비스 공급자, 레크리에이션 시설, 숙박업체, 소비제품, 그리고 전문 서비스를 포함하는 거대 복합기업적 성격이 강하다"는 주장을 하고 있다.

- 레이퍼는 "관광을 관광, 여행발생지역, 관광목적지, 관광목적지와 관광 송출지 사이의 관광여행 통과 루트, 여행과 관광산업의 구성으로 보았다.
- 관광시스템은 공급자와 구매자 관점에서 관광여행 전 과정과 관광이 이루어지는 구성개념을 이해할 수 있도록 도와준다.

(2) 관광의 산업적 관점

초기에는 관광 현상을 경제적 중요성 차원에서 인식하게 되었고, 그 이후에는 경제발달로 인한 가처분 소득증대, 주변 환경의 악화, 가중된 스트레스 해소와 같은 인간의 생존과 관련한 여가활동의 한 유형으로 파악하기에 이르렀다.

- 20세기 후반에 접어들면서 관광을 하나의 산업적 관점, 즉 수요와 공급 차원에서 접근을 시도하고 있는데, 이때는 "관광에 대해 시스템적으로 접근"해야 한다는 주장이 타당성을 확보해 가고 있다.

(3) 관광의 전제조건

관광의 전제조건은 일탈성, 목적성, 체재성, 소비성, 한시성으로 크게 5가지로 나눌 수 있다.

① 일탈성 : 관광은 거주지나 일상 생활권을 벗어난 일탈적 이동이 있어야 한다.

• 타 지역으로 출퇴근 및 가사 등을 위한 이동은 일상 생활권이므로 관광이 아니다.

② 목적성 : 견문 · 위락 · 휴양 · 상용 · 종교 등 여행의 목적이 뚜렷해야 한다.

• ㉮ 식량을 구하기 위한 이동이나 단순한 떠돌이는 관광이라 할 수 없다.

③ 체재성 : 관광은 타 지역 또는 타국에서 체재를 해야 한다.

• 타 지역 또는 타국에서 체재를 하지 않고 교통수단에 의하여 단지 스쳐 지나간다면 그것은 관광이 아니다.

④ 소비성 : 관광은 소비가 수반되어야 하며, 그 소비는 관광지에서 취득한 돈이 아니어야 한다.

• 무전여행 등은 관광이라 할 수 없으며, 타 지역이나 타국에서 돈을 버는 행위는 취업이지 관광이 아니다.

⑤ 한시성 : 관광은 일정 기간 또는 1년 이내와 같이 기간이 한시적이어야 한다.

• 장기간 또는 돌아올 예정이 아니라면 이주로 간주한다.

(4) 관광의 정의에 대한 학자들의 견해

관광에 대한 보다 나은 이해를 위하여 학자들이 제시하고 있는 관광에 대한 개념 및 정의는 다음과 같다.

① 슐레른(H. Schulern : 독일) : 관광에 대한 가장 오래된 정의로 1911년 최초로 관광을 "일정한 지구, 주(洲) 혹은 타국에 들어가 체재하고 다시 되돌아가는 외국인의 유입(流入), 체재 및 유출(流出)이라고 하는 경제적 관점에서 형태를 취하는 모든 관광 현상과 그 현상에 직접 결부되고 있는 모든 사상 가운데서도 특히 경제적인 모든 사상을 표현한 개념을 뜻한다"라고 정의하였다.

② 아투르 보오만(Artur Bormann : 독일) : 1931년 《관광학개론》에서 "관광은 기분전환, 위락, 업무 등의 목적을 위하여, 즉 관광은 일시 여행이고 여행은 정주지에서 떠나는 행위로써 일시적 체재와 이동을 강조한 일시 여행설을 주장"하였다.

- 관광은 견문 · 휴양 · 유람 · 상용 등의 목적을 갖거나 혹은 그 밖의 특수한 사정에 의하여 정주지에서 "정착하지 않는 지역에서 일시적인 체재를 목적으로 거리를 이동하는 인간의 활동이다." 즉 '일시적 체재'와 '이동(Movement)'이라 정의하고 있다.

③ 오길비(F. W. Ogilvie : 영국) : 1933년 그의 저서 《관광객 이동론》에서 관광을 귀국할 의사를 가지고 그 주거를 일시적으로 떠날 것, 관광(객)은 1년을 넘지 않는 기간으로 관광이 소비를 수반한다는 소비설의 관점에서 개념화하였다.

- 여행 중 소비되는 돈은 반드시 그의 거주지에서 취득하는 것으로 정의하였다. 즉 다시 돌아올 예정으로 관광소비를 하는 것을 강조한 귀환예정 소비설을 주장하였다.

④ 로버트 글럭스만(Robert Glucksmann : 독일) : 1935년에 그의 저서 《일반관광론》에서 "관광은 어떤 지역에 있어서의 관광은 체제지에 일시적으로 머무르고 있는 사람과 그 지역에 살고 있는 사람들의 여러 가지 관계의 총화이다"라고 정의하고 있다.

- 로버트 글럭스만 : "관광학의 이론적 체계화를 시도하면서 관광학의 접근을 단순히 경제적 측면뿐만 아니라, 사회적 측면까지 확대해서 분석해야 한다"는 주장으로 새로운 관광 연구에 대한 접근방법을 제시하였다.
- 관광학 연구분야 : "광천요양학, 의학, 심리학, 기상학, 지리학, 국민경제학, 사회학, 경영경제학과 같은 여러 학문분야까지 관광론의 범위 내에 내포되어 있는 것이다"라고 주장한다.

⑤ 훈지커와 크라프(W. Hunziker & K. Krapf : 스위스) : 《일반관광론개요》에서 "관광은 외국인의 체재 중에서 얼마 동안의 계속적이고 일시적일지라도 주된 영리활동을 실행할 목적으로 정주하지 않는 한 그 외국인의 체재로 인하여 발생하는 제(諸) 관계 및 제 현상의 총체 개념이다"라고 정의하였다.

⑥ 베르네커(P. Bernecker : 오스트리아) : 1962년 《관광론》에서 관광을 가리켜 "우리들은 상용상 혹은 직업상의 여러 이유들에 관계없이 일시적 또는 개인의 자유의사에 의해서 타 지역으로 이동한다는 사실과 관련된 모든 관계 및 결과"라고 정의하였는데, 관광 현상에 대한 상호복합성을 강조한 정의라 할 수 있다.

⑦ 쯔다노보르(일본) : 1969년 《국제관광론》에서 누구나 이용하기 쉬운 개념 규정으로 "관광은 사람이 일상생활권을 떠나서 다시 돌아올 예정으로 타 지역의 문물제도 등을 시찰하고 풍경 등을 감상 · 유람할 목적으로 여행하는 것"이라고 정의한다.

- 상업활동 혹은 직업상의 여러 이유들과 관계없이 일시적이며, 자유의사에 따른 지리적 활동과 관련된 모든 관계 및 결과를 관광이라고 할 수 있다.

⑧ 井上萬壽藏(일본) : "인간이 일상생활을 떠나 다시 돌아올 예정 아래 이동하여 정신적 위안을 얻는 것"이라고 정의하고, "정신적 위안이 관광의 본질이며, 관광의욕이란 것은 정신적 위안을 구하는 마음"이라 하였다.

⑨ 포쉬(A. E. Posch : 독일) : 1962년 《관광과 관광정책》에서 관광을 인류의 이동 현상으로 규명하였다.

⑩ 팻슐(Arnold Ernst Poschl : 독일) : 관광의 발전법칙으로서 발전의 교체법칙, 중력과 원심력의 법칙, 한계생산력의 법칙을 제안하였다.

⑪ 매킨토시(Macintosh)의 정의 : 1986년 매킨토시는 관광을 "관광과 기타 방문객들을 흡인 · 접대하는 과정에서 관광자, 사업공급자, 접대국, 접대지역 사이에서의 상호작용으로부터 야기되는 상호관계와 현상들의 총체"라고 정의하고 있다.

⑫ 자파리(Jafari)의 정의 : 1989년 관광학은 "일상 거주지를 떠나 인간에 관한, 그리고 그 인간의 욕구에 대응하는 산업에 관한, 그리고 인간과 산업이 관광대상지의 사회적 · 문화적 · 경제적 및 물리적 환경에 미치는 영향에 관한 연구"라고 관광에 대한 정의하였다.

⑬ 군(C. A. Gunn, 1979년)의 정의 : "관광은 여행기간 공안 대가를 목적으로 한 고용활동을 제외하고, 인간이 일상의 거주지를 떠나 자유로이 여행하고 적어도 1박을 하는 과정에서 일어나는 현상의 체계"라고 정의하였다.

⑭ 이장춘 : 관광은 주거지를 일시적으로 떠나 휴식 · 휴양 · 위락 · 놀이 · 교육 · 교양증진 및 수련을 통한 자기 발견으로 삶의 가치증대를 꾀하며, 이를 위한 시설 · 자원 · 제도 · 정책이 뒷받침되는 현상으로 정의하였다.

⑮ 코헨(E. Cohen)의 정의 : 관광은 "새로운 것, 기분전환, 변화를 추구하기 위한 즐거움을 목적으로 비교적 멀리 주유형 여행을 하는 것"이라고 정의하였다.

⑯ 라이퍼(N. Leiper)의 정의 : 관광은 "여행 중 수입을 목적으로 한 경제활동은 제외하고 인간이 일상 주거지를 떠나 자유로이 여행하며, 1박 이상 일시적으로 체류하는 기간을 내용으로 구성 되어 있는 체계"라고 정의를 내렸다.

- 관광에 대한 정의를 종합적으로 다음 3가지 요건이 포함되어야 한다.
  - 관광은 관광행위자들의 관광욕구를 충족시키기 위한 다양한 목적을 갖는다.
  - 관광은 일상 생활영역을 떠나서 공간적 범위와 이동행위가 요구된다.
  - 관광은 제한된 시간적 범위를 갖는다.

⑰ UN(United Nations) : 1948년 12월 10일 UN인권선언에서는 "관광은 평화를 상징

하는 여권이며, 모든 사람은 합리적인 근로시간의 단축과 정기 유급 휴가를 포함하여 휴식과 여가의 권리를 가진다"고 선언했다.

⑱ 세계 레저 레크리에이션 협회(World Leisure and Recreation Association, WLRL) 개인의 자질을 개발하고, 자신의 관심 사항을 추구하며 생활의 질을 향상 시키고, 수많은 기회 가운데 개인이 원하는 것을 선택하여 자신의 주관적 경험을 넓혀주는 데 있다.

• 여가는 인간의 기본권으로 정부는 이 권리를 인정, 보호하는 것이 의무이며 국민의 여가를 존중해야 하고, 궁극적으로 정부는 이를 관찰하는 데 필요한 서비스를 제공하는 것이 기본적인 임무라고 정의한다.

⑲ 메드상(Mecin) : 관광을 사람이 기분전환을 하고 휴식을 취하는 것이며, 경험과 교양을 넓히기 위하여 여행 또는 정주지를 떠나 체재하면서 즐기려는 여가활동의 일종으로 보았다.

⑳ 일본의 관광 정책심의회의 정의 : "관광은 자기의 자유시간(여가) 안에서 감상, 지식, 체험, 활동, 휴양, 참가, 정신적 고무 등의 생활 변화를 추구하는 인간의 기본적 욕망을 충족시키기 위한 행위(레크리에이션)들 중에 일상 생활권을 떠나 색다른 자연 및 문화 등의 환경 밑에서 행하고자 하는 일련의 행동이다"라고 정의하고 있다.

㉑ 세계관광기구(UNWTO)의 정의 : WTO(World Tourism Organization)에서는 1982년 "관광은 즐거움, 위악, 휴가, 스포츠, 사업, 친구 · 친지 방문, 업무, 화합, 회의, 건강, 연구, 종교 등을 목적으로 방문국가를 적어도 24시간 이상 1년 이하의 기간동안 체류하는 행위"라고 정의하고 있다.

㉒ 국제관광전문가협회(IASET) : 1961년 IASET의 관광의 정의는 "관광은 생업과의 지속적인 관련이 없이 다시 돌아올 예정으로 외지에 여행하고 체재함에 따라 일어나는 모든 관계 또는 모든 현상의 총체"라고 정의하고 있다.

(5) 관광의 중요성

21세기에 접어들면서 많은 사람들은 여가 시간 및 비노동 시간을 어떻게 활용할 것인지에 대해 지속적인 관심을 보이고 있다.

• 학자들은 개인들이 여가시간을 어떻게 사용하고 있으며, 여가시간 활용을 통해 개인들은 물론 가족 구성원들에게는 어떠한 효능감을 가져다 주고, 여가시간에 집중하게 되는 여행이나 휴가에 어느 정도의 시간과 금전적 소비가 할애되고 있는지에 대한 연구에 관심을 보이고 있다.

① 여가시간에 임의의 장소나 목적한 지역을 방문하는 관광에 대해 개인들은 물론 국가적,

정책적으로도 그 중요성을 높게 인식하고 있다.

> • 세계관광기구는 관광 비전 2020의 장기전망을 통해 전세계 국제관광객 수는 1995년 5억 6천 만명에서 2010년 10억명, 2020년 15억 6천 명으로 연평균 4.1[%] 성장할 것으로 전망하고 있다. 또한 세계여행 관광협의회(WTTC)는 2005년의 여행과 관광의 경제적 파급효과가 6조 2010억 달러에서 2015년은 10조 6,780억 달러 정도이며, 이 같은 수치는 매년 여행과 관광 분야의 수요가 4.6[%] 성장할 것을 예상한 것이고, 4.6[%] 성장은 세계 대부분 국가들의 경제성장률을 능가하는 수치다.

② WTTC는 관광으로 인해 창출된 일자리 2억 1,400만 개가 전체 고용의 8.3[%]를 점할 것으로 예측하고 있다.

> • 2005년 개인 소비금액 가운데 여행과 관광에 사용된 금액이 10.4[%]로, 이는 세계자본투자액과 같은 수치이고, 세계 GDP의 10[%]에 해당하는 액수이다.

③ 관광이 우리들 개인의 삶에는 물론 세계적으로도 중요성을 더해가게 되는 이유는 다음과 같다.

> • 자유 재량적으로 활동이 왕성해지며, 관광을 통해 경제적으로 중요성이 증대한다.
> • 신규고용의 기회가 늘어나고, 삶의 질이 향상된다.
> • 개발되었거나 서구화된 산업 국가들에 있어서는 인간생존의 기본권으로 인식한다.
> • 개발 도상국들에게는 관광이 빈곤을 해결해 줄 수 있는 것으로 주장한다.
> • 교통수단의 발달로 접근성이 좋아지며, 여행과 관광은 가계예산 가운데서 보다 저렴하게 지출할 수 있는 자유 재량적 활동이 된다.
> • 인터넷의 발달로 여행 관련 상품을 보다 쉽게 예약할 수 있다.

④ 관광은 이제 특정 개인이나 국가에 한정되지 않고 세계적 차원에서 개인적, 경제적, 사회·문화적, 국가 정책적으로도 우선순위를 부여받고 있고, 성장동력 사업으로 인식되고 있다.

(6) 관광개념의 정립

관광개념의 정립은 크게 전통적 의미의 관광, 현대적 의미의 관광으로 2가지로 나눌 수 있다.

① 전통적 의미의 관광 : 서구 사회의 관광은 수렵 활동, 중세기 기사도(騎士道)의 구현(심신수련, 무사도), 유학(문물이 발달한 로마, 파리 등의 도시로 수학), 종교적 구도(求道)로서 성지, 종교, 학교 등으로 여행이다. 이는 근세에 들어오면서 귀족, 부유한 상인들의 휴양을 위한 여행(독일의 바덴바덴, 프랑스 지중해연안 등)이 등장을 하게 되고, 초기단계의 레크리에이션 활동이 도입되기 시작하였다.

② 현대적 의미의 관광 : 관광은 자기의 일상생활을 떠나서 견문을 넓히며, 위락하고 경제적인 소비를 하며, 내일의 건전한 생활을 위한 형태 차원으로 인식되어야 하고, 현대적 의미의 관광은 관광자로서 권리와 의무를 인식한다.

- 여행할 수 있는 행복권 : 세계관광기구가 제정한 '비엔나 헌장'(1972년), 필리핀의 수도 마닐라에서 개최된 세계관광대회에서 채택된 세계관광에 관한 마닐라 선언(1980년), 아카풀코 문서(1982년)에는 휴식 · 휴가 · 유급휴가에 대한 권리와 모든 인구계층의 휴가 향유를 촉진하는 적절한 사회적 여건과 법률체계를 갖추었다.
- 관광의 대중화 : Mass Leisure, Mass Tourism은 1958년 제트비행기의 출현과 제2차 세계대전 이후의 평화와 번영, 전세 비행기의 등장과 저렴한 석유 가격 등이 관광의 발전에 기여하였다.
- 평화를 촉진하는 관광 : 세계평화를 위한 힘이 될 수가 있으며 개발과 번영을 위해 평화가 필요하다.
- 환경보호와 관광 : 세계관광기구(WTO)의 주관으로 개최한 '관광에 대한 의회간 회의'(1989년)에서는 자연과 관광의 상호 의존관계를 강조하고, 관광 발전은 자연보존이 전제가 되어야 한다는 취지의 헤이그 선언을 발표, 오사카 선언(1994년), 관광에 관한 발리 선언(1996년), 세계관광기구(WTO)와 몰디브 정부가 공동 주관하여 '관광과 환경에 관한 아 · 태 관광 장관회의'가 개최되어 '지속 가능한 관광에 관한 말레선언'(1997년)이 채택되었다.
  - 세계관광기구는 사회와 환경에 미치는 영향을 최소화하고 소비자의 권리와 관광업계 관련 종사자의 권리보호 등을 위하여 여행지 지역공동체의 존중, 여행과 인간의 가치, 자연환경의 보호, 문화의 보호, 지역공동체의 이익 보장, 소비자 권리, 피고용인의 권리, 모두를 위한 여행, 이주의 자유, 시행과 적용과 같은 10가지의 세계여행 윤리 약관이 제정되었다.

4) 관광 관련 용어

관광과 관련된 용어 레저, 레크리에이션, 놀이, 여행에 관해 알기 쉽게 풀이한 것이다.[6)]

(1) 레저의 어원

라틴어 Licere(리세레)에서 파생된 것으로 '허락된다'라는 뜻이며, 여가는 개인의 직장이나 가정, 사회로부터 부과된 의무에서 자유롭게 될 때에 휴식을 위하여 기분전환을 하고, 소득과는 무관한 지식이나 능력의 양성, 자발적인 사회적 참가, 자유스런 창조력의 발휘를 위하여 전적으로 자기 의사에 따라 아무런 구애 없이 하는 활동이라고 하는 학자도 있는데, 대표적인 학자로는 프랑스의 여가 사회학자인 뒤마즈디에르(Dumazedier), 뉴메이어(M. H. Neumeyer)가 정의한다.

① 뒤마즈디에르(Dumazedier) : 레저(Leisure)를 개인의 근로와 가족, 사회의 의무로 부터 벗어나 휴식, 기분전환, 지식의 확대, 자발적 사회참여, 자유로운 창조력 함양을 위한 활동으로 정의하였다.

6) 관광 관련 용어 : 관광학원론, 이정학, 대왕상, 2010.

② 뉴메이어(M. H. Neumeyer) : 레저는 하루의 생활시간에서 수면이나 근로, 세면, 식사, 몸단장, 목욕 등의 생활 필수 시간을 빼낸 나머지 자유시간이라고 정의하였다.

(2) 레저의 시대적 배경

레저의 사회적 의의는 그 시대적 배경에 따라 상당한 차이가 있다. 레저의 시대적 배경은 원초적인 시대, 고대 그리스 시대, 고대 로마 시대, 중세 시대, 르네상스 시대, 산업혁명기, 현대로 나눌 수 있다.

① 원초적인(원시시대) 여가 : 그 시대의 주술(呪術)이라든가 종교 · 문화 등과 밀접하게 연결되어서 혼연일체화되고 있다.

② 고대 그리스 시대의 여가 : 현대용어의 스쿨이나 레저가 그리스어 스콜레(Schole)에서 왔다는 설이 있으며, 고대 그리스의 시민들에게 있어 레저는 학문과 사색을 하고, 명상하는 것이며 지식과 삶의 보람(행복)을 얻는 터전이며, 시민으로서의 생활을 실현하는 원천이었다고 한다.

③ 고대 로마 시대의 여가 : '아무것도 안 하는 시간'이며, 향락과 권태로 특징지을 수 있는데, 시민은 자극적인 경기를 위정자에게 요구했다고 한다.

④ 중세 시대의 여가 : 근로 중심의 여가로 규정할 수가 있으며, 카톨릭 교회가 지배하던 시대의 놀이는 생활의 질서에 종속되었고, 종교적인 수많은 축제일이나 교회의 광장이 레크리에이션의 터가 되었다고 한다.

⑤ 르네상스 시대의 여가 : 종교적 독단으로부터 인간 이성의 해방이나 인간 관능의 복권을 가져왔으나, 이 시대의 여가는 근세 유럽의 궁정 귀족과 상업 도시의 상류 시민계급 사이에 화려한 사교적 세계를 형성했고, 거기에서 생겨난 살롱 문화는 서구 근세의 정통 문화로서 근대에 이어지나 결국 향락은 레저급의 것에 불과했다.

⑥ 산업혁명기의 여가 : "근로력의 재생산은 레크리에이션"이라고 정의할 수가 있다.

- 근로와 여가와의 관계는 스스로의 활동을 타인에게 대가를 받고 제공함으로써 자기로부터 소외된 시간과 근로력의 재생산은 레크리에이션을 위한 시간이라는 도식이 완성된다.
- 여가는 임금 근로의 대립물로서 특징이 지워지는 시대라고 생각하면 무방하다.

⑦ 현대사회의 여가 : 여가 시대의 시작이며, 근로시간보다도 자유시간의 양이 많아진 시대이며, 여가시간이 대중화되어 있는 것이 현대적 특징이 있다.

- 여가의 특징 : 단지 근로의 상대적인 것으로서의 여가가 아니라, 고도로 조직화된 현대 사회에 있어서의 인간 소외를 극복하는 생활내용이라는 점이 중요하며, 여가를 가장 자유스러운 선택의 가능성이 큰 시간으로서 더욱이 개인의 인격을 최대한 발휘할 수 있는 터전으로 발전시켜야 하며 인간의 행복이나 사회복지와 중요한 관련이 있다.
- 오늘의 현실 : 자유시간의 증가나 사람들의 레저 의식의 변혁에 대해 사회적 조건이 뒤따르지 못하는 면도 있어서, 아직 수용적[7]이거나 자율성이 없는 자유시간 활동이 지배적이다.
- 앞으로의 과제 : 여가사회에 대한 레저 교육의 보급을 활발히 함과 동시에 많은 사람들 사이에 번져가는 레저 욕구를 받아들일 수 있는 사회적 조건의 정비가 중요하다.

(3) 레저의 정의

레저는 생계를 위한 필요성이나 의무가 따르지 않고 스스로 만족을 얻기 위해 자유로운 활동으로서 행하는 일 자체가 목적이다(그림 1-1).

- 레저의 정의 : 근로 상관성의 관점에서 본 레저, 시간의 관점에서 본 레저, 활동의 관점에서 본 레저의 개념이 있는데, 현대인에게 레저 활동으로서 관광은 레저의 세 기능을 모두 충족시켜 주는 선호도가 매우 높은 개념이라고 할 수 있다.
  - 근로 상관성의 관점에서 본 레저의 개념 : 여가는 근로로부터 생기는 피로, 권태감, 압박감에서 해방되어 육체적 · 정신적으로 에너지를 재충전하여 근로를 재생산하는 수단이다.
  - 시간의 관점에서 본 레저의 개념 : 레저는 사회생활(일, 공부 등)과 생활 필수시간(수면, 식사)을 제외한 자유활동시간이다.
  - 활동의 관점에서 본 레저의 개념 : 레저는 자유시간의 활동으로 레크리에이션과 관광이다.

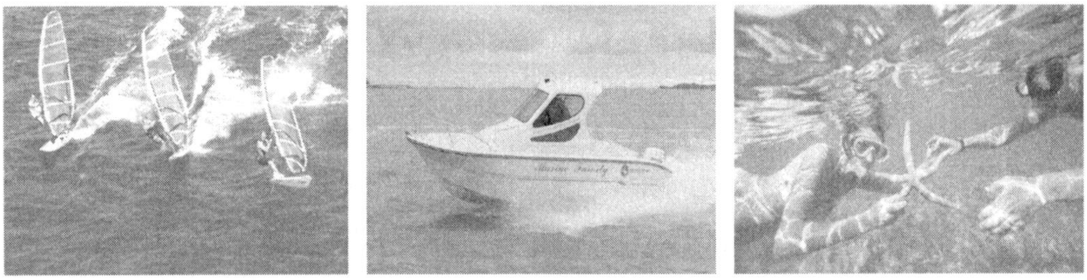

(a) 윈드서핑을 즐기고 있는 사람들 (b) 요트여행을 하는 사람 (c) 스노쿨링을 즐기는 사람들

[그림 1-1] 레저를 즐기는 사람들

(4) 레크리에이션의 개념

레크리에이션(Recreation)은 보수를 목적으로 하지 않는 자유롭고 즐거운 활동이나 그 형태이다(그림 1-2).

- 레크리에이션과 레저 : 상대적 자유시간과 본질적인 만족이라는 점에서 공통성과 유사성을 가지나 레크리에이션은 레저에 비해 활동이라는 점을 중시하고, 단순 휴식 등은 제외되는 경우가 많다.

---

7) 수용적(受容的) : 남의 요청이나 제안을 받아들여 자기 것으로 삼으려는 것이다.

- 레저의 일종으로 여가나 자유시간에 개인적 혹은 집단적으로 하는 활동으로서, 일정 보수나 생존의 필요성에 의해서가 아니라 그 자체에서 직접적인 의미를 발견할 수 있는 자유롭고도 즐거운 활동으로 학문적인 입장에서는 대체로 2가지 방향이 있다.
  - 여가를 보내는 방법에 대해 가치적인 평가를 하려는 것이다 : 여가활동의 교육적 의의에 중점을 두는 것이며, 앤더슨(J. M. Anderson) 등이 주장하고 있다.
  - 여가에 있어서의 모든 활동을 포괄하려는 입장이다 : 뉴메이어(M. H. Newmeyer)나 크로스비(N. Crosby)와 같은 사회학자들에 의한 것으로 여가를 통해 이루어지는 모든 활동을 레저로 보고 레크리에이션과 동일한 것으로 해석하는 입장이다.

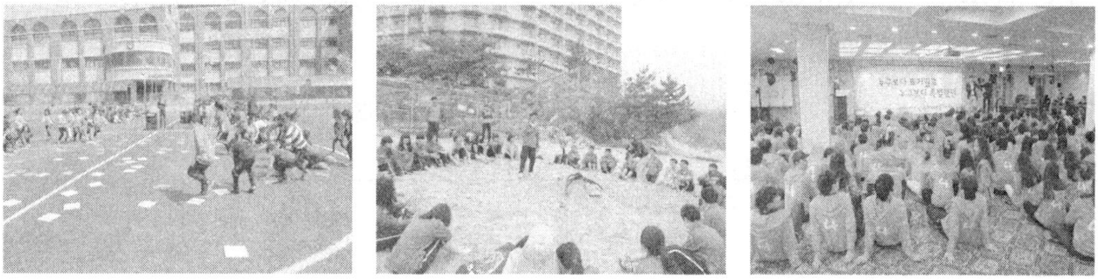

(a) 초등학교에서 레크리에이션 모습 (b) 콘도에서 주최한 청소년 레크리에이션 (c) KT&G 상상마당 레크리에이션

[그림 1-2] 레크리에이션

(5) 레크리에이션의 정의

일이나 공부 등에 의한 피로를 풀고 정신적·육체적으로 새로운 힘을 북돋우기 위하여 개인 또는 집단으로 오락이나 여가를 즐기는 일이다.

- 여가 또는 레저에 행해지는 활동이다.
  - 시간적으로는 구속시간이 아닌 자유시간이다.
- 외부로부터 강제가 없는 자유로운 활동이다.
  - 활동의 태도는 전적으로 개인의 자발적인 내적 욕구에 의해서 이루어져야 한다.
- 유쾌한 활동이다.
  - 같은 활동이라도 개인에 따라 즐거움을 느끼는 정도에는 커다란 차이가 있으나, 활동 참가자에게 직접적으로 즐거움이나 만족감을 주는 것으로 선정된다.
- 급료나 보수를 구하지 않는 활동이다.
  - 활동 그 자체 이외에 어떠한 보수를 기대하지 않는 활동이다.
- 객관적이면서도 사회적으로 긍정적인 평가가 뒷받침되는 활동이다.

(6) 레크리에이션의 분류

사람이 일정한 활동을 하면서 시간을 보내는가는 그 주체적 조건이나 환경적 조건에 따라 각양각색이므로 앤더슨과 같은 견해에 같이하기는 곤란하며, 또 거기에 집착하면 현실적으로 처리할 수가 없어서 일반적으로 뉴메이어 등의 견해가 지지를 받고 있지만 그렇다고 해서 앤더슨의 견해가 틀렸다고는 할 수 없다.

> 레크리에이션의 분류는 기준에 따라 4가지로 나눈다.
> - 레크리에이션의 기회를 제공하는 사람이 있다.
> - 레크리에이션을 위한 활동의 종류 등에 의해 분류되는데, 그 중에서 제공하는 자가 누구인가에 의해 분류가 된다.
>   - 가정 레크리에이션 : 가정이 가족의 레크리에이션을 위한 여러 가지 기회를 제공하는 것이다.
>   - 직장 레크리에이션 : 기업체가 종업원이나 가족을 위해 제공하는 것이다.
> - 커뮤니티(지역사회) 레크리에이션
>   - 시 · 군 · 읍 · 면 같은 지방 공공단체가 그 커뮤니티에 살고 있는 주민들의 요구에 의해 여러 가지 기회를 제공하는 것이다.
> - 상업적 레크리에이션
>   - 상업적 이윤을 추구하는 기업이 대중의 레저 요구를 충족시키기 위해 여러 가지 서비스를 제공함으로써 이루어지는 레크리에이션이다.

(7) 놀이의 정의

인류학자들이 놀이 현상(Phenomenon of Play)을 연구하는 것은 인간 행동을 이해하는 하나의 수단이며, 놀이는 인간의 보편적인 활동으로 이질적인 문화권에 속한 어린이들도 유사한 놀이 형태와 보편적으로 리듬을 사용하고 있다.[8] 이와 같은 공통된 특징은 동물들의 놀이 행동과 탐험 행동에서 나타나는데 그 특징은 다음과 같다(그림 1-3).

> - 색다른 자극이 있을 때 동물의 관심 수준이 증가한다.
> - 고조된 관심은 계속적으로 노출되어 익숙해짐에 따라 감소된다.
> - 일정 기간 동안 자극받지 않으면 시간이 경과함에 따라 그 자극에 대한 동물의 반응은 또 다시 회복된다.
> - 자극에 대한 관심, 익숙함, 회복의 과정은 여러동물들 사이에 일관되게 나타나고 있으나, 동물에 따라 특별히 싫어하거나 좋아하는 자극이 있다.[9]

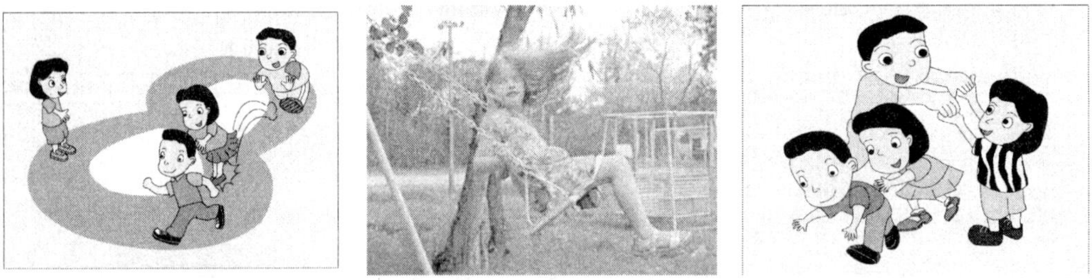

(a) 8자놀이 (b) 그네타기 (c) 대문놀이

[그림 1-3] 놀이를 하는 모습

8) 놀이 : 관광학원론, 김홍일 외, 새로미, 2011.
9) 놀이 : Cre-Biz 시대의 관광학, 한승엽 외, 현학사, p.23, 2004.

(8) 놀이의 어원

놀이의 어원은 '갈증'이라는 라틴어 '플라게(Plage)'와 독일어 '스피엘(Spiel)'에서 유래되었다. 이성적이거나 의무적인 행동이라기보다는 본능적이거나 자발적인 행동이다.

- 사회집단의 형성을 촉진하여 표현과 공동생활을 가능하게 하며 자체적인 시 · 공간의 영역에서 진행된다.
- 후이징가(Huizinga) : 인간은 놀이를 하는 존재, 즉 유희하는 인간으로 보고 놀이를 인간의 본질, 문화의 근원으로 파악하였다.
- 놀이 : 참여의 방법을 설정하는 마음의 상태로서 어떤 행동의 지향에 의해서 결정된다.
  - 로저 카일리오스(Roger Caillios) : 놀이를 "일상 생활권에서 격리되어 일정한 규칙 아래 자유롭게 이루어지는 비생산적 활동으로 과정과 결과가 불확실한 것이다"라고 하였다.
- 놀이는 인간이 일차적으로 현실과 비현실, 진실과 허위의 벽을 없애는 활동이며 놀이는 몰입방식이라는 점에서 성인과 아동의 구분이 없다.

(9) 여행의 정의

여행(Travel)의 용어는 고난(Hardship), 고생(Trouble), 위협(Danger)이라는 Travail에서 발전되었고, 실제 여행은 인간이 지구상에 출현한 이후부터 지금까지 모험을 수반하는 것으로 인식되어 왔다.[10] 여행은 놀이의 한 형태이며, 여행을 표현하는 영어는 Journey, Trip, Travel, Tour 등이 있다(그림 1-4).

- Journey : 한 지점에서 다른 지점으로 단순한 이동이고, 'Trip'은 통근 및 통학을 포함한 단기간의 짧은 여행이며, Travel은 상용 또는 위락의 목적으로 거주지 밖으로 이동하는 행위를 의미한다.
- Tour : 관광 형태의 여행, 즉 관광여행으로 관광(tourism)과 가장 유사한 개념이다.[11]

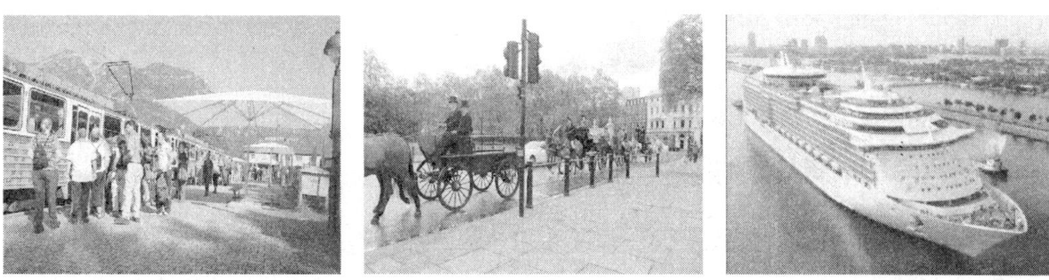

(a) 기차여행을 가는 사람들 (b) 마차여행을 하는 사람들 (c) 크루즈 여행을 하는 사람들

[그림 1-4] 여 행

10) 여행 : 한국관광학회, 관광학총론, 백산출판사, 2009.
11) 관광동기의 정의 : 관광학원론, 이정학, 대왕사, 2010.

02 관광동기와 욕구

인간의 본능은 관광욕구가 활성화된 것으로, 일상생활의 혼잡성과 단조로운 환경에서 벗어나려는 욕구가 관광으로 일어나는데, 관광욕구가 관광동기를 유발하게 된다. 또한 관광동기는 실제로 복잡한 욕구가 결합 되어 발생하나 일상 생활권을 벗어나는 이동 자체가 관광욕구를 만족시켜 준다.

1. 관광동기의 정의

관광동기는 내향적으로 갖는 관광행동을 일으키는 자극, 즉 실제 행동의 요인이 될 수 있는 여러 가지 여행 행동을 지배하는 궁극적인 충동력이다.[12] 모든 행동의 출발점은 동기라고 할 수 있으므로 관광동기 연구는 중요하다. 심리적 기제로써 동기의 근본적인 요소인 추동(Drives)으로 구분한다.[13] 관광은 개인의 내면적 · 심리적 여건과 외부적 여건인 사회 · 문화적 여건에 따라 다양하겠지만 시간과 경제적 조건 및 사회적 제약 하에서 자신의 욕구가 만족 되어질 것으로 예상할 때 이루어진다.

관광학계의 오래된 학자인 매킨토시(McIntosh 1977년)는 인간의 기본적인 여행 욕구를 신체적 동기, 문화적 동기, 대인적 동기, 지위 및 위신 동기 4가지 유형으로 분류하였다.[14]

- 신체적 동기 : 휴식, 스포츠 참여, 해변, 오락, 건강을 고려한다.
- 문화적 동기 : 타국의 음악, 미술, 종묘, 민속이 있다.
- 대인적 동기 : 가족이나 친구, 친척 및 새로운 사람과 교류를 한다.
- 지위 및 위신 동기 : 지식이나 사회적 평판을 얻고자 한다.

2. 관광동기의 역사적 배경

기원전 관광의 행위는 체육, 요양, 종교의 형태로 이루어지고 있었다. 고대 이집트의 신전순례, 기원전 5세기경 그리스의 역사가 'Herodotus'의 견문기 등에 기록되어 있다.

1) 고대 그리스 · 로마 시대의 여행동기와 목적

고대 시대의 로마와 그리스의 여행동기와 목적은 다음과 같다.

12) 관광동기의 정의 : 관광학 개론, 김정만 외, 형설출판사, 1997.
13) 관광동기의 정의 : 한국관광학회, 관광학총론, 백산출판사, 2009.
14) 관광동기의 정의 : 한국관광학회, 관광학총론, 백산출판사, 2009.

- 고대 시대의 로마 : 고대 로마시대의 여행동기의 목적은 종교, 요양, 식도락, 예술, 등산이 었다.
- 고대 시대의 그리스 : 그리스도와 그의 제자들의 전도 여행, 그리스도교의 12사도의 성지여행, 초기 기독교인들의 묘지 'Catacomcombe di Sencallisto'와 '성 베드로 대성당' 등의 순례가 있다.

2) 고대 그리스 · 로마 시대의 여행

그리스와 로마 시대에는 여행이 극히 소수의 상류계급에만 한정되어 있었고, 그리스와 로마의 여행의 배경이 될 수 있었던 이유는 다음과 같다.

- 치안유지에 의한 안정성이 높았으며 화폐경제의 보급이 되었다.
- 학문의 발달에 의한 미지의 세계에 대한 동경이 있었다.
- 로마의 중심인 대광장을 기점으로 한 아피아가도가 있었다.
- 해상교통로의 연결이 되었으며, 민박을 개조한 여관업이 성행하였다.
- 간이식당 타베르나(Taberna)와 식당 겸 숙박시설인 포피나(Popina)가 발전하였다.

3. 관광동기의 변천과정

관광동기의 변천과정을 시대순으로 분류하면 다음과 같다.

1) 중세의 십자군의 전쟁(1096년~1270년)

십자군(라틴어 : Croisade)은 교황의 호소로 조직된 기독교적인 성향을 강하게 띤 군대이나 역사적으로 대부분의 경우 11세기부터 13세기까지 감행된 중세 서유럽의 로마 가톨릭 국가들이 중동의 이슬람 국가에 대항하여 성지 예루살렘을 탈환하는 것을 목적으로 행해진 대규모의 군사원정이다. [그림 1-5]는 십자군 전쟁 당시의 화가그림이다.

- 넓은 의미 : 직접적으로 성지와는 관계없는 레콩키스타나 동유럽에 파견된 동방십자군, 발트해 연안의 여러 나라에 원정을 감행한 북방십자군, 이단에 대한 알비십자군 등이 포함되었지만 십자군측이 예루살렘을 확보한 기간은 1099년~1187년 및 1229년~1244년이다. 이후 20세기까지 예루살렘은 이슬람의 지배하에 있게 되었고, 당시 서유럽의 로마 가톨릭 국가들의 입장에서는 십자군은 의로운 군대로 이 전투는 성전이 되지만, 이슬람 세계의 여러 나라들뿐만 아니라 같은 기독교 문화권이었던 동방정교회의 나라들까지 공격해 들어간 침략군이라는 점이다.
- 십자군 운동 : 처음의 순수한 열정과는 달리 점차 정치적 · 경제적 이권에 따라 움직이면서 순수함이 무너지는 모습을 보였다.
- 교황 : 교황권 강화를, 영주들은 영토확장을 목적으로 하는 등 정치적이고 경제적인 성향이 반영된 전쟁이었다.
- 사자심왕 리처드 등 서유럽의 대표적인 세 나라의 군주들이 함께 참가한 제3차 십자군이 가장 유명하고, 그 절정은 콘스탄티노폴리스를 함락시켜 같은 기독교 국가인 동로마 제국을 몰아내고 라틴 제국을 세운 제4차 십자군이었으며, 이 전쟁에서 약탈되어 온 유물, 서적들은 당시 암흑시대를 지내고 있던 중세에 큰 영향을 끼쳐 훗날 르네상스 운동에 영향을 주었다.

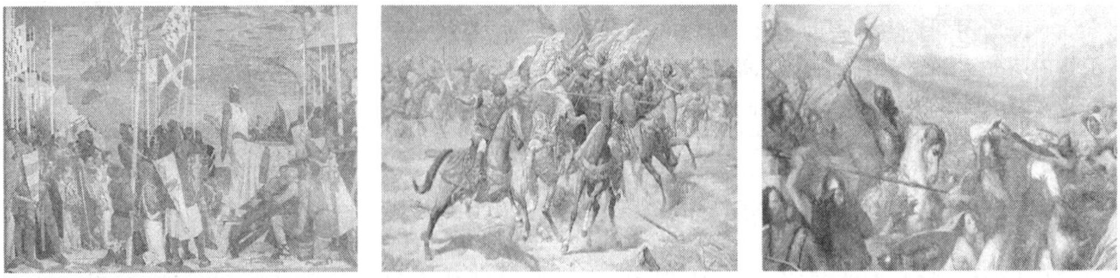

(a) 십자군 원정에 나선 리차드 1세 (b) 예루살렘을 사수하는 모습 (c) 1071년 마지케르트 전투

[그림 1-5] 십자군 전쟁

2) Marco Polo(1254~1324년)의 《동방견문록》

마르코폴로가 여행한 지역의 방위와 거리, 주민의 언어, 종교, 산물, 동물과 식물 등을 하나씩 기록한 탐사보고서의 성격을 갖고 있다(그림 1-6).

> • 제1권은 서아시아와 중앙아시아, 제2권은 쿠빌라이 칸 치하의 원나라, 제3권은 일본 · 동남아시아 · 남아시아 · 아프리카 에 대한 내용이다. 그래서 동방 여행에 대한 꿈과 소망을 주기에 충분하였다.

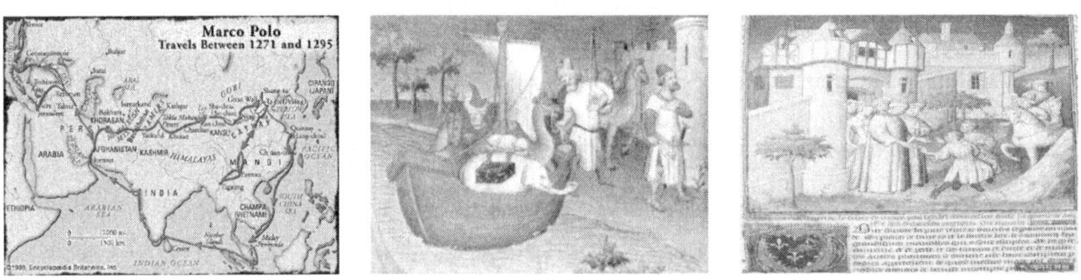

(a) 마르코폴로의 여행경로 (b) 중국에 도착한 마르코폴로 일행 (c) 마르코폴로가 동방견문을 출발하기 전 모습

[그림 1-6] 동방견문록

3) Columbus(1451~1524년)의 서인도 제도발견

1492년 콜롬버스는 미지의 세계에 대한 순수한 탐구심이 아닌 각종 향신료의 수입을 위한 인도의 교역으로 얻을 수 있는 금과 보물이 가장 큰 이유였다. 그의 항해일지를 보면 금과 보물에 대한 언급이 10일 분량에 수백 차례나 등장하고, 이사벨 여왕과의 계약 내용에서도 알 수 있듯이 가장 중요한 목적은 부의 축적이었다. 그는 총 4차례나 유럽에서 아메리카 대륙을 항해하였는데, 아메리카에 상륙한 것은 그 가운데 제1항해의 일이다.

(1) 제1회 항해의 출범(1492년 8월 3일)

- 1492년 같은 해 10월 12일에 현재의 바하마(Bahamas) 제도에서 과나하니섬(추정)에 도달했고, 이 섬을 산 살바도르(San Salvador, 구세주의 섬)이라 칭하였다. 그는 쿠바 · 히스파니올라(아이티, Haiti)에 도달하여 이곳을 인도의 일부라고 생각하고 원주민을 인디언이라 칭하였고, 이후 항해 도중 산타마리아호가 파손되어 한 섬에 약 40명의 선원을 남긴 후에 이스파니올라(후 스페인)라고 이름지었다.

(2) 제1회 항해 후(1492년 12월)

- 1492년 12월에 귀국하여 왕 부부로부터 '신세계'의 부왕으로 임명되었다.
- 제1회 항해 후 아메리카에서 그가 가져온 금제품이 전 유럽에 센세이션을 일으켰고, '콜럼버스의 달걀'이란 일화도 생겨났다.

(3) 제2회 항해(1493년)

- 그의 선전에 따라 배 17척에다 1,200명의 대선단에 의한 금을 캐러 가는 사람이 대부분이었다.
- 히스파니올라에 남겨 두었던 식민지 개척자는 인디오의 저항으로 전멸해 버렸으나, 콜럼버스는 여기다 식민지 행정관으로서 이사벨라시를 건설하는 한편, 토지를 에스파냐인 경영자에게 분할 해 주고 인디언에게는 공납(貢納)과 부역(경작과 금채굴)을 명령하였으나 금의 산출량이 적자, 항해자들은 인디언을 학대 · 살육하였으며 노예화 하였다.
- 이 항해에서 에스파냐로 보낸 산물은 주로 노예였으며, 이 때문에 본국으로 돌아오자(1496년) 문책 당하였다.

(4) 제3회 항해(1498년~1500년)에서

- 트리니다드 토바고와 오리노코 강 하구(河口)를 발견하였다.
- 콜럼버스는 제3회 항해에서 칼데아 신아람어와 히브리어에 능통한 선원 두 명을 데리고 갔다.
- 목적지인 남아시아에 다다르게 될 경우, 에덴농산의 거수자들이 이 두 언어를 쓸 가능성이 가장 높다고 생각했기 때문이다.
- 오리노코 강 하구를 에덴동산의 관문이라고 착각했으나, 신의 명으로 불꽃의 검을 들고 그곳을 지키고 있는 케루빔이 자신의 배들을 공격하지 않을까 두려운 마음에 그 강을 거슬러 올라가지는 않았다.
- 제3회 항해 도중, 히스파니올라에서 내부 반란으로 그의 행정적 무능이 문제화하여 본국으로 송환되었다.

(5) 제4회 항해(1502년~1504년)의 허가

- 바스코 다 가마의 성공에 자극을 받은 때문인 것으로 보이나, 그 사정은 명백하지 않으나, 이 항해에서 그는 온두라스와 파나마 지협(地峽)을 발견하고 귀국한 것으로 알려져 있다.

4) Vasco da Gama(1469년~1524년)의 인도양 횡단

바스코 다 가마는 1469년 포르투갈의 남서부 알렌테주 지방에 위치한 시네스(Sines)에서 지역 사령관이었던 이스테방 다 가마의 셋째 아들로 태어났다.

① 바스코 다 가마의 아버지는 1460년 비제우 동 페르난두공 가문의 기사였으며, 시네스의 시민통치자(Alcaide-Mór)로 지역의 비누생산에 대한 징수권을 가지고 있었다.

② 바스코 다 가마의 어린 시절은 알려진 바가 별로 없으며, 내륙도시 에보라에서 수학과 항해술을 배웠으며 천문학을 잘 이해했고, 저명한 천문학자인 아브라앙 자쿠투(Abraham Zacuto)에게 수학한 것으로 알려져 있다.

③ 1492년 포르투갈의 주앙 2세는 평화 시 포르투갈 선박에 대한 약탈행위에 대한 보복으로 바스코 다 가마를 리스본 남쪽의 세투발 항구에서 출발해 포르투갈의 최남단 알가르브 지방으로 보내어 프랑스 배들을 나포하도록 지시했다. 이에 바스코 다 가마는 임무를 충실히 수행하였다.

④ 카스티야와의 전쟁에도 종군하였으며 선원으로서도 명성을 얻었다.

- 포르투갈 왕 마누엘 1세 및 엔히크 왕자의 뜻을 이어 항로 발견을 시도하였다.
- 1497년 4척으로 된 탐험대는 리스본을 떠나 남아프리카의 희망봉을 돌아 1498년 5월 인도의 캘리컷에 도착하였다.
- 이 항로는 '인도 항로'라 하며, 유럽인이 아시아에서 활동 하는데 큰 발판이 되었다.
- 후에 인도 반란을 진압하는 데 공을 세워 인도 총독이 되었다.

⑤ 바스코 다 가마는 3차례 항해를 했는데 이 항해는 다음과 같다.

㉠ 첫 번째 항해 : 1497년 7월 8일 4척의 선대(船隊)와 170명의 선원을 인솔하고 리스본을 출범하였다.

- 도중까지 동행한 디아스의 조언대로 시에라레온 앞바다에서 대서양을 서쪽으로 크게 우회하는 혁명적 항법을 써서 약 3개월간 육지와는 떨어진 약 6000마일(9600[km])의 원해를 항해하여, 11월 희망봉을 돌아 1497년 12월 16일 바르톨로뮤 디아스가 배를 돌렸던 Great Fish River를 지났다.
- 아프리카 대륙 동해안을 북상하여 모잠비크 · 몸바사를 통과, 1498년 4월 마린디에 도착하였다. 그의 함대는 1498년 5월 20일 캘리컷(Calicut)에 도착하였다.

㉡ 두 번째 항해 : 1502년 2월 12일 바스코 다 가마는 20척의 군함을 이끌고 인도로 향한다.

- 바스코 다 가마 는 그가 첫 항해 후 남겨 두고 온 포르투갈인들이 살해당한 것에 대한 보복성 조치였으며, 인도 북부에서 메카에서 돌아오는 아랍 상선인 Miri호를 잡아 타고 있는 상인들과 함께 불태워 버렸고, 그의 함대는 아랍 상인들의 배를 상대로 해적질을 했으며 캘리컷에서 29척의 아랍 함대를 격퇴시킨 계기로 1502년 10월 30일 Zamorin과 쉽게 무역협정을 맺고 함대는 1503년 7월 귀국한다.

㉢ 세 번째 항해 : 1519년 그는 왕가의 피가 안 섞인 사람 중 최초로 Count of Vidigueira가 되어 백작 작위(Count)를 받았다.

• 1524년 인도 통치를 담당하는 Eduardo de Munezes의 무능함으로 인해 그를 대신하기 위해 바스코 다 가마가 파견되지만 고아(Goa)에서 말라리아에 걸려 1524년 12월 24일 코친(Cochin)에서 숨을 거둔다.

5) 1591년 Magellan의 대서양 횡단

페르디난드 마젤란[15](Ferdinand Magellan)은 포르투갈 출신의 항해가, 탐험가이다. [그림 1-7]과 같은 신항로 개척으로 관광의 발전을 가속화되었다.

• 유럽인들에겐 새로운 대륙인 아메리카 대륙이 발견되고 지중해와 중동지방을 거쳐 가던 육상무역로 외에 새로운 동방 항로에 대한 탐구가 한참이던 시절, 역사서에서는 처음으로 대서양과 태평양을 횡단한 것으로 기록에 남은 인물이다.

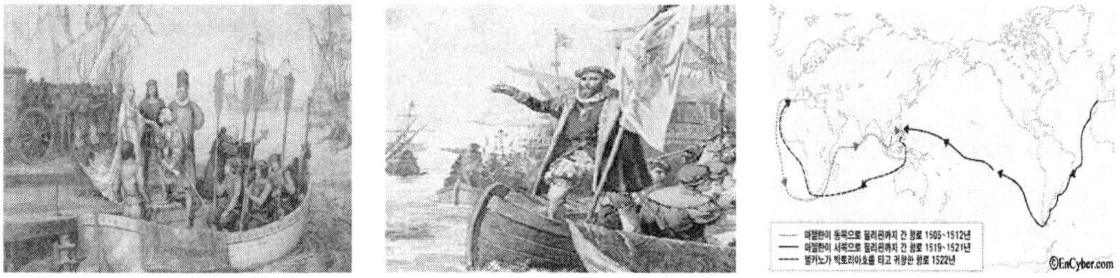

(a) Columbus의 서인도발견 (b) Vasco da Gama의 인도양 항해 모습 (c) Ferdinand Magellan의 항해경로

[그림 1-7] Columbus와 Vasco da Gama의 항로개척

6) 조지 밴쿠버(George Vancouver, 1757년~1798년)

영국의 탐험가이며, 현재의 밴쿠버시와 밴쿠버섬의 지명은 그의 이름을 딴 것이다. [그림 1-8]은 G. Vancouver의 모습과 항해일지이다.

---

15) 페르디난드 마젤란 : Ferdinand Magellan(1480년~1521년) 포르투갈의 항해자이다.
- 최초의 세계 주항자. 포르투갈 북동부 트라주 즈 몽테시(Tras-os-Montes)의 하급 귀족 출신이다.
- 서북 항로에 의해 몰루카(Moluccas) 제도에 도달하려는 계획을 수립, 에스파냐의 카를로스 1세(카를 5세)로부터 원조를 받고, 선박 5척과 승선원 27명으로 산루카르 항(港)을 출범(1519,9,20), 라 플라타(La Plata)강에 달했다(1520.1.10).
- 마젤란 해협을 발견하고(1520.10~1521.11, 1528), 다시 북서(北西)로 향하여 태평양을 횡단, 필리핀 군도에 달하고(1521.3.16) 세부(Cebu)섬에 상륙(1521.4.7) 마크탄(Mactan)섬에서 토민과 싸우다가 전사했다.
- 승선원들은 가노의 지휘하에 그 잔존의 2척 트리니다드호 및 빅토리아호로 몰루카를 거쳐 귀국의 길에 올랐으나 트리니다드호도 난파하고 빅토리아호만이 18인의 승선원과 함께 최초의 세계 주항을 끝내고 산루카르에 귀향했다(1522.9.6). 이것으로 지구가 구체(球體)인 것 · 아메리카 대륙은 아시아와는 별개의 신대륙인 것이 처음으로 밝혀졌다. [네이버 지식백과] 마젤란 [Ferdinand Magellan] (인명사전, 2002.1.10, 민중서관)

① 노퍽 주 킹스 린(King's Lynn)에서 태어나 13세 때 해군에 입대하여 선원으로 활약하였다.

> • 조지 밴쿠버의 초기 해양 경험은 제임스 쿡 선장의 마지막 2차례의 항해였으며, 밴쿠버 자신은 마지막 항해 때에 해군 사관후보생이었다.

② 밴쿠버섬의 서해안에 있는 누트카 만에서 영국과 스페인 사이에 해전이 일어나자 1791년 항해를 하면서 쿡 선장은 희망봉, 오스트레일리아, 뉴질랜드로 가는 길을 향하였다.

> • 조지 밴쿠버는 이 지역들 해안의 귀중한 해도를 만들었고, 1792년 북아메리카 대륙에 도달하였다.

③ 누트카만에 관련된 확실한 정규적 형식에 참여하였고, 후안 데 푸카 해협을 지나 밴쿠버 섬 주위를 항해하였다.

> • 조지 밴쿠버의 샌디에이고부터 알래스카 남부까지의 조사는 첨단적 성과였다.

④ 1795년 케이프 혼을 지나며 귀국하였다.

> • 조지 밴쿠버의 저서 "1790년부터 1795년까지 북태평양 발견과 세계 순회의 항해"는 1798년에 출간되었다.

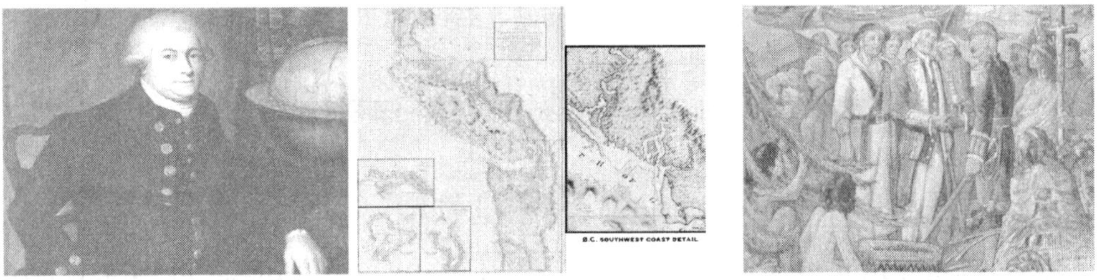

(a) G. Vancouver의 모습 (b) G. Vancouver의 항해도 (c) G. Vancouver와 쿠아드라의 첫 대면

[그림 1-8] 아메리카 북서안 탐험

7) J. R. Forster(1754년~1794년)

자연주의, 민족학자, 여행작가, 언론인 등 이른 나이에 여러 가지를 배웠고 그의 과학적인 탐험에 아버지를 동반 제임스 쿡(James Cook)의 두 번째 항해에서 세계일주견문록을 썼다(그림 1-9).

> • 포스터는 22살에 현대과학, 여행, 문학의 창시자 중 하나 간주 되었으며, 그의 세계일주견문록 등은 장거리 여행에 대한 열망을 일으켰다.

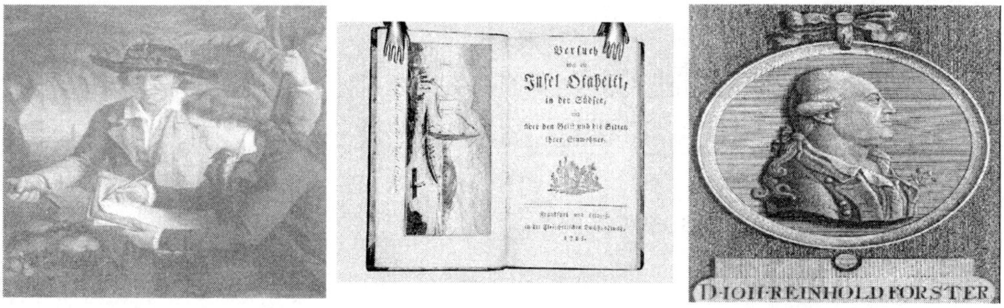

(a) J. R. Forster의 자료를 수집하는 모습　(b) 세계일주견문록의 한 페이지　(c) J.R. Forster의 사진

[그림 1-9] J. R. Forster의 세계일주견문록

이 시대를 역사학자들은 '교양 관광의 시대, 그랜드 투어(Grand Tour)'의 시대라고 한다. 〈표 1-1〉은 관광동기 측면의 단계별 발전과정을 나타내고 있다.

〈표 1-1〉 관광동기 측면의 단계별 발전과정

① 초기 발전단계(고대~중세, 귀족 및 특권층, 종교적 행위)
⇩
② 중기단계(중세~1830년대, 부유층 평민, 종교행위, 항해시대)
⇩
③ Tour 시대(1841~1930년대, 초기기획 관광시대, 소규모 겸목적관광)
⇩
④ Tourism 시대(1930~1945년, 부유층, 다양한 매체를 이용한 지적탐구관광)
⇩
⑤ Mass Tourism 시대(1945~1990년대, 일반관광시대, 레저 및 레크리에이션을 위한 본격적인 기획관광 실행)
⇩
⑥ Social or Welfare Tourism 시대(21세기, 국민 일반대중관광, 공공 및 국민의 후생증대 관광)

4. 관광동기의 역할

관광동기의 역할에는 잠재된 관광객에게 영향력을 행사하고, 관광 목표를 식별하고, 관광 상품 선택기준의 결정을 미친다. 관광동기의 3가지 역할은 다음과 같다.[16)]

1) 잠재 관광객에게 영향력 행사

관광동기는 잠재 관광객들이 필요로 하는 기본적인 노력(Striving)을 개발해 주고 식별할 수 있도록 잠재 관광객에게 영향을 준다.

- 기본적인 노력에는 관광에서의 안전, 관광을 통한 지적 추구와 경험, 모험과 탐험성, 위락 성취 혹은 달성하려는 바람직한 상태와 같은 극히 일반적인 관광목표의 추구가 포함되는데, 이러한 것들은 각종의 결정이나 행동에 걸쳐 전반적으로 잠재 관광객의 행동 방향을 결정해 주는 역할을 한다.

2) 관광목표를 식별

관광객들은 일반적으로 관광에 참여함으로써 그들의 동기를 성취할 수 있는 수단이나, 관광에 참여한다는 사실은 인간의 관광동기를 충족시키는 하나의 수단에 불과함에도 불구하고 관광객은 마치 관광참가가 관광목표인 것처럼 착각하는 사람도 상당수 있다.

- 관광객들이 관광에 참여하는 그 자체를 그들의 목표물과 동일시 한다는 사실은 관광업체 경영자가 목표물에 영향을 줄 수 있으므로, 경영자에게는 중요하다.
- 서비스 그 자체에도 촉진 메시지(Promotion Message)라든가 가격과 같은 마케팅 수단에 의해서도 영향을 미치게 된다.

3) 관광상품 선택기준의 결정

관광동기는 관광객들이 관광 서비스 상품의 품질평가를 위한 기준을 설정하는 데에도 영향을 미치므로 관광업체 경영자들은 관광객들의 관광상품 선택기준에 영향을 줄 수 있는 입장에 있다.

- 관광객 자신이 그의 참된 관광동기를 인식하지 못하고 있거나 관광동기는 인식하지만 관광 서비스 품질평가 기준을 알지 못할 경우가 있을 때 경영자는 그들의 잠재적 동기를 일깨워 주거나 어떠한 관광선택기준이 중요한가를 알려줌으로써 행동에 영향을 줄 수 있다.[17)]

---

16) 관광동기의 역할 : 신 관광 학원론, 변상록, 교육인적자원부 지원교재, 2002.
17) 관광상품 선택기준의 결정 : 관광상품개발실무, 변상록, 교육인적자원부 지원교재, 2003.

5. 관광동기의 기타 역할

관광동기는 근본적인 인간의 지각, 학습, 성격, 태도, 관광 정보처리에 포괄적으로 영향을 주고 있으며, 이들은 다시 관광행동의 방향 결정에 영향을 미치게 된다.

• 관광동기는 잠재 관광객들의 관광 정보처리에 영향을 주고 다시 개인들이 환경을 어떻게 해석하고 반응을 보이느냐를 규제하게 된다.

6. 관광동기의 분류

인간은 지식 추구, 탐험과 모험, 다양성 추구 및 위락성 추구 등의 기본적인 관광욕구를 통해 어떤 만족을 얻으려고 할 때 동기를 갖지 못한다면 구체적인 관광행동으로 발전을 하지 못한다.[18)]

① 관광동기는 관광행동을 일으키게 하는 중요한 요인으로 인간이 관광여행을 통해 만족을 얻고자 할 때 일어나는데, 실상 관광동기는 심리적 · 사회적인 요소(Psychological and Sociological Factor)에 근거하고 있기에 어떤 척도(Scale)에 기초하여 총체적으로 추출하기는 어려운 일이 아니나 관광 서비스 시설업자, 여행상품 판매자 및 여행부품 공급업자는 관광객의 의사결정과정을 유노하는 여행 욕구와 동기를 정확하게 이해하여야 한다.

② 여행의 상당 부분은 어떤 특정한 목적, 비즈니스, 교육, 건강, 종교, 정치 및 개인 용무 때문에 이루어지는 것으로 여행을 하는 것이라면 이는 관광여행을 위한 동기라기보다는 오히려 미리 준비된 여행계획에 따라 여행을 하는 것이므로 관광동기라는 표현은 맞지 않다.

③ 관광여행은 현대과학을 원용[19)]하여 아직 정확하게 측정하기 힘든 인간의 무한한 정서와 동기(A Wide Range of Human Emotion and Motivation)라는 꽃병에 둘러싸여 피어난 화사한 한 송이의 장미꽃에 비유할 수 있다.

• 관광여행은 인간의 내면세계와 깊이 관련되어 있기에 실제의 행동에는 복잡하고 다양한 형태가 나타난다. 그래서 1950년대부터 극히 다양화된 관광행동을 설명하기 위해 여러 학자들이 관광동기가 무엇인가를 연구한 결과 무수히 많은 관광동기가 있음을 발견하였다.[20)]

---

18) 관광동기의 분류 : 관광상품개발실무, 변상록, 교육인적자원부 지원교재, 2003.
19) 원용(援用) : 자기의 주장이나 학설을 세우기 위하여 문헌이나 관례 따위를 끌어다 씀.
20) 관광동기의 분류 : 관광상품 개발실무, 변상록, 교육인적자원부 지원교재, 2003.

7. 관광동기에 대한 학자들의 견해

관광동기에 대한 학자들의 견해는 매킨토시, 다나카, 밀과 모리슨, 토마스, 마리오티, 베르네카, 훈치커와 크랍프 등이 있다.

1) 매킨토시(R. W. Mcintosh)의 견해

매킨토시와 골드너(R. W. Mcintosh & C. R. Goeldner)는 관광 심리학의 중요한 부문의 하나를 관광동기에 관한 연구 분야로 인간이 관광을 하는 동기를 크게 4가지의 범주로 나누어 설명했다.

① 신체적 동기(Physical Motivators) : 휴식, 스포츠, 해변 등지에서의 오락 등은 건강과 직접적으로 관련된 관광동기이다(그림 1-10).

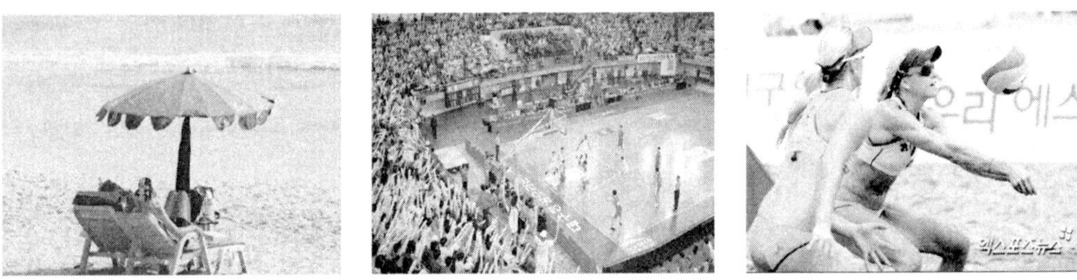

(a) 해변에서 휴식 (b) 스포츠를 관람 (c) 해변에서 운동

[그림 1-10] 매킨토시의 신체적 동기

② 문화적 동기(Cultural Motivators) : 여행 대상지의 문화, 예술, 언어, 종교 등의 알고자 하는 관광동기이다(그림 1-11).

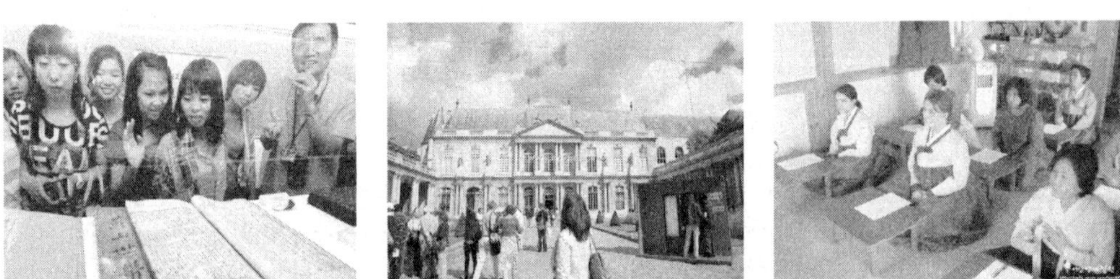

(a) 우리나라 고대서적을 보고 있는 외국인 광객 (b) 유럽의 예술작품을 보기 위해 여행하는 사람 (c) 경주문화관광 외국인투어

[그림 1-11] 매킨토시의 문화적 동기

③ 대인적 · 사회적 동기(Interpersonal Motivators) : 새로운 사람을 만나려는 동기, 친지 방문 동기, 일상적인 생활, 가족으로부터 탈피하려는 동기이다(그림 1-12).

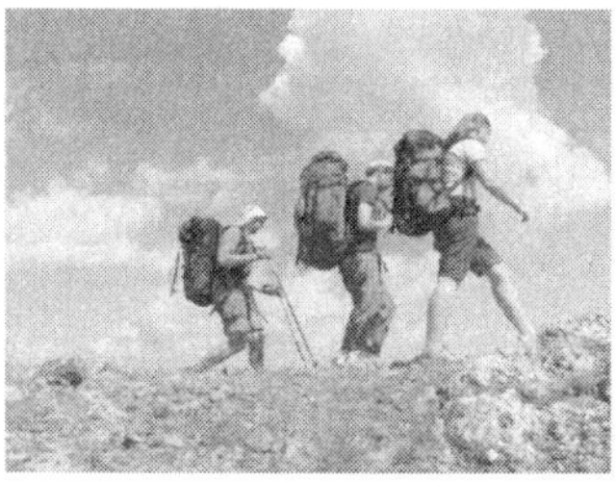

(a) 친구들끼리 배낭여행

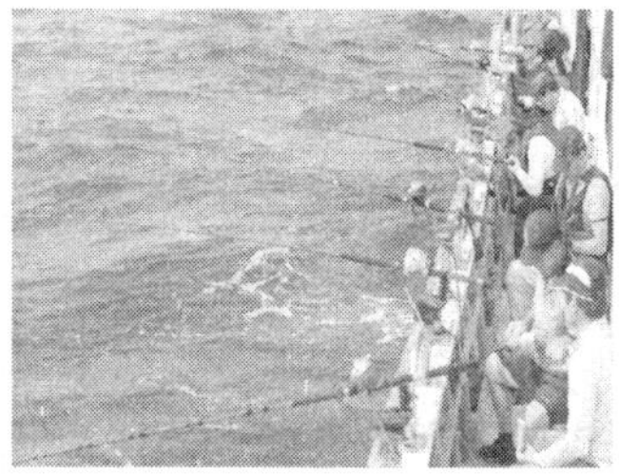

(b) 낚시동호회 포스터

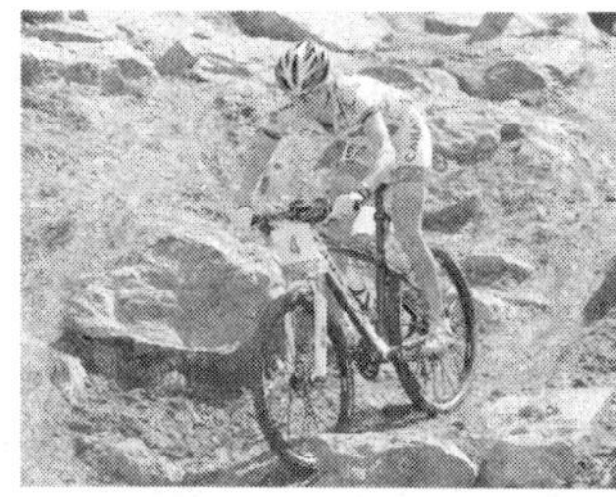

(c) 산악자전거 동호회

[그림 1-12] 매킨토시의 대인적 · 사회적 동기

④ 지위와 자존을 위한 동기(Status and Prestige Motivators) : 개인의 발전과 자아 성취를 위한 여행으로 사업여행, 연수 여행, 자신의 호기심 만족을 위한 여행 등과 같은 동기에서 출발했다(그림 1-13).

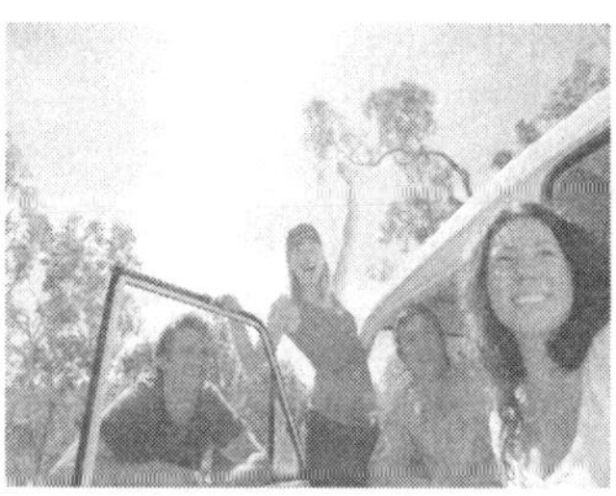

(a) 호기심을 충족하기 위한 여행

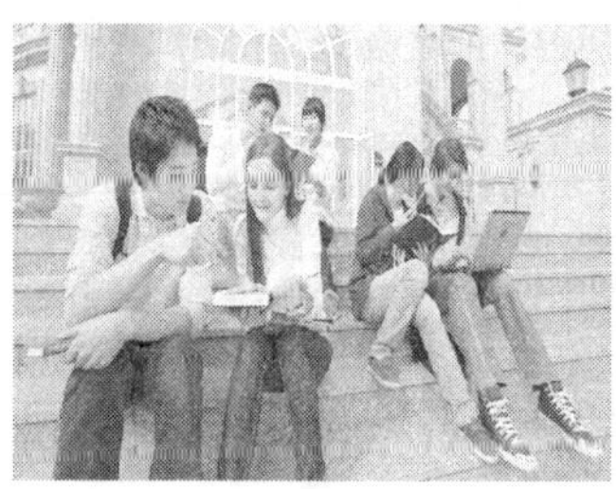

(b) 어학연수

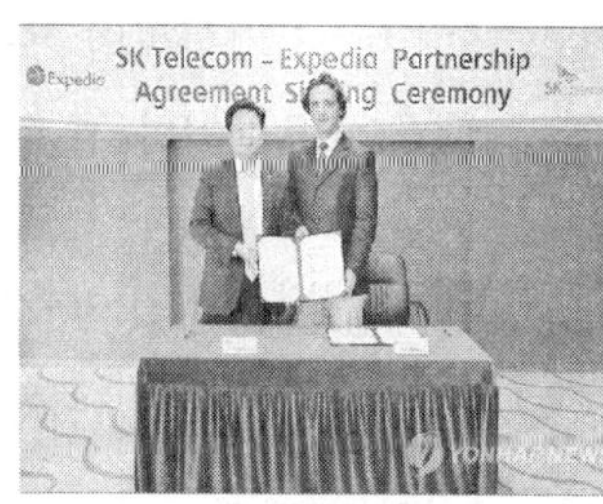

(c) 사업여행

[그림 1-13] 매킨토시의 지위와 자존을 위한 동기

2) 다나카(田中喜一)의 견해

그릭스만의 영향을 받아 인간의 관광동기를 크게 심정적 · 정신적 · 신체적 · 경제적 동기로 구분하며 다음과 같다.

① 심정적 동기(Feeling Motive) : 사향심(思鄕心), 교유심(交遊心), 신앙심이 있다.
② 정식적 동기(Spiritual Motive) : 지식 욕구, 견문 욕구, 환락 욕구가 있다.
③ 신체적 동기(Physical Motive) : 치료 욕구, 보양 욕구, 운동 욕구가 있다.
④ 경제적 동기(Economic Motive) : 쇼핑 목적, 상용 목적이 있다.

• 이상의 분류에 의하면 심성적 동기의 유형이 개인적 동기의 범주를 벗어나지 못하고 있으며, 환락적 욕구를 정신적 동기에 포함시키고 있는 특이점은 있으나 오히려 이러한 욕구들은 위학적 동기로 분류하여 유형화하는 것이다.

3) 밀(R C. Mill)과 모리슨(A. M. Morrison)의 견해

관광욕구에 관한 이론은 인간의 욕구를 연구한 대표적인 심리학자인 매슬로우(A. H. Maslow)의 인간 욕구 5단계설에 기초를 두고 있다.

① 1단계 : 생리적 욕구(Physiological Need) : 의 · 식 · 주, 휴식 등의 기본적 욕구이다.
② 2단계 : 안전의 욕구(Safety Need) : 안전 추구, 공포 및 걱정으로부터의 해방 욕구, 건강 욕구이다.
③ 3단계 : 소속 및 애정의 욕구(Belonging and Love Need) : 서로 사랑을 주고받으려는 욕구, 집단 소속욕구이다.
④ 4단계 : 자존의 욕구(Self-esteem Need) : 다른 사람으로부터 인정받으려는 욕구, 명예 욕구이다.
⑤ 5단계 : 자기실현의 욕구(Self-actualization) : 개인적 자기만족 실현의 욕구, 잠재력 발견의 욕구이다.

4) 베르네카(P. Bernecker)의 견해

관광행동은 요양적 관광(療養的觀光), 문화적 관광, 사회적 관광, 스포츠 관광, 정치적 관광, 경제적 관광의 6가지로 분류한다.

① 요양적 관광 : 휴식, 일광욕 등이 있다.
② 문화적 관광(명승 · 고적의 관람) : 수학여행, 견학, 종교행사 등이 있다.
③ 사회적 관광 : 신혼여행, 친목 여행 등이 있다.
④ 스포츠 관광 : 스포츠 관람, 참석을 위한 여행 등이 있다.
⑤ 정치적 관광 : 정치적 행사 참가 및 관람을 위한 여행 등이 있다.
⑥ 경제적 관광 : 박람회, 전시회 참가 및 관람을 위한 여행 등이 있다.

5) 토마스(J. Tomas)의 견해

인간의 여행동기의 유형은 4가지로 제시했다. 토마스 여행동기의 분류는 〈표 1-2〉와 같다.

〈표 1-2〉 토마스(J. Tomas) 여행동기의 분류

유 형	관광동기	
교육 · 문화적 동기	• 타국 생활상의 이해를 증진한다.	• 명소를 감상한다.
	• 새로운 것을 이해한다.	• 특별행사에 참여한다.
휴식과 즐거움의 동기	• 일상성을 탈피한다.	• 즐거운 시간을 향유한다.
	• 쾌락적, 낭만적 경험을 추구한다.	
종족지향적 동기	• 조상의 생활터를 방문한다.	• 친지를 방문한다.
기타 동기	• 기후, 모험심, 우월성, 견문을 확대한다.	• 건강, 일체감 등이다.
	• 스포츠, 역사적 체험을 한다.	• 경제적 동기 등이다.

6) 마리오티(A. Mariotti : 이탈리아)

외국인 관광객의 이동(마리오티의 관광경제강의는 이탈리아의 관광 사정, 관광통계, 선전, 통신, 운수 및 교통기관, 직업교육, 호텔산업, 지역개발과 체재 및 관광을 위한 기지, 여행알선업, 관광 흡인 중심지의 이론 등에 관한 내용)으로 7가지로 분류한다.

① 견학 관광 : 상업 도시, 전적지, 동굴 및 명소 등을 시찰 · 견학
② 스포츠 관광 : 자동차 여행, 승마, 등산 및 경기대회에 참가하고 관람하는 여행
③ 교육적 관광 : 수학여행, 고고학적 탐사를 위한 여행
④ 종교적 관광 : 성지순례, 성당의 탐방을 위한 관광
⑤ 예술적 관광 : 연주 여행, 음악회 및 기타 공연을 감상
⑥ 상업적 관광 : 상품전시회, 무역박람회, 시장 및 출장판매를 위한 여행
⑦ 보건적 관광 : 온천, 요양 등을 위한 관광

7) 훈치커와 크랍프(Hunziker & Krapf)는 3가지로 분류

① 개인 자신을 지탱하기 위한 여행으로서의 관광(이주, 보양 및 요양 여행, 직업여행)이다.
② 종족을 유지하기 위한 여행으로서의 관광(신혼여행, 성묘 관계로 인한 여행, 친척방문을 위한 여행)이다.
③ 개인 발전을 목적으로 한 여행(위락목적의 여행, 연구 및 교육목적의 여행, 종교적 근거에 따른 신앙 목적의 여행)이다.

8) 7가지 욕구와 관광유형의 연계

밀과 모리슨은 매슬로우의 심리이론과 자신들이 주장한 지식 추구에 근거해서 관광동기를 7가지로 나눴으며, 각 동기별 요인들을 다른 학자들이 제시한 동기들로 재구성하였다.

① 밀과 모리슨은 이상 5단계 중 제1단계의 생리적 욕구를 제외하고 나머지를 심리적 욕구로 보았으며, 5단계 욕구 이외에도 인간은 지적 욕구로 지식을 얻으려는 욕구와 아름다움을 이해하려는 욕구 2가지가 더 있다고 했다.

- 여러 관광동기를 이해함으로써 관광행동을 보다 정확히 예측하고 설명한다.

② 다양한 관광동기가 관광행동에 부여하는 영향은 일반적인 것에 불과하다.

- 관광동기에 의한 구체적인 관광행동은 다시 제반 환경적 요인이나 관광객의 태도 그리고 지식과 같은 심리적 상태에 의해 수정되기 때문이며, 주어진 관광동기가 개인의 행동을 활성화시키고, 그것을 특정의 방향으로 지시한다 해서 그들의 관광행동이 반드시 예측대로 이루어진다고 해서는 안 될 것이며, 더욱이 관광객들은 한가지의 동기가 아니라 여러 동기에 의해서 동시에 영향을 받는 경우가 많을 것이기 때문이다.

③ 7가지 욕구를 관광유형과 연계시키면 다음과 같다.

- 생리적 욕구(1단계 관광) : 휴식을 위한 관광, 일광욕 등이 있다.
- 안전의 욕구(2단계 관광) : 건강을 위한 관광, 즉 보양 관광 등이 있다.
- 소속 및 애정의 욕구(3단계 관광) : 친지 방문, 소속집단과의 단체관광, 종교여행 등이 있다.
- 자존의 욕구(4단계 관광) : 사회적으로 인정받기 위한 여행으로 직업, 사업상으로 하는 여행, 개인의 반전을 위해 하는 여행 등이 있다.
- 자아실현의 욕구(5단계 관광) : 미지 세계의 탐험 여행, 목숨을 건 산행 등이 있다.
- 지적 욕구(6단계 관광) : 문화관광, 교육을 목적으로 하는 단기 연수 등이 있다.
- 미적 욕구(7단계 관광) : 자연적 경관을 즐기기 위해 떠나는 여행 등이 있다.

8. 관광동기의 유발

관광행동은 관광동기가 유발할 때 나타나고, 개인들은 각기 상이한 동기를 가지고 있다. 관광동기는 종류가 다양하기에 관광사업 경영자가 관광객들이 원하는 관광동기를 충족시켜 주는 것은 쉬운 일이 아니다.

- 관광객들의 관광동기를 충족시키는 것이 쉽지 않더라도 공통된 관광동기나 관광목표를 가진 관광객들을 구별하기는 어느 정도 가능할 것이며, 각 개인이 관광동기 획득과정이 다르더라도 그들 가운데 공통된 관광동기가 유발하는 상황을 어느 정도 조작(Manipulate)해 낼 수 있다.

- 사람에 따라서는 관광동기를 유발시키는 작업은 관광상품의 상표(Brand)의 선택보다는 관광상품류의 선택과 관련한 경우가 더 용이하다고 주장하기도 한다.
- 관광동기 유발로 잠재 관광객이 관광 행실의 여부를 결정하지만 그가 무엇(관광상품, 상표)을 구매하느냐 하는 것은 바로 관광상품 개념에 영향을 받는다.
- 관광사업 경영자가 관광동기 유발을 자극할 때 그 관광상품류와 아울러 관광상품 상표 선호(Brand Preference)도 동시에 창조해야만 한다.[21)]

1) 관광동기의 유발요인

관광동기는 여러 가지 메카니즘에 의해 유발하지만 그들 메카니즘은 대체로 인식적 활동, 환경적 조건, 그리고 자극물의 특성 등 3가지로 요약할 수 있다.[22)]

① 인식적 활동 : 인간은 인식의 대상이 물리적으로 존재하든 않든 대상과 관련하여 많은 생각이나 추리(인식적 활동)에 관여하고 있다.

- 백일몽이나 환상으로 간주되는 인식적 활동은 관광기업에서는 중요한 관광기 유발요인으로 작용한다.
- 특정한 국가나 관광사업체가 우리나라의 유명한 예술인을 초대하여 관광여행 후 관광 소감을 화필이나 글로써 표현하게 하거나 소개하도록 하면 평소 그를 존경하고 흠모하던 많은 잠재 관광객들은 마치 그가 관광여행을 그곳으로 가면 좋을 것이라고 추천하는 것으로 인식하여 그 곳으로 관광여행을 떠남으로써 자신을 그 예술인과 동일시하려는 경우이다.

② 환경적 조건 : 개인이 처해 있는 특정의 상황이 관광동기를 유발시킬 수 있다.

- 관광안내 공고를 접함으로써 관광욕구를 일깨우게 되고 상황이 현존의 조건에 주의를 환기시켜 줄 때이다.
- 관광안내, 광고가 있음으로 조건에 주의를 기울여 결국은 관광행동으로까지 이끌게 한다.
- 동남아 관광을 경험한 사람이 유럽행 관광여행 안내 TV 광고를 보고 패키지투어에 참여하려는 경우와 같이 어떤 관광여행 프로그램이 자신이 행한 관광여행보다 나은 것으로 생각되는 것 간의 불균형에 주의를 환기시켜 주는 경우이다.

③ 자극물의 특성 : 외부자극물 자체의 특성도 관광동기 유발력을 지니고 있다.

- 관광상품에 역사성, 신비스러움, 낭만, 풍요함 등을 포함시켜 이들 특성을 지닌 자극물을 그 자체로서도 충분히 호기심을 야기시키므로, 상황적 조건의 특수한 형태라 할 수 있다.
- 관광업체 경영자의 입장에서 보면 자극물이 관광동기 유발을 가져오도록 설계되어야 하는 것이 얼마나 중요한가 하는 이유도 바로 여기에 있다.
- 광고 메시지(AD Message)나 관광상품은 잠재 관광객들의 충분한 주의를 끌도록 설계되어야만 한다.

---

21) 관광동기의 유발 : 관광 상품개발실무, 변상록, 교육인적자원부 지원교재, 2003.
22) 관광동기의 유발요인 : 관광 상품개발실무, 변상록, 교육인적자원부 지원교재, 2003.

2) 관광동기의 유발효과

동기 유발의 강도가 바로 관광객들이 특정의 동기화 상황에 부여하는 노력의 여러 형태를 취할 수 있으며, 환경으로부터 정보를 받아들임에 있어 메커니즘(Attention Mechanism)이 보이는 민감도이다.

① 관광동기 유발의 정도가 높을수록 생각하지 않았던 자극물에 대한 주의도 높아진다.

- 관광객이 동기 유발적 상황을 생각할 때 유용한 정보를 인지하게 될 확률을 더욱 높여 주게 된다.
- 관광객들의 증대된 주의가 주어진 자극물에만 주어지기 때문에 극히 수동적인 성격을 띠고 있다.

② 유발효과는 관광객으로 하여금 보다 적극적인 탐색을 허용하여 가용정보를 증대시키게 하는 것이다.

- 관광업체의 판매원에게 질문을 하는 것부터 친구를 포함한 준거집단과 상담하는 것에 이르기까지의 모든 정보 수집활동이 포함된다.
- 추구하는 정보와 그것을 수집하는 방법이 어떤 것이냐 하는 것은 상황과 관광객의 행동 패턴에 의해 영향을 받겠지만 적어도 탐색 과정에서 자극물에 대한 의식 수준이 증대됨은 물론이고 정보의 의도적 탐색도 수반된다.

③ 유발은 대안이 되고 있는 각 관광 서비스에 대한 주의 결정에 필요한 생각과 평가, 즉 인식적 활동에 영향을 준다.

- 정보적 자극을 해석하는 데 할당된 노력을 규제하거나 혹은 대안을 평가 · 선택하기 위한 결정 법칙(Decision Rule)을 사용함으로써 각 관광상품에 대해 이미 가지고 있는 지식을 검토하는데 얼마나 노력을 기울일 것이냐 하는 것 등이 포함되고, 이들 각 활동은 심사숙고 끝에 이루어질 수도 있고 아니면 전혀 의식적 노력 없이 이루어질 수도 있다.
- 얼마만큼의 노력을 기울이느냐 하는 것은 유발된 에너지의 양에 의해 크게 영향을 받게 된다.

3) 관광의 욕구

관광행동의 원인이 되는 심리적 원동력을 관광욕구라고 하고, 욕구는 인간의 어떤 특정적 행동에 대응하는 것이 아니라 보편적으로 존재하는 것으로 A. Mariotti(1940년)는 "관광을 하고자 하는 욕구는 인간에게는 거의 본능적인 것이며, 이주민의 이동과 각 종족의 중심지 형성 등은 욕구에 의하여 이루어 진다."고 주장한다.

- 사람 : 누구나 의식주를 포함하여 생활의 필요한 여러 제품이나 서비스에 대한 욕구를 가진다. 욕구는 근본적 욕구와 구체적 욕구로 구분할 수 있다.
- 근본적 욕구 : 사람의 생활에서 필요한 음식, 의복, 가옥, 존경, 안전 등 본원적이고 근본적인 대상에 대한 욕구이며, 구체적 욕구는 근본적 욕구를 실현시킬 수 있는 욕구, 배고픔을 해소시킬 수 있는 구체적인 수단으로서 여러 가지

음식 중 된장국에 대한 욕구이다. 욕구는 '추구하는 상태와 실제 상태간의 차이(Gap)'라 정의하고 그것은 사회적일 수도 심리적일 수도 있다.[23]
㉠ 고학력 중산층 가정의 한 주부가 해외여행 경험이 없어 대학 동창 모임 대화에서 소외감을 느끼고 있다고(실제상황) 생각한 나머지 여행 적금에 가입해 1년 후 동남아 여행을 하고자(추구 상태)할 때이다.
• 한 개인이 처한 현재 상태와 추구하는 상태 간에 존재하는 갭이 크다고 느낄수록 그 갭을 충족시키려는 그의 욕구도 그만큼 강렬해진다.

(1) 관광욕구의 성격

관광욕구는 관광객의 행동에서 중심적인 개념이므로 관광 선호의 문제도 함께 고려한다.

① 잠재 관광객은 어느 한가지 욕구를 관광욕구에 우선해서 충족시키기를 원하고 있으며, 관광욕구를 충족시키는 방법은 선호 패턴을 가지고 있다.

• 잠재 관광객의 선호와 욕구는 관광마케팅의 주요 개념이 된다.

② 관광업체 마케터(Marketer) 대부분은 관광욕구보다 관광 선호에 보다 관심을 두는 경향이 있다.

• 관광 선호와 관광욕구는 경영자 또는 마케터가 단기적으로 조종할 수 없으나 마케터가 관광객의 이러한 선호와 욕구를 이해하지 못하면 관광객을 만족시킬 여행상품과 서비스의 개발은 거의 불가능해진다.

③ 관광욕구는 추구하는 관광 목표와도 밀접하게 관련되므로 그 중 하나가 없이는 다른 것도 존재할 수 없으나 대개 그들이 목표는 인지하면서도 욕구는 잘 인지 못할 때가 많다.

• ㉠ 자신의 사회적 욕구를 인지하지 못하면서도 친구들과 함께 해외여행을 하기 위해 패키지 투어에 참여하는 사람의 경우이다.

④ 일반적으로 목표와 더불어 욕구는 개인의 신체적 조건 · 환경 · 타인과의 교류 · 경험 등에 따라 꾸준히 성장하고 또 변화된다.

• 현존의 욕구는 결코 완전히 충족되기는 불가능하기 때문에 그것을 충족 · 유지시키기 위해 부단한 활동이 필요하고, 또 어느 욕구가 충족된다 해도 새롭고 보다 높은 수준의 욕구가 다시 등장하게 되며 일단 어느 한 목표를 달성했다 해도 새롭고 보다 높은 목표를 다시 설정하기 때문에 욕구는 꾸준히 변화된다.

23) 관광의 욕구 : 관광상품 개발 실무, 변상록, 교육인적자원부 지원교재, 2003.

⑤ 잠재 관광객들은 어느 한 시점에서 여러 욕구를 동시에 지니고 있을 가능성이 크며 또 그들의 욕구가 어떤 것이냐 하는 문제는 개인들에 따라 차이가 있다.

• 관광업체의 마케터가 이들을 만족시키기 위해서는 자사의 상품과 관련되는 욕구는 어떠한 것이며 또 어떠한 관광객들이 그러한 욕구를 지니고 있는지를 규명하지 않으면 안된다.

(2) 관광욕구에 관한 제이론

관광여행은 인간의 내면세계와 관련되어 있기에 실제 관광행동은 다양하고 복잡하게 나타나며, 관광행동에 영향을 미치는 관광욕구에는 어떠한 것이 있는지에 관한 것은 그동안 많은 사람들의 관심의 대상이 되어 왔으나 그들이 제시하는 관광욕구나 관광동기는 거의 관광업체 마케터가 실제로 이용하기에 그 수가 매우 많을 뿐 아니라 관광객 행동의 이해에 도움이 되지 못하는 것까지 포함되어 있다. 관광욕구의 분류가 실용적이려면 각 유형이 보다 미세한 욕구들을 모두 포함하는 포괄적인 것이어야 하며 [그림 1-14]는 매슬로우의 욕구 단계에 대한 것이다.

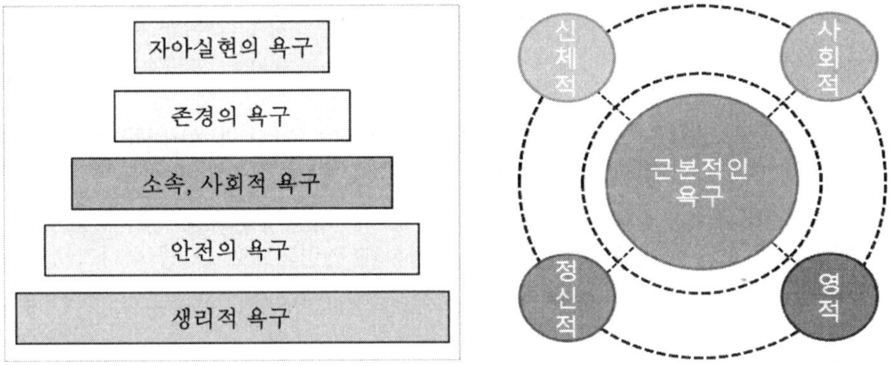

(a) 욕구단계 (b) 상대적 중요성

[그림 1-14] 매슬로우의 욕구 단계 및 상대적 중요성

① 매슬로우(A. M Maslow)의 욕구 5단계설 : 매슬로우는 일련의 보편적인 욕구는 생리적인 것에서부터 시작하여 자아실현의 이르기까지 상향적 순서로 배열되어 있고 그 중요성에 따라 각 욕구의 서열도 결정된다는 욕구의 5단계 설로 주장하였다.[24)]

㉠ 생리적 욕구 : 인간의 기본적인 욕구는 생리적 욕구이며, 우리는 충실한 삶을 살아가면서도 때로는 일상생활로부터 일탈해서 자연과 접하거나 조용히 휴식을 취하고 싶은 욕구를 가지며 살아간다.

24) 매슬로우의 욕구 5단계설 : 관광상품 개발 실무, 변상록, 교육인적자원부 지원교재(2003) 및 www.happycampus.co.kr 자료실에서 인용

- 오늘날 일탈행위의 배경 : 육체적인 원인보다 정신적 요구에 의한 경우가 많으며, 정신 근로자들은 하루 일과가 끝나도 정신적으로 완벽하게 일에서 벗어나기 힘들다.
- 정신적 휴식을 추구하는 직장인들이 휴양지를 찾아도 직장 일을 완전히 잊어버리는 데는 여러 날이 걸린다.
- 정신적 스트레스로 우리 머리는 이런 용어가 떠남, 일탈, 탈출, 휴식, 기분전환, 휴양, 휴가 등을 생각하고, 상이한 환경과 방식으로 살아가는 오늘날의 사람들은 휴식을 취하는 방법을 달리한다.
- 평소 회사 일에서 벗어나지 못한 기업 중역들은 휴가를 한적한 곳에서 보내고 싶어하고, 시골의 휴가객들은 해수욕장의 들뜬 분위기를 즐기고 싶어 하며, 출퇴근 시간이 판에 박힌 봉급생활자들은 이국적인 곳에서 모험적인 경험을 즐기고 싶어 하는 경우로서 공통적 요소는 현대인은 평소 경험할 수 없는 것에 많은 매력을 느껴 자기 생활과 상반되는 것을 추가하여 기분전환은 휴식으로 이해할 수 있다.
- 생리적 욕구를 충족시키려는 관광객들을 유치하여 그들을 철저히 만족시키려면 그의 이상 생활과는 다르거나 상반적인 것을 제공하여야 한다.

ⓛ 안전 욕구 : 사람들이 건강을 위해 여행을 가는 것은 안전 욕구를 충족시키기 위한 한 방법이고, 심신을 건강하게 유지함으로써 자신감을 가질 수 있고 또 장수하는 데에도 도움이 되며, 온천지를 여행하는 여행객은 대체로 이러한 욕구를 가지고 있다.

- 최근 많은 사람들은 다양한 위락활동인 수영, 산책, 자전거 타기, 낚시, 당구, 스키 그리고 테니스 등에 대한 협동 참여도 확대하고 있는데, 이것은 여가 활동 추세가 육체적 활동이 수반되는 쪽으로 이행되고 있다.
- 야외 유락 활동 참여와 관련되어 자주 등장하는 용어에는 재미, 운동, 야외활동, 건강, 신선한 공기, 즐거운 기분 등이 있다.

ⓒ 소속욕구 : 애정과 귀속의 욕구는 서로 사랑을 주고받는 애정과 연관되어 있고, 단체 여행은 사회적 관계의 정립과 친고의 욕구를 장려하고 만족시키기 위한 수단으로 활용될 수 있다.

- 욕구는 가끔 친지 방문으로 나타나며 때로는 고향 방문과 같이 뿌리 찾기 시장으로 재현된다.
  - 세분시장은 두 집단으로 구분된다.
  - 외국에서 태어난 사람들의 모국방문이다.
  - 선조들의 땅을 찾아가는 수혼 그룹이다.
  - 현대인들의 주요한 여행목적 중의 하나가 친지 방문이라는 점에서 잘 확인된다.
  - 조상의 뿌리를 찾고자 하는 욕구의 표현인 친지 방문(고향 방문)은 인간의 귀향 본능에 기인한다.
- 세분시장에서 제1세대는 기억하는 모든 것을 회상하면서 옛 곳을 둘러보기 위해 고향을 방문한다.
  - 고향이 옛 모습을 유지하기를 기대하는 한편, 보통 고향에서 친지들과 함께 지내는데 경제적 부담을 줄이는 방안이 된다.
- 후 손인 제2 및 3세대들은 객지에서 출생, 성장하여 생활편의 시설에 익숙해 있어 호텔이나 레스토랑을 이용하려 하고, 세분시장과는 달리 새로운 인간관계의 구축을 위한 여행도 있다.
- Club Med는 독신자를 위한 인기 있는 사교클럽이었지만 오늘날에는 출산율 저하와 인간관에 따른 소규모 가족 사회가 되자 어린 자녀를 둔 부부가 선호하는 사교장으로 탈바꿈하였다.
- 사람과의 만남은 반드시 서로의 젊음만을 전제하지 않는 것은 부부만 사는 가정이 늘어가고 있기 때문이다.

- 빈 보금자리 부부는 자녀가 모두 출가한 노부부만이 있는 가정이며, 그들의 일생은 자식 지향적인 생활이었고 어느 덧 이제 그들만 외롭게 남은 생활이 되었다.
- 버스를 이용한 단체여행은 낯선 사람들과 어울릴 수 있고, 안정감을 느낄 수 있으므로 그들에게 유익하다.
- 소속감과 관련하여 사용되는 용어에는 가족 화합, 동료 의식, 개인적인 유대, 대인관계, 조상의 뿌리, 인종과 민족, 가족애 대한 애정 등이 있다.

㉣ 존경 욕구 : 매슬로우의 자존 또는 존경 욕구의 개념은 자긍심과 타인으로부터의 존경이라는 두 요소로 구성되어 있으며, 자긍심은 감함, 성취, 완숙함, 독립성 등에 의해 구체화되고 타인으로부터 존경은 명성, 지위, 권력, 인정 등의 개념이다.

- 우리가 사업 관련 지식을 위해 세미나 참석 목적으로 여행을 떠나는 것은 개인의 발전과 연관된다.
  - 업무 지식의 확대는 물론이고 자부심을 고양시킬 수 있다.
  - 인간은 타인으로부터 존경받고 싶은 욕구 표현 방법의 하나로, 쇼핑을 하는데 유명인들의 의상이나 장신구에 관심을 가지고 상품을 구매하는 성향이 있는데 그것도 자존 욕구 표현의 일종이다.
  - 확실히 여행은 여행객 자신의 자아를 증진시키는 데 일조한다.
- 사람은 나이가 들수록 사회적 지위가 낮아지는데 여행은 자신의 지위를 향상시킬 수 있는 유효한 수단이다.
  - 자존 욕구는 레저의 목표 또는 목적이 된다.
- 레저는 저 차원의 욕구로부터 해방된 상태에 비해 휴가는 자신을 재평가해 보고 재발견하며, 또 자아를 향상시킴과 동시에 자신의 이미지를 제고 할수 있는 기회가 된다.
- 관광에 관한 한 일반대중은 상류계층의 관광 형태를 모방하는 속성이 있는데 상류층이 자주 방문하는 곳이 유명 관광지가 된 사례가 있는 행위는 그들의 자아가 존경 욕구에 의해 형성되고 있다.
- 존경 욕구와 관련하여 사용되는 용어로 성취에 대한 자기 확신, 품위와 위신, 타인에 대한 자기과시, 신분, 지위, 사회적 인정, 자아 향상, 자기개발, 성취, 숙달, 장인 기능, 유행 등이 있다.

㉤ 자아실현 욕구 : 자아실현 추구행위는 자신의 천부적 소질에 충실함이다.

- 자신이 어떤 사람인지를 알고 그에 따라 자기 재능을 최대한 발휘한다.
- 여가의 시작이 저 차원 욕구를 벗어나면서부터 비롯한 것이라면 자아실현은 여가의 궁극적인 목표이라 할 수 있다.
- 자아실현과 관련한 표현으로는 탐구를 통한 자기평가, 자아 발견, 내적 욕구의 충족이 있다.

② 마리오티(A. Mariotti)의 견해 : 여행을 하고 싶어하는 욕망은 인간에게는 거의 본능적인 것으로 이주민의 이동, 각 종족의 주요 중심지 형성 등은 이러한 욕망에 의해 결정된 것일 것이라고 주장하고 있다.

- 인간에게는 본래 자연이나 다른 지역의 풍물을 즐기고자 하는 관광욕구가 있다는 주장도 하고 있으나 그것은 생존에 필요하기에 일어나는 것이고, 지극히 현대적인 행동으로 이해하여야 할 관광여행의 심리적 원동력인 관광욕구를 인간에게 공통적으로 존재하는 변화 욕구로 설명하는 마리오티의 견해는 적절하지 못하다.

③ 골드(S. M Gold)의 욕구 6단계설 : 매슬로우의 5단계 욕구 이론을 발전시켜 인간의 욕구를 생리, 안전, 귀속, 자존, 창조, 심미성, 자아실현의 6단계로 구분하였다.[25]

㉠ 창조와 심미성의 단계에서는 예술, 문화, 철학, 아름다움에 대한 이해 수준, 새로운 과업, 개척자적 능력 등과 같은 분야에서 독창적인 표현능력을 보이는 것이다. 특히 자아실현의 단계에서는 자아 인식, 잠재력의 평가, 정신적 완성, 전체적 맥락에서 파악하는 지혜, 인간성에 대한 기여도 등과 같은 분야에 목표를 설정하고 자기결정을 한다고 주장한다.

㉡ 골드는 인간이 자원, 이미지, 여가를 진행하는 욕구가 이러한 두 단계에서 실현될 수 있다. 이는 관광여행의 욕구를 포함하고 있다.

㉢ 골드가 주장하는 욕구는 다양하고 복합적인 요인이 결합 되어 있는 관광여행의 본질을 이행하는데 다소 미흡한 점이 있다.

④ 현대적 의미의 관광욕구 : 인간은 일상생활을 영위함에 있어 기본적 욕구를 토대로 다양한 욕구를 갖고, 이 사회화 된 욕구(2차적 욕구 또는 획득적 욕구)는 인류에 있어서 상당한 보편성을 지니고 있는 것이 있는가 하면 시대와 지역, 문화적인 수준에 따라 상당한 차이를 보여주는 것도 있다.[26]

㉠ 메이요(Mayo)는 인간의 관광여행과 관련된 욕구를 지식 추구, 체험과 모험, 다양성 추구라고 지적하고 매슬로우의 이론에는 인간의 지적 행동에 대한 설명이 없다고 비판하면서 인간이 지식을 탐구하는 것은 기본적으로 개인의 안전을 추구하는 기술 획득의 일환으로서, 이러한 지적 욕구는 지식 욕구와 이해의 욕구로 구성된다고 주장하고 있다.

㉡ 모험과 탐험의 욕구는 인간이 본능적으로 보유하고 있는 인간 자신과 주변 세계에 대한 호기심과 탐험심이다.

• 다양성 욕구는 인간이 변화를 추구하고 일탈과 도피를 통해 현실과 잠시 절연하고자 하는 대비적 욕구로서 이는 인간이 일상생활을 통해 나전성과 예전 가능성을 확보하려는 욕구와는 상반되는 것이다.

㉢ 인간은 상반되는 2가지 욕구를 서로 조화시켜 나감으로써 보다 나은 인생을 영위하려고 한다.

---

25) 골드의 욕구 6단계설 : 관광상품 개발실무, 변상록, 교육인적자원부 지원교재(2003) 및 www.happycampus.co.kr 자료실에서 인용

26) 현대적 의미의 관광욕구 : 한국관광학회, 관광학총론, 백산출판사, 2009.

• 하나의 동인(動因)을 계속적으로 추구하려는 일관성의 욕구와 2가지 동인을 동시에 취하려는 복합성의 욕구 등이를 2가지 동인을 상황에 따라 적절히 조정, 변화시킴으로써 생활의 다양성을 추구하려는 욕구를 인간은 가지게 된다.

㉣ 현대인의 관광욕구는 이상과 같은 메이요의 소위 인간의 3 문화를 낳게 했다고 주장하는 후이징가(Huiginga)의 위락성 욕구를 포함하는 것이라고 이해하는 것이 좋다.

• 인간의 본질적이고 기본적인 관광욕구에 사회화된 욕구가 추가되고 관광동기가 부여되면 구체적인 관광행동이 일어나게 된다.

㉤ 경제적 · 시간적 조건 그리고 관광업체로부터 받은 각종 정보와 자극은 관광행동을 구체적으로 성립시키기 위한 기본적 조건도 되지만 그것들은 관광욕구 그 자체가 관광행동을 결정하는 것이 아니고, 각종 자극과 결부되어서 구체화되기 위한 조건이 정비되어 동기가 부여됨으로써 비로소 관광행동이 일어나게 되는 것이다.

㉥ 관광행동이 어느 정도 대중화되어 있는 현대에서는 관광욕구라고 하는 사회적 욕구가 존재하게 되었으나 여러 조건과 자극과의 관련 하에서 생성된 결과로서 성립되는 사회적 욕구를 그렇게 말할 뿐이지 고유의 심리적 원동력의 존재는 아니다.

제2장
관광산업의 이해

관광에 대한 사람들의 욕구를 충족시켜 주는 대상을 관광자원이라 하며, 관광자원을 바탕으로 사람들의 관광욕구를 충족시키기 위하여 각종 서비스를 제공하는 것을 관광산업이라고 한다. 관광산업은 '보이지 않는 무역', '굴뚝 없는 공장'이라고도 하며, 외화획득을 위한 전략산업으로 육성하고 있다. 또한 관광산업은 외화획득뿐만 아니라 고용증대, 국위선양, 국제친선 및 문화교류에도 기여 하는 바가 크기 때문에 현재 각 국가마다 많은 투자가 이루어지고 있다.

01 관광산업의 정의

관광, 관광객 등 기본적 개념 정의에 의존하고 있어 여행의 목적, 기간, 장소, 거리 등에 대한 명확화를 요하고 있어 각국의 상황에 따라 다를 수 있어서 관광산업의 분류도 국가별로 조금씩 다르게 나타나지만 대분류된 기본적인 관광산업은 대체로 공통성이 짙은 경향이 있다.

- 자연경관과 같은 자연적 자원은 물론 인공적 자원을 기초로 하여 숙박산업, 식음료 관련 산업, 쇼핑 관련 업체, 교통편의 제공업체, 소비자와 업체들을 연계시켜 주는 여행업체, 여행대리점과 같은 업체이다.
  - 광의의 관광산업을 기(Gee, Makens & Choy, 1989년)는 "관광산업은 관광객이 필요로 하는 상품과 용역을 개발, 생산, 마케팅 활동을 주관하는 공적·사적 조직체 전체이다."라 정의한다면 지역주민과 관광객의 지출액조사 등에 의한 관광 점유분 또는 비중의 파악이 중요한 관심 사항이 될 것이다.
- 미국의 와튼 경제 예측연구소(Wharton Economic Forecasting Associates)의 경우 : 관광 관련 업종의 비중으로 관광산업을 정의하려고 시도하였다.
  - 교통, 숙박, 식음료, 문화 오락에 대한 관광 해당 비중을 미국의 산업 연관표에 의거하여 교통부문은 55[%], 숙박, 식음료, 문화·오락 부문은 100[%] 모두를 채택하였다.
- 관광산업의 개념 : 각국의 상황에 따라 다를 수 있어 국제적 표준화가 어려운 실정이며, 각국은 제각기 다양한 관광산업의 분류법을 활용하고 있다.
  - 사진관, 드라이브-인 극장, 레크리에이션 및 위락부문 : 47[%]
  - 주유소, 자동차 판매 부문 : 25[%]
  - 항공, 철도, 수상교통, 육상교통, 여행 알선, 숙박 부문 : 100[%]
  - 음식(숙박시설 내 음식점 포함), 기타 교통 관련 서비스 부문 : 75[%]

1. 관광산업의 개념

관광산업[27)]과 관광사업은 현재 혼용되고 있으며 학자에 따라서는 서로 다른 견해를 가지고 있으나, 한국관광학회에서 발간된 관광 용어사전은 양자를 동의어로 규정하고 있다.

- 관광활동의 다양성으로 인해 그 영역이 매우 광범위하고 복잡하므로 직접 · 간접적으로 관광과 관련된 사업을 분명히 한계를 정하여 정의를 내리기 쉽지 않고 관광산업과 관광사업의 범위와 대상에는 다소간 상이한 점이 있다.

2. 관광산업과 관광사업의 차이

관광사업의 개념은 광의적 개념과 협의적 개념 2가지로 나눌 수 있다.

1) 광의적 개념

국가, 지방자치단체, 공공기관이 특정한 목적을 가지고 지역 전체의 관광사업을 관광정책에 근거하여 재정투자와 민간투자를 활용, 관리, 통제하여 지역 전체의 관광 현상에 대해 행하는 종합적 사업이다.

2) 협의의 개념

관광행위의 현상에 대하여 관광행정기관과 기업 등이 행하는 개별적인 경영사업을 일컫는데, 다양하고 광범위한 사업을 포함하는 관광사업은 관광자의 다양한 관광행동에 대하여 재화나 서비스를 비롯한 모든 편의를 제공함으로써 관광 왕래를 촉진시키며, 그 발전에 기여하는 활동이라 정의할 수 있다.

- 자연경관과 같은 자연적 자원 : 인공적 자원을 기초로 하여 숙박산업, 식음료 관련 산업, 쇼핑 관련 업체, 교통편의 제공업체, 소비자와 위의 업체들을 연계시켜 주는 여행업체, 여행대리점과 같은 업체이다.
- 관광사업 : 사업효과를 제고하기 위해 정책적 수단(관광 정책)을 행하는 것이 주요 역할인 반면에 관광산업은 그 정책에 입각 하여 민간기업으로서 관광사업에 참여하고 사업적 전개를 도모해가는 것이며, 개별적인 관광산업의 활동에 의해 종합적인 관광사업이 조성된다고 할 수 있다.

---

27) 관광산업의 개념 : 관광학 원론, 양위주, pp.153~281, 2006.

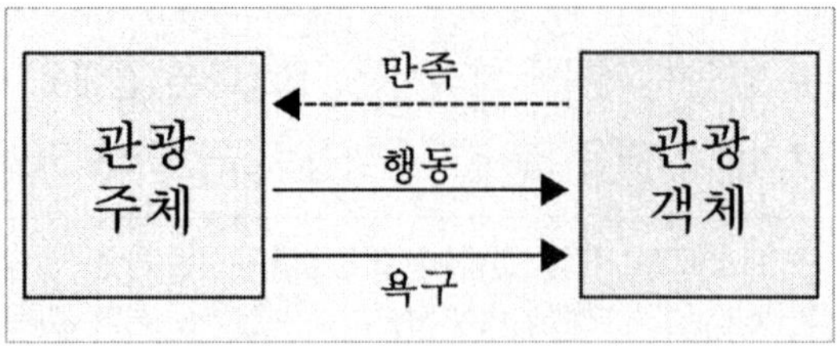

(a) 관광산업

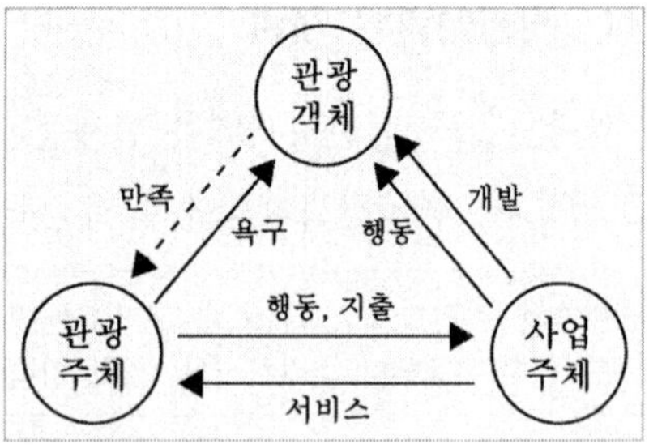

(b) 관광사업

[그림 2-1] 관광산업과 관광사업의 차이

02 관광산업의 유형

역사가 짧은 산업(Young Industry)인 관광산업은 관광객이 요구하는 상품 및 서비스를 생산하여 관광객에게 제공하는 공적·사적 사업체라고 하고, 숙박업이나 교통업, 여행업 등과 같이 직접적으로 관광자의 이동과 체재를 지원하는 산업 외에도 관광지 안내 책자를 제작하는 출판업에서부터 금융업, 여행용 가방 및 각종 기념품을 제작하는 제조업에 이르기까지 관광과 밀접한 관련을 가지고 있는 분야는 아주 광범위하고 다양하게 나누어진다.

현재 국내 관광산업의 종류는 관광진흥법에서 규정하는 관광사업[28]은 총 7개 산업으로 분류되며, 세부적인 업종과 구분은 다음과 같이 정리하였다.

1. 여행업

여행자, 운송시설, 숙박시설, 기타 여행에 부수되는 시설의 경영자 또는 여행업을 경영하는 자를 위하여 시설 이용의 알선, 여행에 관한 안내, 계약체결의 대리, 기타 여행의 편의를 제공하고 일정한 대가를 받아 영업하는 사업체이다.

2. 관광숙박업

관광숙박업은 호텔업과 콘도미니엄업 2가지로 나누어진다.

28) 관광산업의 유형 : http://mtsc.or.kr(문화체육관광부 홈페이지 법령실) 관광진흥법

1) 호텔업

관광객의 숙박에 적합한 시설을 갖추어 관광객에게 제공하거나 숙박에 부수되는 음식, 운동, 오락, 휴양, 공연 또는 연수에 적합한 시설 등 함께 갖추어 이를 이용하게 하는 업이다(그림 2-2).

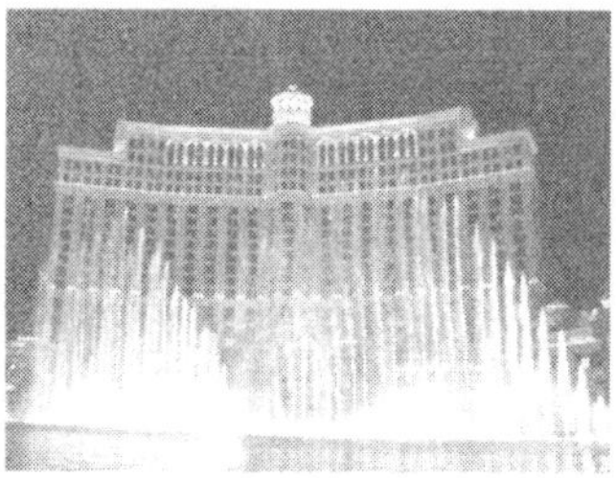

(a) 벨라지오 전경

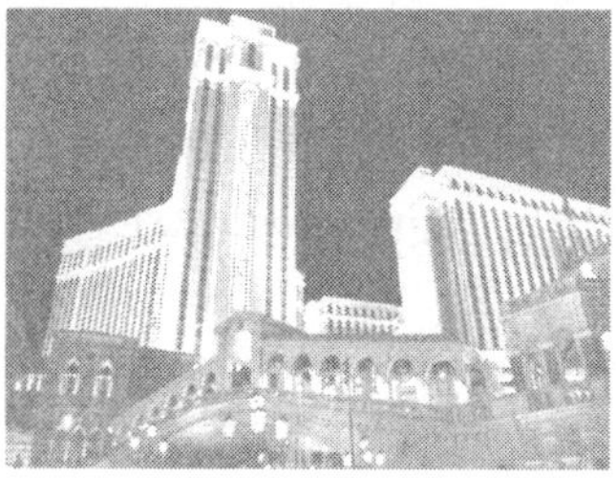

(b) 베네시안 호텔 전경

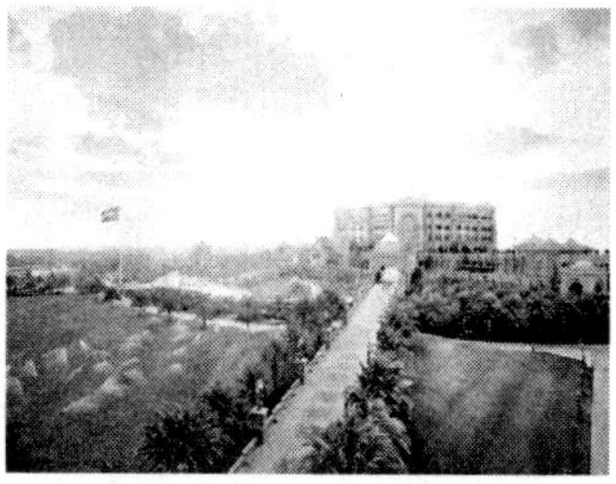

(c) 에미리트 팰리스 호텔 전경

[그림 2-2] 호 텔

2) 휴양 콘도미니엄업

'관광객의 숙박과 취사에 적합한 시설을 갖추어 이를 당해 시설의 공유자, 회원, 기타 관광객에게 제공하거나 숙박에 부수되는 음식, 운동, 오락, 휴양, 공연 또는 연수에 적합한 시설 등을 함께 갖추어 이를 이용하게 하는 업'이다(그림 2-3).

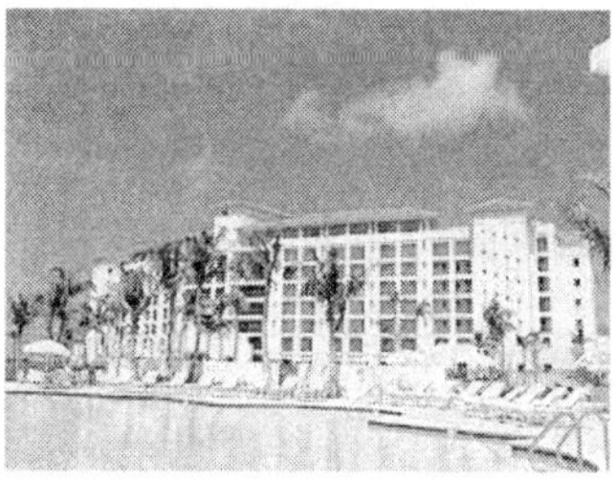

(a) 리오펠 리스 리조트

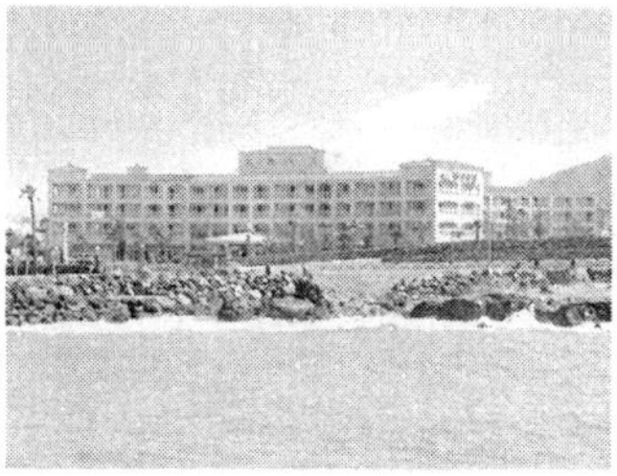

(b) 동양 콘도미니엄

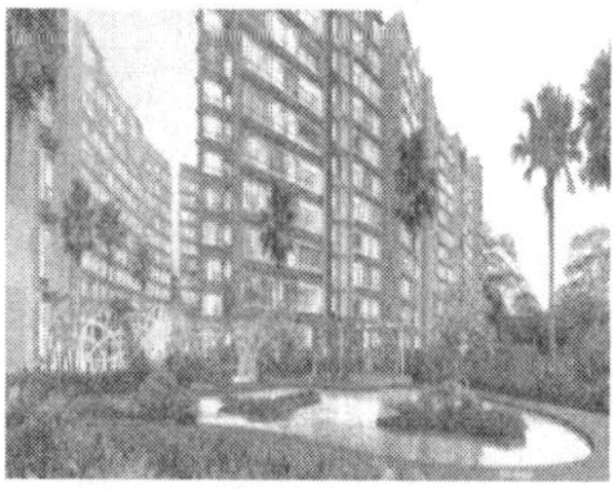

(c) 싱가포르 콘도미니엄

[그림 2-3] 휴양 콘도미니엄

3. 관광객 이용시설업

관광객 이용시설업에는 전문휴양업, 종합휴양업, 자동차영장 업, 관광유람선 업, 관광공연장 업, 외국인 전용 관광기념품 판매업 등이 있다(그림 2-4).

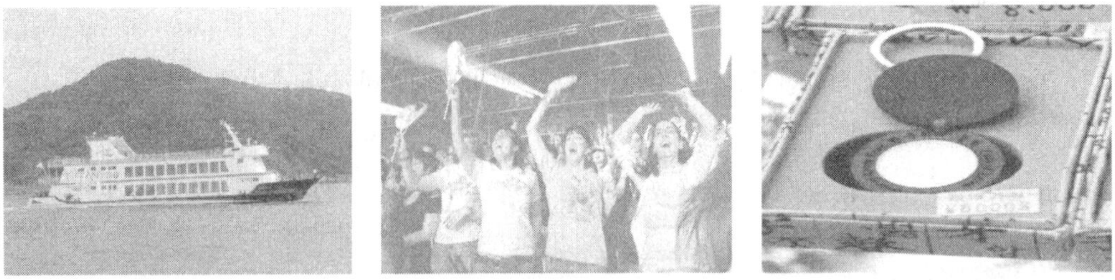

(a) 관광유람선 (b) K-POP을 보고 열광하는 외국인 관광객 (c) 외국인전용 관광상품

[그림 2-4] 관광객 이용시설업

4. 국제회의업 · 카지노업

① 국제회의업 : "대규모의 관광수요를 유발하는 국제회의를 개체 할 수 있는 시설을 설치 · 운영하거나 국제회의 계획, 준비, 진행 등의 필요한 업무를 주관하는 자로부터 위탁받아 대행하는 업"이다.

② 카지노업 : 전용 영업장을 갖추고 주사위 · 트럼프 등 특정한 기구 등을 이용하여 우연의 결과에 따라 특정인에게 재산상의 이익을 주고 다른 참가자에게 손실을 주는 행위 등을 하는 업이다. [그림 2-5]는 국제회의업 · 카지노업의 예이다.

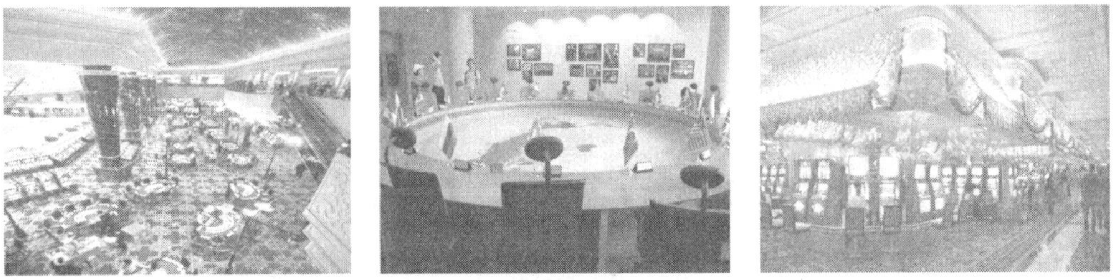

(a) 정선 카지노 내부 전경 (b) G7 회의장 (c) 라스베가스 카지노

[그림 2-5] 국제회의업과 카지노업

5. 관광편의 시설업

관광편의 시설업은 관광 유흥음식점업, 외국인 전용 유흥음식점업, 관광식당 업, 시내순환 관광업, 관광 사진업, 여객자동차 터미널 시설업, 관광토속주 판매업으로 구분되어 있다(그림 2-6).

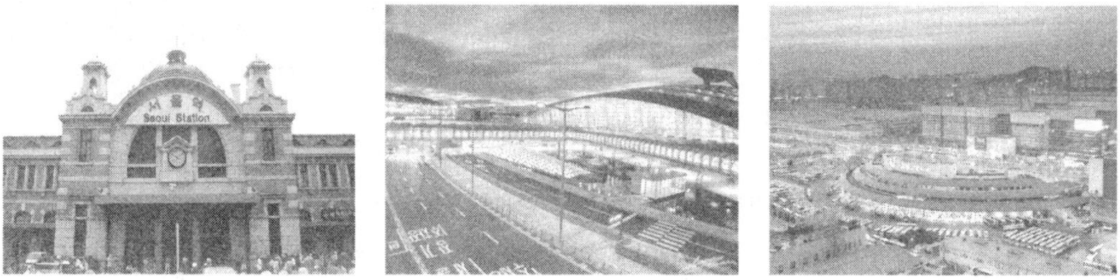

(a) 서울역 (b) 인천공항 (c) 광주 광천 터미널

[그림 2-6] 관광편의시설업

따라서 관광산업을 구성하는 요소를 나누면 [그림 2-7]과 같다.

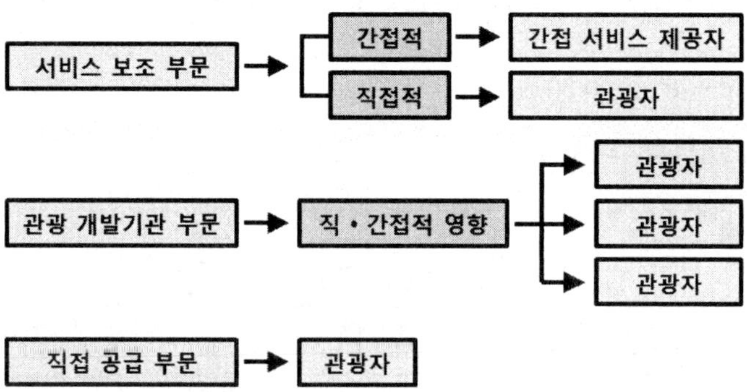

[그림 2-7] 관광산업에 있어서 구성 부문간의 관계

03 관광산업의 시스템

관광시스템[29]은 관광 현상과 관련 있는 총체적인 구조로 관광업체 및 그 관련 기업, 공익단체 행정기관 등으로 구성되어 있으며, 이것들의 상호관계를 조직화 또는 구조화한 체계로 관광 현상 속에서 목표를 효율적으로 달성하기 위하여 전체를 대상으로 상호 구조적 관계를 파악하고 개방적 환경에 대한 적응을 통해서 연속적으로 반영하는 하나의 체계이다.

① 기본적으로 관광 현상은 관광의 3요소인 관광주체(관광자)와 관광자원인 객체, 주체와 객체를 연결하는 매체가 있다.

29) 관광산업 시스템 : 한국관광학회, 관광학총론, 백산출판사, pp.756~760, 2009.

- 관광행동에 영향을 주는 것은 국내 외 관광환경인 행정(관광정책 등), 기술(SNS 서비스, 교통수단의 발달 등), 정치(관광규제제한), 경제(유가 및 환율 문제), 사회(인구구조의 변화, 여가시간의 증가), 문화(삶의 질 추구 등), 보건(조류독감, SARS, 전염성 질병 등) 등이다.

② 관광사업은 관광자의 관광행동에 직접 대처하는 영리 목적의 활동으로 교통, 숙박, 여행 알선, 레크리에이션, 관광객 이용시설, 기타 다양한 인적, 물적 서비스 등을 제공하는 사업이다.

- 관광시책의 추진을 통해 관광진흥의 촉진을 도모하고 관광 관련 기관 및 사기업 관광사업에 대한 지도육성과 관광자 유치 활동을 강화하고 관광공급자 측면에서는 수용의 자세를 취한다.
- 관광자원의 보호 육성, 이용 촉진, 관광시설의 정비 및 개선, 관광지의 개발 및 운영지도, 관광수요 촉진을 위한 홍보활동, 관광 서비스의 질 향상, 관광 조사연구활동, 국내외 관광 관련 기관과의 유대강화 등을 포함한다.

③ 관광사업의 구성조직은 [그림 2-8]과 같다. 하나의 시스템은 하나의 구조만 갖는 단순한 형태가 아니고 여러 하위 시스템을 가질 수 있다.

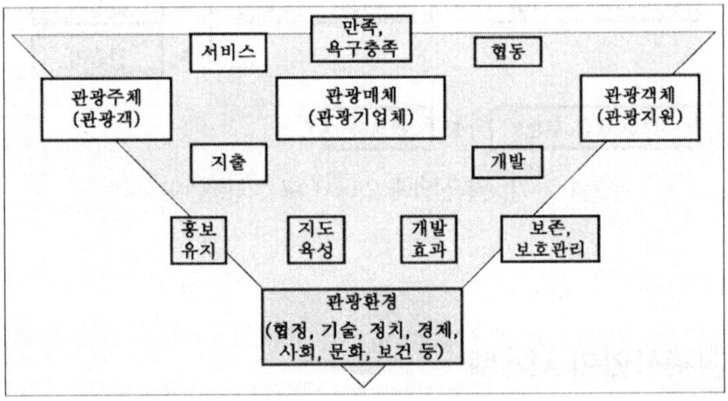

[그림 2-8] 관광사업의 구성조직

④ 관광도 하나의 시스템으로 생존하고 적응하는데 이러한 관광의 특징은 다음과 같다.

- 관광 : 하위 시스템들로 구성되어 있다.
  - 관광은 관광주체와 관광객체 그리고 이를 연결해주는 관광매체로 구성되어 있다.
- 관광시스템 : 개방형 시스템이다.
  - 관광시스템과 관광환경 간에는 정보의 계속적인 교환이 있다는 점이다.
- 관광시스템 : 개념상 상호의존성과 전체성 그리고 시너지 효과와 같은 성격을 지닌다.
- 시스템적 접근방법 : 전체를 구성하는 부분만이 아니라 상호작용하는 변환과정이 중시된다.
- 관광시스템 : 폐쇄형 시스템과 개방형 시스템의 양극단의 성질을 모두 함유하고 있다.

1. 구조적 시스템

관광산업 시스템을 3체계론의 관점에서 정리하면 다음과 같다.

- 관광산업의 구조적 시스템[30]인 3체계론은 관광주체와 관광객체는 서로 독립적이면서 상호작용적 특징을 가지고 있으며, 관광사업자의 필요와 그 역할이 강조됨에 따라 관광객체 부문에서 관광매체를 독립시켜 관광구조 체계를 명확히 한 것이다.

1) 관광주체

관광을 하는 사람을 관광주체라고 하고, 각기 관광에 대한 다양한 욕구를 가지고 있으며, 관광시장 수요를 형성하는 요소가 된다.

- 지각, 학습, 성격, 태도 등의 심리 요소뿐만 아니라 문화, 사회계층, 역할, 준거집단 등의 사회 요소에 의해서 영향을 받는다.
- 관광자 : 환경적 배경(관광객체와 관광매체가 제공)과 관광자의 내적 요구(욕구, 동기, 성격)와 외적 요인(가족, 문화, 생활양식) 등에 따라 관광행동이 유발되는 관광수요자이다.
- 관광욕구와 관광동기는 대다수 사람들의 심리에 자리 잡고 있으며, 이를 근거로 관광수요시장이 형성하게 된다.

2) 관광객체

관광객체 관광자를 유인하는 관광 대상(자연 · 풍속 · 인정 · 문화 · 사적 · 산업시설)인 동시에 관광객의 욕구를 충족시켜주는 역할을 하고, 관광 대상은 관광자원과 관광시설로 구분되며, 관광욕구를 충족시키는 관광행동의 대상물을 전체적으로 가리킨다. 관광객체는 관광자에게 만족을 제공해 주는 관광자원 및 관광시설을 포함하기 때문에 관광 수용시장, 관광 공급시장의 일부를 형성한다. 관광자원과 관광시설은 〈표 2-1〉과 같다.

〈표 2-1〉 관광자원과 관광시설

구 분	대 상
자연자원	자연환경을 중심으로 한 경관을 대상으로 하는 관광자원 • 산악관광자원 • 내수면 관광자원 • 온천관광자원 • 동굴관광자원 • 해양관광자원
인문자원	• 문화적 관광자원 : 유형문화재, 무형문화재, 기념물, 민속자료 • 사회적 관광자원 : 풍속, 행사, 생활, 종교, 국민성, 음식, 사회형태, 인정, 예절 • 산업적 관광자원 : 산업지역의 농림업, 수산업, 공업, 사회공공시설 • 위락적 관광자원 : 주제공원, 카지노, 스포츠

30) 구조적 시스템 : 관광학원론, 김병용, 한올출판사, pp.8~10, 2010.

3) 관광매체

관광매체는 관광주체와 관광객체를 연결시켜 주면서 관광주체가 요구하는 관광 서비스를 제공하고, 관광객체인 관광 매력물은 관광개발과 진흥을 촉진시키는 역할을 수행하므로 관광매체, 즉 관광사업의 관광의 주체와 객체 사이에 존재하여 사업을 경영하는 인간활동의 총체이다. 관광매체는 시간적, 공간적, 기능적 매체로 분류한다. 관광자원과 관광시설 내용은 〈표 2-2〉와 같다. 이와 같이 3대 구성요소는 모든 관광에 있어서 공통된 관광의 기본적인 골격이라고 할 수 있다.

〈표 2-2〉 관광매체와 관광시설

구 분	대 상
공간적 매체	교통기관으로 항공, 선박, 기차, 버스 등
시간적 매체	숙박시설과 관광객 이용시설
기능적 매체	여행사 업무와 관광 선전, 관광 행정
공익적 관광사업	관광의 공익이나 목적을 수행하는 사업으로 국가의 중앙정부, 지방행정기관, 준국가기관, 공공단체, 문화체육관광부, 한국관광공사 등에 의해 추진된다.
사기업적 관광사업	영리를 목적으로 하는 사기업으로 여행업, 관광숙박업, 관광객 이용시설업, 국제회의업, 카지노업, 유원 시설업, 관광편의 시설업이 있다.

2. 행정적 시스템

관광산업의 행정적 시스템은 정부나 지방자치단체가 관광정책을 구체화하는 방법과 그 내용을 뜻하는 것으로서, 관광을 장려하고 규제할 뿐만 아니라 관광사업을 추진하고 조성하며 규제 및 감독하는 다양한 기능을 수행하는 것이다.

- 관광산업 정책의 추진 시스템 : 정부 내에 관광에 관련된 행정을 담당하는 조직의 위상, 조직구도 등인데, 중앙정부와 지방자치단체, 공기업이 포함된다.
- 대부분의 국가에서 관광정책을 추진하는 기구가 정부 내에 설치되어 있으며, 공간적 범위 및 정부의 수준에 따라 중앙정부 시스템, 지방자치단체 시스템 그리고 정책추진 기구 시스템 등으로 구분된다.

1) 중앙정부(문화체육관광부)

관광산업 및 정책을 총괄하는 문화체육관광부는 관광 행정의 국가기관으로 문화체육관광부에 관광국이 설치되어 관광에 관한 종합적인 정책의 수립·조정업무를 담당하는 곳이다.

① 중앙정부 차원에서 관광에 대한 시스템 운영은 정부수립 이후 1948년 교통부 육운국 운수과에서 시작되었다.

> • 1950년 12월에 신설된 교통부 총무과 소속의 관광계가 1954년 교통부 육운국에 관광과가 승격되면서 시작되었다.
> • 1961년 육운국에 소속되어 있던 관광과가 관광 공로국으로 승격되었으며, 1963년에 관광국으로 분리, 독립되면서 본격적인 관광 행정이 시작되었다.
> • 1994년 12월 세계화, 지방화 시대에 행정이 적극부응하기 위하여 대대적인 조직 개편 및 업무 이관 조치를 단행하였는데, 이에 따라 종전의 교통부 관광국은 문화체육부로 이관된 후, 문화체육관광부로 명칭이 바뀌었고 2008년 2월에는 다시 문화체육관광부로 변경되었다.

② 문화체육관광부의 변천사는 [그림 2-9]와 같다.

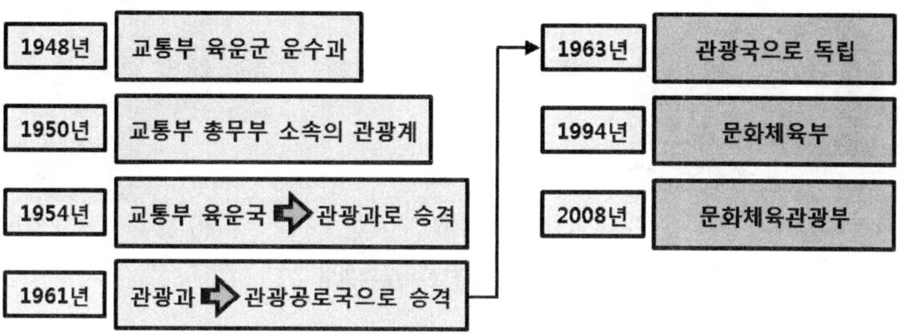

[그림 2-9] 문화체육관광부 변천사

③ 대한민국 문화체육관광부의 조직도는 [그림 2-10]과 같다. 현재 문화체육관광부 내 관광 행정조직 시스템은 2009년 5월 개편되었으며, 기획조정실, 문화예술정책실, 문화콘텐츠산업실, 체육정책실, 관광정책실, 국민소통실, 종무실, 아시아문화 중심 도시추진

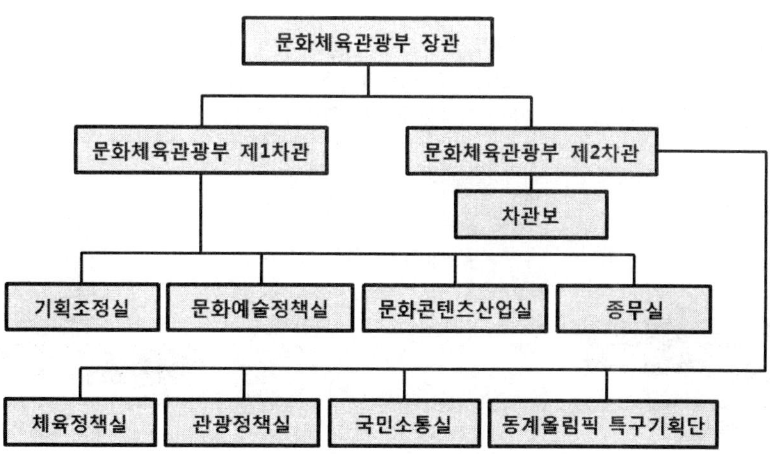

[그림 2-10] 대한민국 문화체육관광부 조직도

관, 동계 올림픽 특구기획단으로 구성되어 있다.

④ 문화체육관광부는 21세기 관광 한국건설을 목표로 한 새로운 출발과 외래관광객의 유치와 국민관광의 균등 발전이라는 상위목표를 설정하고 세부 실천 사업을 수행하고 있다.

⑤ 21세기 관광 한국건설을 목표로 한 새로운 출발은 관광의 중·장기적 발전을 위한 토대 마련에 중점을 두고 실천 사업을 추진하고 있고, 정부에서는 21세기 최대산업으로 부상하고 있는 관광산업을 생산과 복지 차원에서 육성하기 위하여 각계의 의견을 수렴하여 관광진흥 10개년계획을 수립한 바가 있다(그림 2-11).

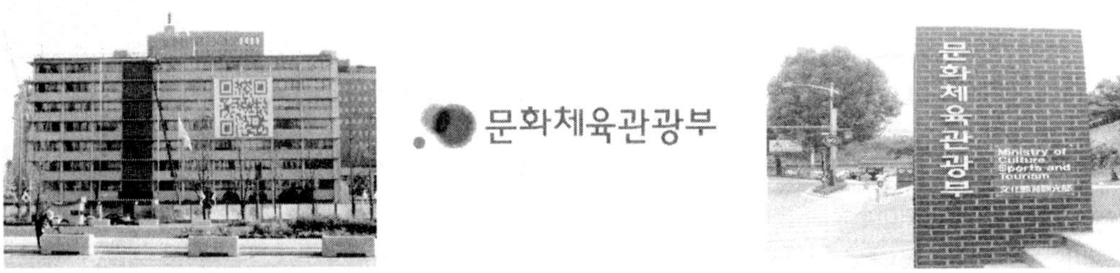

(a) 문화체육관광부 청사 (b) 문화체육관광부 로고 (c) 문화체육관광부 입구

[그림 2-11] 문화체육관광부

2) 지방자치단체

중앙 관광 행정조직이 관광에 대한 대외적·전국적 차원의 정책을 수립, 조정하는 역할을 한다면, 지방 관광 행정조직은 관광 행정의 집행기능을 주로 담당한다(그림 2-12).

- 지방자치단체의 관광진흥 : 지역 고유 이미지 개발을 촉진하게 됨으로써, 국가 전체적으로 관광상품과 자원이 다양화되는 계기가 되었다.
- 취약한 지방제정 등으로 지방자치단체에서 독자적인 관광진흥 추진이 어렵다.
- 향후 지방자치단체에 의한 관광정책의 수립과 관광 행정의 추진은 이러한 문제점을 감안해서 지역별 균형발전을 통한 전국 개발의 일관성 유지와 각 지역의 특성에 특화된 관광 진흥개발이 요구된다.

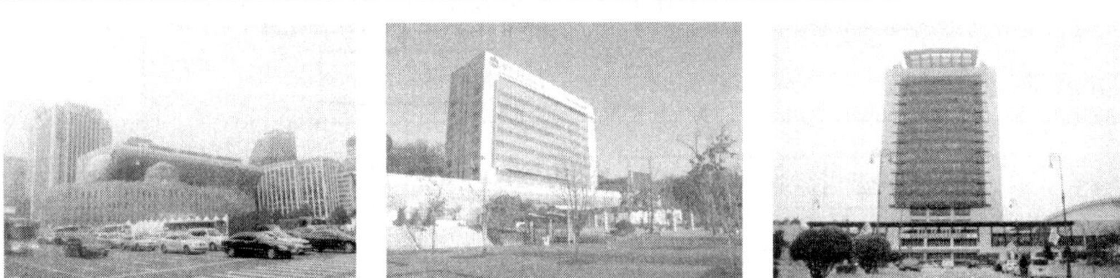

(a) 서울시청 (b) 원주시청 (c) 강릉시청

[그림 2-12] 지방자치단체

3) 공기업 : 한국관광공사

1962년 6월 국제 관광공사법에 의해 설립되어 한국 관광발전의 중추적인 역할을 수행하고 있는 현재 한국관광공사(KNTO)[31]는 국제관광공사(KNTC)로 출발하여 1982년 11월 29일 한국관광공사로 개정하였다(그림 2-13).

① 1970년대로 들어와 영업 중심의 조직기구에서 사업기능이 축소되면서 진흥체계로 개편되었고, 1975년에는 공사법 개정에 따라 개발과 홍보업무조직을 추가하였으며, 1982년에는 공사법 개정에 따라 개발과 홍보업무조직을 추가하였으며, 1982년에는 대폭적인 조직 개편으로, 국민관광부를 자원개발부와 국민관광부로 확대 개편한 바 있다.

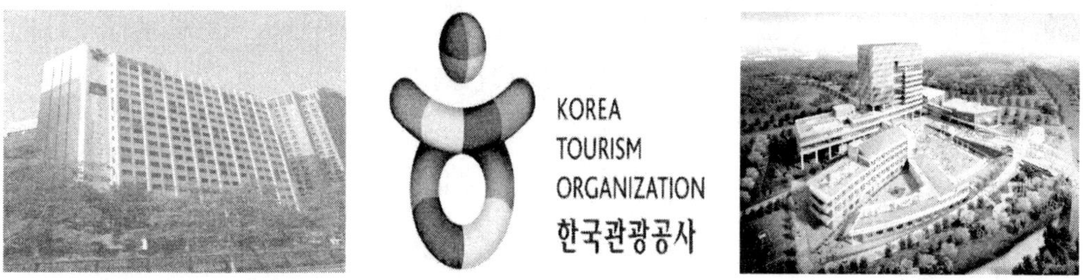

(a) 한국관광공사 구사옥　(b) 한국관광공사 로고　(c) 한국관광공사 신사옥(원주)

[그림 2-13] 한국관광공사

② 한국관광공사법 제12조(사업) 제1호 제1조의 목적을 달성하기 위하여 다음 사업을 수행한다.

- 관광 관련 전문인력의 양성과 훈련사업을 수행한다.
- 관광사업의 발전을 위하여 필요한 물품의 수출입업을 비롯한 부대사업으로서 이사회가 의결한 사업을 수행한다.
- 관광산업의 연구 · 개발사업 : 관광산업에 관한 정보의 수집 · 분석 및 연구를 하고, 관광산업의 연구에 관한 용역사업을 한다.
- 국제관광 진흥사업 : 외국인 관광객의 유치를 위한 홍보를 하고, 국제관광 시장의 조사 및 개척을 하고 관광에 관한 국제협력의 증진 시키고 국제관광에 관한 지도 및 교육을 한다.
- 국민관광 개발사업 : 관광단지의 조성과 관리, 운영 및 처분을 하고, 관광자원 및 관광시설의 개발을 위한 시범사업을 하고, 관광지를 개발하며, 관광자원을 조사한다.
- 국민관광 진흥사업 : 국민관광의 홍보를 하며 국민관광의 실태조사를 하고, 국민관광에 관한 지도 및 교육을 한다.

31) 공기업 : 한국관광공사법 제12조(사업) 제1호 제1조에 근거하여 저자가 재정리

4) 한국일반여행업협회

한국일반여행업협회는 1991년 12월 21일 관광진흥법 제46조와 관광부령 제437호의 규정에 의하여 설립된 일반여행업 단체이다(그림 2-14).

- 협회에서 하는 일은 내 · 외국인, 여행자에 대한 여행업무의 개선 및 서비스의 향상을 도모하고 회원 상호간의 연대협조를 견고히 한다.
- 여행업의 발전을 위한 조사 · 연구 · 홍보활동을 통하여 여행업의 건전한 발전에 기여하고 회원들의 권익의 증진 · 보호함을 목적으로 하고 있다

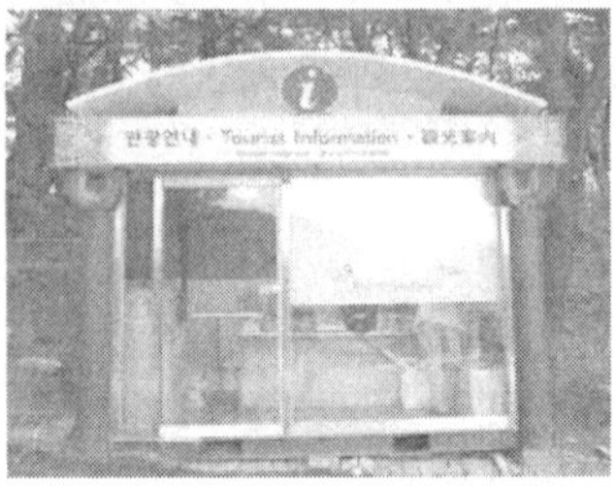

(a) 관광통역 안내소

KATA 한국여행업협회 Korea Association of Travel Agents

(b) 한국여행업협회 로고

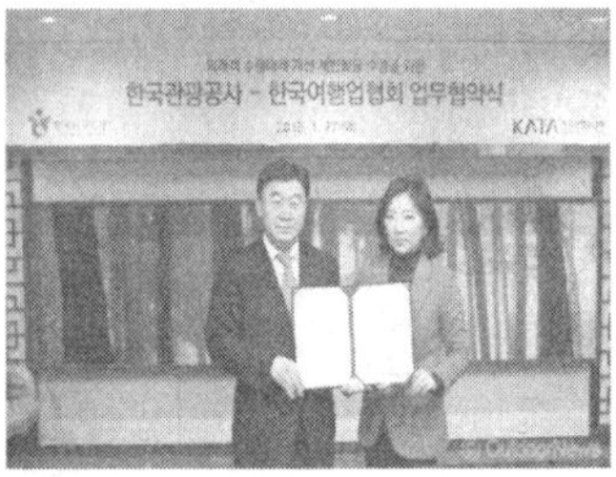

(c) 한국여행협회 업무협약식

[그림 2-14] 한국일반여행업협회

5) 한국관광협회중앙회

한국관광협회중앙회는 관광사업개발을 위한 업무, 관광진흥에 필요한 조사연구 및 홍보, 관광안내소 운영, 공제사업 등 업무를 수행하고 회원의 복지를 증진하는 것을 목적으로 하고 있으며, 관광진흥법 제41조에 의해 이 협회가 설립되었다(그림 2-15).

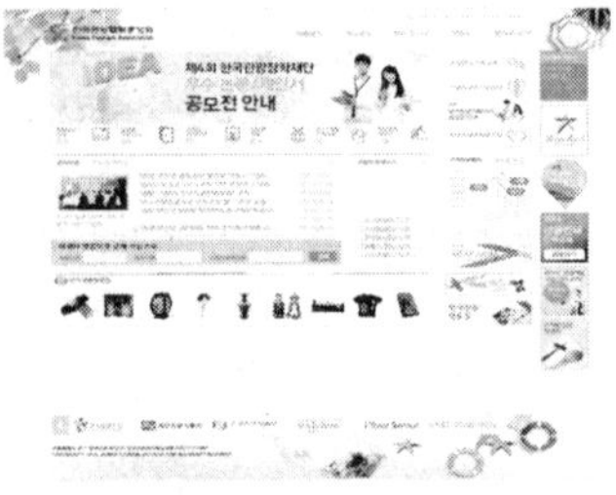

(a) 한국관광협회중앙회 홈페이지

한국관광협회중앙회 Korea Tourism Association

(b) 한국관광협회중앙회 로고

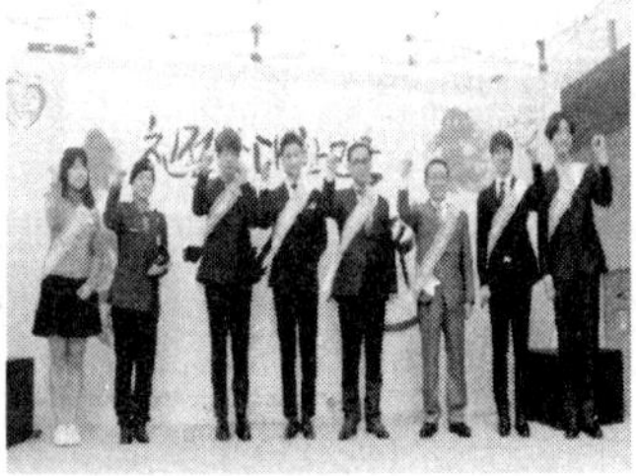

(c) 친절한 대한민국 캠페인

[그림 2-15 한국관광협회중앙회

- 한국중앙관광협회의 주요 업무
  - 관광사업진흥에 필요한 조사 · 연구 및 홍보를 한다.
  - 관광사업의 발전을 위한 업무를 한다.
  - 관광종사원의 교육과 사후관리를 한다.
  - 관광통계를 낸다.
  - 회원의 공제사업을 한다.
  - 관광안내소의 운영을 한다.
  - 국가나 지방자치단체로부터 위탁받은 업무를 처리한다.
  - 위 규정에 의한 업무에 따르는 수익사업을 한다.

6) 한국문화관광연구원

정부의 관광 정책활동과 관광업체의 육성을 효율적으로 지원할 수 있는 정책대안 제시를 위한 조사 · 연구를 수행하기 위하여 설립되었다.

① 한국문화관광연구원의 변천 과정은 [그림 2-16]과 같다.

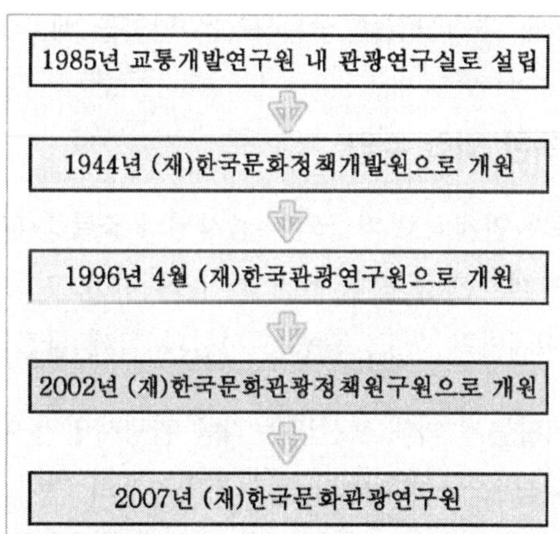

[그림 2-16] 한국문화관광원의 변천과정

② 한국문화관광연구원 연구 분야는 〈표 2-3〉과 같다.

〈표 2-3〉 한국문화관광연구원 연구 분야

문화 · 예술정책	• 문화 · 관광 발전을 위한 정책개발 연구 • 정부 기관 및 문화관공부 장관이 위탁하는 사업 등을 진행
문화 · 산업정책	문화산업 육성개발을 위한 조사 · 연구

관광정책	• 문화 · 관광 관련 연구용역의 수탁 및 위탁 • 문화 · 관광 정보화 개발 및 정보 서비스 • 문화 · 관광 관련 자료의 조사 · 발간 · 서비스 • 문화 · 관광 정책개발과 관련한 사업 및 행사
관광산업	관광산업 · 관광자원 육성개발을 위한 조사 · 연구
여가정책	• 문화복지 · 문화환경 · 예술진흥 · 전통 문화진흥을 위한 조사 · 연구 • 남북한 문화 · 관광교류 및 북한 문화예술 · 관광 연구 · 국민관광 · 국민 여가생활 · 관광 서비스 관련 조사연구

04 관광산업의 효과

관광은 즐기기 위한 여행인 동시에 소비활동을 하는 복합적 현상이며, 관광은 한 나라의 인문 자원과 자연 자원을 경관자원으로 활용하는 자원 절약산업으로 외화획득, 고용 및 소득의 증대, 경제구조의 개선, 관광산업을 진흥시키는 편익을 제공한다.

1. 관광산업체가 획득한 외화 수입

관련 업체의 생산활동과 연계되고 파급되어 종사원의 소득증대는 물론 그 나라의 경제성장에 영향을 주는데, 관광객의 행동 자체가 곧 소비활동이며, 여행 도중 소비된 금액은 여행하기 이전에 취득한 것이어야만 하고, 관광은 사람과 함께 금전의 이동을 뜻한다.

① 외국 관광객의 소비활동에 의해 생산되는 각종 관광사업의 이윤을 경제적 효과라고 하며, 이를 보다 세분하면 국제수지 개선과 지역경제의 기여 효과로 구분된다.

- 외국 관광객의 입국에 따라 외화가득률이 다른 산업에 비해 높을 뿐만 아니라 관광상품을 수출하는 데 있어서 일반 무역상품과는 달리 무역마찰을 일으키지 않고 외화획득과 경제발전, 기술협력과 국제무역의 증진 효과를 기대할 수 있다.
- 지역경제의 기여 효과 : 소득효과 · 고용효과 · 산업 관련 효과, 주민의 복지 증진효과 및 생활환경의 개선효과와 함께 지역개발을 추진함에 있어 선도적인 효과를 기대할 수 있다.
- 외래 관광객들이 소비 : 숙식비, 유흥비, 기념품 구입 및 관광교통비 등에 부과되는 각종 세금은 중요한 국가 재정수입원이 된다.

② 국제관광은 외화획득에 기여하고 무역수지가 흑자가 될 경우에 관광 지출을 증대시켜

야만 국제수지의 균형을 유지하게 되며, 국제수지 개선에 기여하게 된다.

> • 국제관광에 비해서 국내관광의 경제적 효과는 일반적으로 경시되기 쉬운데 그 이유는 국제관광은 관광 외화 수지에 직결되고 있고, 국내관광은 관광 재화의 국내 획득과 재분배를 가져다 줄 뿐이라는 평가가 있기 때문이다.
> • 국내관광 : 지역경제 발전에 크게 기여하고, 재화의 지역적 이동의 영향을 경시할 수도 없다.
> • 국제관광의 경우 : 숙박, 관광기념품 구입이라는 구체적인 소비활동은 특정 지역을 중심으로 행해지는 것이기 때문에 국제 · 국내관광을 불문하고, 관광의 경제적 효과는 무엇보다도 지역경제 발전에 크게 기여한다.
> • 경제적 효과 : 관광사업은 단일산업으로는 세계 최대의 고용산업이며, 무공해 환경친화적 산업이면서 여행 수입은 국제수지 개선에 기여한다.

③ 우리나라의 경우 관광 수입은 약 56달러로 컬러 TV 5천 만대 수출효과와 같으며, 외래 관광객 5명 유치는 소형자동차 1대 수출 효과와 같다.

> • 연간 관광호텔 객실 1실 판매 수입은 소형승용차 2대의 수출과 동일한 효과를 갖게 된다.
> • 무역외 수입 총액의 19[%], 총 수출액의 5[%]를 점유하는 것과 같으므로 이와 같이 국제관광은 외화획득에 이바지하는 것으로서 무역수지가 대폭 흑자가 나면 관광 지출도 증대시켜 국제수지의 균형을 맞출 수 있게 되므로 국제수지 개선에 이바지하게 된다.

2. 국민경제의 소득 효과

관광산업은 관광자와 관광 대상을 결부시킴으로 그 대상자로서의 국가 또는 지역경제 발전에 크게 기여하고, 관광산업의 소비구조를 보면 대부분의 관광객들은 교통비 · 숙박비 · 식사비 · 오락비 · 상품 구입비 등을 소비함으로써 이들의 관광 소비는 직접적으로 국가나 지역의 소득과 직결하고, 특유한 관광상품이나 서비스의 수요 증대는 지역경제뿐만 아니라 국민경제의 소득효과에 큰 영향을 미친다.

> • 관광경제 : 시장원리를 적용하는 것이나 수요와 공급 관계와 같이 그 자체가 일반경제 활동과 같은 것이라고 할 수 있으나, 수요자(관광객)가 공급자에게 직접 찾아옴으로써 경제활동이 성립한다.
> • 관광객의 경비 : 그 나라의 관광외화 수입원이며, 외국 관광객의 증가는 외화가득이 증대에 직접 기여한다.
> • 관광산업 : 인적교류에 의해 이루어짐으로써 관세장벽이 없어 보이지 않는 수출무역(invisible export)으로 국제수지 개선에 기여하고 무공해산업이다.
> • 자연 그대로가 관광자원 : 자원이 거의 소모되지 않는 자원 절약적 산업이기도 하다.
> • 관광산업 : 근로 집약적 산업으로서 인적 서비스가 주가 되므로 각종 고급인력부터 미숙련 근로력까지 다양한 인력을 필요로 하기에 고용효과가 매우 크다.
> • 국민소득 창출 : 물론 관광 관련 업체가 각종 세금을 납부함으로써 국가 재정수입에 크게 기여한다.
> • 관광산업의 역할 : 경제 · 사회 · 문화 · 정치 · 교육 · 건설 · 안보 · 심리 등 측면에서 볼 때 국가발전의 원동력이 되며, 외화가득률이 가장 높기에 우리나라는 1975년부터 관광산업을 전략산업으로 규정하고 국가의 기간산업으로 발전시켜 육성해 나가고 있다.

3. 지역사회개발 촉진과 관광 승수 효과

관광 승수효과에는 크게 소득 승수효과, 고용 승수효과가 있는데 이것을 살펴보면 다음과 같다.

1) 관광사업의 소득 승수 효과

관광객의 관광 소비는 관광지 소속 국가의 경제권으로 외화 혹은 관광 수입으로 인한 관광 산업의 관광 수입을 직접 수입(Direct Revenue)이라고 하며, 관광사업자들이 관광 수입을 재소비할 때에 직접수입의 일부는 그 지역의 경제권 밖으로 누출(Leakage)된다.

- 관광 소비의 2차 수취인이 되는 생산 및 판매업체는 그들의 상품 판매 수입을 소비한다.
- 관광객의 직접 소비가 한 경제 내에서 유통되면서 관광 소득이 소비되고 그 소비가 또 다른 소비를 촉진하여 관광 소득승수(Tourist Income Multiplier)를 형성한다.
  ㉄ 관광자들이 지출하는 돈은 지역기업으로 흘러 들어 가고 그 돈은 고용된 주민들의 임금으로 지불되어 추가적인 소비가 유발되게 한다.

① 승수효과를 오랫동안 연구한 대표적 학자인 아처(Archer, 1982년)는 관광 소득승수를 '특정 지역에 있어서 관광자가 관광 지출을 한 단위 더 증가함으로써 그 지역에서 추가로 발생하는 소득의 증가분을 나타내는 계수라고 정의를 내렸다.

② 국제관광 수입은 외화의 획득이며, 한 국가 전반적인 경제를 향상 시키는 데 영향을 미친다.

- 경제학자들은 승수가 쌍날의 칼과 같다고 하고, 투자와 수출 또는 관광 수입의 급격한 감소는 승수에 의해 국민소득이 감소되는 점을 시사한다.
  - 관광 수입이 경제에 유입되면서 그 지역의 경제권에 영향을 미친다.
  - 일부의 금액은 경제권에서 저축되고 또는 수입품의 구매를 한다. 이것을 소비의 제1회전이라고 한다.

③ 소비의 일부는 소비의 제2회전에서 또 소비된다.

- 관광은 한 경제 내에서 유입되어 소비되고, 재소비되어 경제를 촉진하고 또 다른 소비를 유발시킨다.
  - 한 경제권에 남아 있는 관광 소득이 소비되고 재소비되어 관광 소득 승수가 된다.
  - 관광 소득으로 인한 화폐가 경제권에 많이 남을수록 누출이 적어지고 수효과(Multiplier Effect)는 커진다.
  - 관광 소비는 목적지의 경제권에 외화의 유입을 발생시키는 무형적인 수출이다.
  - 관광사업은 서비스업의 특성 때문에 높은 외화가득률로 국가 경제에 기여도가 크다.

2) 관광사업의 고용 승수 효과

관광 고용승수는 외래관광객의 최소한 단위 소비가 지급 증가가 그 지역 내의 고용기회를 얼마나 증대시켰는가를 나타내는 승수이다. 매치슨과 월(Mathieso & Wall)은 관광의 고용효과를 다음의 3가지로 나누어 보았다.

① 직접 고용(Direct Employment) : 관광객이 직접적으로 비용을 지출함에 따라 그들로부터 수입을 올리는 호텔과 같은 관광산업체의 고용이다.

② 간접 고용(Indirect Employment) : 간접적으로 관광산업과 연관이 있는 산업들(농업, 식음료 유통산업, 수공업, 교통 등)의 고용을 촉진 시킨다.

③ 유발고용(Induced Employment) : 관광지 주민들이 관광객들이 지출한 돈으로부터 얻은 소득을 재소비함으로써 관광 승수 효과로부터 생긴 추가적인 고용이며, 소득이 증대된 주민들이 문화·여가생활에 지출을 많이 하게 되면 이와 관련된 사업은 번창하게 되므로, 고용 기회의 증대는 새로운 구매력을 낳게 하고 수요를 확대 시켜 이른바 고용 승수효과를 나타내게 한다.

4. 관광의 사회·문화적 효과

사회·문화적 효과에는 교육적 효과, 레크리에이션적 효과, 문화적 효과, 국제친선적 효과가 있는 데 다음과 같다.

1) 교육적 효과

관광객들은 관광을 통해서 직접적인 체험을 하는데 이러한 체험을 하고나면 뛰어난 교육적 효과를 얻게 된다.

① 관광을 통해 관광객의 견문의 확대와 새로운 지식을 얻게 된다.

- 변화에 의한 욕구 충족을 하게 된다.
- 관광의 견학 또는 시찰여행 : 직접적인 체험을 통해 얻어지는 교육적 효과는 새로운 지식의 증대라는 데 있다.

② 레크리에이션은 건강에 공헌, 사회생활에 적응 경향, 재생산력의 창출이라고 하는 3가지 여건을 가지고 있으며 관광도 이와 같은 여건을 모두 갖추고 있다.

③ 관광은 레크리에이션 활동에 의한 효과가 크다.

• 관광의 직접적인 체험을 통해 심신의 피로 회복과 사회적 매너 및 규율을 배우고, 일과 면학에의 활력을 증강시키는 효과는 국민생산 수준에서 평한다면 국민 후생적 효과라고 한다.

④ 관광객들은 일과 여가를 통해 인간의 위락욕구 충족과 인간성 회복을 꾀하려고 하며, 사회변화의 영향으로 파생되는 가지각색의 많은 현대적 욕구를 일상생활을 벗어나 미지의 환경에서 직접 체험으로 충족된다고 기대하게 된다.

⑤ 관광의 교육적 효과는 직접적 체험을 통하여 얻어지는 것에 대한 평가이다.

2) 레크리에이션적 효과

레크리에이션(Recreation)은 사회생활의 범주 안에서 인간의 생활변화를 추구하는 목적으로 행하는 활동으로 관광은 레크리에이션 활동에 의하여 효과를 높일 수 있다.

① 관광 레크리에이션 활동을 하면 심신의 피로를 회복하고 활력을 증진시키는 효과를 갖게 되는 효과를 국민 생활 측면에서 국민후생복지 효과라 할 수 있다.

② 기분전환을 위한 관광여행은 국민건강에 공헌할 뿐만 아니라 생활에 대한 의욕을 높여주는 효과를 가져오기 때문에 사회적 학습, 매너 습득, 집단훈련 등 교육적 활동과 결부되어 사용되기도 한다.

③ 수학여행은 교육적 목적으로 행하지만 집단 생활을 체험시킨다는 점에서 레크리에이션 효과가 크다.

3) 문화적 효과

관광은 이질적인 문화를 전달하는 매개로서의 기능을 수행하는데 이러한 기능을 문화적 효과라고 한다.

• 타국과 타지역의 문화는 상인과 여행자 또는 예술인들에 의해 전달되어 왔다.
- 'Silk Road' : 교역뿐만 아니라 동 · 서 문화의 교류에 크게 기여했다는 것은 사실이다.
- 이탈리아의 여행가 마르코폴로(Malco Polo)의 체험론 : 최초의 동양 문화를 설명하는 책인 '동방견문록'이 유럽에 소개되면서, 유럽인들은 동양에 대해 많은 관심을 가졌을 뿐만 아니라 신항로 · 신대륙 개척의 원인이 된 결과를 초래하였다.

① 관광은 필연적으로 '옛것'에 관한 애착과 소중함을 국민에게 인식시켜 주고 '과거'와 '현재'의 조화를 이루는 계기를 마련해 준다.

② 국가 또는 각 지방의 전통문화와 풍속 등은 가장 중요한 관광자원이 되고 있어 이를

보존 · 계승하려는 노력을 통해서 전통문화는 더욱 발전되고, 향토애와 애국심을 고취시키며, 서로 돕고 이해하는 기반 위에 문화민족의 긍지를 갖게 한다.

③ 외래 관광객에게 우리의 고유 관광자원을 소개 · 선전함으로써 우리나라를 해외에 올바로 인식시키게 된다.

- 활동 : 관광객의 유치를 증대시키기 위한 관광 선전이면서 국가홍보로써 국위선양을 하는데 큰 의의를 찾을 수 있다.

④ 관광객이 찾아드는 지역에서는 반드시 그 지역주민들과 여러 가지 형태의 교류와 접촉이 이루어지고 있는데 서로간의 무지로 인해 발생되는 문제들(오해 · 편견 · 의혹 · 공포 등)을 해소하고 이해를 증진하며, 서로가 친밀해짐에 따라 국민총화와 협동을 이룩할 수 있으며, 국제간에도 마찬가지로 관광객의 상호 왕래에 국제친선과 문화교류의 향상에 크게 기여하게 된다.

⑤ 민간외교로서의 관광의 역할은 문화의 전달 매개로서의 큰 효과가 있다.

4) 국제 친선적 효과

외래 관광객의 국제적 왕래를 통하여 여러 가지 효과를 가져오게 되는 것을 국제 친선적 효과라고 한다.

- 관광 : 지역과 지역 사이, 국가와 국가 사이에 문화를 전달하며, 국제간의 상호 이해를 증진시킨다.
- 국제 관광 왕래의 증대 : 민간외교 역할로서의 기대 효과가 크다.
- 국제 친선적 효과를 높이기 위해서 : 언어 장애 제거는 물론 국제적 매너 연습과 자기 나라의 문화에 대한 지식, 그리고 긍지와 자신을 가져야 한다.
- 상호이해를 증진시키는 데는 몇 가지 단계가 필요한 데 내용은 다음과 같다.
  - 접촉하는 단계(Contact) : 먼저 대화하기 전의 단계로 상대방에게 가까이 다가가는 단계이다.
  - 대화하는 단계(Communicate) : 상대방과 더 친해지기 위해서 대화를 하는 단계이다.
  - 신뢰하는 단계(Confide) : 상대방과 대화를 하면서 친해지고 상대방을 신뢰할 수 있는 단계이다.

5) 관광의 부정적 측면

관광객의 매너에 대한 부정적 효과, 지역사회에 미치는 부정적 효과, 자연환경에 미치는 부정적 효과가 있다. 이것을 살펴보면 다음과 같다.

(1) 관광객 매너의 부정적 효과

관광사업의 여러 효과를 경제적 효과와 문화적 효과로 대별하고, 이들은 모두 상호유기적인 관련성을 갖고 있다. 그러나 긍정적 관광 효과(플러스 효과)에서 큰 기여를 하고 있는 측면이지만 부정적 영향을 끼치는 '마이너스 효과'도 발생하므로 여러 가지 문제가 제기된다.

- 국제관광의 활성화 : 외화획득과 국제수지 개선이라고 하는 경제적 효과와 함께 국제친선이라고 하는 문화적 효과를 함께 높이는 데 있으나, '매너(관광윤리)'를 분별하지 못하는 관광객의 언행으로 인해 자국의 국위를 떨어뜨리는 역효과를 가져온다는 문제가 발생한다.
- 경제적 : 관광객이 상품화 서비스의 수요를 급증시킴으로써 물가의 상승 등 국민경제에 '마이너스 효과'를 가져다준다.

(2) 지역사회에 미치는 부정적 효과

관광산업의 부정적 효과로는 산업구조의 불안정성, 선진국 의존 심화의 우려, 계절적 수용의 편재성, 물가상승 초래 고용의 불안정성, 지역경제 누수 현상에 대한 우려, 환경 오염문제, 기회 비용평가의 공정성 문제 등이 제기되고 있다.

① 관광산업 활성화 측면에서 자연발생적으로 야기되는 지역주민들과 방문객들 간의 상호활동은 경제적 영향과 함께 부정적인 측면으로 지역주민에 대한 위화감 및 긴장감을 발생시킨다.

② 관광지에서의 도덕성 문제, 지역의 정체성 훼손, 미풍양속을 해치는 문제 등과 아울러 호화 · 사치 · 퇴폐성 해외여행 형태와 같은 사회 부정적인 관광 문제를 야기할 수도 있다.

③ 관광은 그 지역의 경제적 소득효과가 크기 때문에 지역경제 개발에 이바지하고 국제적으로는 외화획득 효과가 크기 때문에 저개발국가에서는 경제개발의 기반을 조성하는 데 도움이 된다.

④ 관광 수입이 증대되고 고용기회가 확대되는 가시적인 효과가 나타나지만 고소득자인 관광객과 저소득자인 지역주민과의 접촉에서 발생되는 지역사회에 미치는 영향은 여러 가지 마이너스 효과를 가져올 위험성이 있으며 다음과 같다.

- 관광지에 있어서 도덕성이 낮아지는 문제가 있다.
- 물가상승으로 국민경제에 미치는 문제가 있다.
- 관광객과 지역주민 또는 국민과의 사이에 발생되는 긴장과 위화감 문제가 있다.
- 관광사업으로 파생되는 오락과 유흥 등의 사치성 사업으로 미풍양속을 해치는 문제가 있다.

(3) 자연환경에 미치는 부정적 효과

관광이 가져오는 여러 가지 긍정적인 효과(플러스 효과)는 국가와 지역의 경제 · 문화 등 다방면에 기대효과를 충족시켜 주기도 하지만 관광지로 개발됨으로서 자연환경의 파괴 문제도 부수적으로 생겨나고 있다.

- 규모가 큰 위락 및 숙박시설로 인해 오폐수가 다량으로 발생함은 물론, 많은 관광객들의 출입에 따른 자연환경의 훼손도 심각하며, 도로의 개설과 시설물 설치로 인한 생태계 파괴와 같은 일들이 일어나고 있다.
- 관광지 개발에서는 친환경적인 차원에서 자연환경을 훼손하지 않고 관광지를 개발하여 환경을 보존하고, 또 자연 친화적인 시설을 설치함으로써 그 지역을 자연 친화적인 관광지로 발전시킬 수 있도록 한다.

5. 관광의 제반 효과와 현대적 효과

관광은 국가홍보와 국제친선, 국민복지증진, 지역 균형 발전의 촉진 등 다목적인 효과를 가져다주고 있다.

- 지방자치제 실시에 따라 최근 부각 되고 있는 지역개발 측면에서 관광사업은 제조업에 비해 원재료 등의 자원 소비율이 낮고 무공해 산업일 뿐만 아니라 농 · 어촌 1차 산업과의 연계성이 뛰어나다.
- 고급인력에서 미숙련된 근로력에 이르기까지 다양한 인적 자원을 필요로 하기 때문에 자원이 빈약하고 낙후된 지역을 개발하는 데에는 관광산업이 가장 적합한 전략산업이라 하겠다.

① 관광은 경제뿐만 아니라 사회 · 문화 등 다방면에 미치는 효과가 큰데, 그 중에서 특히 전통문화의 보전발전에 큰 기여를 하고, 국제교류 및 상호간의 이해 증진을 통해 세계 평화에 이바지를 하므로 관광의 중요성은 더욱 강조되고 있다.

② 미국과 캐나다를 비롯한 관광 선진국에서는 지방자치단체별로 관광이 지역발전에 미치는 효과 등 관광의 중요성을 지역주민에게 자발적인 참여 유도로 획득할 수 있는 기반을 마련하고 있다.

- 우리나라의 경우는 일부 계층의 무분별한 해외여행 형태로 관광산업에 대한 올바른 이해가 부족했던 점을 고려하여 관광의 위상을 재정립하고자 관광 인식제고 사업을 적극 추진하고 있다.

③ 일부계층의 호화 · 사치 · 퇴폐성 해외여행형태를 근절시키고 급격히 증대되고 있는 여행지출을 억제하기 위하여 TV · 라디오 · 잡지 등 언론매체와 밝은사회 운동본부, 소비자보호단체 등을 통하여 대국민 계도와 캠페인을 전개해 나가는 교육도 실시하고 있다.

- 여행업체에 대한 지도, 감독도 병행하여 일반 및 해외 여행업체 지도 · 점검도 강화해 나가고 있으며, 호화사치성 여행상품을 판매한 업체에 대하여는 사업 정지, 과징금부과 등 강력한 행정처분을 하는 반면에 정부의 건전 관광의지를 전파하기 위하여 여행업체 임직원에 대한 교육도 강화하고 있다.

④ 관광산업에 대한 행정규제를 완화하여 기업의 자율성을 제고하고, 관광사업자가 매 3년마다 경신등록증을 받도록 하는 제도를 폐지하여 관광사업자의 편의를 증진시키고, 관

광특구 제도를 도입하여 영업의 제한을 완화하여 관광외화획득을 증대시켜 나가고 있다.

• 앞으로는 종합적으로 체계적인 국내외의 관광정보를 제공하는 관광산업정보센터를 설립하고, 전문적인 관광 연구기관을 육성해 나가는 한편, 관광 인력의 적절한 수급을 위하여 관광산업 전문인력의 양성을 확대해 나가야 한다.

⑤ 우리나라의 관광은 과거 철도, 항공 교통수단을 구축으로 하는 하드웨어 중심에서 고유문화, 예술 등의 소프트웨어 중심으로 전환하여 관광의 질적 수준을 높여가고 있다.

⑥ 오늘날의 세계는 닫힌 세계(Closed World)에서 열린 세계(Opened World)로, 닫힌 마음에서 열린 마음으로 변화된 자세를 요구하고 있다.

• 범 세계주(Globalism)라는 무 국경시대(borderless Age)를 맞아 이제 전 세계가 하나의 도시국가로 변하여 상호작용과 상호침투가 가속적으로 일어나고 있으며, 바야흐로 21세기의 국경 없는 지구촌 시대를 맞아 국민들은 시야를 넓혀 올바른 여가 생활문화를 정착시켜 나가야 할 시점에 와 있다.

⑦ 우리는 부가가치가 높은 관광산업의 중요성을 더욱 인식하고 21세기의 관광 선진국 입국을 위한 관광진흥은 물론 국민복지 관광진흥을 위한 많은 현대적 과제를 해결하기 위하여 더욱 노력해야 할 것이다.

제3장
관광 서비스의 이해

01 관광 서비스의 정의
02 관광 서비스의 특성
03 관광 서비스의 유형과 역할

관광 서비스는 관광업체 또는 관광 부문의 서비스 영역이며, 관광 부문의 서비스는 일반 서비스와는 달리 인적 서비스에 의존하는 비중이 절대적이라서 관광 서비스 종사원들의 관광객 만족을 위한 친절 서비스를 실천하는 데 초점이 맞춰져야 한다.

01 관광 서비스의 정의

관광 서비스 중에서도 최고급 서비스를 지향하고 있는 것이 관광 부문의 서비스이다.

- 초기 서비스에 관한 연구 : 경제학적 차원의 접근으로써 탈공업 사회의 단계로 지목되는 1960년대 미국의 퓨크스(Fuchs, 1968년) 등에 의하여 시작되었다.
- 서비스 : 주로 마케팅 부문에서 개념이 정리되어 왔는데, 서비스 마케팅의 이론접근은 1960년 미국 마케팅협회(AMA)의 '서비스의 제반 개념에 대한 정의 확립' 등 서비스의 특성과 본질의 연구에서 시작되었다.
- 1970년대는 점차 서비스의 필요성이 강조되는 방법론적 연구, 1980년대는 서비스의 체계나 전략 수립에 관한 연구 활동이 두드러진 편이었다.

관광사업에서 경쟁격차로 인한 관광업체의 생존을 위한 돌파구로서 국내의 동종기업과 경쟁하고 외국의 선진기업에 맞서 싸워 이기려면 만연하고 있는 서비스에 대한 독단과 편견을 일소하고 서비스 향상에 노력하고, 남보다 못한 서비스 수준은 상품 자체의 품질이 떨어진다는 것이다.[32] 관광사업은 일정한 투자내용을 보다 나은 서비스를 제공하여 수익증대를 얻는 사업이다.

1. 관광 서비스의 정의 분류

관광 서비스의 정의는 비즈니스적 정의, 구조적 정의, 기능적 정의로 3가지 측면에서 요약할 수 있다.[33]

1) 비즈니스적 정의

관광업체 활동을 통하여 고객인 관광객이 호감과 만족감을 느끼게 함으로써 비로소 가치를 낳는 지식과 행위의 총체이다(그림 3-1).

32) 관광 서비스의 정의 : 관광 서비스, 최동열, 기문사, p.42, 2001.
33) 관광 서비스의 정의 : 관광 서비스, 최동열, 기문사, p.42, 2001.

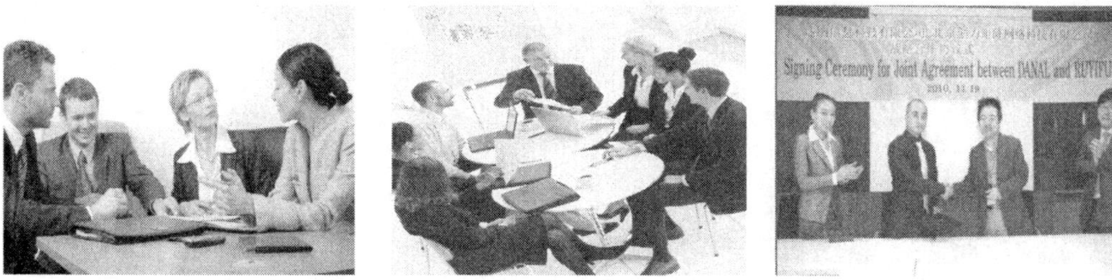

(a) 바이어와 대화를 하는 비즈니스맨 (b) 회사에서 토론하는 모습 (c) 회사 간의 협약

[그림 3-1] 비즈니스를 하는 사람들

2) 구조적 정의

관광업체가 기업활동을 함에 있어서 관광객의 요구에 맞추어 소유권의 이전이 없이 제공하는 상품적의 무형의 행위 또는 편익의 일체이다.

- 관광 서비스의 개념을 정리 : "관광활동 내 관광객을 위해 제공되거나 부수되는 욕구충족의 주체적이고 핵심적인 것으로 소득에 의해 소비자 효용이 일어나기 보다는 행위나 성과에 의해 효용이 나타나는 소유권의 이전이 수반되지 않은 무형행위 또는 편익의 총체"이다.
- 관광 서비스 : 관광 부문에 종사하는 서비스 요원에 의해서 이루어지는 최고의 인적 서비스라고 한다.

3) 기능적 정의

관광업체의 수입증대를 위한 종사원의 헌신, 봉사하는 자세와 업무에 대해 최선을 다하는 데도, 즉 세심한 봉사 정신이다.

2. 관광 서비스의 발전

현대를 사는 우리는 각종 서비스와 함께 묻혀 지내고 있는데 일반적으로 현대사회를 서비스 사회라고 하고, 미래의 경제 또는 사회 서비스의 비중은 폭발적으로 증가할 것이며, 서비스 없이는 아무것도 존재할 수 없고, 어떠한 일도 진행되지 않기 때문이다(그림 3-2).

- 우리 사회가 서비스 사회 혹은 서비스 경제에서 벗어날 수 없는 사회 또는 문화 구조를 갖고 있다.
- 퓨크스(Fuchs) : "서비스 경제는 GNP의 절반 이상이 서비스 분야에서 일어나는 경제"라고 정의하였다.
- 세계 : 수입의 증가, 도시화, 전문화, 고학력화로 인한 고객들이 서비스를 중요하게 생각하고 서비스 산업이 매우 빠른 속도로 성장하고 있다.
- 서비스의 경제적 공헌을 개념화 · 계량화하려는 노력, 서비스를 통한 강력한 경쟁력 우위를 확보하려는 기업활동 등에 기반하여 서비스는 경제의 중심축이 되었다.

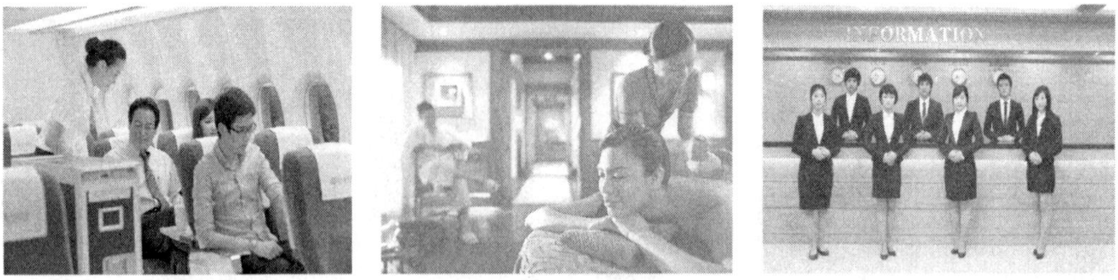

(a) 기내 관광 서비스 (b) Spa 관광 서비스 (c) 호텔 관광 서비스

[그림 3-2] 관광 서비스를 받는 사람들

1) 후진형 산업사회

경제 · 사회의 구조의 유형 가치가 주체인 사회이다.

• 사회 : 기술 · 지식 · 정보 · 디자인 등이 수준 낮게 평가되고, 노동력의 양에 비해 노동인구가 넘쳐 효율이 없기 때문이다.

2) 선진화된 산업사회

전문화와 분업화가 진전이 되고 국민 소득의 향상으로 국민의 생활수요가 다양해지고 학력 수준의 향상으로 문화적 소비가 증대하였기에 고도화되고 복합적인 소비 행동이 서비스재를 더 중요하게 여기는 성향으로 변화되었다.

3. 관광 서비스의 어원

서비스는 문헌 자료에 14세기부터 시작 되었다. 《웹스터사전》의 Service의 유래는 '노예의 상태'란 뜻의 라틴어 'Ser-vitium'와 '노예'를 뜻하는 프랑스어 'Servus'에서 나온 용어로, "노예가 주인에게 충성을 바쳐 거든다"는 뜻에서 출발하였으며, 임금과 신하의 종속관계에서 노예의 신분을 나타내는 하급 용어였다.

• 서비스 : 점차 발전하여 상대를 위한 봉사의 뜻으로 쓰이고, 현재는 무형의 가치로 전 산업영역에서 중심축 역할은 수행으로 발전했다.
• 오늘날의 서비스는 고객에게 최선을 다해서 고객에게 만족감을 주는 일련의 행동이다.[34)]

34) 관광 서비스의 어원 : 관광 서비스, 김성혁, p.19, 2001.

4. 관광 서비스의 중요성

일반적인 서비스 경영은 생산관리를 위한 서비스, 제품 판매관리 서비스 등으로 이루어지는 반면에 관광사업은 모든 서비스 산업 중에서 최고급 서비스를 지향하는 산업이다.

- 관광사업 : 일정한 투자내용에 보다 나은 서비스를 제고하여 수익증대를 올리는 사업이기 때문에 고급화된 서비스 가치 창출이 필수적이며, 고객 감동의 고품질 서비스가 관광 서비스의 목표이다.

차별화되고 수준 높은 서비스만이 관광업체의 존폐를 좌우하기 때문에 관광 서비스의 중요성은 다음과 같다.

1) 최고급 수준의 숙련되고 전문화된 서비스를 요구

일반고객들은 '관광 서비스는 고급 서비스'로 인식한다.

- 서비스 부문에서 가장 표준이 되고 기준이 되어 대표가 되는 것이다.
- 우리나라의 경우 관광 서비스가 일정 수준 이상의 서비스를 제공하는 고급스러운 이미지로 인식되고 있다.
  - 관광호텔과 일반호텔을 비교해 보면 숙박시설, 식당 등이 다르다.
  - 숙박시설 : 방에 비치된 가구나 시설 등이 차이가 나고, 식당은 일반호텔과 달리 음식의 맛과 서비스가 더욱 좋다.
  - 기업들이 고객에게 최고의 전문화된 서비스를 제공해야 한다.

2) 차별화된 고급 서비스를 요구

일반적으로 금융 서비스, 배달 및 수송 서비스, 정보기술 서비스, 의료 서비스, 법률 서비스, 교육 서비스 등의 업무 관련 서비스와는 차별화된 고급 서비스를 요구한다.

3) 철저한 준비가 이루어진 서비스를 요구

일반 서비스는 생활과 관련된 필수적 차원의 서비스지만, 관광 서비스는 매슬로우(Maslow)가 주장한 5단계 '자아실현 욕구'를 충족하고자 하는 고객을 대상으로 서비스를 판매하는 서비스이기 때문에 준비되지 않으면 상품성이 없는 것이다.

4) 관광 서비스는 표준화하기가 어렵다

일반제품의 유형재들은 모방을 하거나, 동일하게 표준화된 제품을 만들어 낼 수 있지만, 관광 서비스재는 모방이 쉽지 않고 표준화하기가 어렵다.

- 관광 서비스 기업의 제품차별화 전략은 서비스재에 의해서 가능하며, 고객들도 물리적 환경보다는 무게가 있으면서도 빈틈없고 지속적인 만족과 감동을 주는 인지적 서비스 환경을 더 선호하기 때문이다.

02 관광 서비스의 특성

관광 서비스의 정의는 '서비스'에 속하기 때문에 서비스의 일반적인 특성은 비슷하다. 한편, 제품과 서비스는 차이점이 있다.

- 서비스 산업 : 사람 상품정보를 주변 환경을 대상으로 하여 각종의 경제활동을 수행하는 기업의 군이다.
- 소비자 자신, 상품, 정보를 주변 환경 대상으로 하여 각종의 고유한 가공 활동 또는 생산공정(Process)의 변환 활동을 통하여 그 이전 상태와 다른 사람 상품정보로 탄생한다.
- 서비스 기업의 생산활동 : 사람, 상품, 정보를 주변환경 대상으로 하여 생산공정을 통하여 변환 활동을 수행하는 과정이며, 최종 생산물은 유형적으로 존재하지 않고 그 생산공정 자체를 상품화한 것이다.
- 생산공정 과정 : 생산, 흐름도, 사람들과의 접촉 서비스, 주요 구성요소에 대한 충분한 이해가 필요하다.
- 관광 서비스 평가의 특수성 측면 : 관광상품과 같은 경험재를 선택할 때는 유형 제품을 구입할 때와는 다소 다른 평가전략이 채택된다.
- 광고와 같은 비인적 정보보다는 구전이나 지인의 소개 등 인적 원천(Personal Sources)에 대한 의존도가 높다.
- 물리적 시설이나 가격을 근거로 무형적 서비스의 질을 평가한다.
- 정보입수와 대안평가 직업이 어려우므로 고려 대상을 처음부터 작게 가지는 경향이 있다.
- 한 곳에서 만족할 만한 서비스를 받으면 부득이한 경우를 제외하고 굳이 상표 전환을 하지 않는다.

제품과 서비스는 〈표 3-1〉과 같이 형태 유무, 분리 여부, 고객 참여 여부, 질적 유지상태에 따라 각각의 차이점을 보이고 있다.[35]

〈표 3-1〉 제품과 서비스의 차이

구 분	제 품	서비스
형태	유형	무형
분리 여부	생산과 소비 사이에 시차가 존재, 재고로 수요 · 공급 조절 및 완충	생산과 동시에 소비, 저장이 불가능
고객 참여	한정적 · 간접적 참여, 비 인적 생산	적극적 · 직접적 참여, 생산의 속인화
질적 유지상태	품질관리로 동질성 유지 가능	투입과 변형과정의 변동으로 결과의 이질화

35) 신 관광학 개론, 변상록, 교육인적자원부 지원교재, 저자 재작성, 2002.

1. 관광 서비스의 구성 측면

관광고객, 서비스 수행종사원, 물리적 환경(관광시설 및 조직, 전략 등), 관광 매력물(관광대상), 관광 서비스 지원 시스템으로 구분할 수 있다.

- 관광 서비스의 구조 : 생산 부문 관광 서비스와 전달 부문 관광 서비스로 크게 나눌 수 있다.
  - 생산 부문 관광 서비스 : 여행사의 상품기획, 호텔 및 식음료 업체의 주방, 숙박업체의 세탁, 객실 업무 등이 있다.
- 전달 부문 관광 서비스 : 관광종사원의 서비스, 관광시설 서비스, 각종 서비스 지원 시스템, 정보, 광고 및 홍보, 판매 및 조사와 가격 등의 서비스로 구분된다.

2. 관광사업 측면에서의 서비스

미국의 마케팅 학회(1960년)는 "서비스는 판매를 위해 제공하거나 상품의 판매와 관련하여 준비되는 제반 활동, 편의, 만족"이라고 정의하고 서비스의 특성으로 무형성, 이질성, 소멸성, 불가분성 등을 제시한다.

- 우리나라 관광진흥법 제2장 제3조와 관광진흥법 시행령 제2조는 관광사업 서비스 분류를 여행업, 관광숙박업(호텔업 및 한국 전통 호텔업 등), 관광객 이용시설업(관광유람선업, 관광공연장업 등), 국제회의업, 카지노업, 유원시설업, 관광편의시설업(관광 식당업, 외국인 전용 유흥음식점업, 관광 토속주 판매업 등) 등으로 구분하고 있다.

관광사업 측면에서 서비스 구성 부문은 직접 서비스(본원적 서비스) 제공자와 지원 서비스(부가적 서비스) 및 조직 서비스로 구분 하는데 직접 서비스와 지원 서비스는 다음과 같다.

① 직접 서비스 부문 : 여행사, 레스토랑, 항공사, 호텔 등과 같이 직접 관광자에게 서비스 활동 및 상품을 제공하는 분야이며, 지원 서비스는 관광기획자, 관광출판업자, 관광 리서치기업 등과 같이 관광자에게 간접적으로 서비스를 제공하는 서비스 부문이다.

② 지원 서비스 부문 : 지자체 등 정부 기관, 공기업, 관광 교육 및 기획업자, 훈련기관 등 대체로 비상업적, 장기적, 간접적으로 서비스를 제공하는 사업 부문으로 구분된다.

- 미국 상무성 (1989)의 관광 관련 사업 서비스 측면의 표준산업 분류 : 관광 운송 서비스, 철도 및 공항 서비스, 지역 및 장거리 버스운송 서비스, 렌터카 서비스, 택시 서비스, 고속버스 운송 서비스, 전세버스 운송 서비스, 버스터미널 서비스, 수상보트 서비스, 수상택시 서비스, 심해해저 관광 서비스, 마리나 서비스, 공항수송 서비스, 여행업 서비스, 여행기획과 운영 서비스, 식음료 서비스, 관광식당 서비스, 관광사진 서비스, 스포츠 및 레크리에이션 캠프 서비스, 연극공연 서비스, 밴드 및 오케스트라 제공 서비스, 경마 서비스, 놀이공원 서비스, 미술관 및 박물관관광 서비스, 식물원 및 동물원 관광 서비스, 전문 스포츠클럽 제공 서비스, 습지 및 생태관광 서비스 등으로 구분한다.

3. 관광 서비스의 일반적인 특성

무형성, 최고급 최고 수준의 서비스 지향성, 생산·전달·소비의 동시성, 서비스 형태의 다양성, 소멸성, 서비스 주체와 객체의 양존성, 계절적 요인에 의한 변동성, 근로 집약적, 인적 서비스 의존성이 있다.

1) 무형성

"제품은 유형적이나 서비스는 무형적 이다"라고 정의할 수 있다.

- 자동차와 같은 제품 : 실체적인 존재를 사용함으로써 고객이 만족을 느낄 수 있으나, 법률이나 교육과 같은 서비스는 실체를 찾기 어렵다.
- 관광 서비스 : 무형적이기 때문에 사전에 고객에게 견본을 보여주기가 불가능하며, 고객이 제품을 구입하기 전까지는 미각, 지각, 시각, 청각, 후각을 통한 사전감지가 어렵다.
- 관광 서비스 : 소유권 이전이 불가능하고, 모방이 쉽고 인식이 곤란하다는 특성을 지니고 있다.

2) 최고급 최고 수준의 서비스 지향성

관광 서비스는 기계적인 서비스가 아닌 고도로 전문화되고 학습화된 서비스로서 관광 서비스 요원에 의해 개별적으로 서비스가 이뤄지므로 서비스 요원은 투철한 서비스 정신과 완벽한 서비스를 고객에게 제공할 수 있어야 한다.

- 관광 서비스를 제공하는 서비스 요원은 서비스를 제공 받는 관광객의 기대 서비스와 인지 서비스의 갭(service gap)에 따른 만족된 서비스가 이루어지도록 노력하고, 노력을 하기 위해서는 기업 차원에서 관광 서비스의 교육과 관광 서비스 요원들의 노력이 결합되어야 한다.
  - 호텔 객실을 이용하는 관광객은 호텔의 분위기, 호텔의 요금, 예약 시스템, 호텔 서비스 요원의 접객 자세, 호텔 로비와 객실의 수준, 룸 서비스 수준, 입·퇴실시 서비스 관정의 흐름 등 서비스 수준에 따른 고객의 만족도 수준이 달라지기 때문에, 호텔 기업은 최고급 최고 수준의 서비스 제공을 위해 노력해야만 한다.

3) 생산·전달·소비의 동시성

물질적 실체는 미리 만들어 놓고 고객에게 제공하는 제품의 경우, 생산·유통·고객의 소비에는 시차가 있다.

- 서비스는 생산과 전달·소비가 동시에 이루어져, 보관이나 저장이 불가능하며, 장소적·시간적인 제약도 많이 받게 된다.
  - 미리 제조된 냉장고를 구입한 고객은 미리 냉장고를 보고 만족 또는 불만족을 느낄 수 있는데, 반면 커피숍과 같은 서비스는 미리 만들어 놓을 수 없다.

- 커피숍에서 소비자가 메뉴를 보고 에스프레소를 주문하면, 서비스 종사원은 커피머신에서 에스프레소를 생산하여 소비자에게 전달한다.
- 소비자는 현장에서 커피를 소비하며 현장에서 서비스의 생산 · 전달 · 소비인 동시성의 특징을 체험하게 된다.

4) 시간과 공간의 제한성

제품은 변질되어 가치가 떨어지지 않는 한 본래의 상태대로 창고에 보관했다가 필요한 시기에 판매할 수 있다.

- 서비스재 : 시간과 공간에 제공되고 곧 소멸된다.
  - 호텔의 객실은 정해진 시간에 규정 객실 수에 관해 제한을 받게 된다.
  - 외식업도 점심시간의 좌석수는 시간과 공간의 제한을 받는 것이고 항공기의 좌석도 사정이 같다.

5) 수요관리의 중요성

비행기 좌석이나 호텔방과 같은 서비스는 재고를 가질 수 없으므로 시설에 대해 초과한 수요는 영원히 사라지므로 서비스 기업은 공급시설의 능력관리가 우선적으로 필요하다.

6) 계획 생산의 어려움

서비스 기업의 경우에는 전자제품의 제조업자처럼 계획생산을 할 수 없고, 서비스는 고객의 주문에 의해 생산하는 체제이기 때문에 계획생산이 어려우며, 재고처리 또한 불가능하기 때문에 계획생산은 더욱 어렵다.

7) 거래 현장에서만 구매가 가능

서비스재는 고객이 직접 참여하지 않고서는 거래가 불가능하기 때문이다.

- 서비스재 : 간접적으로 대리인을 통한 구매도 불가능하고, 오직 본인이 현장에서 확인 · 평가(가치 · 성격 · 태도 · 모양 · 가격 · 취향성 · 적절성 · 유익성 등)한 후에 구입을 정해야만 한다.

8) 유통과 검수 과정이 없다

서비스재는 생산과 소비가 동시에 이루어지고 순간에 소멸하므로 유통이 불가능하고, 단지 정형화 · 이미지화된 개념 또는 정보류만이 기능으로서 흐름을 통하여 공급정보와 수요정보가 각각의 존재를 알리며, 기회나 욕구 등이 생성될 수 있도록 노력할 수는 있다.

- 서비스재 : 불량품을 골라내는 검수 과정이 존재하지 않는다.
- 불량상품이 발생되지 않도록 충분한 사전 대비가 필요하다.
- 불량품이 생산된다면 곧바로 고객에게 전달되어 버리기 때문이다.

9) 서비스 형태의 다양성

서비스는 때와 장소, 시간, 사람에 따라 다양성을 지니고 있고, 또한 다양한 고객의 요구를 충족시켜야 하기 때문에 다양하게 만들어진다.

- 서비스재 : 고객이 원하는 바가 고객에 따라 다를 수 있으므로 서비스 및 서비스 전달의 표준화를 이루기 어렵다.
- 호텔의 서비스 종사원, 고객, 호텔의 다양성에 따라 달라질 수 있다.
- 미리 서비스에 대한 규격을 완벽하게 정의하는 것이 어렵기에 서비스 기업은 서비스 제공자에게 서비스 교육을 제공해야 한다.
- 고객의 만족을 충족시켜 주기 위한 제안과 불평 시스템을 활용하고 소비자의 구매 조사를 실시하여 질이 좋은 서비스를 개발하면서 소비자를 확보해야 한다.
- 서비스 : 서로 이질적이며, 요금의 차이가 많고, 전문화된 서비스 요원이 필요하다.

10) 소멸성

서비스는 순간적으로 시간과 공간에 존재할 수 있지만, 사용 후에 그 자체가 소멸하기 때문에 반복사용이 불가능하다.

- 식사 후에 포만감이 남고 여행 후에 추억이 남기는 하나 이는 서비스재의 일과성에 불과하여, 결국 서비스는 소멸한다.
- 서비스는 저장이 불가능하며, 본래대로 환원될 수가 없으며 일과성의 특징을 지닌다.

11) 서비스 주체와 객체의 양존성

서비스재는 서비스재만으로 존재할 수 없다.

- 원천적인 서비스 주체와 객체인 서비스 대상인 양자가 존재함으로써 서비스재가 존립하게 된다.
- 서비스 : 서비스 주체로부터 서비스 대상으로 움직이면서 본질적으로 양자가 의존하고 있는 것이다.

12) 계절적 요인에 의한 변동성

관광상품은 대부분 계절의 지배를 받는다. 이것은 시간대에 따른 비수기와 성수기의 변환이 심하고 수요가 불규칙적이다.

- 관광기업 : 차별적 서비스 마케팅을 통하여 합리적 경영을 유도하여야 한다.

13) 근로 집약적 인적 서비스 의존성

관광 서비스 기업은 특성상 사람에 의한 서비스가 제공되는 근로 집약적 인적 서비스 특성을 지니고 있고, 인적 서비스에 의한 비중이 큰 것이다(그림 3-3).

- 관광 서비스 : 타인을 위하여 베풀거나 섬기는 것, 섬김 · 봉사가 가장 높은 차원의 서비스이다.
- 호텔의 영업장을 이용하는 고객은 호텔 방문부터 방문 중 그리고 방문 후 3단계의 과정을 거치면서 서비스를 제공받기 때문에 호텔의 이미지를 결정하는 요소는 다양할 수 있지만, 호텔 서비스 요원에 의해 만족도가 결정되기에 인적 서비스의 의존성이 매우 큰 작용을 한다. 여행사의 경우나 항공사의 경우도 마찬가지로 인적 서비스의 수준 여부에 따른 고객의 선택 속성에 큰 영향을 미치는 요인이 되는 것이다.

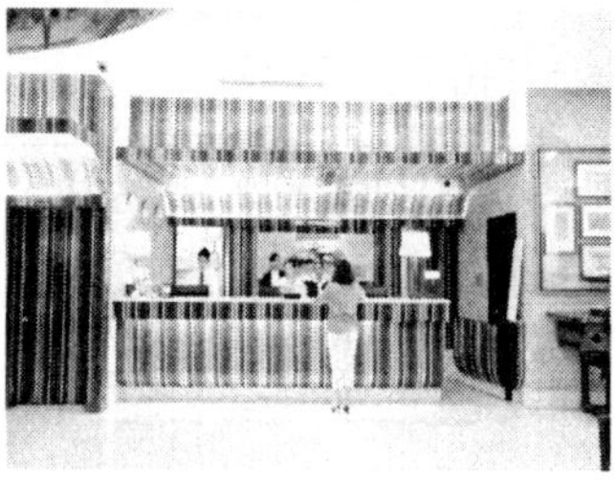

(a) 호텔 서비스 전경

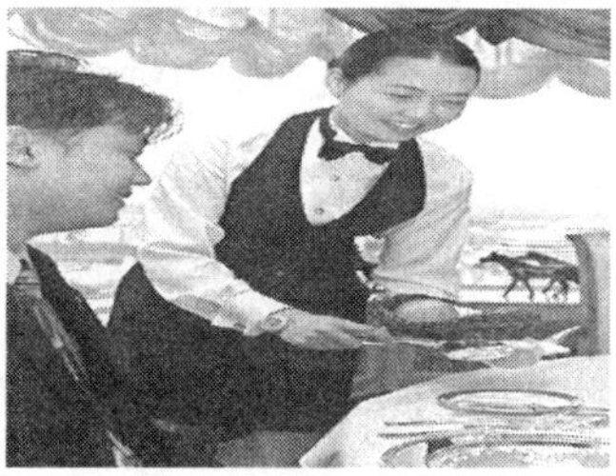

(b) 호텔 레스토랑 서비스 전경

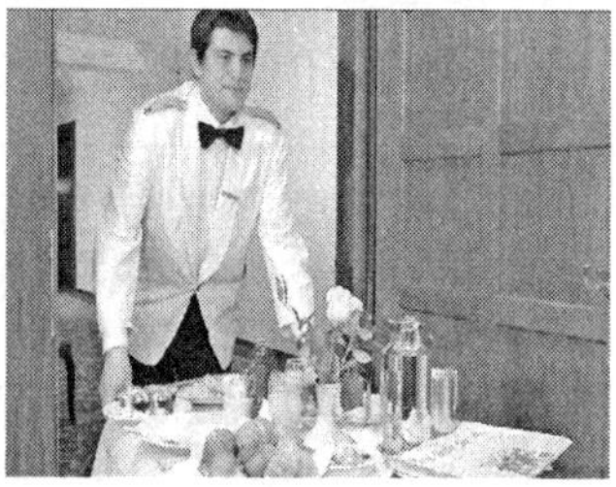

(c) 호텔 룸 서비스 전경

[그림 3-3] 호텔 서비스

03 관광 서비스의 유형과 역할

관광 서비스 사업은 모든 서비스 산업 중에서 최고급의 서비스를 제공하는 사업이며, 일정한 투자내용에 보다 나은 서비스를 제공하여 수익증대를 기하는 사업이기 때문에, 고급화된 서비스 가치 창출이 필수적이며 고객이 감동할 수 있는 고품질 서비스가 관광 서비스의 목표이다.

- 관광 진흥법에 의해 분류된 7대 업종 : 여행업, 숙박업, 관광객 이용시설업, 국제회의업, 카지노업, 관광객 편의시설업, 유원시설업 등으로 규정되어 있다.
- 관광객들과의 접촉 빈도가 가장 높은 여행업 관련 서비스, 호텔업 관련 서비스, 항공업 관련 서비스, 외식업 관련 서비스 등으로 범주를 한정하여 정리한다.36)

36) 관광 서비스의 유형과 역할 : 한국관광학회, 관광학총론, 백산출판사, p.280, 2009.

1. 여행 서비스

국내 관광진흥법 제3조 제1항의 여행업에 대한 정의에 의하면 “여행자 또는 운송시설 숙박시설 기타 여행에 부수되는 시설의 경영자를 위하여 당해 시설이용의 알선이나 계약체결의 대리, 여행에 관한 안내, 기타 여행의 편의를 제공하는 업”이라고 정의한다.

1) 여행 서비스업

여행 서비스업은 관광자와 관광 관련 시설업자와의 사이에서 관광시설의 예약, 수배, 시설의 이용알선, 계약체결의 대리, 관광 안내 등 관광 관련 서비스를 제공하고, 관광상품을 생산하여 판매 서비스함으로써 그 대가를 받는 사업이라고 할 수 있다(그림 3-27).

- 여행업의 서비스 기능 : 상담 서비스 기능, 예약 및 수배 서비스 기능, 관광 안내 서비스 기능, 판매 서비스 기능, 여권 및 비자 수속 대행 서비스 기능, 발권 서비스 기능, 여정 관리 서비스 기능, 공항 탑승 수속(Sending and Meeting) 서비스 기능, 정산 서비스 기능 등이 있다.
- 여행업의 역할 : 관광자의 다양한 요구를 충족시키기 위해서 불편을 해소하고, 여행의 모든 어려움을 해결해 주는 등 관광자의 입장에서 관광자를 도와주는 것이다.
- 여행사 : 관광자에게 신뢰성을 얻어야 하며, 관광자에게 유용한 관광정보 판단력을 갖게 해주고, 관광 전반에 대해 시간과 비용을 절약할 수 있는 확신과 저렴한 여행요금 등 경쟁력 있는 가격을 제공하는 능동적 활동이 요구된다.
- 관광자 : 관광 관련 시설업자로부터 직접 관광 관련 요소(국내외 여행상품, 항공권, 숙박이용권, 철도 및 각종 운송 서비스 이용권 등)를 구입 하는 것보다 여행업자를 통하여 구입 할 경우 훨씬 저렴한 가격에 구입 할 수 있기에 관광자는 여행업자를 찾게 된다.

2) 여행업체의 업무

알선과 중개업무 즉 대리업무 외에도 독자적인 여행상품을 개발 · 기획 · 판매기능은 향후 여행업체가 독자적 관광 사업 분야로 급성장하는데 중요한 열쇠가 되고 여행업 서비스는 (그림 3-4)와 같다.

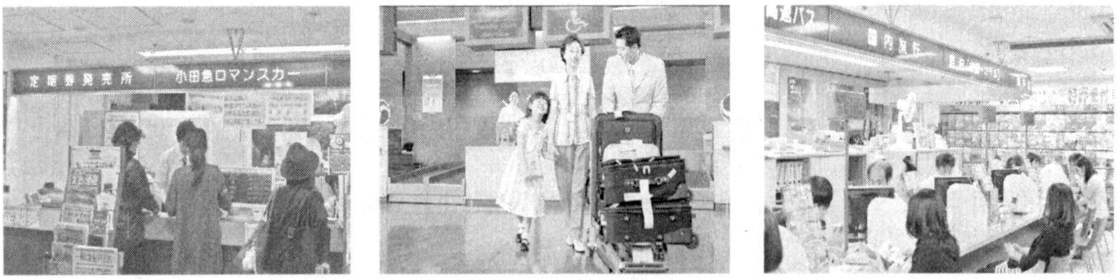

(a) 여행지예약을 하고 있는 관광객 (b) 항공탑승 안내를 받은 관광객 (c) 여행에 대한 안내를 받고 있는 관광객

[그림 3-4] 여행에 대한 서비스를 받고 있는 사람들

3) 상담업무 서비스

여행사는 여행에 수반되는 다양한 사항에 대해서 상담(Advising)하고 정보제공(Providing Information)을 한다. 상담업무 서비스의 내용은 다음과 같다.[37)]

- 열차 · 전세버스 · 항공기 · 선박 등 교통편의 예약, 승차권 · 항공권 · 승선권 등의 발권 서비스를 제공한다.
- 여관 · 호텔 · 콘도 등 숙박시설의 예약 또는 숙박 쿠폰의 발권 서비스를 제공한다.
- 교통편 · 숙박지 등을 결합한 여행 수배, 여행 여정의 작성 서비스를 제공한다.
- 여행업자가 주최하는 패키지 투어의 접수 등의 서비스를 제공한다.
- 관광객에게 여행과 관련된 모든 정보를 제공해 주는 서비스를 제공한다.

4) 상담업무 서비스에 대해 학자들의 정의

Lavery & Doren(1990년), Poon(1993년), Ozturan & Roney(2004년)의 정의는 다음과 같다.

- Lavery & Doren(1990년) : 고객을 만족시키면서 자사의 이익을 창출할 수 있는 여행사 직원이 되기 위해서는 여행, 숙박시설, 목적지 등에 대해서 광범위한 지식과 정보를 확보해야 한다.
- Poon(1993년) : 여행사는 고객에게 정보를 제공하기 위해서 CRS(Computerized Reservation System)를 활용해 왔으며, CRS는 여행사가 고객이 필요한 정보를 제시간에 효율적으로 전달하는 데 큰 도움을 주었으며 고객 만족에 영향을 미쳤다.
- Ozturan & Roney(2004년) : 인터넷은 정보제공자로서 여행사의 역할에 변화를 가져왔으며, 인터넷을 통해서 여행 정보는 세계 도처에 있는 잠재고객에 즉각적으로 제공되기 때문에 고객은 여행 정보 탐색을 하는 데 소극적이지 않은 능동적 역할을 하게 된다.[38)]

5) 상담업무 서비스의 특징

상담업무는 여행자를 위해 정보를 수집하고, 여행 상담을 하며 여행 상품에 대한 설명을 하는 여행사의 가장 기본이 되는 서비스 기능이다. 여행업은 상담 기능으로부터 출발한다(그림 3-5).

① 여행에 있어 정보는 필수적이며 여행업의 존립 기반이 될 수 있는 중요한 기능이다.

- 최근에 여행사 이외의 경로를 통해 여행에 대한 정보제공 기능이 증가하고 있는 상황에서 여행객을 여행사 카운터로 유인하기 위해서는 신속하고 친절하게 정보를 고객들에게 제공하여 고객의 욕구를 충족시켜 줘야 한다.

---

37) 상담업무 서비스 : 한국관광학회, 관광학 총론, 백산출판사, p.281, 2009.
38) Ozturan & Roney(2004년) : 한국관광학회, 관광학 총론, 백산출판사, pp.281~282, 2009.

② 상담업무 서비스 요원의 마음가짐과 표정 · 몸가짐 · 인사 · 대기 및 전화응대 기법을 올바르게 실행하고, 또한 고객의 불평에 신속하게 대응하여야 한다.

③ 상담업무는 여행사의 얼굴이라는 점을 명심하고 고객에게 좋은 이미지를 줄 수 있도록 매사에 정성을 다해야 한다.

- 여행업이 전문적인 상담을 통해 관광객을 유치하고 상품 판매를 증대시키기 위해서 전문성을 가진 유능한 상담요원을 양성할 필요가 있다.

④ 여행업 종사원은 여행목적지에 대해 잘 설명해주고, 고객의 궁금증을 해소할 수 있는 화술과 지식을 겸비하고 있어야 한다.

- 여행업 종사원 : 부단한 자기계발로 전문지식과 경험을 쌓음으로써 상담업무의 질을 높여야 한다.

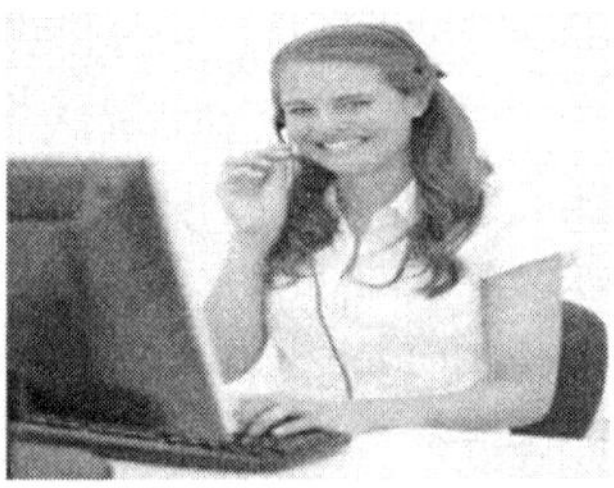

(a) 고객의 상담에 응하는 모습

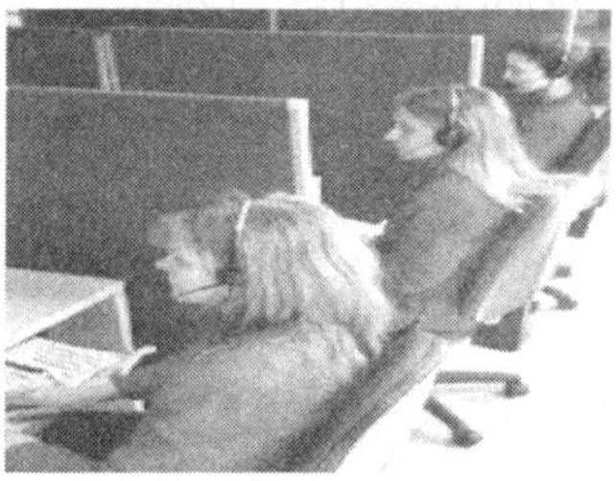

(b) 상담업무를 하고 있는 모습

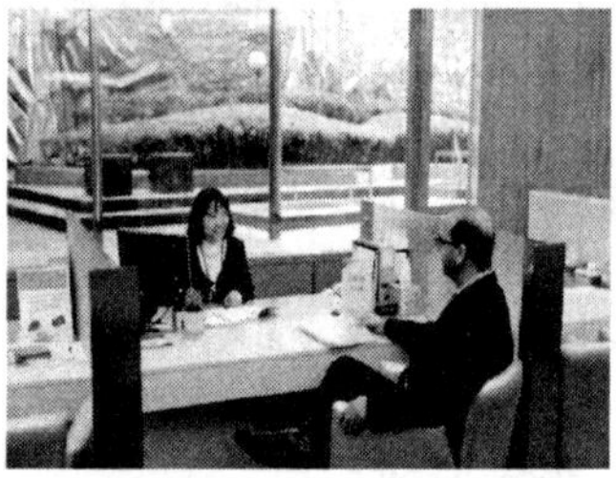

(c) 외국인 상담 오메가 서비스

[그림 3-5] 상담업무 서비스

6) 수속 대행 서비스와 발권 서비스

고객의 신청에 따라 희망하는 운송 및 숙박 등의 기관에 대해 각각의 예약으로 여행에 필요한 제반 요소를 확보하고, 이들을 조합해서 하나의 여행상품을 만들어내는 업무가 수배업무이다.

- 수배업무의 가장 중요한 기능 : 예약 · 수배기능이다.
- 여행업자가 여행객을 위한 예약, 확인, 여행경비지불, 결산 등 모든 여행 중에 필요한 서류화 작업을 하는 것인데, 여행사의 예약 · 수배업무의 기본업무이자 중요한 업무 중의 하나이다.
- 기본업무 중에는 수속 대행 서비스와 발권 서비스가 있는 데 다음과 같다.
  - 수속 대행 서비스 : 여행객을 대리하여 여행사가 여행에 필요한 제반 수속을 대행해 주는 것이며, 국외여행 시 여권이 반드시 필요 하고, 사증도 필요 하기에 여행객을 위해서 여권과 사증 등을 대행해 주는 것이 꼭 필요한 기능이다.
  - 발권 서비스 : 예약에 부수되는 업무로 여행 관련 시설업자로부터 항공권, 숙박권, 승차권 등을 판매위탁을 받아 쿠폰을 발권하는 기능이며, 국외여행에 있어 항공 발권 업무가 중요하며, 여행일정표의 작성과 항공권 운임계산 등의 업무가 수행된다.

7) 항공 수배와 지상 수배

단체여행과 개별여행(Foreign Independent Tour)은 항공 수배와 지상 수배로 이루어진다.

① 항공 수배(Air Arrangement) : 항공기를 이용한 여행객을 위해 예약, 발권 등의 서비스를 제공하는 업무이다.

- 항공권 예약, 발권 : 단체여행과 FIT 여행의 가장 중요한 부분이며, 항공 일정에 준해서 여행일정표(Itinerary)가 결정된다.
- 여행상의 항공 수배는 출발지 공항 수배도 포함된다.
- 여행사는 고객의 조건에 맞추어 서비스를 제공하여야 한다.
- 가능한 편안한 항공 수배 서비스를 제공하는 것이다.

② 지상 수배(Ground Arrangement) : 여행객이 목적지에 도착한 후 지상에서 필요한 것들을 수배하는 것이다.[39] 대부분의 지상 수배는 관광객이 출발하기 전에 이루어지며, 지상 수배경비는 사전에 지불되는 것이 관례이다.

- 지상 수배 서비스 : 공항미팅 서비스, 공항 트랜스퍼, 숙박시설, 식사 서비스, 오락과 이벤트, 현지 관광, 현지 지상교통, 그 외의 지상 수배 등이다.

8) 여행업의 발전

여행업의 초기 단계에서 여행은 항공 좌석이나 숙박시설의 객실에 대한 예약상태를 파악하여 정보를 고객에게 제공하고 예약 수배를 해왔다.

- 여행업이 발전하면서 사전의 조사된 정보를 바탕으로 고객의 요청을 즉시 수용할 수 있는 형태로 변화되어 종합예약시스템이 구축되어 항공예약 시스템과 호텔 예약 시스템이 여행업과 상호 연결되어 객실예약이나 항공예약이 자동적으로 처리되는 단계에 이르렀다.
- 항공 좌석과 숙박시설의 객실을 블록화해 두는 경향이 많고, 수배요청이 발생할 때마다 처리하지 않고 수요를 미리 예측하여 수요량을 일괄매입해서 처리하는 방법이다.
- 기존의 예약 수배방법에 비해 계획적이라 할 수 있다.

9) 판매업무 서비스

여행업의 판매는 오랜 기간 점포거점 판매로 이루어져 왔지만, 1980년대부터 점포 형태가 아닌 판매수법, 즉 무점포 판매가 판매수법으로 유력하게 부상하게 되었다. 무점포 형태의 판매는 점포의 거점적인 관계를 중시한 판매와는 달리 통신판매 및 신문광고 등 불특정 다수를

39) 지상 수배 : 한국관광학회, 관광학 총론, 백산출판사, p.282, 2009.

향하여 비거점적인 방법으로 판매를 행하는 것이다(그림 3-6).

- 구체적으로 제공되는 업무에 대한 서비스 : 예약과 수배, 여행 정보제공, 여행객을 위한 상담 서비스, 여행상품개발 및 판매, 항공권 발권과 제반 숙박 시설예약 및 바우처 발행, 수속 대행(여권 · 비자), 여정 관리 및 안내 서비스 등이다.
- 여행사의 판매는 외판과 창구 판매로 구분된다.

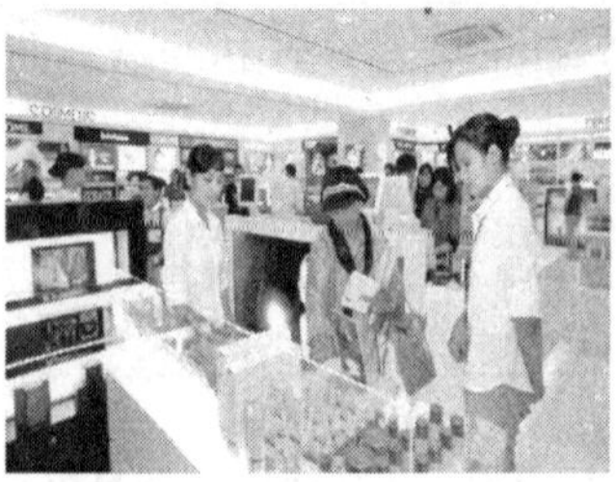
(a) 백화점에서 관광객이 물건을 사고 있음

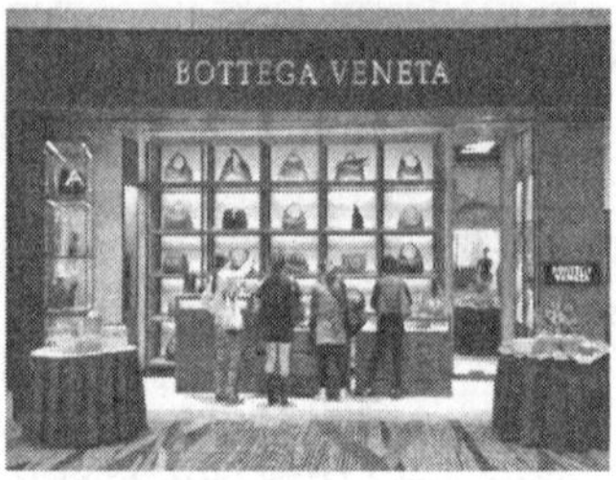

(b) 가방을 구매하기 위해 관광객들이 구경

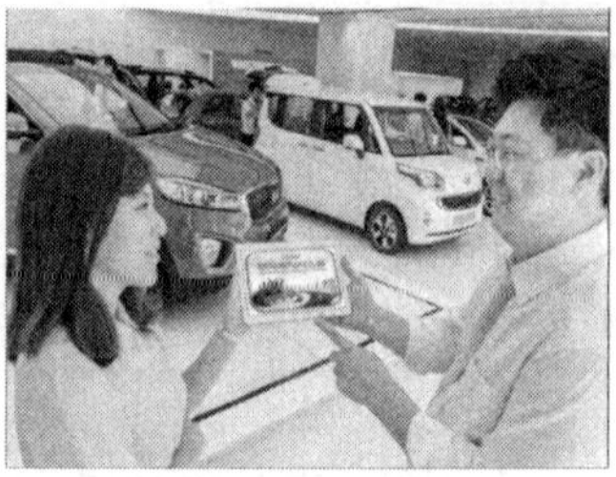
(c) 차량판매를 위해 상품을 설명하는 매니저

[그림 3-6] 판매업무 서비스

① 외판 : 판매원이 예상 여행객을 직접 찾아가서 대면접촉을 해서 여행상품을 구매하도록 설득하고, 구매 시점에서 구매 결정을 조력한다는 점에 그 중요성이 있다.

- 국외여행 자유화 이전의 외판 : 판매원에 의한 단체판매를 하였지만 최근 단체판매는 채널 판매로 전환되었다.

② 창구 판매 : 여행상품의 선전, 광고 및 진열 등과 같은 수단의 조력을 받아 여행객을 카운터로 유도하여 여행상품을 판매한다.

- 국외여행 자유화 이전의 창구 판매 : 개인 여행객을 표적으로 판매를 하지만 최근 개인고객을 대상으로 하는 일반모집 판매로 전환되었다.

10) 여정관리 서비스

국내외 안내 서비스는 여행 일정을 예정대로 원활히 진행시키는 기능을 한다.

- 국외여행의 경우 여행 인솔자를 동반시켜 여행의 원활한 진행을 하고, 여행에서 쾌적성과 안전성을 확보하고 여행객에게 최대한 만족을 주기 위해서는 알찬 여행내용과 함께 인솔자의 능력도 중요하다.

11) 정산 서비스

여행비용의 원가계산, 견적, 청구, 지불 등 정산과 관련한 제반기능이다.

2. 호텔 서비스

호텔의 어원은 라틴어의 Hospitalitas에서 출발하였으며, Hospitalitas가 현재 Hotel, 병원(Hospoal), 여인숙(Hostel)의 파생어를 만들었다. Hospitalitas이 Hostel, Inn으로 역사적 변천을 하여 현재의 Hotel로 발달한 것이다.

- 관광진흥법 제3조(관광사업의 종류) 1항 2호 관광숙박업 중 가목(嘉木)의 규정에 따르면 호텔업은 "관광객의 숙박에 적합한 시설을 갖추어 관광객에게 제공하거나 숙박에 딸리는 음식 · 운동 · 오락 · 휴양 · 공연 또는 연수에 적합한 시설 등을 함께 갖추어 이를 이용하게 하는 업"이라고 규정하였다.
- 호텔은 일정한 지급능력이 있는 사람에게 객실과 식음료를 제공할 수 있는 시설을 갖추고, 예의가 바른 종사원이 조직적으로 서비스 용역을 제공하여 그 요금을 받는 사업체라고 정의된다.

호텔의 조직은 일반적으로 서비스 부문은 Line 조직, 관리 부문은 Staff 조직으로 구성하는데 호텔의 규모나 성격에 따라 달라질 수 있다. 호텔 조직을 부분화하고 지배인 제도에 따른 조직, 판매, 기획부서를 강화시키고 작업을 표준화하여 책임제를 확립하고 보고제도를 확립해야 한다.

1) 객실 부문 서비스

호텔에 숙박을 하기 위하여 찾아오는 도착객(Arriving Guest)을 제일 먼지 집객하는 곳이며, 고객의 숙박 기간 중의 안내소(Information Center)역할을 하고, 고객이 호텔을 출발할 때에 마지막으로 송영하는 호텔 창구의 역할을 하므로서 객실부문 서비스는 지배인 또는 부지배인에게 직접 책임이 있으며 3가지 부문으로 형성되어 있다.[40)]

① 현관 · 객실 부문(Front Office) : 현관 · 객실 부문은 제일 먼저 호텔에 들어오는 고객과의 접촉점이 이루어지는 최초의 지역이며, 이곳에서부터 고객의 기대 서비스와 인지

〈표 3-2〉 현관 · 객실부문의 세부적 직무내용

직무내용	설 명
고객을 영접한다.	현관 · 객실 직원은 고객을 영접한다.
객실을 지정한다.	현관 · 객실 직원은 객실을 지정한다.
객실의 키(key) 및 우편물을 취급한다.	현관 · 객실 직원은 객실의 키(Key) 및 우편물을 취급한다.
정보의 제공 및 고객 불평의 해소와 안내를 한다.	현관 · 객실 직원은 정보의 제공 및 고객 불평의 해소와 안내를 한다.
모든 요금을 계산한다.	현관 · 객실 직원은 모든 요금의 계산을 도와준다.
체크 아웃을 처리한다.	현관 · 객실 직원은 체크 아웃을 도와준다.

40) 객실 부분 서비스 : 관광상품 개발 실무, 변상록, 교육인적자원부 지원교재, 2003, 변상록, 관광학 변상록, 내부강의록, 2012.

서비스가 비교되어 고객 만족으로 전환되는 중요한 공간이다. 현관·객실 부문의 세부적 직무 내용은 〈표 3-2〉과 같다.

② 현관 서비스(Front Service) : 호텔에 제일 먼저 들어오는 고객을 영접하는 부서로서 〈표 3-3〉과 같이 고객의 차량과 수하물 및 호텔 내부로 진입하는 동선에 따라 각종 서비스가 제공되는 곳이다.

> • 고객에게 제공되는 서비스의 내용 : 호텔에 대한 각종 정보제공, 객실 배정, 체크인 및 체크아웃, 객실 예약 등으로 이루어지는 데 등록(Registration), 정보제공(Concierge & Information) 및 정산(Cashier) 등의 서비스가 제공된다.

〈표 3-3〉 현관 서비스의 세부적 직무내용

직무 내용	설 명
현관 에서 영접을 한다.	현관 서비스 직원은 현관에서 영접을 한다.
수하물을 신속히 처리한다.	현관 서비스 직원은 수하물을 신속히 처리한다.
객실의 체크인 및 에스코트를 한다.	현관 서비스 직원은 객실의 체크인 및 에스코트를 한다.
객실의 안내를 한다.	현관 서비스 직원은 객실의 안내를 한다.
정보 요청에 대한 신속한 처리를 한다.	현관 서비스 직원은 정보 요청에 대한 신속한 처리를 한다.

③ 객실 관리 부문(House Keeping Dept.) : 객실정비의 보수 및 청결 상태를 유지하여 판매할 수 있도록 상품화하는 곳이다. 즉 방을 생산하는 곳이다. 객실 관리의 세부적 직무 내용은 〈표 3-4〉와 같다.

> • 객실 관리는 객실의 재산관리, 유지, 정비, 고객물 세탁, 린넨 업무, 유니폼 업무, 청결 관리 등 다방면의 성격을 가지고 있어 상하 관계 및 관련 부서 업무협조체제 구축에 의한 신속, 정확한 개개인에 대한 업무의 완료와 보고로 객실 관리의 전 업무가 통제·수행되는 것이다.
> • 호텔의 재산관리와 비용 절감을 위해서 노력하여야 하며, 고급화된 객실상품의 생산에 주력하여야 한다.

〈표 3-4〉 객실관리부문의 세부적 직무내용

직무 내용	설 명
객실 내 고객의 불편 유무를 확인한다.	객실 관리직원은 객실 내 고객의 불편 유무를 확인한다.
객실 청결 유지 및 정돈을 한다.	객실 관리직원은 객실청결 유지 및 정돈을 한다.
공유면적(public room) 및 복도 청결을 유지한다.	객실 관리직원은 공유면적(Public Room) 및 복도 청결을 유지한다.
객실 및 공유면적의 위생 상태를 유지한다.	객실 관리직원은 객실 및 공유면적의 위생 상태를 유지한다.
고객의 객실 기록을 유지한다.	객실 관리직원은 고객의 객실 기록을 유지한다.

2) 식음료 부문 서비스

고객의 호텔 만족도 품질평가에서 가장 중요한 요소 중 하나는 호텔의 식음료 제공 서비스이며, 고객들에 기대 서비스보다 인지 서비스의 수준을 높여야만 호텔의 품질 서비스를 인정받을 수 있다.

- 식음료 업장 : 고객에게 항상 쾌적한 환경에서 음식과 음료를 취하고, 기타 안정도는 마음으로 피로 해소와 원기 및 기력을 회복 받고 그 대가를 지불하는 장소인 것이다.[41]
- 식음료 업장의 안락한 분위기, 맛과 멋, 위생, 친절도, 동선에 따른 서비스 제공수준 등이 기본이 되는 곳이다.

① 식당 부문(Food & Restaurant Dept.) : 식당은 영리를 목적으로 운영되며, 객석을 갖추어 놓고 고객을 위해 음식과 음료를 제공하는 설비를 갖추고 있어야 하며, 고객의 다양한 욕구를 충족시킬 수 있는 인적 · 물적 서비스가 제공되는 장소이다.

- 식당 : 고객에게 다양한 음식(한식, 일식, 양식, 중식, 뷔페, 등)이 제공되는 서비스이다.

② 주장 부문(Beverage Dept.) : 고객에게 알코올성 음료와 비알코올성 음료 등을 제공하는 서비스 장소이다.

- 호텔에서의 주장부문을 서비스해주는 장소 : 메인바, 로비라운지, 회원전용 라운지, 나이트클럽, 커피숍, 식당 등이 있으며 고객에게 다양한 음료가 제공되는 서비스이다.

③ 연회 부문(Banquet Dept.) : 연회는 각종 이벤트나 리셉션과 같은 모든 행사를 주관하는 업무이다.

- 연회 : 예식 관련 웨딩업, 축하 파티, 국제 컨벤션, 박람회 각종 회의나 세미나, 심포지엄, 컨퍼런스, 전시회 등 다양한 형태로 운영되고 있다.
- 연회 : 다양한 이벤트를 유치하고, 외부 출장연회에도 진출하였는데, 그 중에서 호텔이 가장 급속하게 성장하고 고객에게 서비스를 제공하고 있다.

3) 기타 부문 서비스

기타 부문 서비스에는 관리 부문(Management and Executive Dept.)과 판촉 마케팅 부문(Sales & Marketing Dept.)이 있다.

① 관리 부문 : 고객에게 직간접적으로 서비스가 제공되는 호텔영업을 통제 · 조정하는 모든 부서이다.

---

41) 식음료 부문 서비스 : 관광학, 변상록, 강의록에서 인용, 2012.

• 일반적으로 회원 관리 부서, 경리부서, 총무, 인사, 기획, 심사, 재무, 마케팅, 전산, 시설 등으로 구성되어 있다.

② 판촉 마케팅 부문 : 호텔의 상품과 이미지를 기획하여 판매하고 매출 증진을 위해 전문적 연구, 시장조사, 고객 동태조사, 광고 등 이러한 것을 통해 공세적 판매 활동을 하는 부문이다.

• 국내시장과 해외시장을 연계하여 다양한 시장을 공략하고, 고객에게 다양하고 신속한 서비스를 제공하기 위하여 다양한 방법의 전략을 도출해 내는 곳이다.

3. 항공운송 서비스

항공운송 서비스는 예약 서비스, 발권 서비스, 탑승 서비스, 기내 서비스, 기타 부문 서비스가 있다.[42]

1) 예약 서비스

항공운송 서비스의 첫 접점 지점인 예약 서비스는 정확하고 신속한 서비스가 이루어져야 한다.

① 예약업무의 착오를 발생시키지 않기 위해서는 예약직원에게 전화응대 요령을 숙지시켜야 하며, 관련 부서로 연결하는 요령과 연락요청을 숙지시켜야 한다. 개인 예약 접수 시 단계는 [그림 3-7]과 같다.

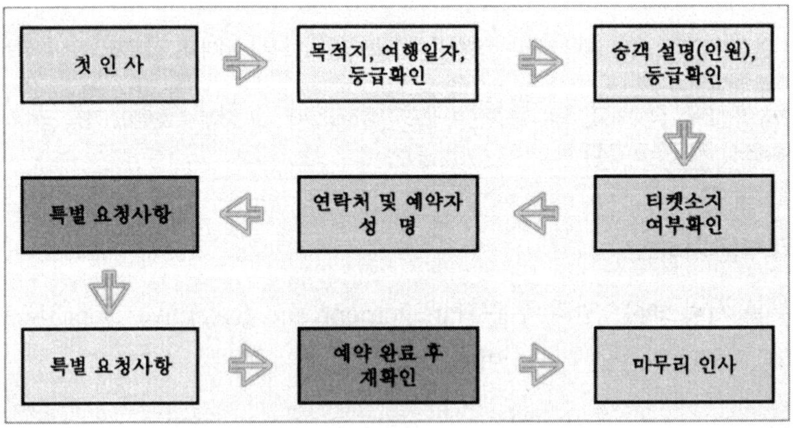

[그림 3-7] 예약 서비스의 순서

42) 항공운송 서비스 : 관광 서비스, 김성혁, pp.305~340, 2001.

② 단체여객 요령 또한 개인 예약 접수단계와 거의 같은 요령으로 예약 서비스를 제공한다.
③ 예약 시 특별한 조치 · 보호 및 주의가 필요한 승객(VIP, 환자, 미동반 어린이, 임산부, 맹인, 선원, 노인 등)의 경우 그 사실을 먼저 고지해야 한다.
④ 항공사는 적절한 조치를 취하며 고객들에게 안전하고 편안한 여행을 할 수 있도록 서비스를 제공해야 한다.

2) 발권 서비스

발권 카운터에서는 승객과 항공사 직원이 첫 대면을 하는 장소이다.

① 개인 간의 관계에 있어서 첫인상이 중요하다.
② 발권 카운터에서 승객에게 항공사에 대한 좋은 이미지를 오래도록 갖게 만드는 것이다.
③ 승객에게 좋은 이미지를 보이기 위해서 카운터에 있는 직원들은 항상 단정한 복장과 친절한 자세를 갖추고 있어야 한다.
④ 발권 서비스의 단계는 [그림 3-8]과 같다.

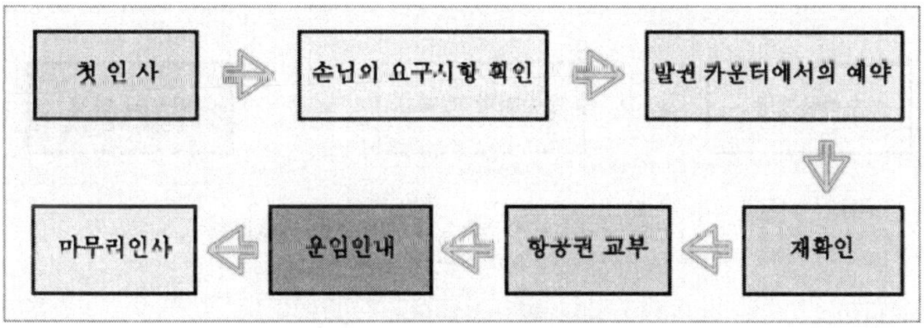

[그림 3-8] 발권 서비스의 순서

3) 탑승 서비스

탑승 수속장은 고객과 첫 대면이 이루어지는 곳이다.

① 탑승 수속장에 있는 직원들은 용모, 복장, 태도에 특별히 신경을 써야 하며, 승객에게 공손한 태도와 언어를 사용해서 승객에게 불쾌감을 주는 일이 없도록 하여야 한다.
② 업무 개시 전 준비사항은 〈표 3-5〉와 같다.

〈표 3-5〉 탑승 서비스 업무개시 전 준비사항

직무 내용	설 명
항공기의 운항상황 및 승객 예약상황을 점검한다.	가이드가 항공기의 운항상황 및 승객 예약을 점검한다.
관련 전문 점검을 한다.	가이드가 관련 전문 점검을 한다.
용모 및 복장상태의 점검을 한다.	가이드가 용모 및 복장 상태의 점검을 한다.
카운터 장비 및 작업장의 환경을 점검한다.	가이드가 카운터 장비 및 작업장의 환경을 점검한다.
공손한 자세를 유지해야 한다.	가이드는 공손한 자세를 유지해야 한다.

③ 탑승 수속시 서비스 단계는 [그림 3-9]와 같다.

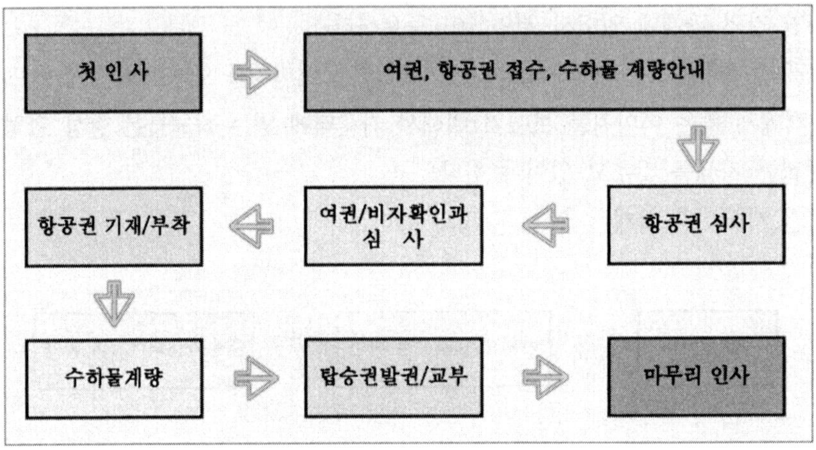

[그림 3-9] 탑승 수속시 서비스의 순서

4) 기내 서비스

항공사에서 항공기 내를 Cabin 또는 객실 서비스라고 하지만 관광객의 입장은 기내 서비스라고 하고, 쾌적하게 이동할 수 있도록 기내에서 각종 서비스를 제공하는 사람이다. 보통 여성은 스튜어디스라고 하며, 남성은 스튜어드라 한다.

- 비행기 탑승 전부터 비행기가 이륙 후 다시 착륙하기까지 항공기 객실 승무원들이 하는 일은 기내의 각 설비설명, 비행 관련 주의사항 전달, 통과지점 및 비행상황설명, 식사 및 음료수 서비스, 응급 시 승객의 안전지도 및 비상탈출돕기 등이다.

① 기내에 탑승하기 전에 보통 객실 사무장 주재로 브리핑을 하고, 업무분담, 용모 및 필수 휴대품 점검, 유의사항 및 신규 업무 지식 등에 관한 지시사항을 전달하고, 기내에 탑승하여 기장의 주관하에 목적지, 비행시간, 항로 및 기상 조건, 기타 유의사항 등에 대

해 듣는다. 기내 승무원이 하는 일은 〈표 3-6〉과 같다.

- 출발 전 승객보다 먼저 탑승하여 비상 장비 및 기내시설의 이상 유무, 기내 용품의 수량 및 탑재 여부, 의료장비, 기내의 청결 상태 등을 포함한 객실 서비스에 관한 제반 사항을 확인하고 준비한다.
- 객실 사무장이 각 구역에 이상이 없는지 최종적으로 확인하고 탑승 지시를 내리면 승객의 탑승이 시작된다.
- 승무원은 탑승객이 제시하는 탑승권을 확인하여 좌석을 안내한다.
- 탑승이 완료되면 승객의 안전벨트 착용 여부, 이동 물품의 고정 여부 등을 확인하고, 안전 벨트, 구명복, 산소마스크, 비상탈출구의 사용법 등에 대한 시범을 보인다.
- 비행기가 이륙하면 승객에게 식사 및 음료, 헤드폰 등을 제공하며, 기내 면세품을 판매하기도 하고, 이 외에 환자나 도움이 필요한 승객을 보살피는 데 신경을 써야 한다.
- 해외 비행의 경우 여행지 입국 수속에 필요한 서류나 세관신고서 등의 작성 방법을 설명해주기도 한다.
- 비행기가 목적지 공항에 가까워지면 이동 물품을 고정하고 승객의 좌석벨트 착용 여부를 확인하는 등 착륙 전 기내점검을 한다.
- 비행기가 착륙하면 승객들이 내리는 것을 도와주고, 객실 상태나 승객의 물품 분실 여부 등을 점검한 후 입항에 필요한 서류를 준비한다.
- 비상사태 발생시 안내방송을 통해 승객들을 안심시키며, 비상 탈출 설비가동 등 필요한 조치를 취한다.
- 비상착륙 시에는 승객들을 신속하고 안전하게 탈출시키는 일도 중요한 업무 중의 하나이다.

〈표 3-6〉 기내 승무원이 하는 일

직무 내용	설 명
비행 중 유의사항을 전달하다	승무원이 비행 중 유의사항을 설명한다.
비상 장비 설명을 해야 한다.	승무원이 비상 장비 사용법을 설명을 한다.
음식 서비스 안내를 해야 한다.	승무원이 음식 서비스 안내를 한다.
기내 영화 및 음악 안내 서비스를 해야 한다.	승무원이 기내 영화 및 음악 안내 서비스를 한다.
기내 면세품 판매 서비스를 해야 한다.	승무원은 기내 면세품 판매 서비스를 한다.

② 기내편의 서비스는 〈표 3-7〉과 같다. 비행기가 이륙하면 승객에게 식사 및 음료, 헤드폰 등을 제공하며 기내 면세품을 판매하기도 한다.

- 환자나 도움이 필요한 승객을 보살피는 데 신경을 써야 한다.
- 해외 비행의 경우 여행지 입국 수속에 필요한 서류나 세관신고서 등의 작성 방법을 설명해주기도 한다.

〈표 3-7〉 기내편의 서비스

직무 내용	설 명
이어폰을 제공하는 서비스이다.	승무원은 이어폰 제공하는 서비스를 한다.
음료수 및 식사 서비스가 있다.	승무원은 음료수 및 식사 서비스를 한다.

직무 내용	설 명
신문과 잡지 서비스가 제공된다.	승무원은 신문과 잡지 서비스를 한다.
필기도구, 영화, 음악, 어린이 유아 응대 서비스를 제공한다.	승무원은 필기도구, 영화, 음악, 어린이 유아 응대 서비스를 한다.
의약품, 응급치료 서비스를 제공한다.	승무원은 의약품, 응급치료 서비스를 한다.
고객 불편을 해결 해주는 서비스를 제공한다.	승무원은 고객 불편을 해결 해주는 서비스를 한다.

③ 항공기가 목적지에 가까워지면 탑승객의 입국에 필요한 서류작성을 위한 서비스를 제공한다.

4. 식음료 서비스

Food Service Industry는 식당 부문에서 Eating-out Industry는 서비스를 제공하는데, 인간이 외식 수요를 충족시키기 위하여 가정 이외의 장소에서 요리나 음료수를 제공하고 대가를 받아들이는 서비스이고, 산업의 목적은 손님에게 요리·음료를 제공하고 부수되는 인적 서비스와 실내 분위기를 제공하는 것이다.[43]

1) 고객 영접과 서비스

식당에서 업장 지배인이나 웨이트리스가 고객을 영접하고 식탁으로 안내하는 서비스를 하게 된다.

- 고객이 식당으로 입장하게 되면 안내담당자가 입구에서 예의 바른 자세로 고객을 영접하게 된다.
- 웨이트리스 : 고객의 형편을 잘 파악하고 고객에게 체면, 기분, 경제 사정 등에 맞는 요리를 주문하도록 권유하는 기술을 갖추고 있어야 하고, 주문 후 식사 중 고급 서비스의 제공과 식사 후 환송 단계까지 수준 높은 고객 만족 서비스를 제공하여야 한다.

2) 연회 서비스

연회를 호텔이나 식장에서 개최하면 호텔이나 식장을 선전하는 좋은 기회가 되고, 참석자 전원에게 인상적인 대접을 하고 서비스의 우수함을 알려서 장래에 손님들에게 좋은 이미지를 남겨야 한다.

---

43) 식음료 서비스 : 관광 서비스, 김성혁, pp.264~269, 2001.

• 연회 준비 : 연회의 목적, 참석자의 연령층, 인원수, 인물 구성 등을 살펴서 요리를 준비하고 식탁 배열 등에 세심한 주의를 기울어야 한다.
• 연회 : 디너 파티(Dinner Party)와 뷔페 파티(Buffet Party), 칵테일 파티(Cocktail Party), 무도회(Dance Party), 정원 파티(Garden Party) 등 여러 종류가 있다.

3) 주장 서비스

주장은 식품위생법상 일반음식점, 유흥주점업의 영업허가를 받은 자로서 관광객의 이용에 적합한 시설을 갖추고 음식과 주류를 제공하는 업이다.

• 주장 : 고객에게 휴식과 즐거움을 제공하여야 하는 장소이며, 고객들의 오감을 자극하여 충분히 만족할 수 있도록 서비스를 제공하는 곳이며, 고객들에게 식사나 술을 제공하고 고객들이 쇼를 구경하든가 이야기를 나누는 장소이기도 하다.
• 주장 서비스 : 주로 와인 서비스, 칵테일 서비스, 전통주(토속주) 판매 서비스로 대별 되어 간다.

5. 육상운송 서비스

육상운송 서비스에는 철도운송, 버스운송, 렌터카 서비스가 있다.[44]

1) 철도운송 서비스

여객 및 화물에 대하여 일정 구간, 일정 차량, 일정한 운임 및 요금하에 정해진 발차 시각에 제공되는 수송력, 즉 열차에 의한 운송 서비스가 구체적인 서비스 상품을 철도운송 서비스라고 한다(그림 3-10).

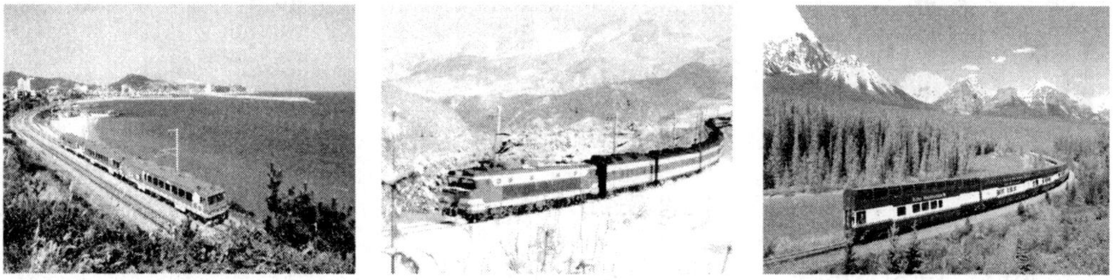

(a) 해변을 따라 가는 철도여행 (b) 겨울경치를 보는 철도여행 (c) 자연경치를 즐길 수 있는 철도여행

[그림 3-10] 철도운송 서비스

44) 육상운송 서비스 : 관광 서비스, 김성혁, pp.343~369, 2001.

① 철도운송 서비스는 상품을 판매하는 것이 아니라 좋은 이미지를 판매하는 것이기 때문에 철도에 대한 고객의 이미지는 접객종사원의 태도 여하에 따라 좌우되기 때문에 항상 접객종사원은 단정한 복장, 친절함과 예절을 유지하고 있어야 한다.

② 철도운송 서비스는 〈표 3-8〉과 같다.

〈표 3-8〉 철도운송 서비스

직무 내용	설 명
프런트 서비스가 제공된다.	가이드가 프런트 서비스를 한다.
접객 과정의 서비스가 제공된다.	여객전무가 접객 과정의 서비스를 한다.
전화응대 서비스가 제공된다.	여객전무가 전화응대 서비스를 한다.
안내방송 서비스가 제공된다.	여객전무가 안내방송 서비스를 한다.
운송 중 접객종사원의 응대 태도가 있다.	여객전무가 운송 중 접객 종사원의 응대를 한다.

2) 버스운송 서비스

관광사업에 있어 버스운송 서비스는 중요한 역할을 담당하고 있다(그림 3-11).

① 관광객들은 편안하게 여행을 하기 위해 버스를 많이 이용하고, 관광객들이 버스를 이용하는 이유는 버스는 상대적으로 저렴한 대중교통 수단이기 때문이다.

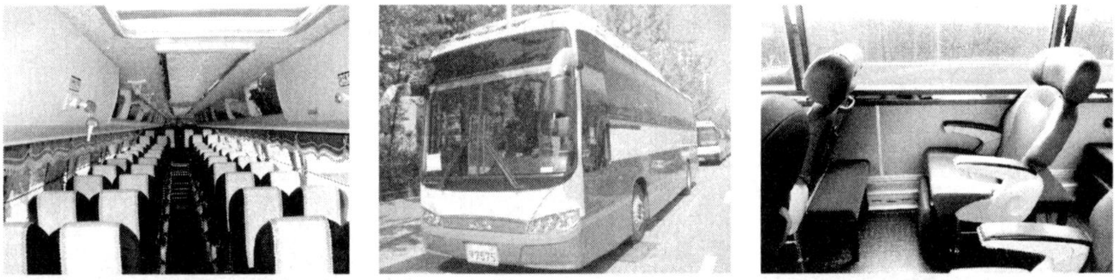

(a) 전세버스의 내부모습 (b) 전세버스의 외관 (c) 고급 전세버스의 좌석

[그림 3-11] 전세 관광버스

② 버스 관광의 서비스 형태로는 다음과 같다(그림 3-12).

㉠ 전세 관광에 대한 서비스 형태가 있다. 전세 관광버스는 관광버스를 적게는 하루 많게는 일주일 정도 전세를 내서 그 버스를 타고 여행을 하는 버스이다.

㉡ 동반 관광에 대한 서비스 형태가 있다. 동반 관광버스는 부부나 커플, 친구 등 같이

여행을 할 때 그 사람들만 타는 버스이다.

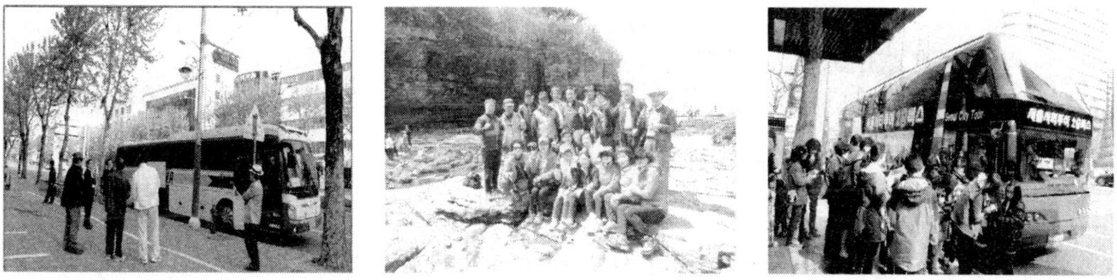

(a) 친구들끼리 같이 여행가기 위해 모인 모습 (b) 부부동반으로 여행가는 모습 (c) 가족끼리 여행가는 모습

[그림 3-12] 동반 관광버스

㉢ 도시 패키지 관광에 대한 서비스 형태가 있다(그림 3-13). 도시 패키지 관광버스는 도시를 정해놓고 그 도시의 유적이나 유명한 거리를 순회하는 버스이다.

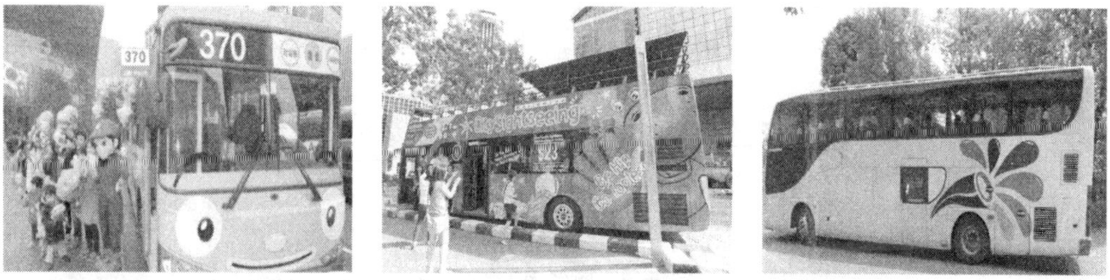

(a) 한국의 유명한 거리를 도는 버스 (b) 싱가포르의 유명한 거리를 도는 버스 (c) 태국 도시의 유명한 거리를 도는 버스

[그림 3-13] 도시 패키지 관광버스

3) 시티 투어에 대한 서비스 형태

유명 관광명소를 하나로 모아 운행하는 셔틀버스 타입의 투어버스로 일정 간격으로 순환 운행한다(그림 3-14).

- 하루 종일 이용할 수 있는 티켓 한 장으로 내리고 싶은 장소에 하차하여 자유롭게 관광한 후 버스 시간에 맞춰 다시 버스를 타고 여정을 계속 즐길 수 있다.
- 서울시티투어버스 : 서울 시내 주요 관광명소를 둘러보는 시티 코스(도심 순환 코스, 서울 파노라마 코스, 야간코스)와 주요 전통시장을 둘러보는 전통문화 코스, 강남구의 주요 관광명소를 순회하는 강남 시티투어 버스로 나누며, 이 버스는 각 지역 도시의 유명한 곳을 다니는 버스이다.

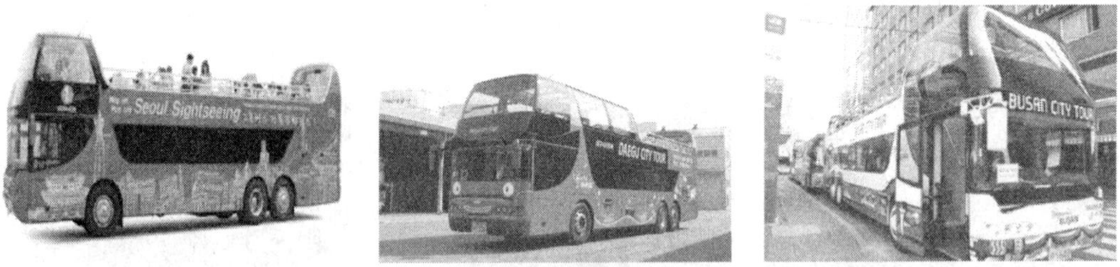

(a) 서울 시티투어버스 (b) 대구 시티투어버스 (c) 부산 시티투어버스

[그림 3-14] 시티 투어버스 운송 서비스

4) 렌터카 서비스

여행자가 이용 가능한 모든 형태의 교통수단과 결합하는 형태를 취하고 있는 것을 렌터카 사업(자동차 대여업)이라 한다(그림 3-15).

- 렌터카 사업 : 여행자 자신의 일정을 완전하게 조정할 수 있다는 점에서 다른 교통수단과는 다르다.
- 일반 관광객들은 대중교통수단으로 접근하기 힘든 먼 지역을 포함하는데 렌터카를 이용하고 있다.
- 렌터카를 이용하는 사람들은 편리성을 가장 추구한다.

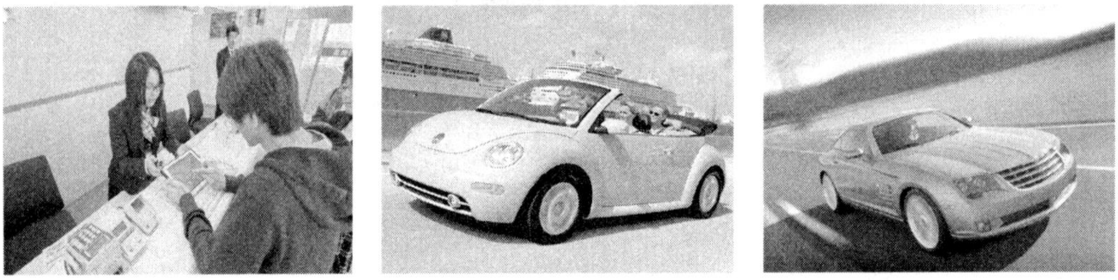

(a) 렌터카를 빌리는 모습 (b) 친구들과 렌터카를 타고 여행 (c) 렌터카를 타고 여행하는 모습

[그림 3-15] 렌터카 서비스

6. 해상운송 서비스

사회 통념상 배라고 인정되는 것, 즉 수상 또는 수중에서 항해에 제공되는 일정한 구조를 가진 것이다(그림 3-16).

- 넓게는 물 위의 교통기관이지만, 단순히 목재나 대나무 등을 엮어 묶은 것은 뗏목이라 하여 구별한다.
- 길이가 짧은 수 [m]의 소형선은 주(舟) · 정(艇) · 단정(端艇) 등이라 하고, 그보다 더 큰 것은 배 · 선박이라 한다.
- 박(舶)이라는 글자는 거선이다.
- 유형자산의 일종으로 선박 계정에는 사람이나 화물의 해상운송을 목적으로 하는 선박과 수상 운반구를 포함하여 계상하며, 선박은 목선, 철선, 강선 등으로 구분한다.

• 선박 등을 이용하여 해상에서 사람이나 물건을 실어 나르는 것으로 해운이며 하천이나 호수 등을 이용하는 수운과는 구별된다.[45]

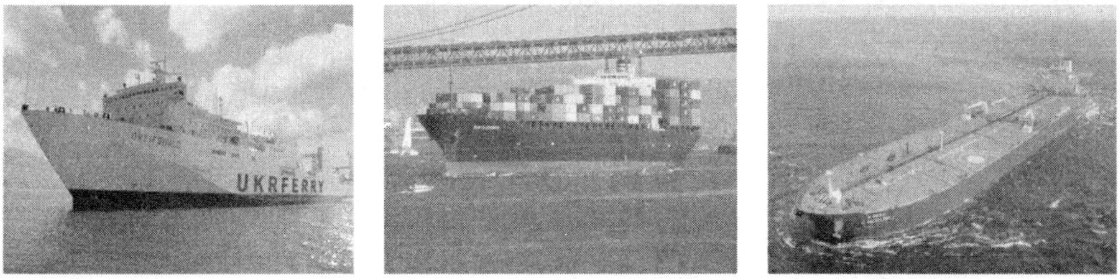

(a) 여객과 화물을 같이 운반하는 배 (b) 컨테이너 박스를 운반하는 배 (c) 기름을 운반하는 배

[그림 3-16] 해상운송 서비스

1) 유람선 여행 서비스

유람선 산업은 관광에 있어서 가장 놀랍게 성장하고 있는 산업이다(그림 3-17).

• 유람선 여행 : 세계 도처의 대양과 수로를 눈으로 볼 수가 있어서 유람선 여행은 가장 매력 있는 여행으로 널리 알려져 있다.
• 선박의 크기도 2,000명 이상 수천명까지 태울 수 있는 호화로운 쾌속선에서부터 요트에 이르기까지 매우 다양하다.

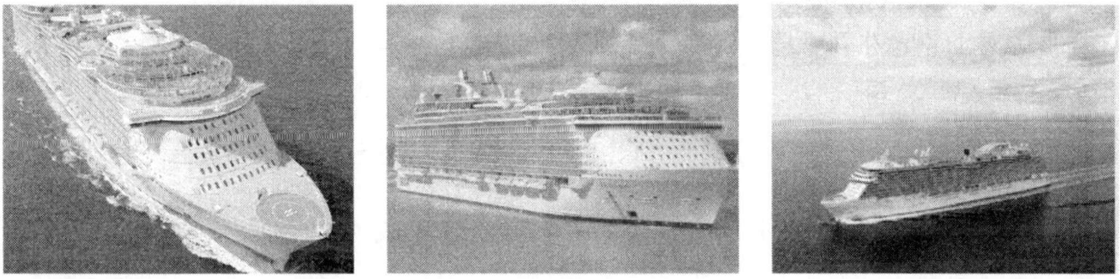

(a) 얼루어호 (b) 오아시스호 (c) 리갈 프린세스호

[그림 3-17] 유람선 여행 서비스

2) 크루즈 여행 서비스

페리의 확장형[46]으로 배 안에서 먹고 자며 생활하다가 주요 기항지에 정박하면 내려서 구경하고 다시 배에 오르는 형식으로 여행하는 데에 이용된다(그림 3-18).

45) 해상운송 서비스 : 관광 서비스, 김성혁, pp.377~384, 2001.
46) 페리의 확장형 : 페리가 고급화되면서 생겨난 여행풍토인 유람에 맞추어 나타난 형태의 배이며 교통수단으로서의 장거리 수요는 사실상 항공기가 맡게 되면서 현대에 들어서는 외양 횡단을 할 수 있는 여객선 특히 4만 톤 이상의 초대형 여객선은 거의 다 크루즈의 형태로만 남은 상태이다.

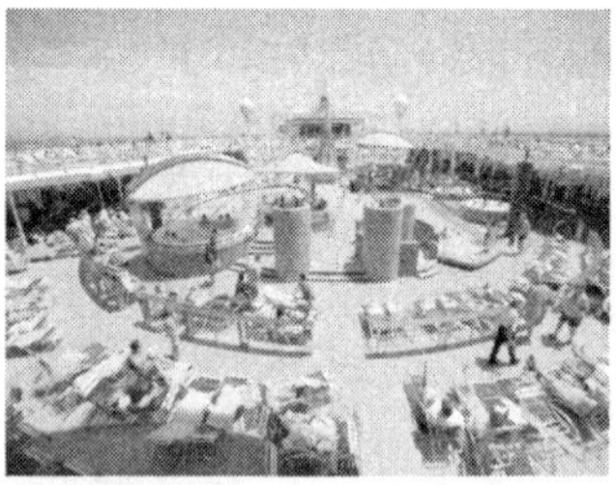
(a) 선상에서 휴식을 취하고 있는 사람들

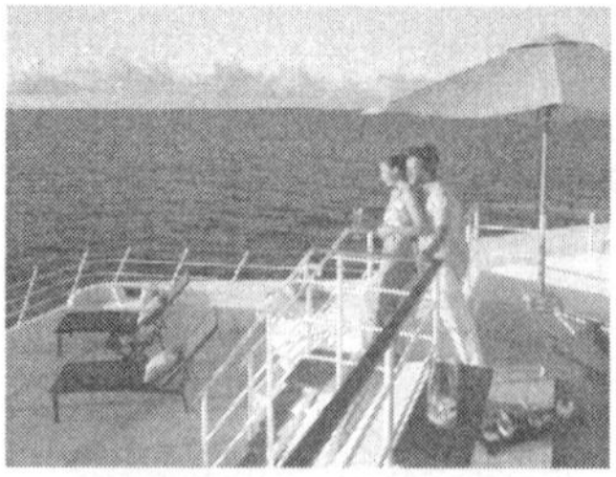
(b) 선상에서 바다를 보고 있는 커플

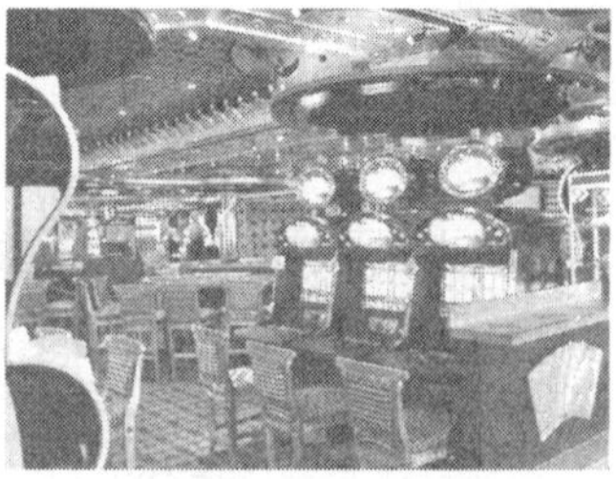
(c) 선박 내 카지노 시설

[그림 3-18] 해상운송 서비스

① 체급은 세계 유람이 가능한 수준이 많으나 각종 관광상품과 결합하기 위해 특정 구간(지중해 순환, 한국→중국 노선[47] 등)만 오가는 방식으로 운행하는 것이 가장 일반적이고, 일부 크루즈는 세계 유람을 하기도 한다.

② 기본적인 패턴은 승선→다음날 아침 1차 정박→(정박지 부근 투어)→(밤에 출항)→다음날 아침 2차 기항지→…기항지에서 진행하는 투어를 병행하는 경우가 많다.

③ 크루즈 여행 서비스는 〈표 3-9〉와 같다.

〈표 3-9〉 크루즈 여행 서비스

직무 내용	설 명
예약, 티켓, 정산 서비스가 제공된다.	승무원이 예약, 티켓, 정산 서비스를 한다.
선내 여행 중 서비스가 제공된다.	선내 승무원이 선내 여행 중 서비스를 한다.
승선 및 하선 서비스가 제공된다.	선내 승무원이 승선 및 하선 서비스를 한다.

④ 크루즈의 종류에는 오션 크루즈, 레저 크루즈, 강 크루즈, 차타 크루즈 등이다(그림 3-19).

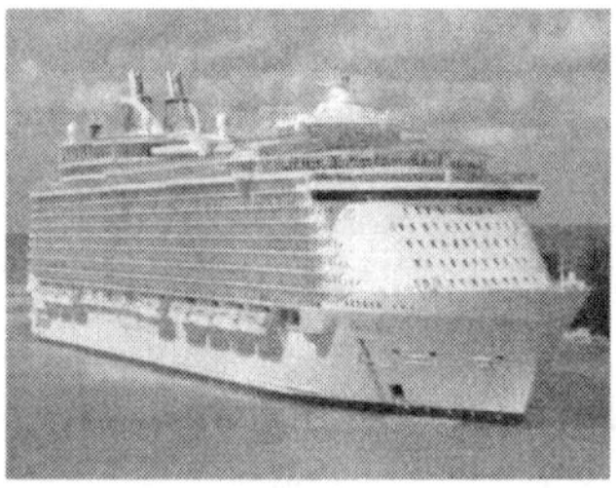
(a) 세계 최대 크루즈선

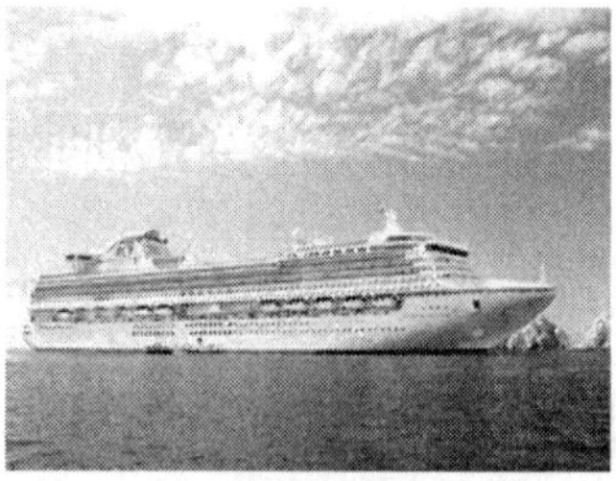
(b) 프린세스쿠르즈

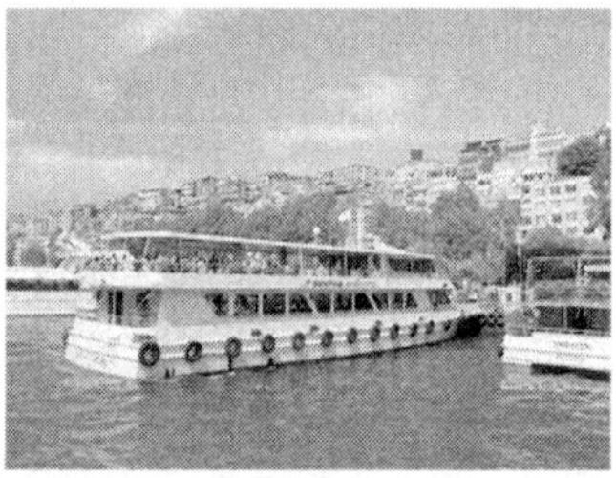
(c) 터키 이스탄불 보스포러즈 해협

[그림 3-19] 크루즈의 종류

47) 노선 : 2013년 2월 기준으로 인천-상해 3박 4일짜리 왕복편(갈 때는 크루즈, 올때는 항공편)이 1인당 100만원에 육박한다(바다가 보이는 객실기준).

제4장
관광활동의 이해

관광활동은 강한 위락 적인 요소와 함께 일련의 소비활동에서 비롯된 복합적인 현상이다.

01 관광활동의 정의

관광자의 소비활동에 의해 생산되는 각종 관광사업의 이윤을 경제적 효과라고 한다.[48]

1. 관광활동의 소비적 측면

관광자의 행동 자체가 곧 소비활동이며, 소비는 관광활동 과정에서 경제적 행위로 이어져 관광목적지 등에 금전의 이동을 가져다준다.

- 관광자의 의사결정은 관광욕구 인식, 관광정보의 수집과 탐색 및 대안 평가, 관광상품구매, 관광 준비, 관광참여 및 활동, 관광 경험 후 평가의 단계로 이루어진다.

① 관광욕구 인식 : 관광자가 어떠한 원인에 의하여 관광에 참여하게 되었는지를 파악하는 것으로 관광동기 이전의 상태이며, 이를 파악함으로써 관광상품 공급자는 관광상품기획에 대한 아이디어 및 동기를 얻을 수 있다.

- 관광동기는 관광자의 관광활동을 일으키는 중요한 요인이며, 관광동기와 그 속성에 대한 연구는 관광자들의 관광습관 목적지 결정은 물론 그들의 미래 관광패턴을 예견하는데 중요한 판단이 된다.

② 관광정보의 수집과 탐색 및 대안평가 : 관광정보의 수집과 탐색한 관광정보를 수집하고 어느 상품이 좋은지 탐색하는 단계로써 독립적이고 다양한 과정을 거치며, 대안을 평가하기도 한다.

- 대안평가 에 영향을 주는 변수들로는 과거 구매 경험에 대한 만족도, 상표 애호도(Brand Loyalty), 가족, 준거집단 등이 있다.
- 관광상품 구매는 관광자 자신의 기준에서 가장 효율성 있는 상품을 선택하게 되는데, 구매 후 소비까지의 기간이 길다는 특성이 있다.
- 관광자의 관여도(2involvement)가 높을수록 구매 의사결정이 늦어질 수 있다.
  예 크루즈(Cruise), 신혼여행, 오로라 탐험, 의료관광 등을 결정할 때는 의사결정의 과정이 신중해진다.

---

48) 관광활동의 정의 : 관광활동 민족이 장애인의 삶의 질과 행위 의도에 미치는 영향, 박상훈, 세종대학원 석사학위논문, 2011.

③ 관광 준비단계 : 관광자가 관광목적 및 목적지에 대한 문화 및 가장 최신(Updated)의 정보를 얻어 관광 기대와 함께 필요한 여행용품을 구입하는 과정이다.

> • 관광참여 및 활동 단계는 관광자가 관광에 적극적으로 참여하고 활동하는 단계로써, 미지의 기대 속에 내 · 외적인 요인들로 인하여 불평 행동을 겪을 수도 있다.
> • 공급자는 관광자의 불평 행동을 수용하여 최대한 만족하는 상황을 이끌 수 있도록 노력하여 충성고객으로 재탄생시킬 수 있어야 한다.

④ 관광 경험 후 평가단계 : 관광을 마치고 돌아온 관광자의 행동으로써 관광 진행 중에 경험하였던 추억을 회상(Recall)하기도 하고, 불만족 혹은 만족스러운 부분에 대하여 주변 사람들에게 구전(Word-mouth)하게 된다. 관광의 의사결정과정은 [그림 4-1]과 같다.

> • 만족한 고객은 재방문 고객(Return Visitor)이 된다.
> • 관광업체나 해당 관광 지자체는 리서치 등을 통하여 관광자의 구매 후 평가를 확인하고, 항상 만족도 제고와 아울러 관광지를 관광자가 기대 수준 이상의 경험을 간직할 수 있는 곳으로 만들도록 노력해야 한다.

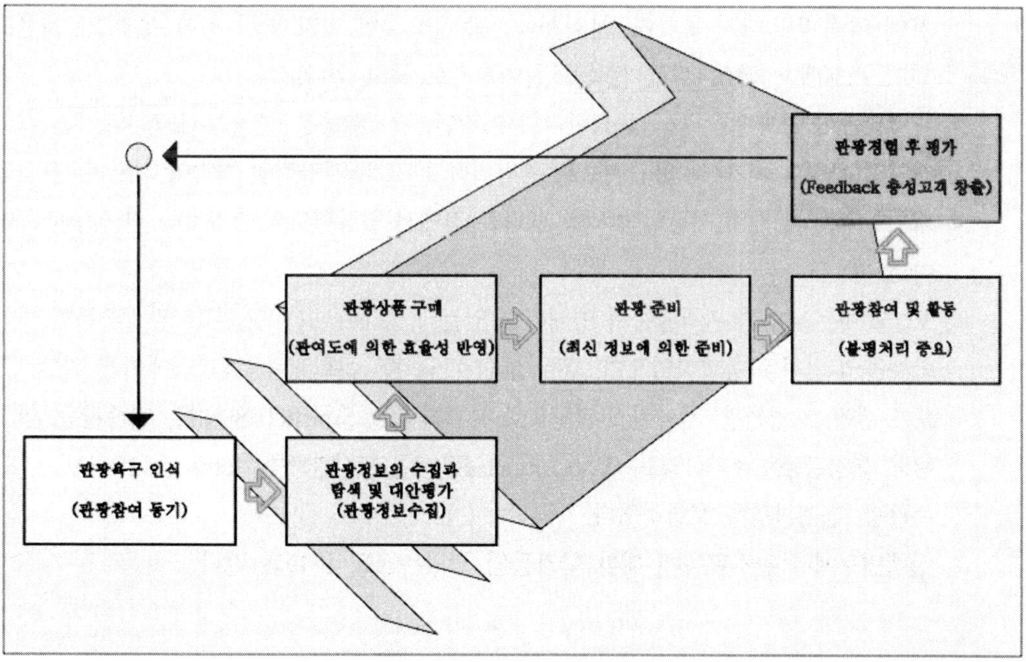

[그림 4-1] 관광자의 의사결정과정

2. 관광활동의 욕구 충족

"사람이 왜, 무엇 때문에 관광을 하는가"라는 문제는 개개인의 행동이며, 또 관광활동의 요인을 규명하는 것은 관광 전체를 이해하는 기초가 된다.49)

① 관광활동은 직장일과 가사일 그리고 자신의 일과 생활에서 일시적으로 벗어나고자 하는 욕구 충족을 그 본질로 하고 있으며, 인간의 삶의 질적 향상, 자기해방, 자기표현, 자아실현, 자기개발, 그리고 건강 및 행복 추구에 효과적으로 기여함은 분명한 현상이다.

• 관광활동에 관심과 연구가 활발하게 진행되고 있는데 많은 여가 · 관광학자들은 관광활동을 레크리에이션, 놀이, 게임, 스포츠와 더불어 여가활동의 한 형태로 보고있다.

② 여가활동은 어떠한 구속성에 벗어나 평화롭고 자유스러운 시간과 마음을 바탕으로 즐거움을 향유하며 스스로가 행할 수 있는 시간의 활동이라 할 수 있다.

③ 우리나라에서 여가에 관심을 갖게 된 것은 불과 10년 남짓으로 여가문화나 여가시간활용에 아직 익숙하지 못하며, 문화체육관광부의 국민 여가 활동 참여 실태조사에서도 단지 스트레스 해소, 피로 회복을 참여동기로 들고 있다.

④ 관광활동이 여가활동 중의 중요한 부분이지만, 관광활동은 실내의 레크리에이션 이나 개인적 관광활동보다는 공간적으로 광범위하고, 또한 시간적인 제약이 적으며, 경제적 행위의 대상이 되며 시장의 범위가 크다는 점에서 일상생활의 여가보다 적극적인 측면이 있다.

⑤ 오늘날에는 다양한 관광활동이 행해지고 있는데, Gartner(1996년)는 관광활동에 대해 학자들의 의견을 종합하였으며, Wahab(1975년)은 문화관광, 레크리에이션 관광, 스포츠 관광, 보양관광, 컨퍼런스 관광으로 분류하였고, Smith(1989년)는 민족관광, 역사관광, 환경관광을 추가하였고, Woodside(1988년)은 도시관광을 Mcintosh(1995년)는 민족관광, 환경관광을 포함하였다.

⑥ 선행연구에서 관광활동에 대한 학자들의 정의는 <표 4-1>과 같다.

49) 관광활동의 욕구 충족 : 관광활동 참여도가 여가만족과 여가 정체성, Wellness 활동에 미치는 영향 관계, 이채도, 경주대학교 대학원 석사학위논문, 2009.

〈표 4-1〉 관광활동에 대한 학자들의 개념적 정의

연구자	관광활동의 개념적 정의
송지순, 엄인숙(2008년)	노인들이 여가시간 동안 행해지는 모든 행위의 유형으로 정의한다.
김광근 등(2003년)	관광활동은 개인의 욕구 충족이나 기대를 자극하는 점에서 가장 중요한 관광활동이다.
이정순(2004년)	성인이 여가시간을 관광활동에 자발적으로 참가하는 것이며, 여가 활동과의 관계에서 관광활동을 시간적, 공간적 범위를 확대한 적극적 여가 활동으로 정의한다.
김정근(1990년)	관광활동이 상호 유사한 내면적 특징을 지니고 있기도 하지만 관광활동유형을 명확하게 분류할 수 있는 일관성 있는 준거가 아직 명확히 규명되어 있지 않기 때문이다.
김광득(1997년)	관광은 개인의 여가 시간 중에 감상, 지식, 체험, 휴양, 참가 및 정신의 고무적 활동을 구하는 기본적 욕구를 충족하기 위한 행위 가운데 일상생활을 떠나서 다른 자연, 문화 등의 환경 아래에서 행하게 되는 행동이다.
안경일(1997년)	관광활동은 행동적인 특징을 가지는데 그 행동에 영향을 주는 외적 환경요소와 개인적 요인의 끊임없는 변화에 따라 관광활동도 수시로 변화한다.
손대현(1996년)	관광은 위락을 목적으로 하는 여행, 사업 활동과 관계되는 여행, 시스템 접근법에 의한 관광 정의, 문화인류학의 관점에서 내려진 관광 정의 등 4가지로 정의한다.
서태양, 차석빈(1995년)	관광활동은 여가 가운데서 여행을 수반한 여가 활동의 일종으로 주로 여가시간 내에서 이루어지고 있다.
Lang(1996년)	관광객들이 추구하는 활동 형태의 다양함을 잘 이해함으로써 시장을 세분화하고, 관광기획자들에게 단순화하고 집약된 활동 그룹을 제공하여 그들의 노력을 집중하여 적절한 상품과 시설을 개발하도록 하며, 여가 · 레크리에이션, 관광행동의 중요한 설성 변수들을 인식하는데 도움을 주는 접근방법이다.
Byant & Morrison(1980년) Hsieh etal.(1992년) Lang(1996년)	관광활동은 가장 중요한 상품을 세분화시킬 수 있는 기준이 될 수 있으며, 여가, 레크리에이션, 관광 연구조사에 광범위하게 적용한다.
종합적 정의	관광활동은 인간 삶의 질적 향상, 자아실현 및 행복 추구, 그리고 건강 유지 및 증진하는 제반 활동이다.

02 관광활동의 특성

관광자의 관광활동이 일반소비자 행동과 본질적으로 다른 것은 아니나, 특수한 측면이 존재한다. 관광 서비스 측면의 무형성, 비 분리성, 이질성, 소멸성이라는 서비스 상품 고유의 특성과 아울러 고객과 서비스 제공자와의 상호작용의 중요성, 특수한 유통경로, 관광 내외적 환경의 중요성, 인적 서비스의 부조화성, 커뮤니케이션의 특성, 품질평가의 즉시성 등 기타 다양한 특성들을 가지고 있다.

- 관광자의 행동은 이러한 관광 서비스의 특성들로 인하여 구매 의사결정과 개인적 영향요인, 환경적 영향요인, 관광 현장에서의 행동반응 측면에서 독특한 특성을 지니고 있다.

1. 관광 만족의 특징

Fridgen(1991년)의 관광 만족은 관광마케팅과 직접 연계될 수 있으며, 만족한 관광객은 관광목적지에 재방문하고자 함으로써 잠재 관광객을 더 많이 발생시킨다.

- 관광자의 행동 : 이러한 관광 서비스의 특성들로 인하여 구매 의사결정과 개인적 영향요인, 환경적 영향요인, 관광 현장에서의 행동반응 측면에서 독특한 특성을 지니고 있다.
- 관광 만족 : 관광활동 및 선택의 결과로 개인이 형성하고 표출하며 혹은 획득하는 궁극적인 지각이나 기분을 나타낸다.
- 개인이 현재 일반적인 관광 경험과 상황에 만족하거나 기뻐하는 정도를 나타내며 이러한 긍정적인 만족감은 개인이 느끼거나 혹은 느끼지 못하는 만족감으로부터 기인한다.

2. 관광 만족의 분류

관광활동의 궁극적인 목적은 관광활동을 하면서 만족감을 얻는 것이다.

- 관광 만족을 Jacob & Ragheb는 크게 심리적 만족, 교육적 만족, 사회적 만족, 기분전환 만족, 생리적 만족, 미적 만족 등 6가지로 분류하였다.
  - 심리적 만족 : 관광객이 여행에서 심리적으로 편안한 느낌을 받음으로써 만족하는 것이다.
  - 교육적 만족 : 관광객이 여행으로 자신이 모르는 것을 배움을 통해 얻는 만족감이다.
  - 사회적 만족 : 관광객이 여행에서 만난 사람들과 의사소통하는 과정에서 얻는 만족감이다.
  - 기분전환 만족 : 관광객이 여행으로 자신의 기분이 긍적적으로 바뀌면서 얻는 만족감이다.
  - 생리적 만족 : 관광객이 여행으로 그 지역의 음식을 먹거나, 지역의 사람들을 만남 으로서 얻는 만족감이다.
  - 미적 만족 : 관광객이 여행으로 그 여행지의 문화 · 예술 작품을 감상하면서 얻는 만족감이다.

3. 관광 만족에 대한 학자들의 정의

관광 만족에 대한 다양한 학자들의 정의 중에서 관광활동 만족의 개념은 만족은 관광활동을 하는 자가 기대했던 관광지와 그 관광지를 직접 방문했을 때의 일치 여부 과정에서 형성되는 관광자의 태도라고 할 수 있다.

① 인간의 기본적인 필요 욕구에 의하여 동기, 목표를 달성하는 정도를 나타내는 복합적인 용어와 개념이다.

② 관광활동에 대한 학자들의 정의는 〈표 4-2〉와 같다.

〈표 4-2〉 관광활동에 대한 학자들의 정의

연구자	관광활동의 학자들의 정의
Stankey(1972년)	방문객들이 달성한 동기와 목적의 정도를 검토한다.
Pizaet et.al.(1979년)	관광객이 관광지에 가졌던 기대와 실제 경험한 상호작용의 결과이다.
Dann(1979년)	기대에 의한 불일치에 대한 경험하는 경우의 감정과 관광 소비 경험에 대해 사전적으로 관광객이 갖는 감정이 복합적으로 야기되는 전체적인 심리상태이다.
Iso-Ahola(1980년)	참여자로서의 행위의 본질적인 보상에 심리적, 혹은 주관적 상태이다.
Lapage(1983년)	관광의 생산성을 적절하게 측정한 것이다.
Brown(1988년)	관광의 생산성을 적절하게 측정한 것이다.
Whipple & Thach (1988년)	관광 서비스와 관광자원에 대한 관광객의 기대와 지각된 성과 간의 차이이다.
Chon(1990년)	관광객의 자아 이미지와 관광목적지 이미지와의 일치 정도이다.
Fridgen(1991년)	관광미게팅과 직접 언계될 수 있으며 만족한 관광객은 관광목적지에 재방문하고자 하고 관광객을 더 많이 발생시킨다.
Lounsbury & Poilk(1992년)	관광객 자신이 관광 경험에 전체에 대해서 사후 이미지를 평가하는 것으로써 전체 경험에 대한 일종의 태도이다.
Crompton & Love (1995년)	위락이나 관광활동이 참여로부터 나타나는 심리적 결과인 관광객의 경험의 질이다.
Otto & Ritchie(1996년)	여가와 관광에 있어 경험의 중요성은 물론 동기와 만족의 관계경로가 중요하다.
박창규, 엄서호(1998년)	관광객이 방문 전 기대와 방문 성과와의 일치 여부 과정에서 형성하는 관광객 태도이다.
Baker & Crompton	기회에 노출된 후에 생성되는 관광객의 정서적 상대인 경험의 질이다.
임정빈(2001년)	관광자의 방문 전 기대와 방문 성과와의 일치 여부 과정에서 형성되는 관광자의 태도이다.

자료 : 관광활동민족이 장애인의 삶의 질과 행위 의도에 미치는 영향, 세종대학원 석사, 박상훈

③ 관광활동의 특성은 〈표 4-3〉과 같다.

〈표 4-3〉 관광활동의 특성

연구자	관광활동의 특성
Kaplan(1971년)	관광활동의 가치지향에 따라 관광의 유형을 가치지향형인 사교활동과 단체활동, 규율과 전통을 중시하는 게임과 예술, 행동 지향성을 강조하는 이동 활동과 비이동 활동으로 구분한다.
Wahab(1975)	문화관광, 레크리에이션 관광, 스포츠 관광, 보양 관광, 컨퍼런스 관광으로 분류한다.
Iso-Ahola(1980년)	관광활동을 스포츠 활동, 사회활동, 공작 활동 등으로 분류한다.
Smith(1989년)	일반적인 관광에서 민족관광, 역사 관광, 환경관광을 추가한다.
Kelly & Godbey	레저 활동의 형태로서 점점 우리 대중문화의 한 부분을 형성하고 있으며, 경제적인 측면에서 국가별, 지역별 거대산업이 되고 있다.
Eperson(1997년)	관광활동 참여유형에 따라 관광활동(영화, 전시회, 음악회 관람, 역사 · 문화자원 관광, 외식, 유흥 등), 야외행락, 오락(박람회, 놀이동산 등), 참여 활동(골프, 테니스, 스키, 야영, 볼링), 장비 이용, 스포츠 활동(보링, 사이클링, 자동차 야영), 휴양활동(휴양지, 별장 등의 건강, 휴식활동, 행락, 오락참여) 등 5가지로 분류한다.
Kelly(1996년)	스포츠, 야외 레크리에이션 예술, 대중문화, 여행 활동으로 분류한다.
Zunnanek et al. (1998년)	건강 상태와 신체적 능력을 기준으로 정한다.
김광득(1997년)	스포츠, 건강, 취미, 교양, 오락, 사교, 감상, 관람 그리고 행락, 관광활동으로 분류한다.
채선애, 한성연	관광활동을 정적 / 동적, 능동적 / 수동적, 적극적 / 소극적 활동으로 나눠 자기실현 및 자기개발과 관계된 다양한 심리적 변화요인을 살펴봄으로써 그들이 중요한 의미가 있음을 밝혔다.
김정섭 등(2004년)	관광활동을 자연 문화관광, 견학 / 체험관광으로 분류한다.
문화체육관광부 등 (2006년)	문화예술 관람활동, 문화예술 참여활동, 스포츠 관람 활동 · 스포츠 참여 활동, 관광활동, 취미 · 오락 활동, 휴식 활동, 기타 사회활동으로 분류한다.
양영희 등(2007년)	관광활동 유형의 스포츠 활동, 취미교양 활동, 관람 · 감상 활동, 사교활동, 관광행락 활동, 놀이 · 오락 활동 등의 6개 영역을 구분한다.
연구종합	관람 활동(영화, 전시회, 음악회 관람, 역사, 문화 · 자원관람, 외식, 유흥 등), 야외행락, 오락활동(박람회, 놀이동산 등), 참여 활동(골프, 테니스, 스키, 야영 볼리), 장비 이용, 스포츠 활동(보딩, 사이클링, 자동차 야영), 휴양활동(휴양지, 별장 등의 건강, 휴식 활동, 행락, 오락참여), 정서적 활동(영상, 요가, 휴양 등) 등으로 분류한다.

자료 : 이채도, 관광활동 참여도가 여가 만족과 여가 정체성, Wellness 활동에 미치는 영향 관계, 경주대학교 대학원 석사학위 논문, 2009.

03 관광활동의 유형과 역할

관광활동의 유형에는 지각과 관광활동, 동기와 관광활동, 선택속성과 관광활동, 관여도와 관광활동, 학습과 관광활동, 태도와 관광활동, 가치와 관광활동, 라이프스타일과 관광활동, 사회 문화적 요인과 관광활동이 있다.50)

1. 지각과 관광활동

관광자의 지각(Perception)은 관광자가 자극에 대해 어떤 의미를 받아 구체적으로, 조직 선택, 해석하는 과정인데, 이것은 관광목적지에서 오감(시각, 청각, 후각, 미각, 촉각)을 통하여 들어온 정보와 자극에 의하여 관광자가 갖고 있는 개성, 경험, 희망 사항, 가치, 기대 수준 등의 요인에 따라 해석하게 된다.

- 관광자가 관광활동을 할 때는 지각과정과 현상을 바로 이해할 수 있어야 한다.
- 관광 서비스 품질지각, 가격지각, 고객 기대지각, 위험지각, 공정성 지각에 대한 이해가 필요하다.

2. 동기와 관광활동

관광자의 관광상품 서비스 구매는 개인의 동기와 밀접한 관계가 있다.

- 관광자의 구매 욕구를 자극하는 선택 동기는 다음과 같다.
  - 기능적 동기 : 객실의 편안함, 접근성 등이 있다.
  - 미적 감정적 동기 : 관광자의 분위기, 인테리어 등이 있다.
  - 사회적 동기 : 대인적 상호작용에 의한 인정과 존경 등이 있다.
  - 상황적 동기 : 가격할인, 이벤트 개최 등의 효익 추구 등이 있다.
  - 호기심 동기 : 새로운 관광 거리를 추구 등이 있다.
- 관광자의 동기는 개인의 심리적 요인과 외적 마케팅 자극 요인에 의하여 표출된다.

3. 선택속성과 관광활동

관광 선택속성은 관광자가 관광을 선택할 때 중요시하는 속성과 관광을 선택하여 이용하고 난 후 지각하는 만족도이다.

---

50) 관광활동의 유형과 역할 : 관광객들의 위험지각과 신기성 욕구 및 친숙도가 관광활동과 선호도에 미치는 영향에 관한 연구, 곽효용, 세종대 대학원 석사학위 논문, 2009.

• 상위속성이 선택속성이라면 하위속성은 속성의 중요도와 속성 만족도가 된다.

① 관광 선택속성은 관광객들이 관광지에서 보고 느끼고 경험한 모든 총체적 현상들이라고 할 수 있다.

• 관광 선택속성에 관한 연구는 호텔 및 외식산업, 관광목적지 속성에 관한 연구 등으로 다양하게 이루어져 있다.

② 우리나라가 세계 속의 의료수출국으로 거듭나기 위해서는 의료관광 선택속성과 속성수준이 우리나라가 세계 속의 의료수출국으로 거듭나기 위해서는 의료관광 선택속성과 속성수준이 세계적으로 통용되는 기준을 갖춰야 한다.

㉠ 의료관광 선택속성에 관한 연구는 의료 관광객 유치 차원에서 활발히 이루어지고 있다.

㉡ 의료관광 평가의 선택속성에 관한 〈표 4-4〉는 선행연구이다.

〈표 4-4〉 의료관광 평가 선택속성

평가 구성요소 대분류	대분류 순위 평균	대분류 순위	구성요소 소분류	소분류 순위 평균	소분류 순위
목적지의 효용성	2.07	1	뛰어난 의료기술	1.48	1
			적정한 참가비용	2.02	2
			뛰어난 전문용어 소통	2.29	3
			만족할 만한 안내 서비스	2.93	4
			가치 있는 연계 여행 프로그램	3.48	5
의료관광의 경영성	2.46	2	관광주최자에 대한 신뢰성	1.94	1
			주최자의 개최 능력과 태도	2.20	2
			종사원들의 서비스	2.87	3
			의료관광의 평판	3.45	4
			의료관광지의 안전한 위생	3.57	5
시설 및 설비성	3.23	3	뛰어난 의료관광시설	1.98	1
			편안한 숙박시설	2.36	2
			치료자를 위한 다양하고 특별한 먹거리	2.87	3
			안전한 시설	2.88	4

평가 구성요소 대분류	대분류 순위 평균	대분류 순위	구성요소 소분류	소분류 순위 평균	소분류 순위
목적지의 접근성	3.45	4	교통의 편리성	1.51	1
			관광 매력물의 접근성	2.60	2
			지역주민의 환대성	2.77	3
			의료관광 예약의 효율성	3.55	4
			편안한 출입국 서비스	3.60	5
			동반자를 위한 서비스	4.79	6
의료관광의 정보성	4.98	5	의료관광 광고 및 홍보성	1.41	1
			개최 본부와의 정보교류	1.58	2
			인터넷을 통한 정보획득	1.69	3
			다양한 언어로의 홍보 및 정보성	2.57	4

ⓒ 의료관광의 중요한 속성 중 상대적 중요도에 대한 분석 결과, 믿을 수 있는 안전한 치료 활동이 가장 중요한 선택속성으로 분석된다.

③ 외국인 환자를 위한 원스톱 치료시스템, 훌륭한 휴양 및 숙박시설, 뛰어난 역사 문화 관광지의 순으로 조사되었다.

- 안전한 치료 활동은 외국인 의료관광자의 특성을 고려한 안전한 치료행위, 불필요한 진료 규제, 가격 대비 가치 있는 치료 서비스 수준 등이다.
- 훌륭한 휴양 및 숙박시설은 효율적인 가격, 편안하고 깨끗한 숙박시설, 입맛에 맞는 음식의 수준을 나타낸다.
- 뛰어난 역사 문화 관광지는 가치 있는 문화 및 치료 시스템으로 신속성, 수용성, 타국과 비교하여 가치 있는 우수한 의료관광 시스템을 나타낸다.

④ 각 속성의 속성수준별 효용을 살펴보면 믿을만하고 안전한 치료 활동에서는 가격 대비 가치 있는 치료 서비스가 가장 높았고, 훌륭한 휴양 및 숙박시설에서는 입맛에 맞는 음식의 수준이 높게 조사되고 있다.

㉠ 뛰어난 역사 문화관광 지속성에서는 즐길 거리 속성수준이 가장 높게 나타났고, 외국인 환자를 위한 원스톱 치료시스템에서는 신속성의 효용이 높게 분석되고 있다.

㉡ 의료관광의 선택속성과 속성수준은 〈표 4-5〉와 같다.

〈표 4-5〉 의료관광의 선택속성과 속성수준

선택속성	속성수준
믿을 만하고 안전한 치료 활동	안전한 치료행위, 불필요한 진료 규제, 가격 대비 가치 있는 치료 서비스가 있다.
훌륭한 휴양 및 숙박시설	효율적인 가격, 편안하고 깨끗한 숙박시설, 입맛에 맞는 음식의 수준이다.
뛰어난 역사 문화 관광지	가치 있는 문화 및 역사 관광유적지의 볼거리, 먹거리, 즐길거리가 있다.
외국인 환자를 위한 원스톱 치료시스템	신속성, 수용성, 타국과 비교하여 가치 있는 우수한 의료관광 시스템이 있다.

4. 관여도와 관광활동

관광소비자의 관여도(Involvement)는 상품구매나 소비상황에 대해 개인이 지각하는 중요도나 관심도이다.

> • 관여도가 높을 때 관광소비자는 상품에 대해 정서적, 인지적 몰입을 하게 되고, 상품효용을 극대화하고, 위험을 최소화시키려면 구매 결정 태도가 조심스러워진다.

① 일반적으로 높은 관여도는 상품가격이 높고, 구매 빈도수가 낮으며 상품의 자기표현이 두드러질 때 나타난다.

> • 관여도가 높은 광광지에 대한 설득적 커뮤니케이션으로는 광고뿐만 아니라 지인에 의한 구전, 직원의 상품추천, 홍보자료, POP(Point of Purchase) 등이 있다.

② 인지적 호기심(세밀한 상품정보) 및 인지적 반응(지지 주장, 반박 주장)에 따라 구매 태도가 달라진다.

③ 관여도 측면의 소비자 의사결정은 〈표 4-6〉과 같다.

〈표 4-6〉 관여도 측면의 소비자 의사결정

분 류	의사결정 (정보탐색 대안적 상표 고려)	습 관 (정보검색 없이 한가지 상표만 고려)
고관여도 (High Involvement)	복잡한 의사결정(Complex Decision Marking) 크루즈, 의료관광, 자동차 등	제한적 의사결정(Limited Decision Marking) 시리얼, 스낵식품, 저가 관광상품 등
저관여도 (Low Involvement)	상표충성도(Brand Loyalty) 향수, 구두, 만족한 관광상품 등	타성(Inerta) 일상적인 상품, 식료품 등

5. 학습과 관광활동

관광자의 학습은 관광자의 미래 관광활동에 영향을 미치는 상품 및 관광에 대한 소비지식과 경험을 획득하는 과정이다.

① 관광자의 신중한 상품구매에 대한 의사결정은 관광자의 과거 경험에 기초하여 이루어지는데, 관광상품을 구매하는 관광자는 소비자이자 문제해결자이다.

- 어디로, 언제, 얼마의 비용으로 떠날 것인가 하는 다양한 환경(경제, 사회, 심리, 문화적 환경, 국내 · 외적 환경 등)에 따라 선택이 달라지며, 학습은 관광상품 구매에 매우 중요한 결정요인이 된다.
- 문화적 가치, 관광 태도, 성취 행동, 관광환경 지식, 동기, 개인 및 사회적 욕구 충족의 방법 등은 학습의 결과이다.

② 학습과정에는 인지적 학습(사고 과정 학습)과 행동주의적 학습(자극과 반응에 의한 호의적 태도, 수단적 조건화), 대리학습(다른 사람들의 행동결과를 관찰, 모방)이 있다.

6. 태도와 관광활동

태도(Attitude)는 한 사람이 어느 대상에 갖는 긍정적 또는 부정적 감정의 양이다.

- 태도에는 반드시 대상물이 존재하며, 학습을 통하여 형성되며, 태도는 반응에 대한 일관성 있는 우호적 또는 비우호적인 가치판단이다.
- 외부 자극에 의하여 변화될 수 있다.
- 대체적으로 태도는 경험을 통해 형성되며, 태도를 구성하는 요소로 3각 이론(인지적 요소, 감성적 요소, 행동 의도적 요소)과 단일차원이론(감정적요소만 태도의 범주에 포함)이 있다.

① 단일차원 이론의 소비자 행동론에서 채택되고 있으며, 단일차원 모형은 AIDA모형의 단계를 거치며, 효과단계모형(Hierarchy of Effects Model)의 단계이다.

② 관광소비자의 태도는 브랜드, 상품 광고 등의 마케팅 자극에 대하여 지속적으로 나타나는 학습된 선유경향(Predisposition)이다.

- 관광고객의 상품에 대한 관광활동은 인지적, 감성적 관여도의 상호작용에 따라 달라질 수 있으며, 관광자가 관광목적지를 선택하는 관광활동 태도는 편익, 매력성, 이미지, 접근성, 관광 비용 등이 크게 영향을 미친다. 이러한 태도속성(model), 이상점모형(ideal-point model), 정교화가능성모형(elaboration likelihood model) 등이 있다.

③ Aaker(1997)는 유명 브랜드의 개성에 대해 연구하여 브랜드 개성을 5가지 차원(성실한, 활기찬, 유능한, 세련된, 강인한 / 투박한)으로 요약하였다.

• 브랜드를 통한 반복 구매는 충성도를 나타내며, 관광고객 충성도는 브랜드 동일시(Brand Identification)의 결과에 기인한다고 할 수 있으며, 관광소비자들이 자아개념과 브랜드 개성이 부합된다.

④ 브랜드 이미지와 자아 이미지가 일치되고, 자아 이미지를 향상시킬 때 해당 브랜드 평가는 더욱 호의적으로 형성되며 고객충성도는 제고된다.

⑤ 브랜드 개성의 5가지 차원 및 각 차원의 측정변수는 〈표 4-7〉과 같다.

〈표 4-7〉 브랜드 개성의 5가지 차원 및 각 차원의 측정변수

5가지 차원	각 차원의 측정변수
성실함(Sincerity)	꾸밈없는, 가정적인, 소도시의, 정직한, 성실한, 실제적인, 건강한, 독창적인, 즐거운, 우수 어린, 친근한 것들이다.
활기참(Excitement)	과감한, 첨단 유행의. 짜릿한, 활기찬. 신선한, 젊은. 환상적인, 독특한, 최신, 독립적인, 현대적인 것들이다.
유능함(Competence)	신뢰가는, 열심인, 안정적인, 지적인, 기술적인, 대기업의, 성공적인, 선도적인, 자신감 있는 것들이다.
세련됨(Sophistication)	상류층의 우아한, 멋있는, 매력적인, 여성적인, 부드러운 것들이다.
강인한 / 투박한(Ruggedness)	남성적인, 서구적인, 거친, 억센 것들이다.

7. 가치와 관광활동

가치는 관광자의 선택 활동과 의사결정에 있어서 판단의 기준이 되며, 우선순위를 결정하는 역할을 한다.

• 가치는 어떤 행동이나 현상에 대해 개인적, 사회적으로 의미를 부여하고 선호하는 지속적인 신념이며, 관광자의 가치관은 바람직하거나 옳다고 생각하는 현상에 대한 신념들로 구성된다.

① 관광자 개인들의 가치구조는 관광활동에 반영되며, 구매 행동을 통하여 가치 있는 상품을 얻음으로써 궁극적으로 최종가치에 다가가려 한다.

• 가치는 관광활동에 지속적으로 영향을 미치는 근본적인 동기가 된다.
• 관광자의 가치관은 상품 구매태도에 영향을 미치고, 태도는 다시 행동으로 이어져 관광자의 상품선택 행동뿐만 아니라 관광자의 불평 행동에까지 영향을 미친다.

② Rokeach(Rokeach Value Survet : RVS, 1973)는 삶의 목표와 원칙이 되는 인간의 가치체계를 궁극적 가치(Terminal Value)와 수단적 가치(Instrumental Value)로 구분한다.

- 궁극적 가치 : 즐거움, 안락한 생활, 신나는 생활, 성취감, 아름다운 자연 예술, 평등, 가족의 안정, 자유 독립, 행복 만족, 내적 조화, 자존심, 자부심, 사회안정, 현명함, 세계평화, 국가안보, 구원, 진실한 우정, 성숙한 사랑 등이다.
- 수단적 가치 : 궁극적 가치에 중요한 행동 원칙이 가치로 유능함, 쾌활함, 깨끗함, 창조적 풍부한 상상력, 독립적, 지적, 논리적, 책임감, 자기통제, 용기, 용서, 남을 도움, 정직, 사랑, 개방적, 관대함, 순종, 예의 바름 등이 있다.
- Kahle(List of Values : LOV, 1985)은 관광소비자의 가치 항목요인을 내부가치(성취감, 자아실현, 흥겨움 / 재미, 자기존중), 외부가치(생활의 안정, 타인으로부터의 존경, 즐거운 생활), 사회적 가치(따뜻한 인간관계, 소속감)로 분류한다.
  - 관광자의 가치를 측정하는 데 있어서 관광자가 궁극적으로 추구하는 효익과 편익, 최종적인 가치와 연결되는 과정을 파악하는 것이 중요하다.
  - 신규 관광상품기획 및 시장 세분화에 유용하게 적용될 수 있기 때문이다.

8. 라이프스타일과 관광활동

라이프스타일은 인간이 살아가는 방식(Mode of Living)이며, 인간의 구체적 행동들에 대한 상징적 표현이다.

- 인간의 라이프스타일은 인간의 가치와 개성, 태도, 사회, 문화, 경제적, 여건 등을 반영한다. 개인의 욕구, 추구하는 편익, 구매 생활에 영향을 미치며, 구매된 상품은 개인의 라이프스타일을 더 강화시킨다.
- 관광소비자의 라이프스타일에 영향을 미치는 결정요인들은 문화적 요인(국가, 지역, 가족, 음식, 주거, 의복, 전통문화, 문화적 가치), 사회저 요인(소속집단, 준거집단, 교제대상 및 범위), 경제적 요인(직업, 소득, 주거지역, 가용자산, 국가경제상황 및 인프라), 인구통계적 요인(연령, 성별, 교육수준, 종교, 결혼유무, 독신, 다인 가족, 1인 가족, 다문화 가정 등의 가족구성원), 개인적 요인(개성, 가치관, 자아개념, 취미, 특기, 성장환경, 건강상태)으로 구분할 수 있다.

9. 사회적 · 문화적 요인과 관광활동

관광자의 관광활동은 사회적 · 문화적 요인에 의하여 크게 영향을 받는다.

- 문화적 요인 : 공통적인 가치관을 공유하는 하위집단(Subcultural), 사회적 행동의 규범이 되는 문화가 있다.
- 사회적 요인 : 사회계층(교육수준, 소득수준, 직업, 개인적 성취도와 인지도, 주거지 및 주거 형태, 가문, 사회적 활동 및 타인에 대한 영향력, 사교활동, 가치관과 교양, 생활양식과 소비패턴)이 대표적이며, 이러한 사회적 계층은 구매상품(상류층은 보다높은 가치를 구매, 하류층은 물품을 구매), 유통(점포선택의 차이), 커뮤니케이션 형태(상류층은 추상적 언어 사용, 하류층은 직설적 단정적 언어 사용), 매체 이용 습관(뉴스와 대담 등), 구매 및 재무 관리행동(계획 구매 등), 정보 탐색행동(인터넷 및 인적 자원의 다양한 매체), 가격지각(경험이나 외적 정보에 품질을 평가), 브랜드 지각(폭넓은 지식 등), 주택 및 주거환경(사회적 지위의 상징, 생활을 위한 장소), 식습관(건강, 맛과 양)에 차이가 나타난다.
- 사회적 집단의 영향력 : 보상적인 힘, 강제적인 힘, 합법적인 힘, 전문적인 힘, 준거적인 힘으로 나타난다.
  - 준거집단(reference group) : 행동규범이나 가치를 제공함으로써 개인의 사고와 태도, 행위에 직간접적인 영향을 미치는 집단으로, 학연, 지연, 혈연에 바탕 둔 준거집단, 유명연예인의 행동양식에 영향을 받는 준거집단, 종교집단,

동호회 등이 있다.
- 준거집단의 기능 : 정보제공(상품구매 등), 규범 제공(선택의 규범), 가치표현 기준과 대상의 제공(상품구매와 사용에 대한 준거점을 제시)이 있다.
- 준거집단의 유형 : 공식, 비공식집단, 1차 집단(가족 등 빈번한 교류가 있는 집단), 2차 집단(동창회, 협회 등), 회원집단과 비회원집단 열망집단과 회피집단 등이 있다.

제5장
관광관리하기

01 지상업무 수배 서비스

1. 관광지 수배관리

해외 환자가 의료 서비스를 위해 국경을 넘는 과정에서 의료 서비스 영역 이외에 관광 서비스를 원하는 경우가 발생한다. 이는 항공권 예약, 호텔 예약, 관광지 예약 등으로 구분할 수 있다. 소비자가 환자이므로 주의하여 관련 업무의 실행방식을 정리하고자 한다(그림 5-1).

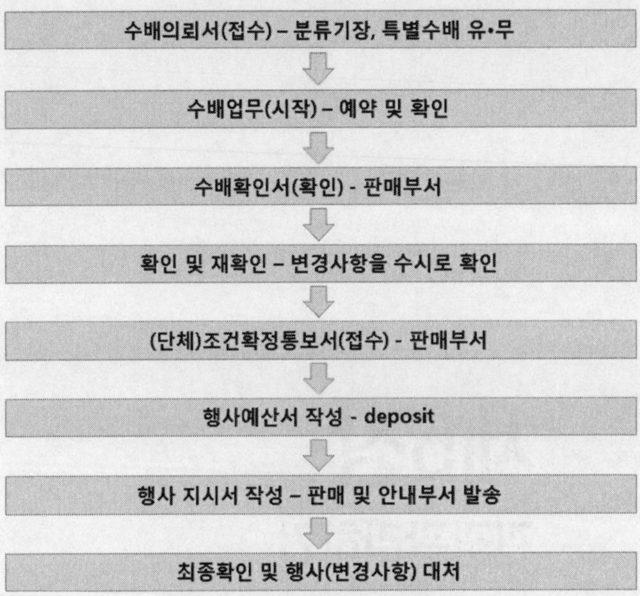

[그림 5-1] 일반적인 수배업무 절차

의료 중심 상품은 이동 수단으로 교통 이용, 체류 관리 차원의 호텔 예약, 의료 서비스에 대한 지원 서비스로 픽업이 이루어지며, 관광 중심 의료관광 상품은 맛있는 음식과, 즐거운 시간을 보내기 위해 건강과 심미적인 요소를 추가하는 상품 구성이다. 행복하고, 즐거운 요소를 중심으로 내용을 구성하고 관광상품 패키지에 의료적 내용이 포함되면서 즐거운 경험을 지속해야 하는 어려운 점이 있다. 관광 중심 의료관광상품의 종류로는 미용성형, 스파, 해양 중심 관광, 초대형백화점, 면세점 쇼핑, 문화 체험, 지역 특선 요리 등으로 구성된 상품 등이 있다(표 5-1).

〈표 5-1〉 고려의료관광개발 단체 의료관광 청구서(코로나19 이후 가격 변동 있음)

항 목	항목 내용	비 용	계
호텔	1/26 W호텔	77,000원 × 7룸 = 539,000 조식 15,000 × 14명 = 210,000	749,000
	1/27 O호텔	110,000원 × 7룸 = 770,000 조식 11,000 × 16명 = 176,000	946,000
	1/28~12/29 B호텔	120,000×8룸 +120,000×7룸 = 1,800,000 조식 18,700 × 13명 × 2일 = 486,200	2,286,200
차량	1/26~12/20 중형 35인승	차량비 전 일정 1,000,000 주차비/통행료 100,000	1,100,000
가이드, 기사	가이드 비용	일비 150,000 × 5일 = 750,000 팁 5,350 × 12명 × 5일 = 321,000	1,071,000
	기사 비용	기사팁 30000 × 5일 = 150,000	150,000
기타	기타 비용	강원도 기사 숙소 40000 × 2박 = 80,000 기사 식사 7,000 × 4회 = 28,000	108,000
계	6,410,200		
비고	* 460,000 = VAT 46,000 = 506,000 입금 완료 * 910,200 - 460,000 = 450,200 잔금 입금 계좌 : 기업은행 123-054231-**-*** (주)****** 기업은행 450-068515-**-**-*** ***		

2. 관광쇼핑의 이해

1) 관광쇼핑

관광객이 관광 목적지 또는 관광을 위한 경유 과정에서 물건을 구매하는 행위와 그 과정에서 식사와 같은 부수적으로 일어나는 모든 행위이다.

- 관광기념품(Souvenir) : 관광지의 이미지 구축에도 중요하지만 관광지의 홍보 매체로서도 중요한 역할을 하며, 관광지에서의 쇼핑을 통해 관광객뿐만 아니라 기념품을 받을 사람들에게까지 그 나라의 역사, 문화, 문물에 이르기까지 다양한 관심을 갖게 한다.

2) 관광쇼핑 상품

관광쇼핑의 대상물로 향토 특산품 외에도 토산품 · 농가공 산품 · 산업 공예품 · 전통공예품 · 특산품 · 관광토산품 · 관광기념품 외에도 수입품등이 포함된다.

- 지역의 특산품만 아니라 관광객의 구매 욕구를 채워주는 모든 대상이 포함되는 것이다.
- 관광쇼핑 : 더 이상 관광의 부수적 행위가 아니라 숙박이나 볼거리 등과 같은 관광객들의 중요 활동의 하나이다.
  - 관광객들은 관광지를 선택할 때 그곳에서 좋은 물건을 살 수 있는지, 여행지에서 구입한 물건의 품질이나 가격 등이 신뢰할 수 있는지에 많은 관심을 보이고 있다.
- 쇼핑경험 : 관광 목적지의 이미지 형성에 큰 영향을 미치고 쇼핑을 통한 만족감과 욕구 충족을 통해 관광의 활성화를 기하는 것으로, 상품을 구매한 관광객은 그 국가의 전통문화를 이해할 수 있다.

(1) 관광쇼핑 상품의 특성

계절성에 따른 수요의 변동, 과잉 경쟁, 관광활동의 부수적 서비스, 업무의 비효율화, 전문 업종화, 유통 판매의 불합리성, 외화 가득율과 부가가치성 제고, 유휴 근로력 활용 등이 있다.

- 관광쇼핑 상품의 특성은 민족문화를 배경으로 한 예술적 가치가 있어야 한다.
- 튼튼하고 부피가 작아 휴대에 편리해야 하고, 다양한 관광객 기호를 충족시켜야 하며, 미관뿐만 아니라 운송이 용이한 포장이어야 하고, 가격이 적절해야 하며 보존성이 좋아야 한다.

(2) 관광상품의 종류

풍토 입지 조건에 따른 향토 특산품, 농가공 산품, 관광기념품(목공예, 나전칠기, 김치, 수정제품, 옥과 휘석, 인삼, 고려청자, 조선백자, 기타 토산품 등)이 있으며, 관광쇼핑 장소로는 면세점, 백화점, 재래시장, 이태원과 인사동, 기타 관광기념품점 등이 있다.

3) 세계 각국의 쇼핑 품목

세계 각국의 쇼핑 품목은 다음과 같다.

(1) 유 럽

많은 나라들이 모여 있는 만큼 많은 특산품들이 있어, 오늘날 관광상품이 되어 관광객들에게 많은 사랑을 받고 있는데, 유럽의 관광 상품들을 나라별로 분류해본다.

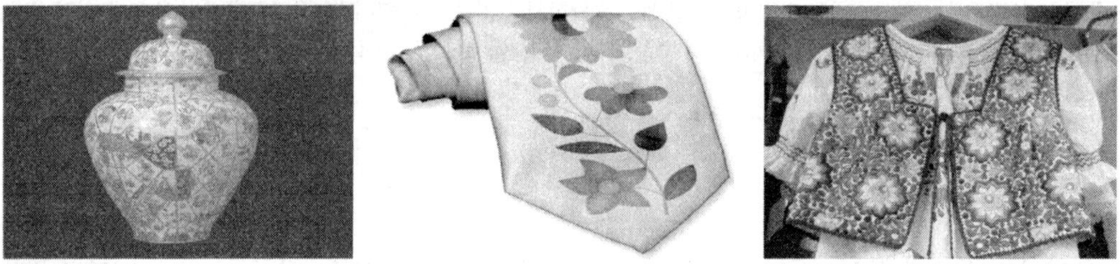

(a) 헤렌드　　(b) 꽃 자수 넥타이　　(c) 칼로차 자수

[그림 5-2] 헝가리 특산품

① 헝가리 : 자수, 목공예품, 가죽제품, 금속세공, 도자기 등이 있고, 손 자수가 유명하며, 세계적으로 알려진 고급 제품으로 '헤렌드' 자기 제품이 있다(그림 5-2).

② 폴란드 : 특산품은 유명한 보석인 호박이 있고, 러시아처럼 보드카가 유명하고, '주브로우카(Zubrowka)'라는 약초를 넣은 보드카가 유명하며, 도자기인 '볼레스와비에츠'가 유명한데, 독특한 색상과 아름다운 디자인을 가지고 있기 때문이다(그림 5-3).

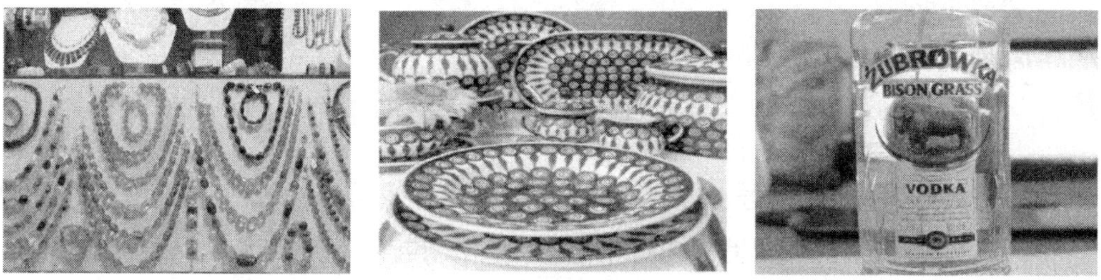

(a) 크라카우 호박　　(b) 볼레스와비에츠　　(c) 주브로우카

[그림 5-3] 폴란드 특산품

③ 체코 : 꼭두각시 인형, 크리스탈, 호박제품, 등이 있고, 세계에서 가장 사랑받는 가넷 보석으로, 옛날에는 열을 내리는 약으로도 쓰였으며, 먼 길을 가는 여행자에게는 건강을 지켜주는 신비한 돌로도 여겨졌고, 탄생석으로 쓰일 때는 사랑, 진실, 정조를 뜻한다(그림 5-4).

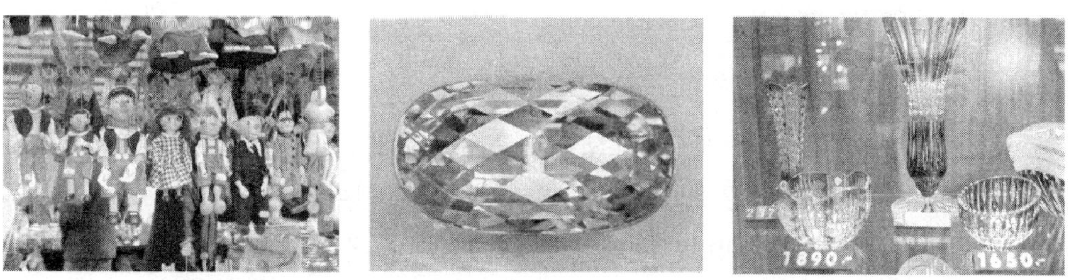

(a) 꼭두각시 인형　　(b) 가넷　　(c) 크리스탈 유리

[그림 5-4] 체코 특산품

④ 영국 : 자기, 구두, 바바리, 고급 패션제품 등이 있으며, 차 문화의 발달로, 차 문화가 발달하면서 영국차가 주요 쇼핑 대상이 되었다. 다즐링(Darjeeling : 인도기원), 우바(Uva : 스리랑카기원), 얼그레이(Earl Grey), 오렌지 패코(Orange Pekoe) 등이 명차로 꼽히고 있다(그림 5-5).

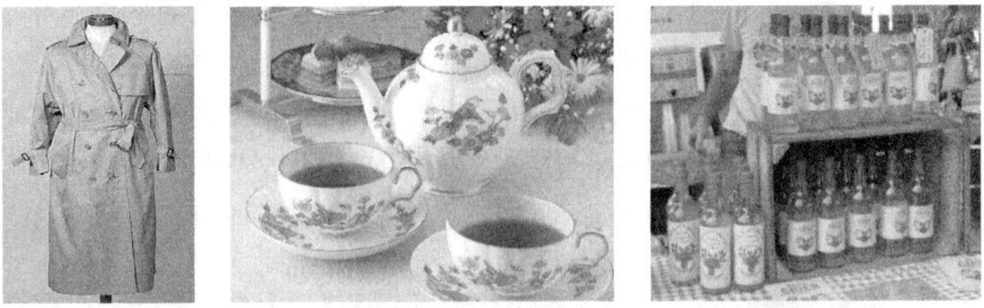

(a) 바바리 코트　(b) 홍차　(c) 사이더

[그림 5-5] 영국 특산품

⑤ 프랑스 : 이브생로랑 등 유명 화장품, 유명패션 제품 등이 있으며, 패션으로는 샤넬이 유명한데 샤넬은 패션뿐만 아니라 향수로도 유명하다. 와인의 종주국으로서 세계적으로 유명한 고급 와인들이 많다(그림 5-6).

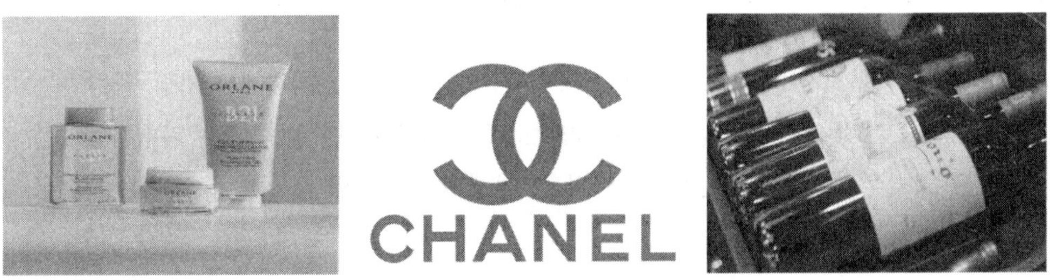

(a) 올레앙 화장품　(b) 샤넬 로고　(c) 와인

[그림 5-6] 프랑스 특산품

⑥ 스위스 : 시계와 보석, 오르골, 초콜릿, 군용칼 등 물품들이 유명하고, 수제 초콜릿을 판매하는 거리의 작은 초콜릿 가게나 과자 가게도 많이 있으며, '스위스 메이드'라는 것이 큰 브랜드가 되어버린 시계는 로렉스, 오메가, 론진, 오데마, 피게, 피아제, 파텍 필립, 프랑크 유러, 쇼팔 등의 유명 브랜드가 있고, 그 외에도 스워치를 비롯하여 캐주얼 시계도 많다(그림 5-7).

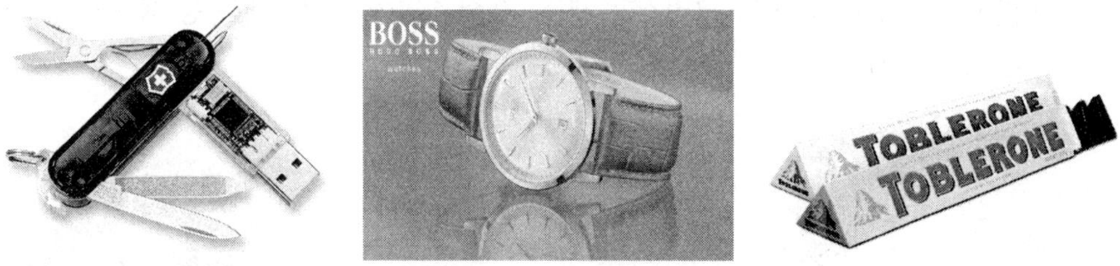

(a) 다용도 칼 (b) 명품시계 브랜드 (c) 초콜릿

[그림 5-7] 스위스 특산품

⑦ 오스트리아 : 유리잔, 티롤산 꿀, 훈제돼지고기, 고전 음악CD, 등이 있다(그림 5-8).

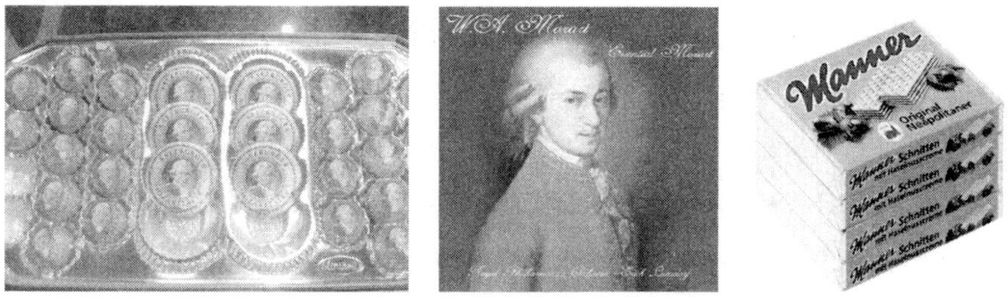

(a) 유리잔 (b) 모차르트 교양곡 (c) 유명 과자

[그림 5-8] 오스트리아 특산품

⑧ 네덜란드 : 다이아몬드, 치즈, 나막신, 수공예품, 도자기, 꽃 등 물품들이 유명하고, 다이아몬드는 고가의 물건이지만 국내의 가격에 비하면 싸고, 진열된 상품이 많으며, 심플한 디자인이 많은 것도 매력이다(그림 5-9).

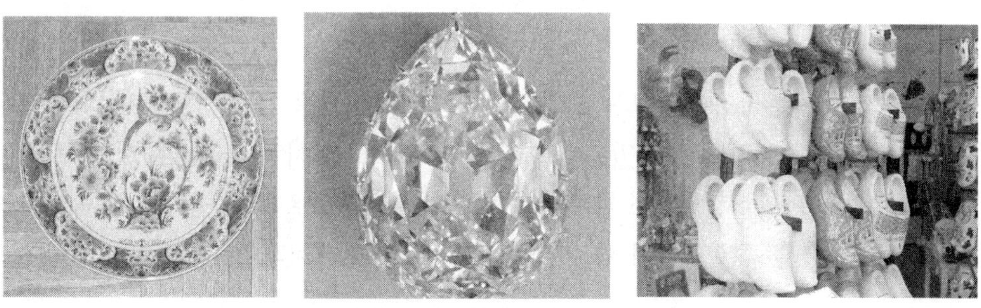

(a) 델프트 도자기 (b) 다이아몬드 (c) 앤티크

[그림 5-9] 네덜란드 특산품

⑨ 이탈리아 : 의류 및 가방, 크리스탈 제품, 각종 수공예 양가죽제품 등 물품들이 유명하다(그림 5-10).

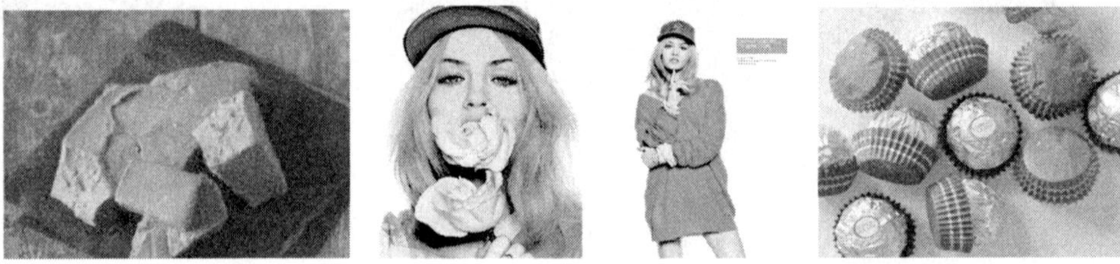

(a) 톤카토 우노　　(b) 베네통 광고　　(c) 페레로로쉐

[그림 5-10] 이탈리아 특산품

⑩ 포르투갈 : 금세공제품, 와인 등이 있으며, 와인이 유명한데, 대표적인 주정 강화 와인은 포트와인(Port Wine)으로 포르투갈 북부 도루강(Douro R.) 상류의 알토 도루 지역에서 재배된 적포도와 청포도로 주로 만들어지는데, 대부분 여러 품종을 섞어 사용하며 각 지역의 고유 품종이 있고, 대표적인 품종은 토우리가 나시오날, 틴타카웅, 틴타로리즈, 틴타바로카, 토우리가후란세사, 틴타아마렐라 등이 있다(그림 5-11).

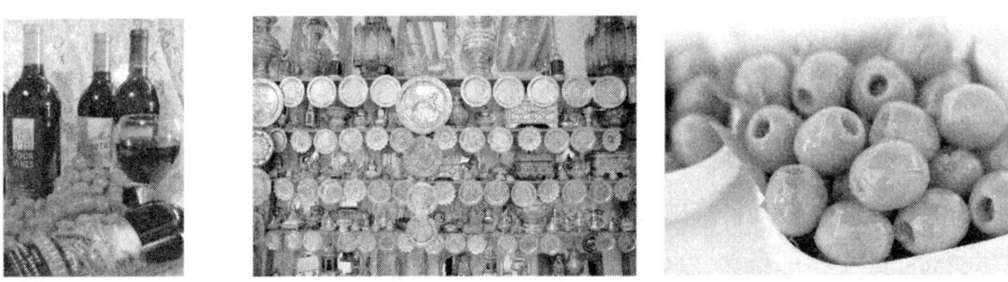

(a) 포르투갈 와인　　(b) 금속세공제품　　(c) 올리브

[그림 5-11] 포르투갈 특산품

⑪ 그리스 : 금·은세공제품, 민속인형, 모직카펫, 피혁 제품 등 물품들이 유명한 쇼핑 품목이며, 그 중에 매스틱이 있는데, 에게해의 키오스섬에서만 자라는 세계적으로도 독특한 특산품으로, 유칼립투스 나무의 수지로 만든 제품으로 화학 처리나 가공 없이 먹을 수 있다. 꿀은 좋은 품질과 향, 뛰어난 맛으로 인해 세계적으로 유명하다(그림 5-12).

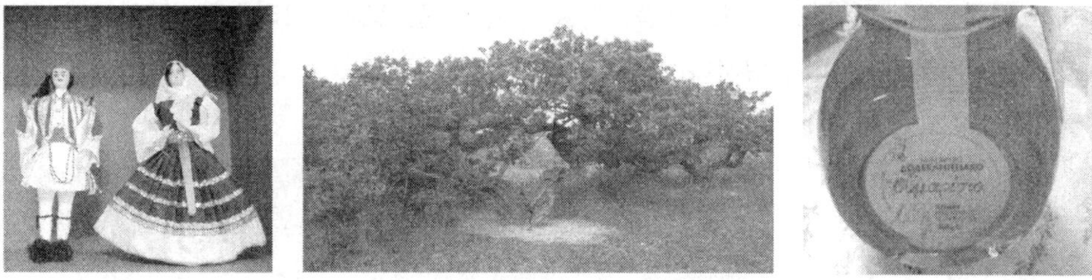

(a) 그리스 민속인형　　(b) 그리스 매스틱　　(c) 그리스 꿀

[그림 5-12] 그리스 특산품

⑫ 러시아 : 목각인형, 호박류 제품, 보드카 등 물품들이 유명하다(그림 5-13).

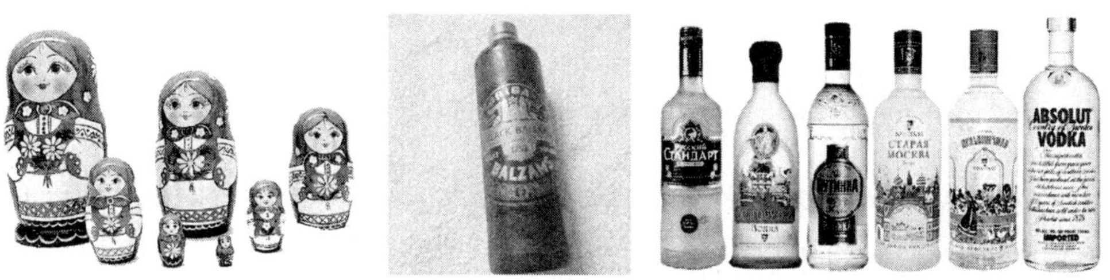

(a) 러시아 목각인형　　(b) 러시아 블랙발삼　　(c) 러시이 보드가

[그림 5-13] 러시아 특산품

⑬ 벨기에 : 자수레이스, 자수손수건, 크리스탈제품, 초콜릿, 치즈, 햄 등 물품들이 유명하고, 디피스트리 가 유명한데 다채로운 선염색사(渲染色絲)로 짜서 만드는 실내 장식물이다. 마(麻)의 날실에 대하여 씨실인 색모사(色毛絲)를 나무 바늘 따위로 적당히 짜서 임의의 회화적 주제를 표현한다(그림 5-14).

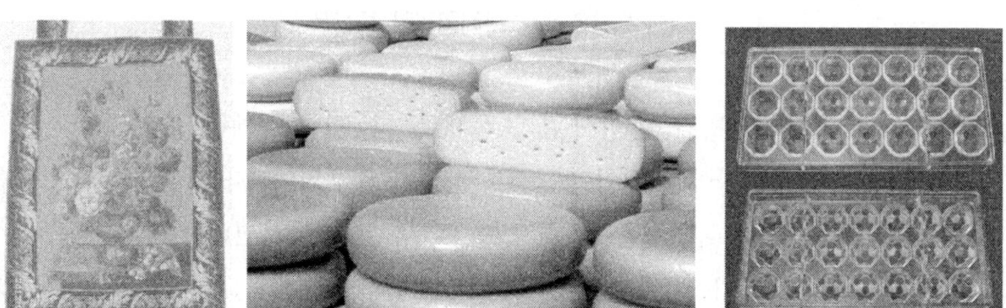

(a) 벨기에 타피스트리　　(b) 벨기에 치즈　　(c) 벨기에 초코몰드

[그림 5-14] 벨기에 특산품

⑭ 스웨덴 : 로스트란드, 스포츠용품, 직물, 수공예품, 모피, 크리스탈, 보석류와 은제품, 가구. 자동차 등이 유명하다(그림 5-15).

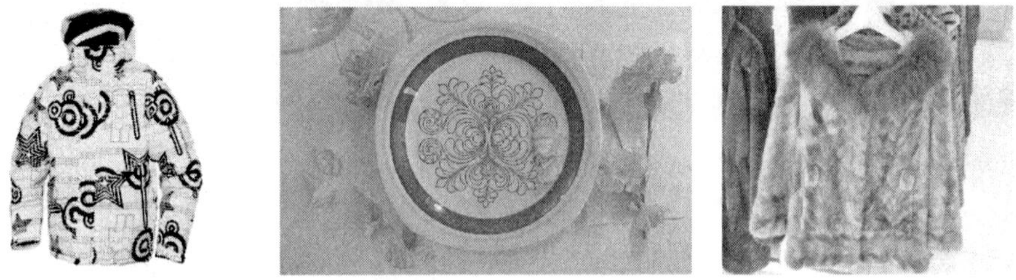

(a) 스웨덴 스포츠 용품 (b) 스웨덴 도자기 (c) 스웨덴 모피코트

[그림 5-15] 스웨덴 특산품

(2) 아시아

유럽과 같이 많은 나라들이 있는 만큼 많은 관광상품이 있다.

① 오스트레일리아 : 각종 보석류, 맘보, 양모, 아쿠보라 모자, 캥거루 인형제품, 드리자본 레인코트, 부메랑공예품이 있다(그림 5-16).

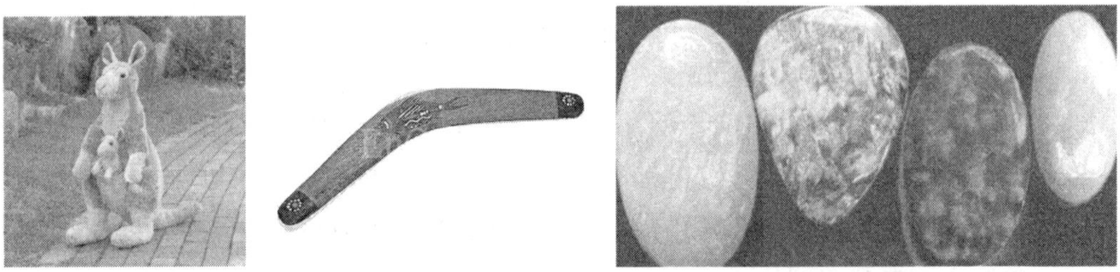

(a) 캥거루 인형 (b) 오스트레일리아 부메랑 (c) 오스트레일리아 오팔

[그림 5-16] 오스트레일리아 특산품

② 일본 : 칠보, 실품, 한방약, 문방사우, 도장재료, 차, 각종 공예품 등 물품들이 유명하고, 오다와라 칠기의 생산에는 뛰어난 '녹로' 기술이 요구되며, 자연의 고운 나뭇결을 최대한으로 살리기 위한 독특한 옻칠 기술이 큰 특징이고, 하코네 나무쪽 세공은 선물용 작은 상자가 유명하지만, 가구 등도 생산되고 있다. 하코네 나무쪽 세공과 나무박이는 모두 가나가와현 고유의 특산품으로, 정교하고 치밀한 조형은 많은 사람을 매료시키고 있다(그림 5-17).

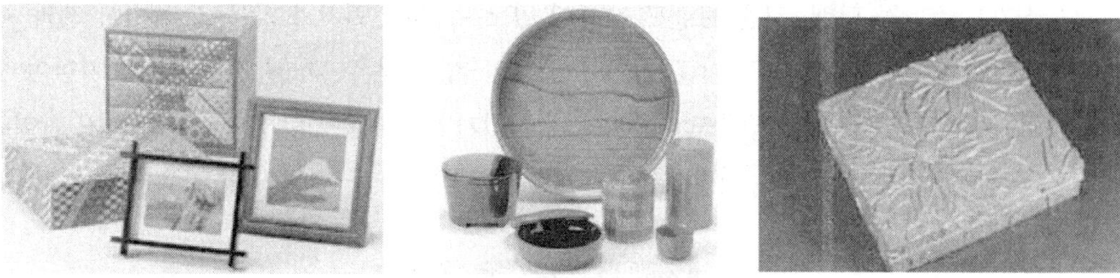

(a) 하코네의 나무쪽 세공　(b) 오다와라(小田原)의 칠기　(c) 가마쿠라 보리 조각

[그림 5-17] 일본 특산품

③ 홍콩 : 중국 전통제품, 실크제품, 카펫, 시계와 보석, 전자제품, 구두, 핸드백 등 맞춤상품, 패션과 뷰티제품이 있고, 세계 유명패션 브랜드가 많으며, 도시 자체가 거대한 면세점과 같아서 가격도 시가보다 저렴해서, 많은 관광객들이 쇼핑을 하며 많은 명품 옷을 구매한다(그림 5-18).

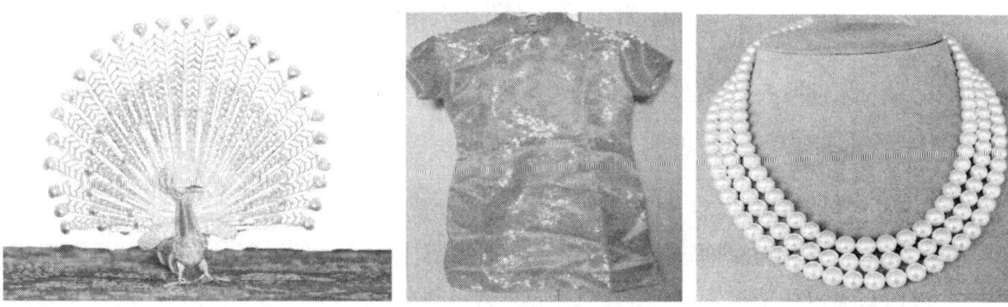

(a) 통헤 은장식　(b) 치파오　(c) 홍콩 진주목걸이

[그림 5-18] 홍콩 특산품

④ 태국 : 실크제품, 카펫, 은제품, 수공예품, 가죽제품, 진주크림 등 물품들이 유명하고, 라텍스 제품과 손으로 만든 파우치 & 동전지갑이 인기가 가장 많다(그림 5-19).

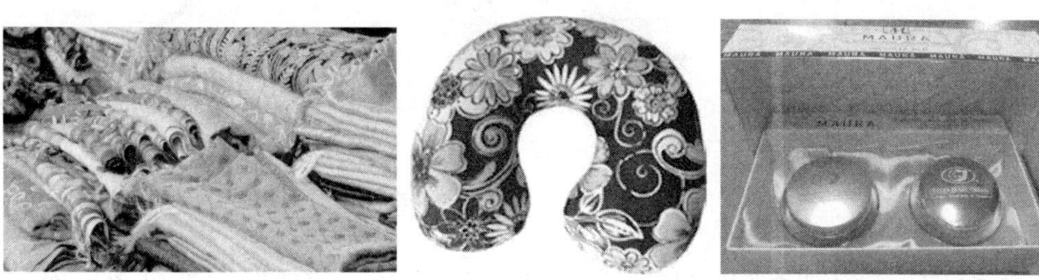

(a) 태국 실크제품　(b) 태국 라텍스　(c) 태국 진주 크림

[그림 5-19] 태국 특산품

⑤ 싱가포르 : 술, 담배, 각종 브랜드 제품이 있으며, 가장 인기가 많은 것은 카야 잼과 차, 호랑이 연고가 유명하고, 야쿤 카야 토스트의 카야 잼은 3개월 정도의 유통기한이 있고, 가격도 저렴 하고 병에 담아주니 선물하기가 좋으며, 호랑이 연고는 타이거 밤이라고 하며, 근육 통증 및 긴장성 두통 치료용 일반의약품 연고이다(그림 5-20).

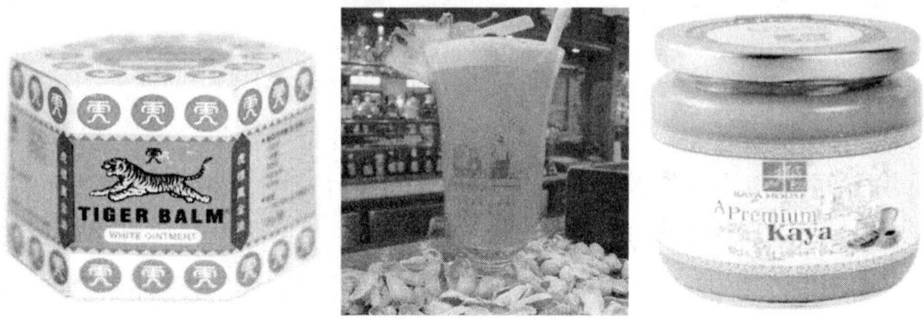

(a) 타이거 밤　　(b) 롱바 칵테일　　(c) 카야 잼

[그림 5-20] 싱가포르 특산품

⑥ 인도 : 카펫, 인도면사, 실크, 수공예품, 가죽, 등나무와 대나무 제품이 유명한 쇼핑 품목이고, 면과 비단으로 만든 카펫은 수세기 동안 인기 있는 수출품목이며, 무굴 시대의 디자인 감각으로 완성된 플러시 비단 카펫은 오늘날까지 관광객에게 많은 사랑을 받는 제품이고, 수공예품은 델리, 뭄바이, 콜까타, 뱅갈로르, 첸나이 등, 인도 각주를 대표하는 대도시에서는 인도의 특산품을 정찰 가격에 판매하는 가내 수공업 특산품점을 어렵지 않게 찾아볼 수 있다(그림 5-21).

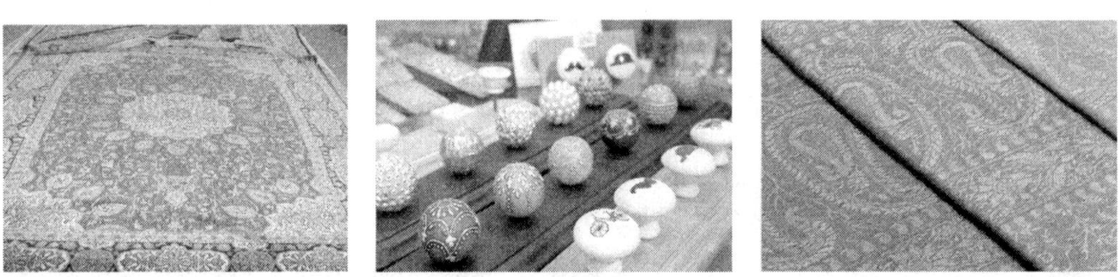

(a) 인도 카펫　　(b) 인도 수공예품　　(c) 인도 실크

[그림 5-21] 인도 특산품

⑦ 이집트 : 낙타 가죽제품, 파피루스, 은 세공품, 터키는 가죽제품, 구리 및 청동 제품, 수공예품, 자수 제품, 얼룩마노 제품이 있고, 파피루스는 고대의 종이 역할을 했던 파피루

스식물로 만든 편지이다(그림 5-22).

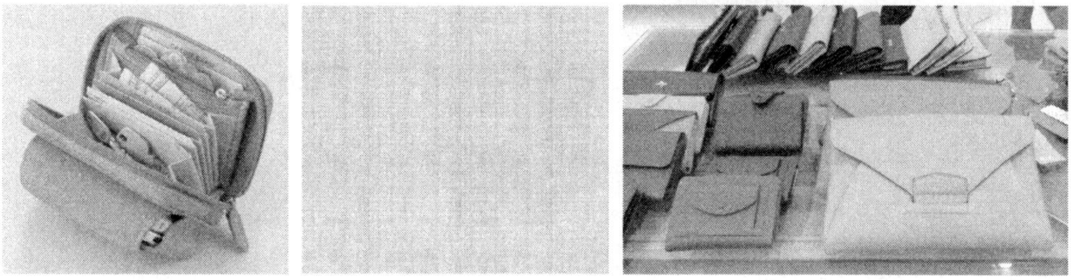

(a) 낙타가죽 지갑　(b) 인도 파피루스 종이　(c) 터기 가죽제품

[그림 5-22] 이집트 특산품

(3) 아메리카

큰 대륙으로 이루어져 있으며, 다양한 민족들이 같이 살고 있으며. 민족들이 각자 자신들의 나라의 특산품을 만들고 또한 다른 나라 사람들과 교류하면서 아메리카 특유의 특산품들을 만들어냈다.

① 미국 : 각종 브랜드 제품, 육가공 제품 등이 있고, 가장 유명한 제품들은 아이폰을 대표로 하는 애플과 포드자동차가 있다(그림 5-23).

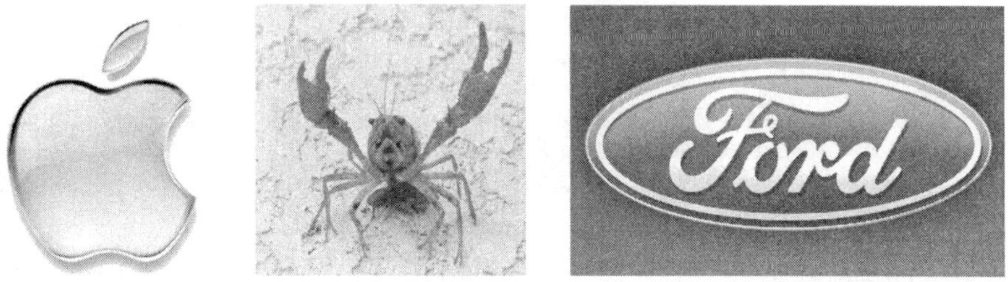

(a) 애플　(b) 크로피쉬　(c) 포드

[그림 5-23] 미국 특산품

② 캐나다 : 메이플 시럽, 각종 식품류, 코위찬스웨트 등이 있고, 메이플 시럽이 유명하다. 단풍나무 시럽은 캐나다 동부지역이나 미국 북부지역에서 주로 생산되는데 특히 퀘벡이나 뉴잉글랜드, 뉴욕주 등에서 생산되고 있다(그림 5-24).

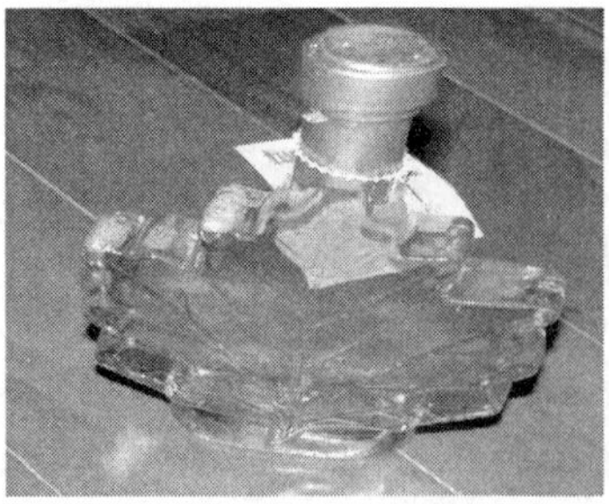

(a) 메이플 시럽

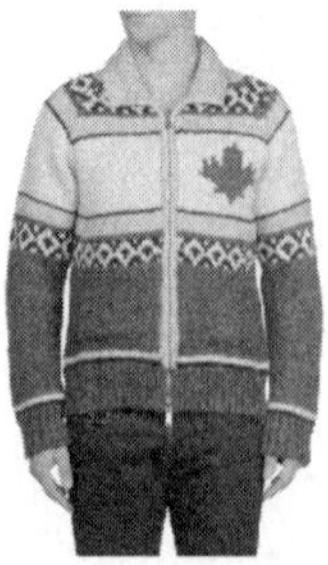

(b) 캐나다 코위찬스웨트

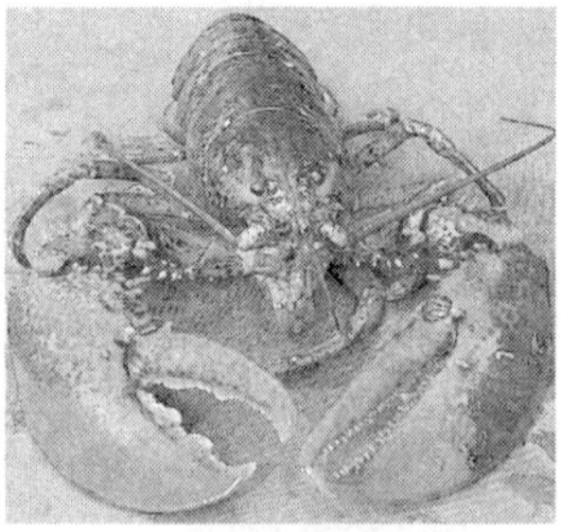

(c) 캐나다 랍스터

[그림 5-24] 캐나다 특산품

4) 한국 각 지역별 유명 쇼핑 품목

한국의 각시·도의 지역별 쇼핑 품목을 살펴본다.

(1) 강원도

춘천은 옥, 옻칠공예는 한국에 하나밖에 없는 옥 광산이며, 전 세계에서 유일한 백옥 광산의 옥으로 만들어지고, 광산은 월곡리 금옥동(金玉洞) 골짜기에 있는데, 옥은 관절계통 질환과 고혈압, 알레르기성 비염, 당뇨병, 불면증 등에 효능이 뛰어 난다(그림 5-25).

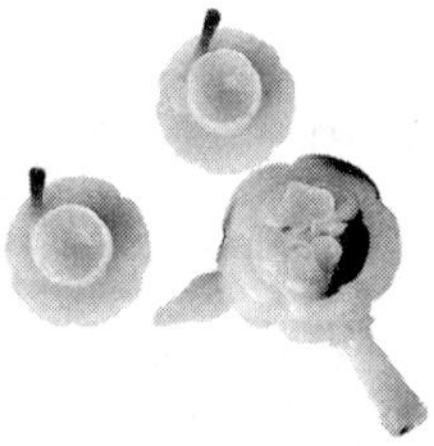

(a) 춘천 옥

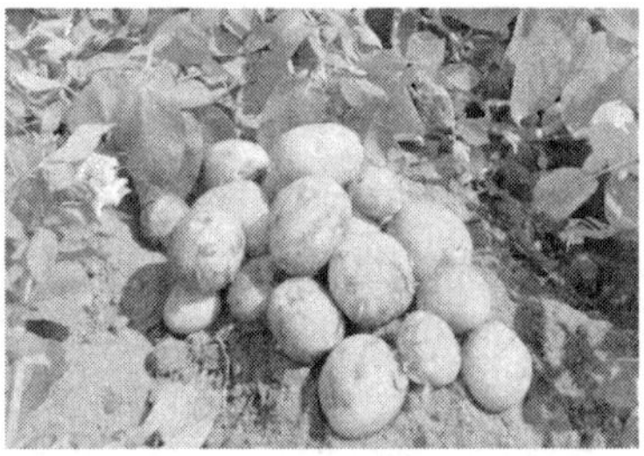

(b) 감자

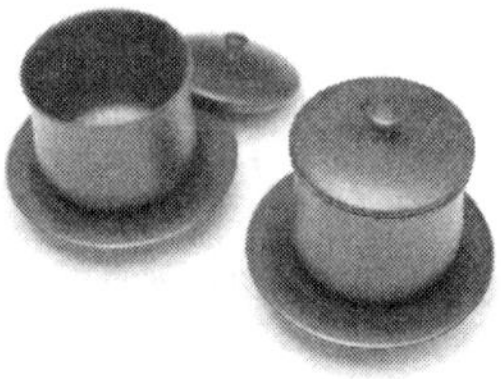

(c) 옻칠 공예

[그림 5-25] 강원도 특산품

(2) 경상북도

① 황남빵은 대한민국 경주의 빵으로 1939년에 지금의 경주시 황남동에서 처음으로 밀가루 반죽에 팥을 넣는 방식으로 만들어지고, 경주빵도 황남빵과 같은데, 경주빵은 최영화의 가게에 있던 장인 김춘경이 1978년에 독립하여 차린 가게의 브랜드이다(그림 5-26).

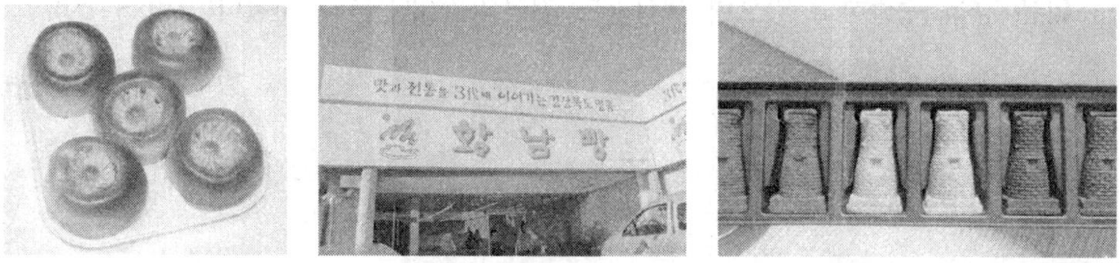

(a) 경주 빵 (b) 경주 황남빵 본점 (c) 첨성대 수제 초콜릿

[그림 5-26] 경주특산물

② 풍기인삼은 강화, 금산, 풍기 등지에서 다량 생산되고, 주로 5~6년 된 것이 효능이 양호하다(그림 5-27).

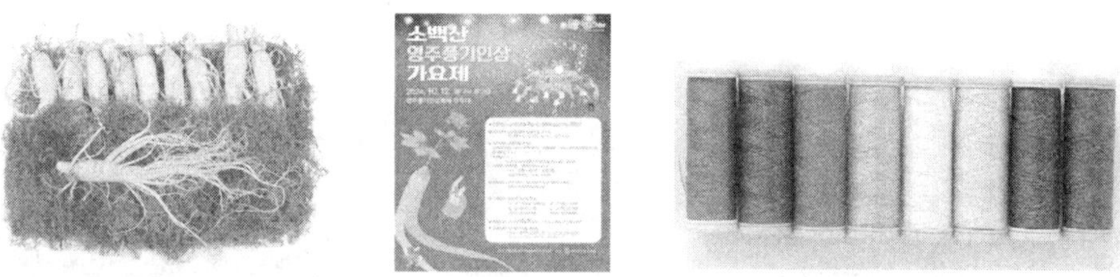

(a) 풍기 인삼 (b) 풍기 인삼 축제 (c) 풍기 천연염색 실

[그림 5-27] 풍기의 특산물

③ 울릉도는 호박엿, 오징어, 울릉약소 등이 있다(그림 5-28).

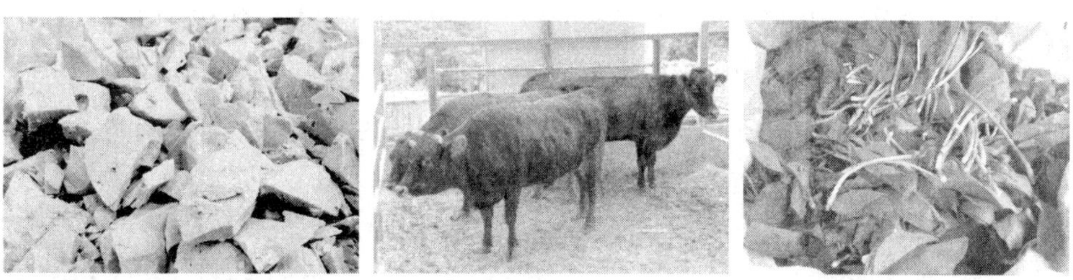

(a) 울릉도 호박엿 (b) 울릉도 약소 (c) 울릉도 명이

[그림 5-28] 울릉도의 특산물

(3) 경상남도

① 통영 멸치는 단백질과 칼슘 등 무기질이 풍부하고, 맛과 빛깔이 특이해서 세계시장에

많은 양을 수출하고 있으며 생산량도 전국의 76[%]를 차지한다(그림 5-29).

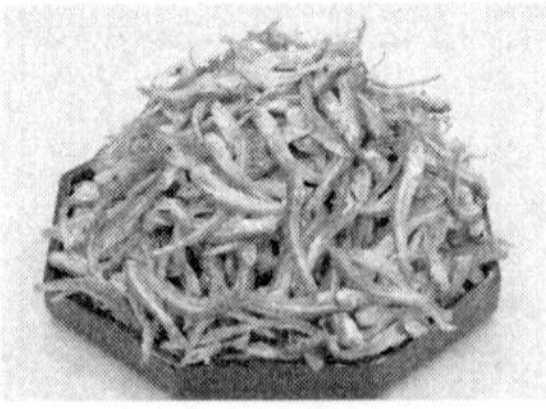
(a) 통영 멸치

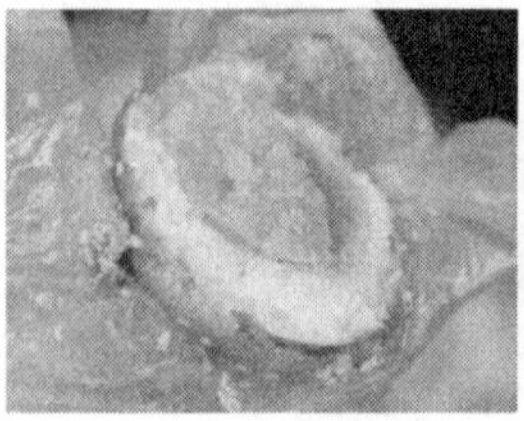
(b) 통영 꿀빵

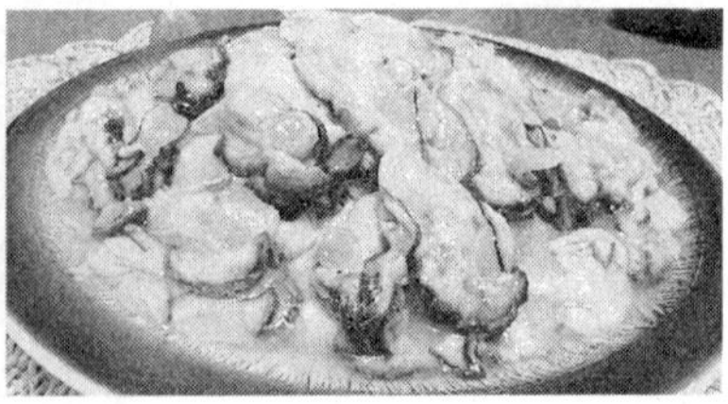
(c) 통영 굴

[그림 5-29] 통영의 특산품

② 진주 장생도라지는 지리산에서 엄격한 관리로 생산되는 21년 이상 된 토종도라지로 환, 분말, 캔디, 미용품 등 다양한 고기능성 제품으로 가공되어 생산·수출되고 있다(그림 5-30).

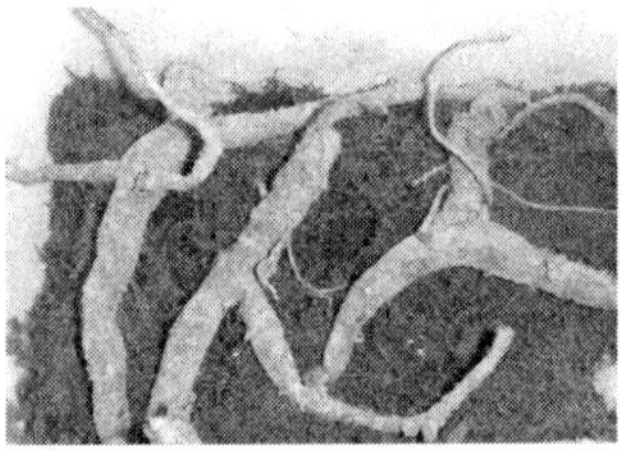
(a) 진주 장생도라지

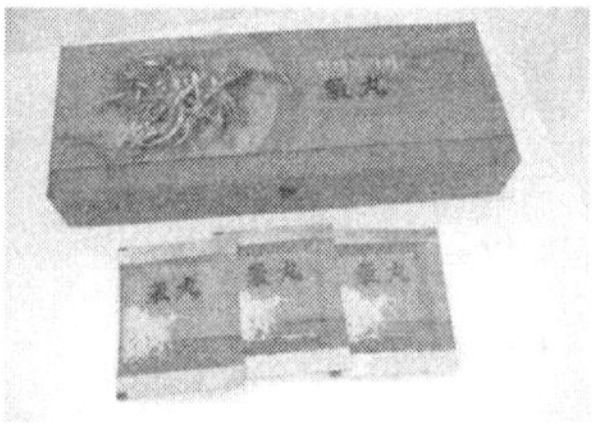
(b) 진주 장생도라지 환

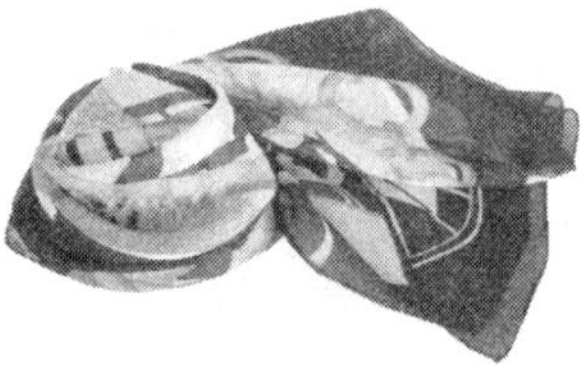
(c) 진주 실크스카프

[그림 5-30] 진주의 특산품

③ 언양 자수정은 자수정·연수정·흑수정·백수정 등으로 나눌 수 있는데 자수정이 가장 귀중하며, 세계적으로 매우 우수한 것으로 평가되고 있다. 반지알, 목걸이, 브로치, 넥타이핀, 커프스단추 및 기타 귀금속 제품의 장식용으로 이용된다(그림 5-31).

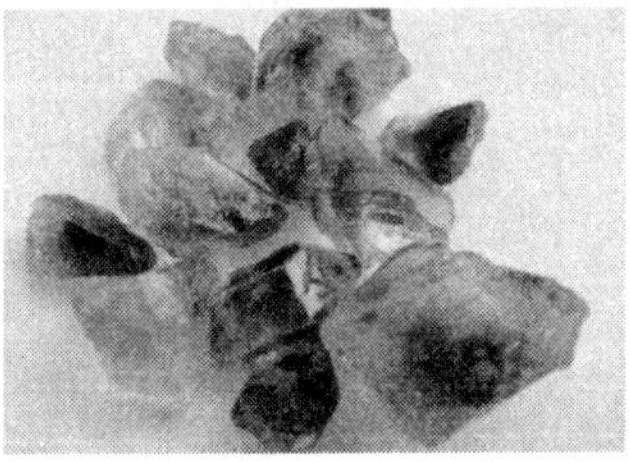
(a) 언양 자수정

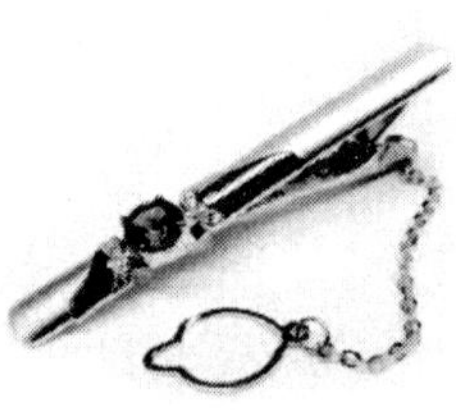
(b) 자수정 넥타이핀

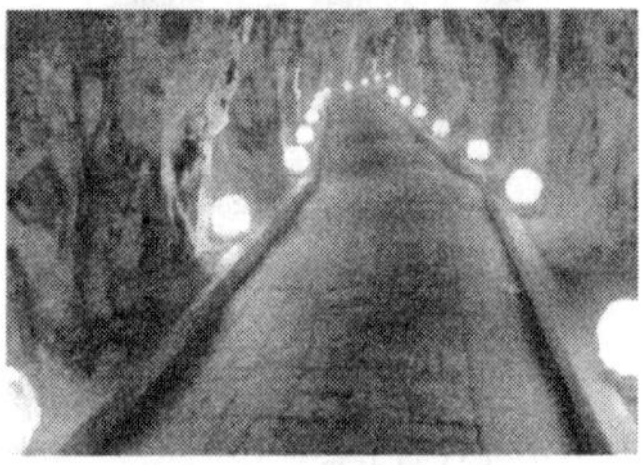
(c) 언양 자수정 동굴

[그림 5-31] 언양의 특산품

(4) 전라남도

① 담양의 죽세공품은 침대로 만든 기물 공예품이며, 죽세공품이 유명하고, 가는 대를 물들이거나 대나무를 오려서 물건을 만들기도 하며, 대나무를 잘게 쪼개어 장식하고 그 표면을 인두로 지져 무늬를 올리기도 하고, 아주 가늘고 얇게 쪼갠 대나무로는 매우 세련된 솜씨로 죽세공품이 만들어진다(그림 5-32).

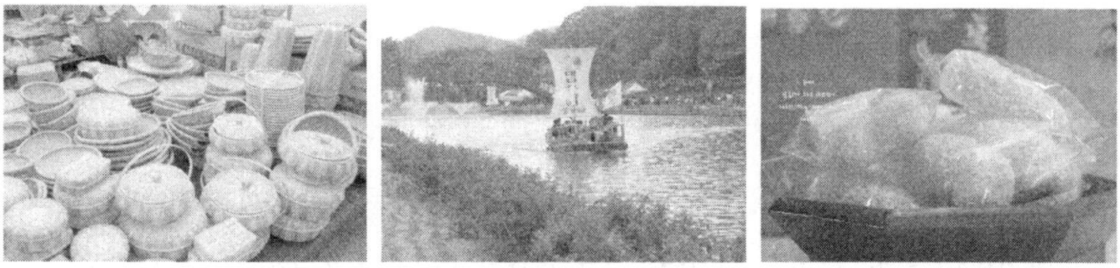

(a) 담양 죽세공품 (b) 담양 대나무 축제 뗏목 타기 (c) 담양 한과

[그림 5-32] 담양의 특산물

② 보성녹차는 바다와 산이 어우러진 천혜의 자연환경과 물맛이 좋은 지하 암반층 위에 쌓여진 비옥한 토양 조건하에서 오랫동안 적응되어 온 토종 녹차이며, 소비자의 기호에 맞게 환경친화적으로 재배하여 독특한 맛과 향을 지녔으며 세계 우수의 수준을 자랑하는 기술로 만든다(그림 5-33).

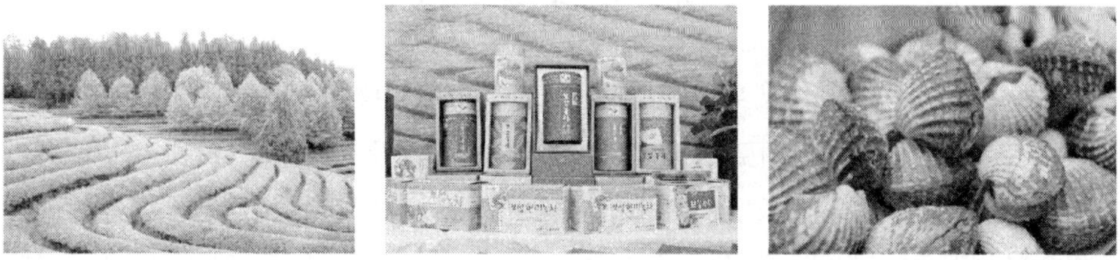

(a) 보성녹차 밭 (b) 보성녹차 (c) 보성 벌교 꼬막

[그림 5-33] 보성의 특산물

③ 고려청자의 메카인 강진 대구면에는 청자의 역사와 자료를 전시하고 있는 박물관과 청자를 제작하는 사업소가 있고, 청자자료 박물관은 9세기에서 14세기까지 만들어 졌던 고려청자에 관한 다양한 내용을 전시하고 있는데, 청자의 시작과 발전, 제작 방법, 종류 등을 체계적으로 설명하고 있어 함께 전시된 청자의 아름다움을 마음으로 감상함과 동시에 아름다움의 내용을 머리로 이해할 수 있게 한다(그림 5-34).

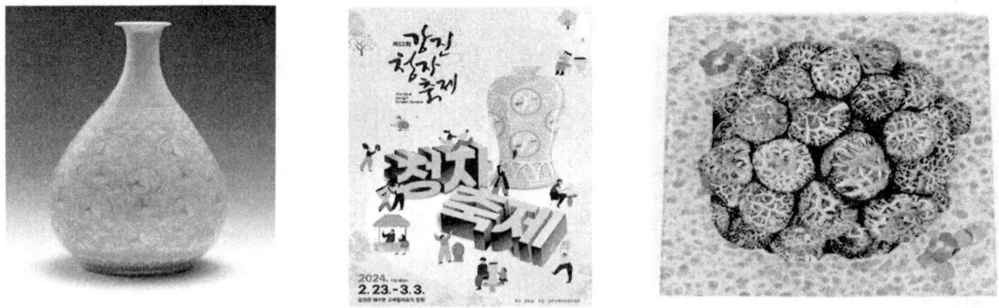

(a) 강진 청자 (b) 강진 청자 축제 포스터 (c) 강진 표고버섯

[그림 5-34] 강진의 특산품

④ 완도의 김, 미역, 다시마, 멸치 등의 해산물은 근해에는 대륙붕이 발달하여 고등어, 도미, 삼치, 갈치, 멸치, 장어 등의 어족이 풍부하다(그림 5-35).

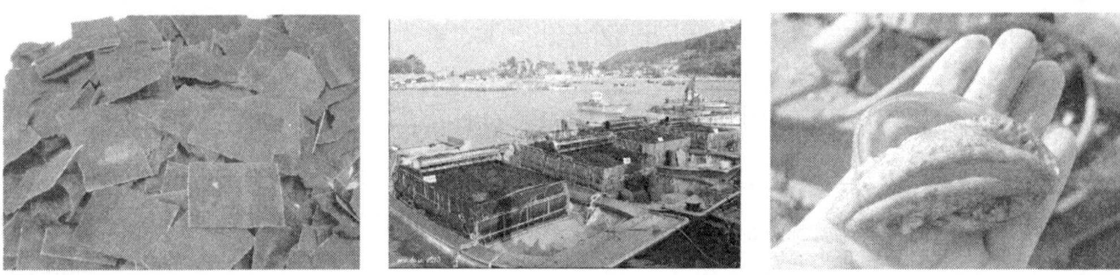

(a) 완도 다시다 (b) 완도 김 (c) 완도 전복

[그림 5-35] 완도의 특산품

⑤ 진도 구기자는 타 지산에 비하여, 효능이 우수하다는 평가를 받고 있고, 동의보감에 영약으로 기록된 한방 약제로 중국 진시황에게 불로 장생초로 받쳤다는 구기자는 구기자주, 구기자 티백 등으로 상품화되어 시판되고 있다(그림 5-36).

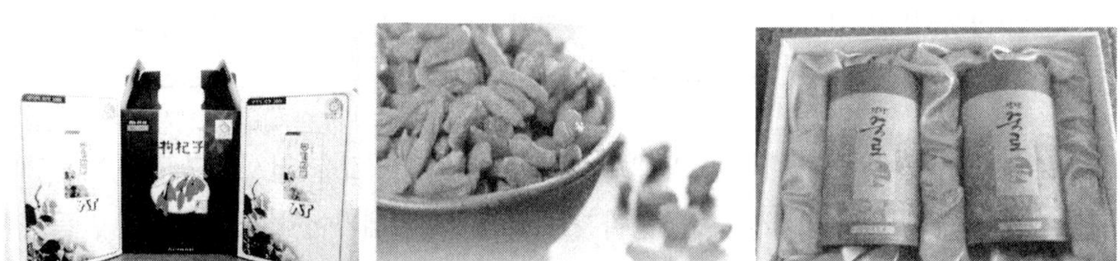

(a) 진도 구기자 선물 셋트 (b) 진도 구기자 (c) 담양 죽로차

[그림 5-36] 전라남도 특산품

(5) 충청남도

① 금산 인삼은 전국에서 생산되는 인삼의 80[%]를 차지하고 있으며, 취급하는 장소는 금산 약령시장, 금산인삼국제시장, 인삼쇼핑센터 등 다양하고, 인삼 하면 빼놓을 수 없는 곳은 인삼 구시장 이라는 금산의 재래시장으로, 2, 7일장으로 열리는 이곳은 옛 장터의 풍경을 구경하며 사람이 살아가는 흥겨움과 함께 쇼핑을 즐길 수 있다(그림 5-37).

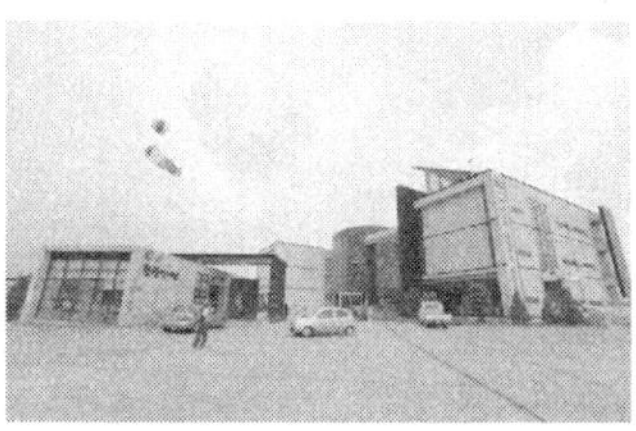

(a) 금산 약령시장 전경

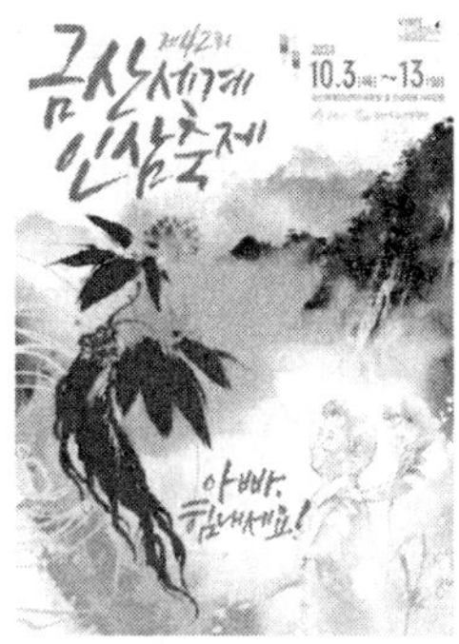

(b) 금산 인삼축제

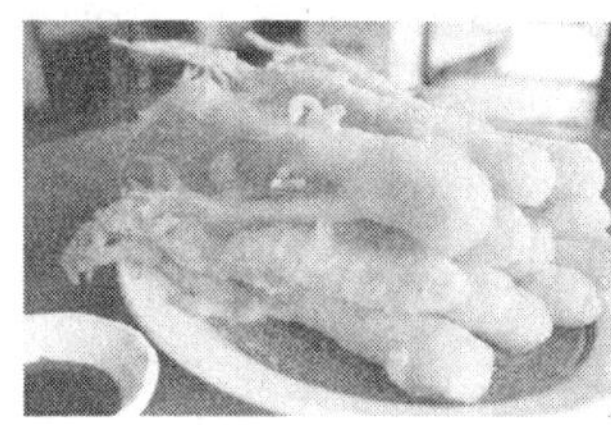

(c) 금산 인삼튀김

[그림 5-37] 금산의 특산품

② 보령은 남포벼루, 천연머드 화장품 등이 있다(그림 5-38).

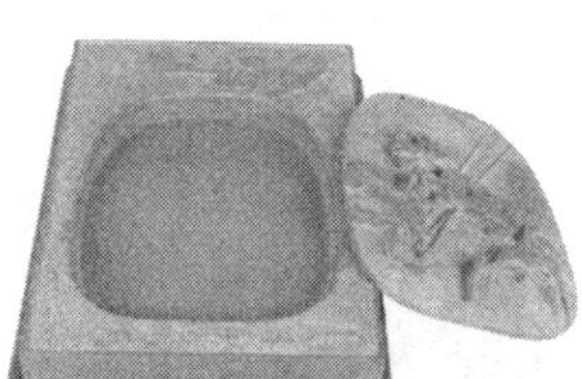

(a) 남포벼루

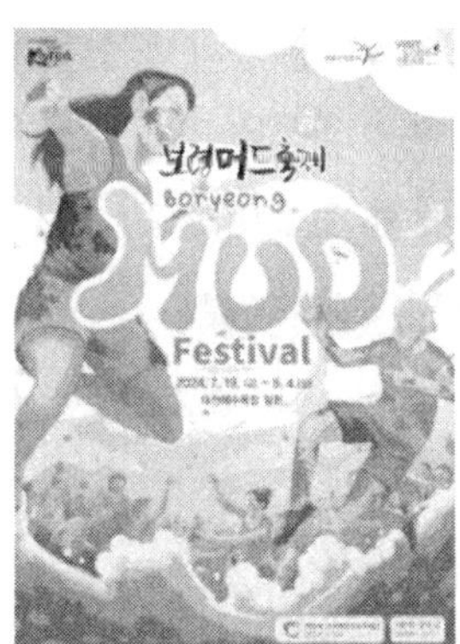

(b) 보령 머드 축제 포스터

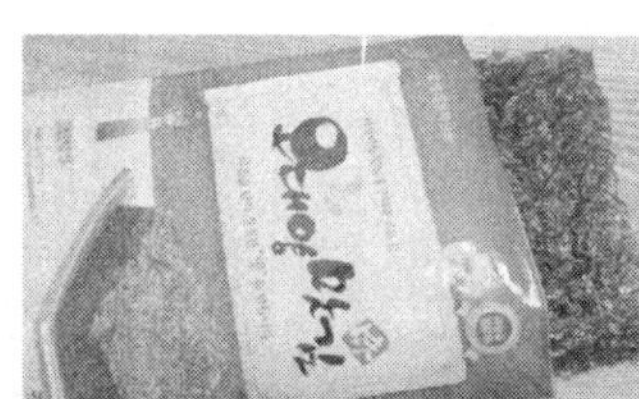

(c) 보령 대천김

[그림 5-38] 보령의 특산품

③ 천안의 명물은 '호두'보다는 호두과자이며, 온 국민이 천안의 호두과자를 알고 있으며 전국에 천안에서 유래한 호두과자가 번져 있고, '한국인 간식 1호'라고 해도 과언이 아닐 것이다(그림 5-39).

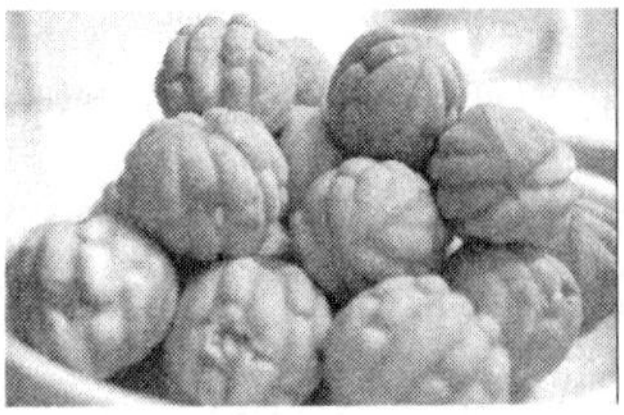

(a) 천안 호두과자

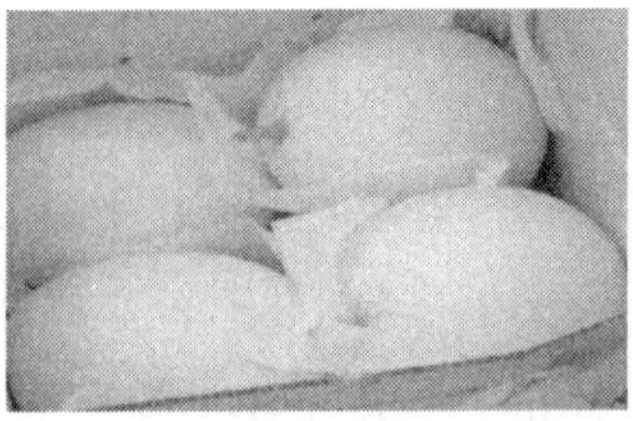

(b) 천안 수신메론

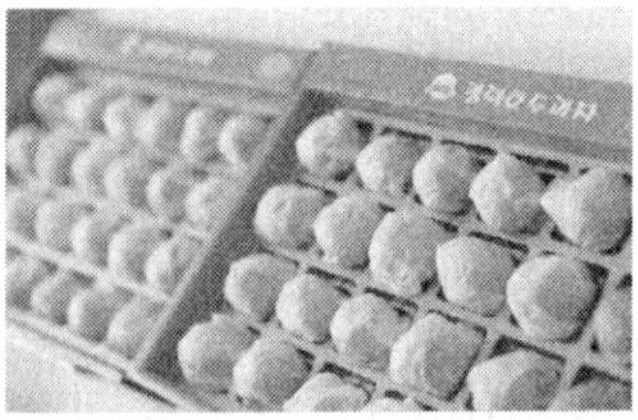

(c) 천안 호두과자 선물 셋트

[그림 5-39] 천안의 특산품

④ 서천은 한산세모시와 단감 등이 있고, 한산에서 만드는 모시는 품질이 우수하며 섬세하고 단아하여 모시의 대명사로 알려져 왔다(그림 5-40).

(a) 한산 세모시

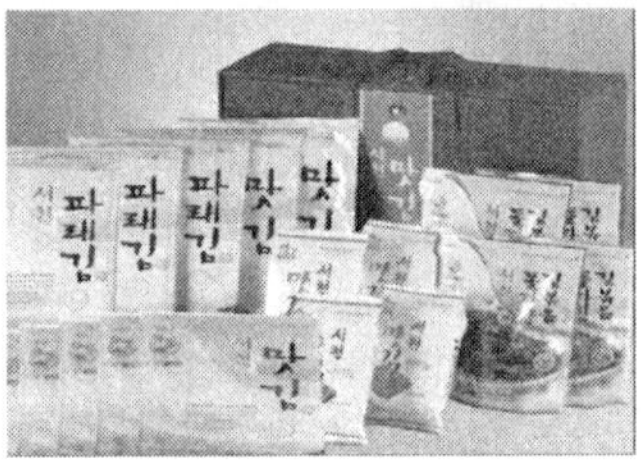

(b) 파래김

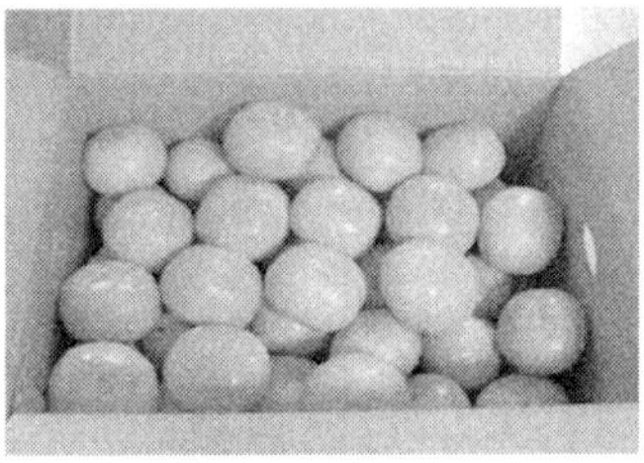

(c) 단감

[그림 5-40] 서천의 특산품

⑤ 아산은 아산 쌀, 탕정포도, 아산사과 등의 특산품이 있다(그림 5-41).

㉠ 아산 쌀 : 아산 맑은 쌀은 전국 최고의 친환경 농업지구로 지정된 아산만 삽교천 일대의 비옥한 토질에서 재배된 청결미로 미질이 좋아 밥맛이 좋다.

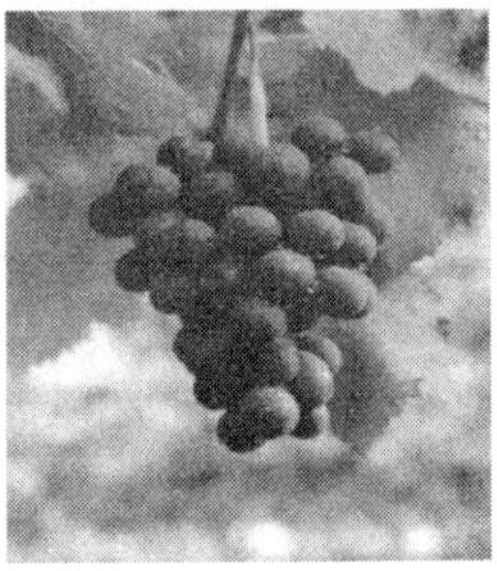

(a) 탕정 포도

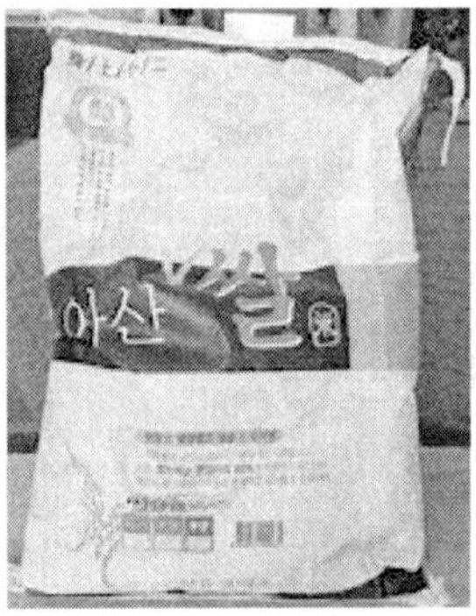

(b) 아산 쌀

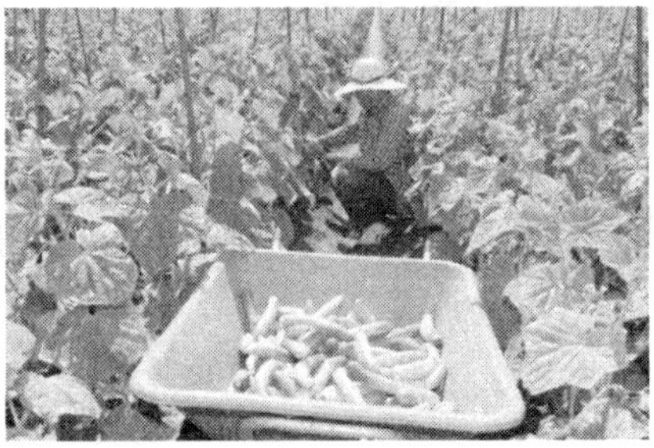

(c) 아산 배방 오이

[그림 5-41] 아산의 특산품

ⓛ 탕정 포도 : 특수주문 제작한 봉지를 씌워 생산한 무공해 농산물이며, 최대한 자연을 이용한 재배로 독특한 향기와 당도가 타지역보다 높고 품질이 우수하다.

ⓒ 아산 사과 : 사과 재배에 적합한 기후 토양의 조건으로 선명한 색을 자랑하며 맛과 향이 높다.

(6) 충청북도

① 충주 사과는 1912년 효시가 되어 현재 도내에서 가장 넓은 면적을 차지하며 재배되어 있으며 다른 생산지에 비해 일교차가 크고, 일조량이 풍부하여 빛깔, 당도, 향기에서 으뜸을 차지하고 있으며, 수려한 자연환경과 어울려 충주시민의 인내와 진실함을 표현하는 특산물이다(그림 5-42).

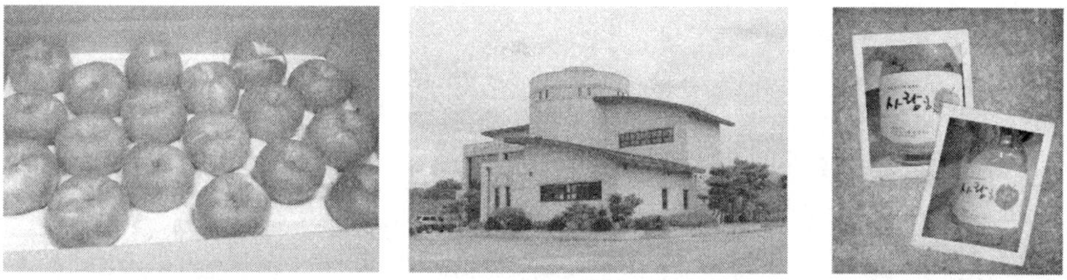

(a) 충주 사과 (b) 충주 사과 박물관 (c) 충주 사과 발효주

[그림 5-42] 충주의 특산품

② 제천 사과와 한방약초는 일교차가 크기 때문에 제천시에서 생산되는 모든 과일의 당도가 높고, 사과는 제전의 청정한 고랭지 기후 특성에 따라 과피가 두꺼워 당도가 높으며, 사과의 빛깔이 좋고 조직이 단단하여 다른 지역 사과보다 질이 좋다(그림 5-43).

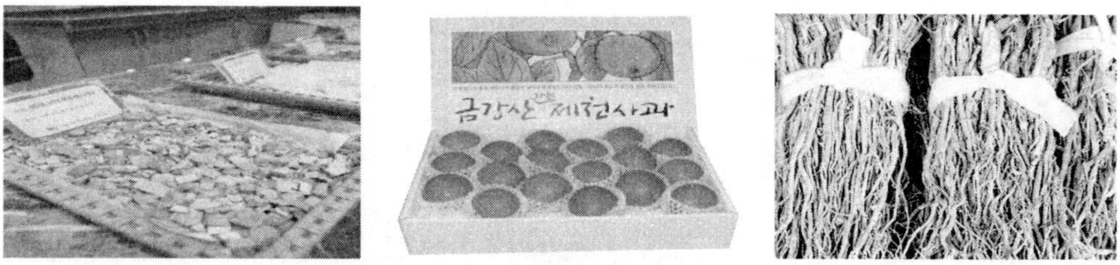

(a) 제천 약초시장 (b) 제천 사과 (c) 제천 황기

[그림 5-43] 제천의 특산물

③ 괴산 청결 고추는 해발 250[m]의 고지대로 일교차가 큰 산간지대에서 재배되어 고추의 빛깔이 선명하고 맛과 향이 매우 우수하다(그림 5-44).

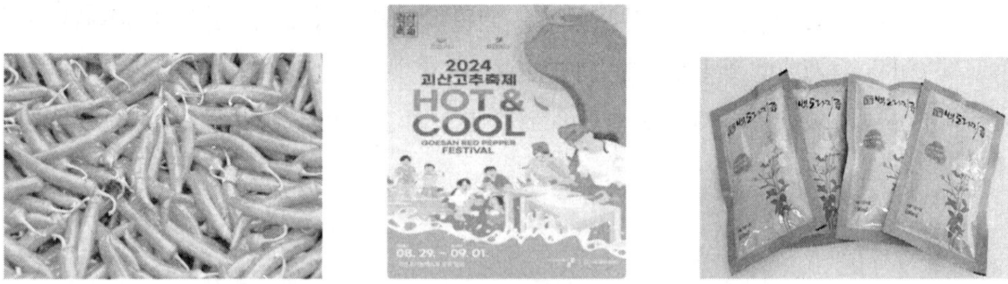

(a) 괴산 청결고추 (b) 괴산 고추축제 포스터 (c) 괴산 백도라지즙

[그림 5-44] 괴산의 특산물

④ 옥천 포도는 대한민국 최대시설 포도 주산지로서 일조량이 풍부하고 주·야간 일교차가 커 탐스러운 포도가 대량 생산되고 있으며, 맛도 좋다(그림 5-45).

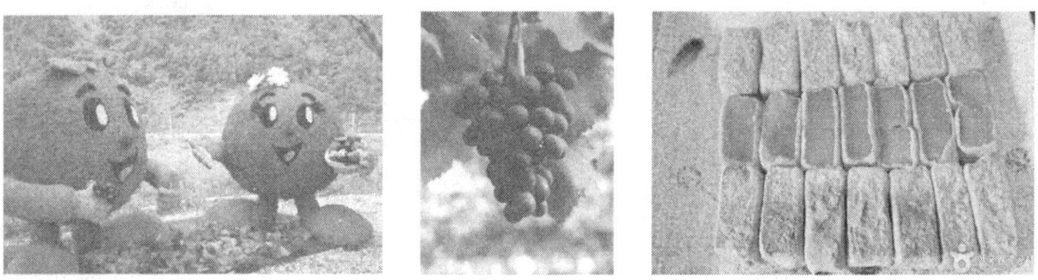

(a) 옥천 포도 축제 마스코트 (b) 옥천 포도 (c) 옥천 포도 떡

[그림 5-45] 옥천의 특산품

⑤ 보은은 일교차가 크며 일조량도 많으며, 토질은 황토 기운이 있으며 물 빠짐이 적당할 정도로 거칠어 과수 농사를 짓기에 좋은 곳이며, 땅과 기후 덕에 보은 대추와 사과는 맛이 좋다(그림 5-46).

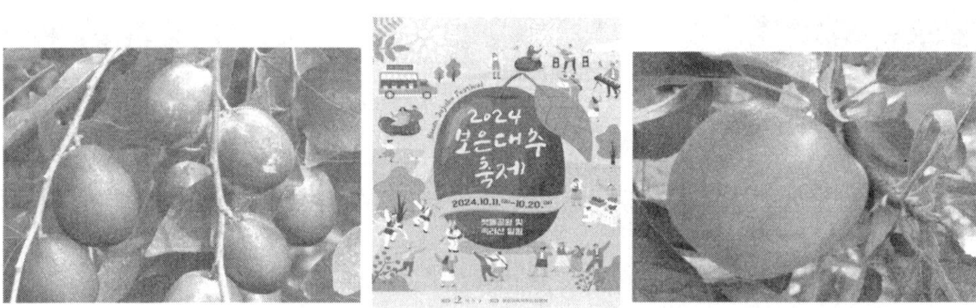

(a) 보은 대추 (b) 보은 대추 축제 포스터 (c) 보은 황토 사과

[그림 5-46] 보은의 특산물

⑥ 진천 쌀은 자연조건이 좋으며, 넓고 기름진 농토에, 비록 큰 강은 없지만 관개시설이 발달해 일찍부터 농업이 발전하였고, 진천읍을 중심으로 넓게 펼쳐진 진천평야에서는 주곡농업인 벼농사가 이루어지는데, 전국에서 질이 좋기로 소문이 났다(그림 5-47).

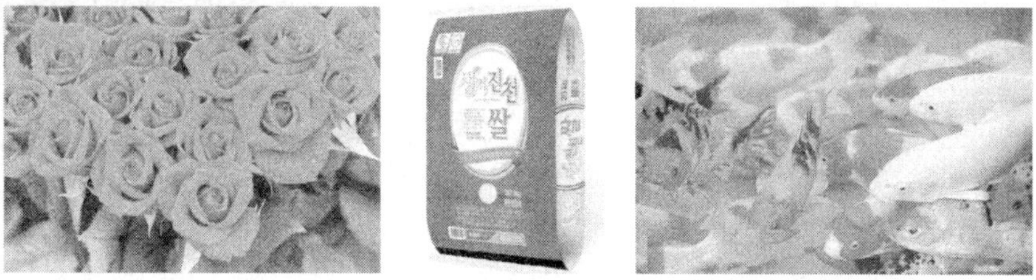

(a) 진천 장미 (b) 진천 쌀 (c) 진천 관상어

[그림 5-47] 진천의 특산물

(7) 경기도

① 이천 도자기는 1950년대 후반에 한국의 유명한 도공들이 이천의 수광리 마을에 자리를 잡고 작업장을 열기 시작했고, 실력 있는 도예가들이 모여 전통 도자기를 연구하며 옛것과 똑같이 만들어 내려는 노력을 기울였다(그림 5-48).

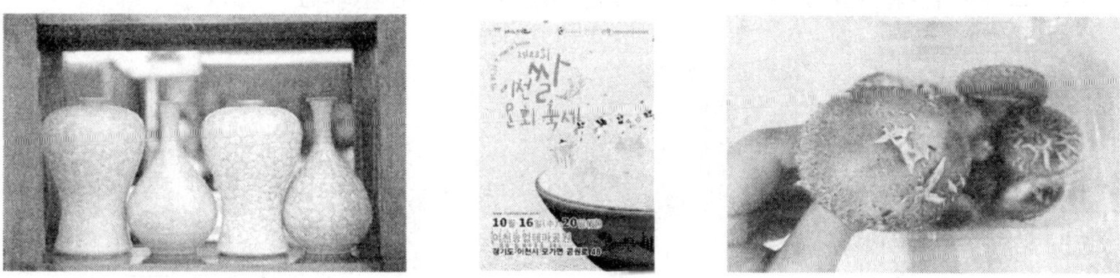

(a) 이천 도자기 (b) 이천 쌀 문화축제포스터 (c) 이천 송화 버섯

[그림 5-48] 이천의 특산품

② 안성 유기그릇은 식기에 필요한 제기 등 일상생활에 필요한 생활용구를 많이 만들었는데, 안성의 유기는 도달되어 기형이 아름답고 정교하다(그림 5-49).

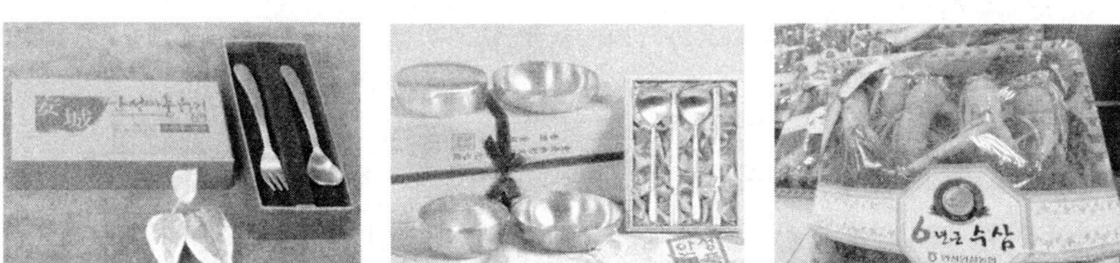

(a) 안성 유기 티 스픈 세트 (b) 안성 유기 세트 (c) 안성 수삼

[그림 5-49] 안성의 특산품

③ 연천병 배는 투명하고 깨끗한 유리병의 작은 입구속에 큰 배가 들어가서 신비스러운 분위기를 낸다. 병배는 관상용이나 선물용으로 많이 사용된다(그림 5-50).

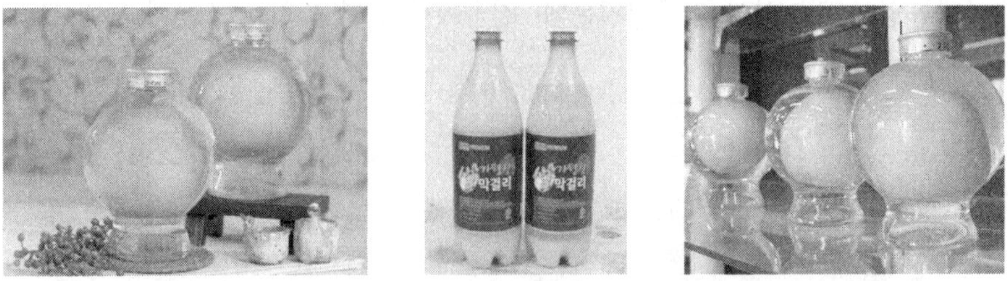

(a) 선물용 연천병 배　(b) 경기도 포천 막걸리　(c) 장식용 연천병 배

[그림 5-50] 경기도 특산품

(8) 제주도

감귤, 한라봉, 선인장, 백년초, 고등어, 옥돔, 갈치, 표고버섯, 제주 특유의 근로복인 갈옷(갈중이), 돌하르방 등이 있고, 한라봉과 백년초가 유명하다. 한라봉은 크기가 크고 과육이 많으며 육질이 부드러우며, 즙이 많아 단맛은 강하고 신맛은 거의 없고, 백년초는 다이어트 식품으로 식이섬유, 칼슘, 철분 등 무기질 성분이 풍부하다(그림 5-51).

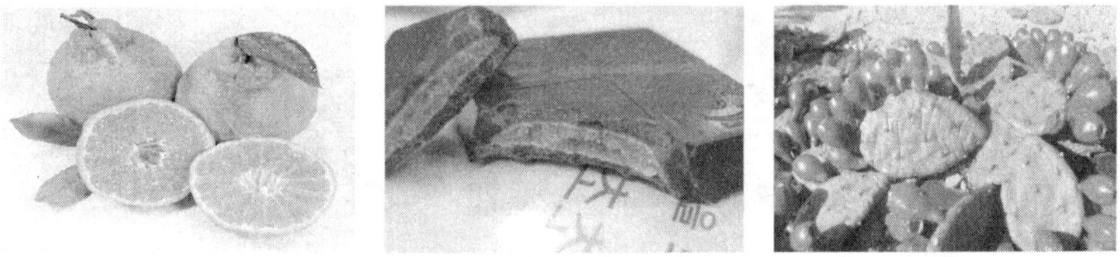

(a) 제주도 한라봉　(b) 제주도 백년초 초콜릿　(c) 제주도 백년초

[그림 5-51] 제주도 특산품

5) 관광쇼핑업 활성화 방안

관광쇼핑업 활성화 방안은 다음과 같다.

(1) 전문 인력의 양성

판매도 상품에 대한 전문지식 및 판매와 관련한 기술과 서비스 정신을 갖춘 인력의 양성이 있어야 하며, 양질의 관광상품 생산에 필요한 전문 기능 인력의 양성 및 관리가 필요하다.

(2) 상품 브랜드의 개발과 품질향상

한국을 대표할 수 있는 독특한 상품과 고유의 브랜드를 개발하며, 판매된 상품의 사후 품질 보장도 필요하고, 품질인증제도 등의 실시로 상품의 질적 향상을 도모해야 한다.

6) 관광쇼핑 상품 서비스

관광쇼핑을 하나의 즐거운 경험으로 쾌락적 쇼핑 경향이 강한 소비자들은 다른 소비자들보다 쇼핑환경을 더 즐거운 것으로 지각하고, 더 높은 수준의 감각적 자극을 얻는다.

- 관광쇼핑 행동에 있어서 쾌락적 쇼핑 성향이 강한 관광객들은 다른 관광객들보다 새로운 관광지에서의 쇼핑환경이 더 즐거운 것으로 지각할 것이며, 더 높은 감각적 자극을 얻을 수 있다.
- 쇼핑관광객의 신기성 욕구와 감각 추구 성향별 행동에 차이가 있고, 쾌락적 쇼핑 성향은 관광객의 쇼핑 행동에 크게 영향을 미치고 있다.
  - 신기성 욕구와 감각 추구 성향의 공통적 요인이 쇼핑 성향에 영향을 주고 있으므로 쇼핑의 기능적이고 실용적 부문에만 신경을 쓰는 것이 아니라 관광쇼핑에 있어서 즐거움과 재미를 추구하고 감정적 요소를 중요시 여기는 관광객의 쾌락적이고 감각적인 성향에도 신경을 써야 한다.

7) 관광특구와 쇼핑

관광진흥법(제1장 제2조 제11항)에서 관광특구란 "외국인 관광객의 유치 촉진 등을 위하여 관광활동과 관련 법령을 적용이 배제되거나 완화되고, 관광활동과 관련된 서비스 안내, 체계 및 홍보 등 관광 여건을 집중적으로 조성할 필요가 있는 지역으로 이 법에 따라 지정된 곳"으로 정의된다.

(1) 관광특구 도입의 필요성

국가 전력 산업화 기여(미래지향적, 고부가 가치산업의 적극적 육성 및 발전도모, 국가 수출산업 활성화에 기여) 관광산업 문제점의 적극적 해소(관광산업에 대한 각종 규제의 적용 배제, 관광상품의 경쟁력 제고) 국제관광지로서의 매력과 이미지 창출(개성과 특징이 있는 관광산업자원의 발굴과 조성, 관광지의 국제적 지명도 제고와 사계절 전천후 관광 실현) 관광자원의 획기적 확충(관광개발 민간자본의 적극적 유치, 관광개발 관련 및 금융 적극지원)에 있다.

(2) 관광특구 지정 절차

시 도지사의 관광특구 지정 신청과 문화체육관광부 장관이 확정이라는 단계적 절차를 거쳐야 하며, 관광특구로 지정할 필요성, 타당성 및 특구 지정의 범위를 종합적으로 검토하고 법률적, 사회경제적 효과성(행정자치부, 보건복지부)이 조사된 후 해당 지역 주민 등의 의견

수렴을 거쳐 지정된다. 한국은 1994년 관광특구가 처음 시행된 후 13개 시도에 28개 관광특구가 있다. 한국의 관광특구는 〈표 5-2〉와 같다.

〈표 5-2〉 한국의 관광특구

시 도	지 역	시 도	지 역
서울	• 명동, 남대문 북창지역	부산	• 해운대
	• 이태원		• 용두산 자갈치시장
	• 종로, 청계천지역	경남	• 부곡온천
	• 동대문 패션타운		• 미륵도
	• 잠실	충북	• 수안보 온천
강원도	• 설악		• 속리산
	• 대관령		• 단양
충남	• 아산시 온천	전북	• 무주 구천동
	• 보령해수욕장		• 정읍 내장산
경북	• 경주시		• 구례
	• 백암온천		• 목포
	• 문경	제주도	• 제주도 전역
경기도	• 평택시, 송탄	인천	• 월미도

(3) 관광특구 지정의 혜택 및 파급 효과

〈표 5-3〉 관광특구 지정의 혜택 및 파급 효과

관광객 유치 및 수입 증대 효과	법적 효과
매출 구조의 안정화	문화적 효과
지역사회의 구조 변화	경제적 파급 효과

3. 관광쇼핑업의 분류

관광토산품업과 관광기념품업이 있다.

1) 관광토산품업

지역 고유의 1차 · 2차 생산물로 지역적 정취와 풍토성이 가미된 제품을 토산품이라고 한다. 1차 생산물은 농 · 수산 · 임업 등 전통기법에 의한 2차 생산물이 포함되며, 식품류(과일 · 약초 · 채소 · 인삼 · 민속주 등)와 도자기 · 모시 · 죽세공품 · 유기 · 갓 · 자수정 · 목각 제품 등이 있다. 현대관광에 있어 토산품은 특정 지역의 토속적인 기념물에서 더욱 확대되면서 그 지역의 기념성과 선물의 대상이 된다(그림 5-52).

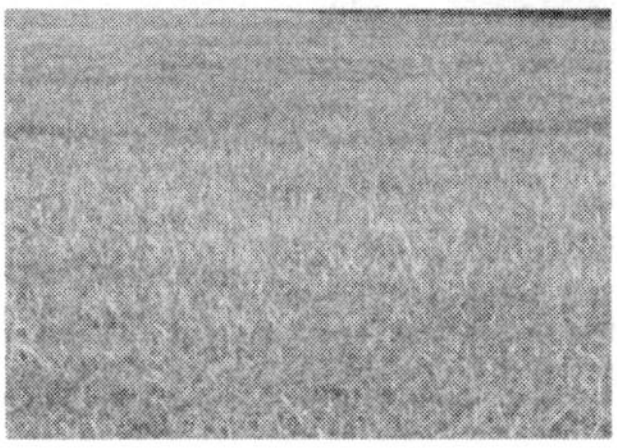
(a) 1차 생산물(벼)

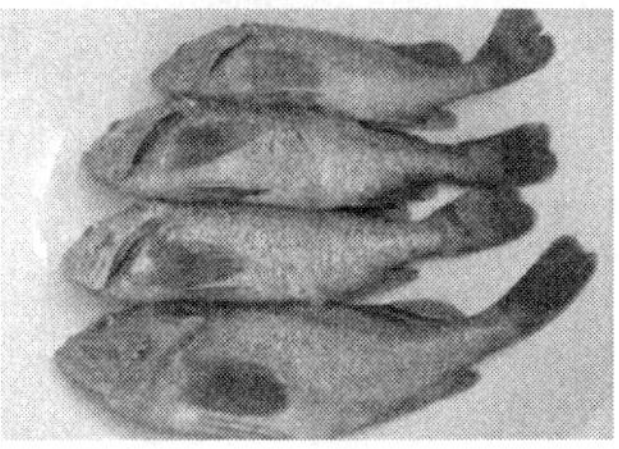
(b) 1차 생산물(생선)

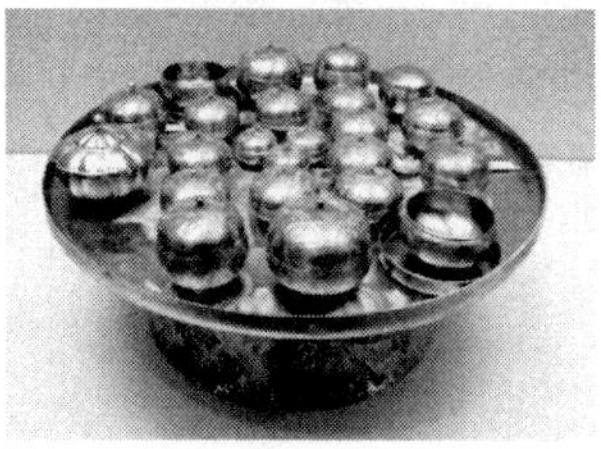
(c) 2차 생산물(유기 그릇)

[그림 5-52] 관광토산품 업

2) 관광기념품업

관광기념품은 기념품 제조업과 기념품 판매업으로 구분된다.

① 기념품 판매업 : 관광객에게 기념품은 전문용품을 직접 판매하는 기념품 판매점이다(그림 5-53).

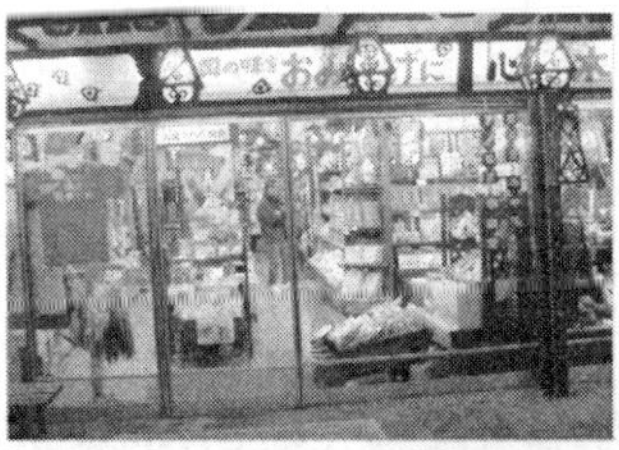
(a) 북해도의 기념품 판매점

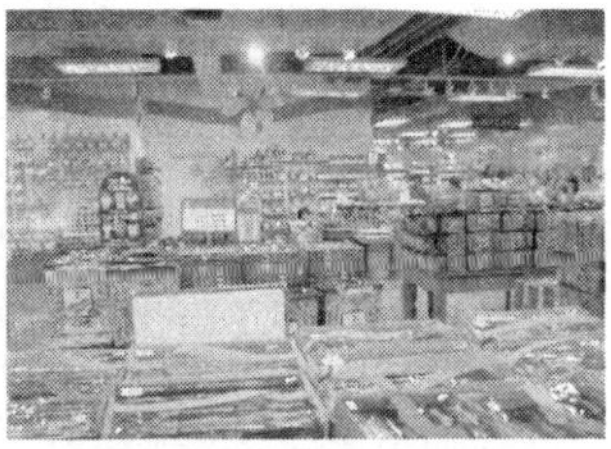
(b) 괌의 기념품 판매점

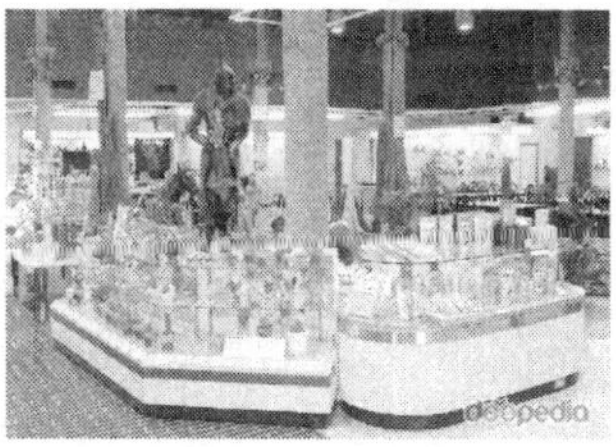
(c) 일본의 기념품 판매점

[그림 5-53] 기념품 판매점

② 기념품 제조업 : 지방 특유의 산업생산물 또는 공업제품을 다른 지방에서는 만들지 않고 팔고 있지 않은 것을 제조하는 것이며, 기념품은 관광 목적지에서의 추억을 기억하게 하고 친지에게 줄 선물로 구입하는 그 지방의 특산물이며, 휴대하기 편리한 것일수록 기념품의 가치를 가지게 되며, 관광기념품은 사적 · 민속 · 건축물 · 풍습 등이 관광객에게 만족을 안겨 주는 관광자원이다. 선물을 받은 그 나라를 방문하지 못한 사람에게 방문을 하도록 관광진흥 홍보의 역할을 한다(그림 5-54).

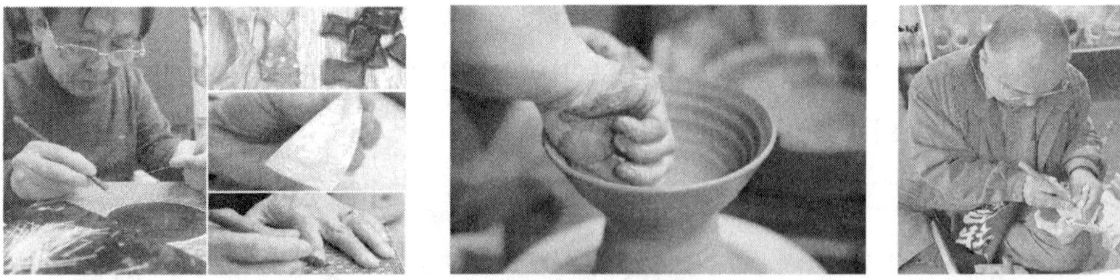

(a) 나전칠기를 만드는 과정　(b) 도자기를 만드는 과정　(c) 목공예품 만드는 과정

[그림 5-54] 기념품 제조업

③ 종합 관광기념품 : 국내에서 생산되는 재료를 주원료로 하여 제조 또는 가공한 물품이다(그림 5-55)

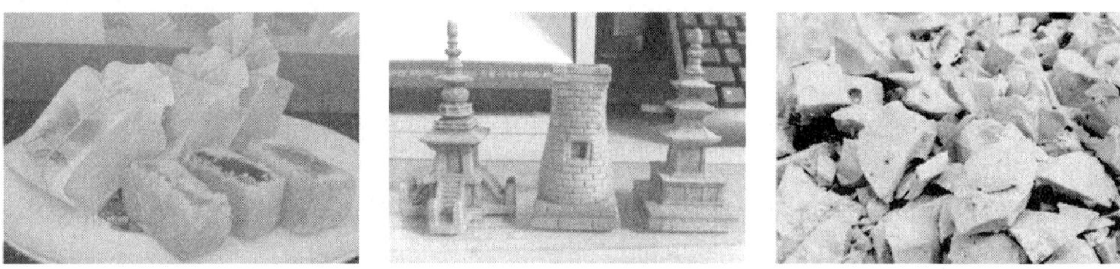

(a) 대만 파인애플 케이크　(b) 경주 미니어처 기념품　(c) 울릉도 호박엿

[그림 5-55] 관광기념품

④ 전문 관광기념품 : 식품류(인삼 제품을 포함), 도자기류, 보석류 등, 단일 품목이다(그림 5-56)

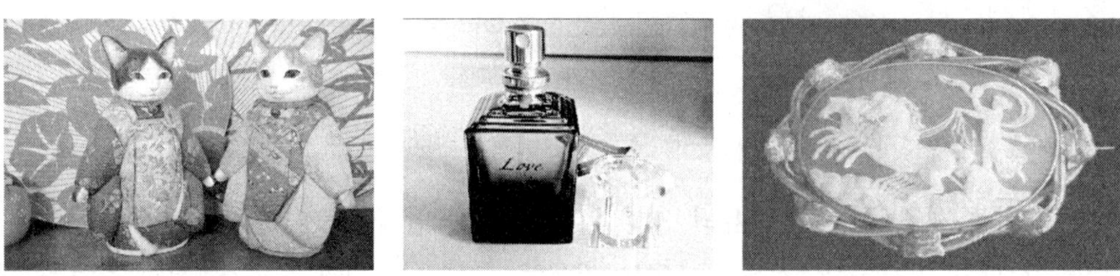

(a) 일본 고양이 인형　(b) 프랑스 향수　(c) 그리스 브로치

[그림 5-56] 관광기념품

3) 외국인 전용 관광기념품 판매업

외국인에게 한정되어 있으며 외국인 관광객에게 물품을 판매하기에 적합한 시설을 갖추어

국내에서 생산되는 주원료를 이용하여 제조 또는 가공된 물품을 판매하는 업이며, 외국에서 생산·제조된 제품을 수입하여 판매하는 것을 금지한다.

4. 공연 및 관광 안내 서비스의 이해

공연 안내 서비스는 관광객들이 공연을 관람할 수 있도록 공연에 대한 정보를 제공하는 서비스로서, 관광객이 관광을 편안하고 재미있는 관광이 될 수 있도록 관광 안내를 하는 것이다.

1) 관광 안내 서비스

현대의 관광 안내소는 다목적 복합공간이며, 모든 방문객에게 각종 관광관련 정보를 제공하고 휴식을 취하게 하고, 지역 홍보를 해주는 창구역할, 특산품과 기념품을 전시·판매하고, 지역과 지역을 연결해주는 곳이다.

(1) 관광 안내소의 개념

관광객에게 관광자원과 그 매력을 소개하고 정보를 제공하여 낯선 지역에 대한 불안을 해소하여 최대한 안락한 관광을 즐길 수 있도록 돕는 인적 서비스이다.

(2) 관광 안내소 역할

방문객에게 단순히 관광 목적지에 대한 정보를 제공하던 역할을 수행하던 곳에서 시대적인 변화와 관광객의 요구변화에 따라서 관광 안내소의 역할도 크게 변하하였는데 다음과 같이 5가지로 요약할 수 있다.

- 예약역할 : 숙박, 교통, 공연 등에 대한 예약을 방문객과 지역 주민에게 해주는 역할이다.
- 지역 연계 역할 : 지역 전시관이나 체험 공간 등을 통해서 지역과 지역을 연계한다.
- 전시 · 판매 역할 : 방문객에게 지역 특산품 및 관광기념품 등을 전시 · 판매하고, 공중전화 카드 및 교통 티켓 등을 판매하는 역할이다.
- 정보제공 역할 : 관광지, 숙박, 교통, 공연, 식당 등의 정보를 방문객과 지역 주민에게 제공한다.
- 휴게공간 역할 : 휴식을 취할 수 있는 휴게공간을 방문객에게 제공하는 역할이다.

(3) 관광 안내소 서비스

관광안내소 서비스 제공 내용[51]은 〈표 5-4〉와 같다.

---

51) 관광 안내의 정보매체 : 관광 안내 정보시스템 구축방안, 김향자 · 손정한, 한국 관광연구소, 1999.

〈표 5-4〉 관광 안내소 서비스 제공 내용

구 분	항 목	내 용
일반정보	긴급구난	약국, 병원, 소방서, 경찰서 등
	생활정보	화폐, 생활 · 습관 등
	여행 관련 기관	제외 공간, 비자 관련 정보, 국내 관련 부처 등
	일반적 국제정보	주변국의 정치, 경제 등
관광관련 정보제공	관관 교통	교통편 종류, 소요 시간, 탑승 장소, 운영시간, 교통 요금, 주유 경유지점, 주차시설, 렌트카 등
	관광 숙박시설	종류, 규모, 위치, 가격
	관광지 · 자원	종류, 관광지 특성, 관광지 위치, 입장료, 주변 관광시설
	쇼핑상품	쇼핑 장소별 종류, 주요 상품의 판매처
	여행상품	여행상품 종류, 여행 일정, 관광코스, 가격
	식음시설	식음시설, 유형, 위치, 가격
	행사정보	(컨벤션, 이벤트 등)행사소개, 시간, 위치, 입장료
	안내정보	안내 전화, 안내소, 안내판 등
	지도 및 안내문	지도제공, 안내문 제공
관광관련 예약 및 판매	관광교통	예약, 교통 티켓판매
	관광시설	숙박시설 예약, 관광지 예약 레스토랑 예약
	관광상품	쇼핑 상품 예약 구매, 여행상품 예약 구매
기 상 정 보		일기예보, 지역 기후 · 기사 등
문 화 정 보		문화자원 및 시설, 문화행사 등

(4) 관광 안내 정보매체

지도, 표지판, 홍보물, 웹사이트 등으로 구분할 수 있는데, 국제적으로 통용될 수 있는 표준용어와 공공안내 그림 표지를 포함시킬 수 있다.

2) 공연 안내 서비스의 이해

관광진흥법 제3조 2항에 관광진흥법 시행령은 관광공연장 사업에 대한 사업의 종류를 규정하였다.

- 관광공연장업 : '관광객을 위하여 적합한 공연시설을 갖추고 공연물을 공연하면서 관광객에게 식사와 주류를 판매하는 업'이다.
- 관광공연장업을 운영 : 관광진흥법 시행 규칙에 의해 관광공연장업이 설치된 관광사업시설의 종류, 무대 면적 및 좌석 수, 공연장의 총면적, 일반 음식점 영업 허가 번호, 허가 연월일, 허가 기관 등을 구비 해야만 공연 서비스업을 할 수 있다.

(1) 스토리텔링의 개념

고객을 확보할 수 있는 사람은 상품을 판매할 수 있지만, 고객을 확보하지 못하는 사람은 좋은 상품이라도 판매하지 못한다.

- 관광자의 마음을 움직이기 위해서 관광상품에 스토리텔링 기법을 활용해야 한다.
- 관광상품 기획 측면의 대표적 스토리텔링 사례로 머라이언파크, 벨기에의 오줌싸개 동상, 프랑스 파리의 몽마르뜨 언덕, 로마의 트래비 분수와 진실의 입, 독일의 로렐라이 언덕의 스토리 등이 있으며, 그 지역을 방문한 관광자들은 대부분 여행지에 대하여 다시금 회상한다.
- 스토리는 여행 중에도 의미가 있지만 여행 후 관광지를 회상할 때 좋은 기억을 남긴다.
- 관광상품 콘텐츠 기획시 스토리가 있는 테마 여행을 기획하고 추구하는 것이다.
- 관광자의 감정에 호소할 수 있는 낭만적이고, 지역의 정체성을 살린 문화와 자연이 함께하는 스토리는 더욱 빛을 발할 수 있다.
- 총체적인 관광산업의 트랜드를 잘 파악하고 있어야 하며, 충족되어있지 않은 관광자의 욕구에 주목하여 타당성을 검토해야 한다.

(2) 스토리텔링의 의의

관광상품 콘텐츠 기획시 관광상품 아이디어와 함께 개념(How), 인식(Why)을 우선 정립해야 하고, 누구에게(Who), 무엇을(What), 언제(When), 어디에서(Where)에 해당하는 세부적인 상품기획요인들을 구체적으로 수립해야 한다.

- 스토리텔링은 컨셉(Concept), 콘텐츠(Contents), 편익(Convenience), 커뮤니케이션(Communication), 문화(Culture)의 다섯 가지 전략 요소로 이루어지며, 이 다섯 가지 전략 요소를 '5C 요소'라고 한다.
- 관광상품은 고객의 마음을 움직일 스토리를 담고 있어야 하며, 쉽게 접근할 수 있는 매력을 오래 유지시킬 수 있어야 한다.
- 관광상품은 문화, 철학, 역사를 담아 비선을 갖고 관광자와 지속적으로 소통한다.
- 관광브랜드는 특정 지역을 상품으로 인식하고 지역의 인프라, 자산, 특성을 발굴해 차별화하고 독특한 이미지와 스토리를 통해 다른 지역과의 차이를 인식하기 위한 총체적인 것으로 관광활동(Activities), 문화(Culture), 지역환경(Place), 구성원(People), 관광 경험의 질(Quality) 등을 고려해서 구축할 필요가 있다.
- 각 나라의 도시에 독특한 이미지와 스토리를 보면 다음과 같다.
  - 서울 : 'Hi Seoul, Soul of Asia'이다. 서울시에서는 2002월드컵을 준비하면서 서울도 하나의 브랜드라는 인식하에 행정기관으로서는 처음으로 도시마케팅 추진반을 신설해 현재의 브랜드 모습을 갖추게 되었다.
  - 일본 : 'YOKOSO! JAPAN'이다. 'YOKOSO! JAPAN은 일본에 어서 오십시오' 일본 열도와 비슷한 모양으로 대담하게 디자인해, 일본 관광을 통해 느낄 수 있는 놀라움과 감동을 표현했다.
  - 싱가포르 : 'Uniquely Singapore'이다. 2006년에 도입해 2010년까지 싱가포르의 관광브랜드로 사용했고 이후에는 'Your singapore'라는 새로운 브랜드로 교체했다. 이는 싱가포르가 단순히 특색 있는 관광지로 머무는 것이 아닌 여행자 개개인의 취향에 맞춘 서비스로 정서적 교감을 극대화하겠다.

(3) 관광 스토리텔링 서비스 사례

문화체육관광부는 걷기여행의 인기에 발맞춰 '이야기가 있는 문화생태탐방로' 10곳을 새로 선정 발표하였다.

① 문화생태 탐방로는 크게 4가지 주제 : 시대별 역사 길에는 길을 통해 우리 역사의 발자취를 더듬고 선조들의 지혜를 배운다는 취지의 역사 길에 '서울 성곽 길'과 '아차산 고구려 역사 길', '부여 사 비굴', '금강 하구 길'이 선정되었다.

- 삼남대로 옛길 : 삼남대로 구간 중 옛길 흔적이 고스란히 남아 있는 '갈재길(전남 장성, 전북 정읍 구간)'이 옛길을 찾고 가꾸어 간다는 취지에서 탐방로에 선정되었다.
- 풍경이 있는 가람길 : 낙동강 상류의 아름다운 풍광과 철도와 같이 걷는 '승부역 가는 길(추억과 낭만의 길)'이 선정되었다.
- 사랑과 낭만과 사색의 테마 길 : '동강길'과 '섬진강길', '두물머리길(남녀가 만나 인연이 맺어지는 사랑테마길), 메타세콰이어길을 따라 여유로 움과 명상에 잠길 수 있는 '담양 수목길(사색의 길)' 등이 테마가 있는 길로 선정됐다.

② 문화생태 탐방로의 이해 : 탐방로를 주관하는 지자체 및 지역 주관단체에 안내판 설치, 스토리텔링, 홍보 등에 소요되는 경비를 지원하고, 선정된 탐방로에 대해서는 탐방로 조성 유지관리에 필요한 가이드라인을 제시해 문화적 친환경적 탐방로를 조성하고 있다.

- 탐방로 어플리케이션을 개발 : 지역자원 해설과 걷기 여행에서 할 수 있는 체험 로그램, 이야기거리가 있는 문화콘텐츠지도를 만들어 걷는 길의 문화 및 교육 콘텐츠화도 도모하고 있다.
- 한국관광공사에서 주최한 스토리텔링에 대한 주제에 '2012년 여수엑스포'의 스토리텔링인 '이순신과 거북선 이야기'가 선정된 바 있다.
  - 충무공 이순신의 업적과 관계가 있는 전라남도 진도군, 해남군, 경상남도 통영시, 거제시, 남해군, 고성군, 충청남도 아산시와 경상북도 봉화군 등 지자체들이'스토리텔링 전시회'를 운영하고 있다.
- 이야기마케팅 : 항공사, 관광청, 여행사 등과 같은 관광산업은 물론 식당이나 웨딩업체 등 산업 전반이다.

5. 관광 안내와 정보이해

관광업체들의 정보기술을 기반으로 다양한 다중매체와 인터페이스를 통해 실시간으로, 장소의 한계를 초월하여 상품과 서비스를 소개하는 것이며, 관광정보는 정보를 이용하는 관광객의 다양한 욕구 충족을 위하여 관광에 필요한 모든 정보이다.

1) 관광 안내

단순한 안내와 지도를 배포하는 것이 아니라 국제화, 정보화 추세에 적극적으로 부응해 안내 및 예약시스템을 갖춘 보다 효율적인 관광 안내 정보시스템을 구축해야 한다(표 5-5).

〈표 5-5〉 관광자에 기초한 관광정보 원천

인적/비상업적 관광자	개인의 과거경험/관광지 유형
인적/상업적 관광자	여행사 여행상담원/여행박람회, 여행설명회
비인적/비상업적 관광자	여행 관련 책자/잡지, 신문 기사(비광고성)
	인터넷커뮤니티(카페 블로그 등)
비인적/상업적 관광자	광고매체(TV 라디오 신문 잡지 등)
	인터넷광고(여행사이트), 홍보 책자(브로슈어 팸플릿 등)

2) 관광체계 내에서 관광정보

교통수단과 함께 관광주체인 관광객과 관광객체인 관광 대상(관광자원, 관광시설 및 서비스 등)을 연결시키는 관광매체로서 바람직한 관광 체험 욕구를 충족시켜 주는 역할을 한다.

3) 관광에 대한 정보

교통수단과 함께 대중매체의 발달은 관광 대중화를 급속하게 진전시키는 요인이 되었고, 대충 매체의 발달은 관광객들이 관광정보를 용이 하게 얻을 수 있게 해주며, 관광정보의 보급은 사람들의 관광에 대한 욕구를 고취 시키고, 관광정보에 대한 국내 학자들의 개념적 정의[52]는 〈표 5-6〉과 같다.

〈표 5-6〉 학자별 관광정보에 대한 정의

학 자	관광정보에 대한 정의
황경진(1988)	관광 대상에 대하여 관광자의 관광욕구 충족을 위한 관광행위의 수단으로써 관광객이 얻고자 하는 사전, 사후의 총체적인 지식
김홍운(1991)	관광자의 목적 지향적인 행동에 요구되는 일체의 소식
교통개발연구원(1991)	관광객 및 관광자원, 관광지, 관광사업 등의 수요와 공급에 관한 통계자료와 제시된 자료의 분석 결과치로 객관적으로 계량화된 일체의 자료로 정의되고 시간, 공간, 주제 등의 세 가지로 구성되며, 서로 다른 이용자가 이용가능한 동일한 자료
박희석(1993)	관광객에게 관광환경과 관련된 관광활동의 특정한 목적을 위하여 가치 있는 형태로 처리 · 가공된 자료나 정보원
최병길(1993)	국 · 내외의 관광 관련 업체에서 관광객 또는 여행자를 위해 제공되는 자료
이명진(1994)	관광객들이 관광행동을 선택, 결정하는 데 필요로 하는 정보를 제공할 목적으로 관광 경험에 관한 정보를 수집하고, 가치를 평가하여 이를 근거로 관광지와 관광지 내에서 여가 활동에 대한 정확하고 유익한 정보를 제공하고 안내 및 해설을 통하여 관광객들의 만족 수준을 높임, 관광지의 관리도 용이하게 하는 것
김천중(1998)	관광객에게 관광욕구를 충족시키고, 관광행동 결정에 유익한 정보, 관광사업자와 관광 기관에게 관광수요와 공급, 관광객 행동에 관한 가치 있는 정보

52) 학자별 관광정보에 대한 정의 : 변상록, 신 관광학 개론, 교육인적자원부 교재, 2002에서 자료정리

6. 관광정보 시스템의 이해

관광정보 서비스는 인터넷의 등장으로 관광객 행동의 변화, 여행업과 항공업 간의 유통체계변화 등 관광산업에 영향을 주고 있다.

1) 관광정보 시스템

웹을 이용한 컴퓨터 지원 여행 상담의 역할 등 고객의 선호와 결정에 참가하는 시스템으로 발전되고 있으며, 웹에서 구할 수 있는 정보가 무한하고, 시간에 따라 정보의 양이 확장되고, 질이 향상되고 있으며, 관광마케팅 자료를 데이터베이스화하여 활용하는 시스템을 갖춰야 한다.

- 관광객이 이벤트, 레저, 스포츠, 문화행사 등 다양한 활동에 참가하면서 관광 대상 및 관광자연환경(교통, 유입자수, 각종 편의시설)에 대한 최신정보를 정확하고 신속하게 제공하는 체제의 확립이 요구된다.
- 개발되지 않았던 관광지에 대한 정보제공을 통해 새로운 관광수요를 창출하는데 관광정보 시스템의 필요성이 제기되고 있다.
- 웹 여행정보에 대한 만족도의 향상 : 고객으로 재이용 및 타인에게 추천할 의사를 불러일으킨다.

2) 웹을 통한 여행시장의 효율적 마케팅활동

시장의 변화에 능동적으로 재포지셔닝(Reposition)될 수 있으므로 웹 고유의 서비스 지향성, 첨단정보기술에 따른 마케팅 전략 및 사고의 변화, 국제여행 산업의 발전에 따른 시장논리에 대한 이해가 있어야 한다.

7. 관광정보의 매체 유형

관광정보 매체의 유형에는 인터넷 관광정보, 시청각 매체, 인쇄매체 정보, 구인 정보, 관광 관련기관, 개인정보가 있다.

1) 인터넷 관광정보

이용자들에게 관광정보를 일방적으로 전달하는 다른 관광매체들과 달리 인터넷 관광정보는 이용자들이 필요한 정보만을 선택하여 접할 수 있는 이용자 중심 매체이다(그림 5-61).

- 웹을 통해서 텍스트뿐만 아니라 그래픽, 음성, 동영상 등 매우 다양한 방식으로 지원된다.[53)]
- 인터넷은 그 영역이 국내보다는 국제적인 것에 적합하고, 비용이 TV 나 신문 등 타 매체에 비해 훨씬 저렴할 뿐 아니라 정확하고 풍부한 정보를 제공할 수 있는 것이 장점이다.
- 관광 측면에서 실시간 호텔 예약과 여행상품의 비교 · 구매 등에 원스톱 예약시스템이 활발히 이용되고 있다.

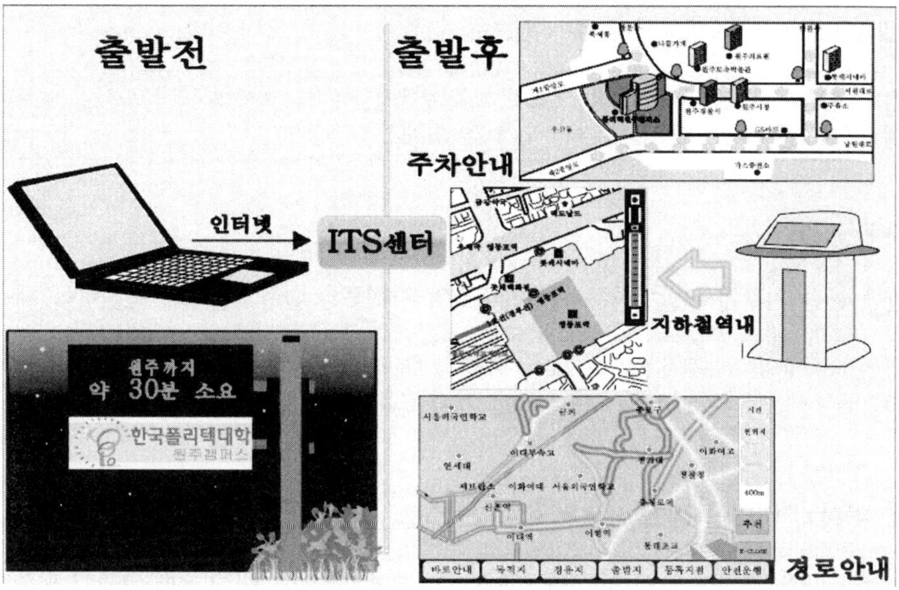

[그림 5-57] 인터넷 관광정보

2) 시청각(전파) 매체(TV/라디오)

전파매체는 가장 일시적이고 침투적인 매체로써 TV와 라디오가 있다.

- 매체의 효과를 위해서는 메시지의 반복이 필요한데, 방송 광고는 보관을 할 수 없으므로, 영상과 같은 장점이 있으나, 인쇄매체가 갖고 있는 어떤 지속성, 기록성이 결여되어 있다.
- TV는 대표적인 광고 형태이며, 잘만 이용하면 다른 광고매체보다 시청자에게 강한 인상을 줄 수 있다.
- 라디오는 일반적으로 배경 매체로서, 광고 메시지를 잘 인식하지 못하거나 잘 잊어버린다.[54)]

3) 인쇄매체 정보

각종 여행기, 여행전문잡지, 여행전문 안내서, 여행기사, 포스터, 안내광고전단지 등이 인

53) 관광동기가 정보 매체이용 및 정보 만족 재이용 의도에 미치는 영향, 박휘대, 동아대 대학원 석사학위논문, 2003.
54) 전파매체 : 관광정보, 홍보론, 최승이 · 한광종, 대왕사, 1993.

쇄매체정보로서, 비교적 장시간 활용이 가능하고 휴대가 편리한 장점이 있으나, 출판 시점에 따라 정보의 적시성이 떨어지고 오보된 정보의 해석을 가져올 수 있는 단점이 있다.

4) 구인정보

여론 형성자(Opinion Leader)의 입으로부터 사람들에게 전달되는 형태를 구전이라고 하며 관광정보에 가장 영향력이 있는 정보원의 하나가 구인 정보이다.

- 구전정보의 활용방법은 친지나 지인을 통한 신뢰를 바탕으로 활용할 수가 있으며, 최근과 같이 정보의 홍수 속에서 선택의 어려움을 겪고 있는 현실에서 선택을 쉽게 할 수 있다.

5) 관광 관련 기관

관광 관련 기관에서 발행하는 여행안내소의 간행물은 관광객들에게 공신력을 제공한다.

- 공적인 기관이나 비영리 기관에서 발행되는 정보는 여행자들에게 최신의 전문적인 관광정보를 제공하는데 관광정보에는 관광상품에 대한 정보와 목적지에 대한 상세한 설명이 포함되어 있다.

8. 관광지 안내와 예약 시스템

관광안내정보 시스템의 주요 콘텐츠는 3가지 분야로 구성되어 있는데 관광안내 DB, 예약정보 DB, 해외 관광안내 DB이다.

1) 관광자원정보 시스템

전국 관광자원 데이터의 가공, 정리, 저장과 정보이용자별 활용 분야를 고려한 다양한 관광정보의 분류 및 구성을 통해 체계적인 관광자원 정보관리체계를 구축하고 관광자원 정보의 분석 처리기능을 도입하여 관광자원을 활용한 상품개발 및 자원관리를 위한 의사결정 지원목적이다.

(1) 관광정책정보 시스템

관광과 관련된 지식정보 자원을 표준화된 분류에 따라 축적 제공함으로써 중앙정부 및 지자체의 관광정책 수립 및 추진을 전방위적으로 지원하고, 민간부문의 경영전략을 적극적으로 지원하는 것이 목적이다.

(2) 관광산업정보 시스템

관광 부문의 산업 동향, 투자, 상품 등의 정보를 관광 관련 이해관계자에게 제공하여 관광 산업정책과 업계의 경영전략 수립 및 추진을 지원하는 것이 목적이다.

(3) 관광안내정보 지원시스템

정부관광기구(National Tourism Organization : NTO)를 중심으로 각 정보화 주체들 간의 정보 교류를 통한 관광 안내, 정보제공 서비스의 수준을 제고하고, 효율적인 정보체계 및 안내 정보의 통합 관리기능이 목적이다.

- 관광안내정보를 바탕으로 멀티미디어, Web-GISM 유 · 무선 통합 서비스, 관광 스케줄 시뮬레이션 등 다양한 제공방식을 통해 효과적으로 정보수요자에 필요한 정보를 공급할 수 있도록 하며, 광역 및 기초 자치단체, 민간부문 등의 관광안내정보 제공자에 정보지원을 통해 국내 관광 안내체계의 획기적 개선과 함께 인터넷을 통한 외래 관광객 유치 및 홍보를 강화할 수 있도록 계획하고 있다.
- 정보 시스템과 웹사이트 평가항목의 공통요인 : 시스템, 사용 만족도, 정보, 사용자 간 교류의 원활성, 시스템 편리성 등을 들 수 있으며, 웹사이트 평가항목은 간단한 사용법, 검색엔진 내에서의 쉬운 이동 등이 있다.
- 검색 결과가 빠르게 출력되어야 하며 페이지 이동이 빨라야 하고, 검색 결과와 관련성이 높은 정보가 잘 정리되어야 함과 동시에 거래자 상호 간의 신용정보 및 신뢰성 등 검색 엔진기능 측면의 다양성, 용이성, 신속성, 신뢰성, 안정성 등으로 세분화 한다.

2) 관광지 안내 유형

관광지 안내 유형에는 표지, 지도, 전자매체, 홍보물이 있다.

(1) 표지

관광 지리, 자원, 시설 등과 관련된 정보이다.

① 관광지 표지는 [그림 5-58]과 같이 표시하는 표지판이다.

(a) 해인사 관광지 표시 (b) 하조대 해변 관광지 표시 (c) 웅상체육공원 표시

[그림 5-58] 관광지 표지

② 관광시설 표지는 [그림 5-59]와 같이 안내하는 표지판이다.

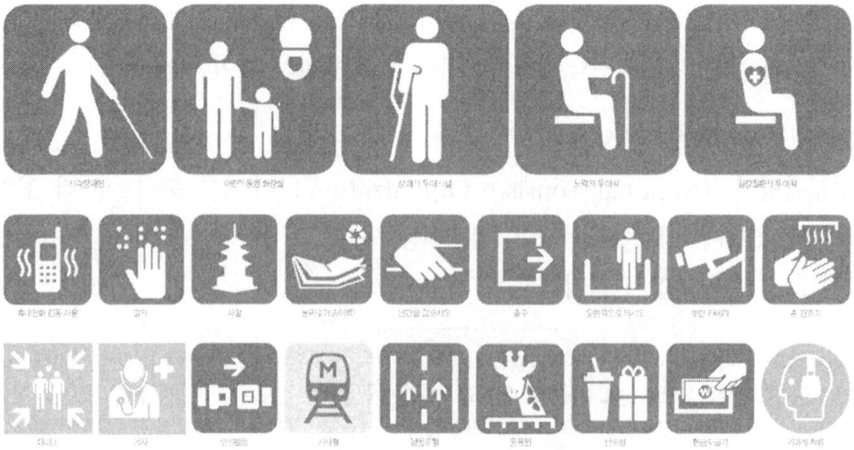

[그림 5-59] 관광시설 표지

③ 관광자원 표지는 [그림 5-60]과 같이 표시하는 표지판이다.

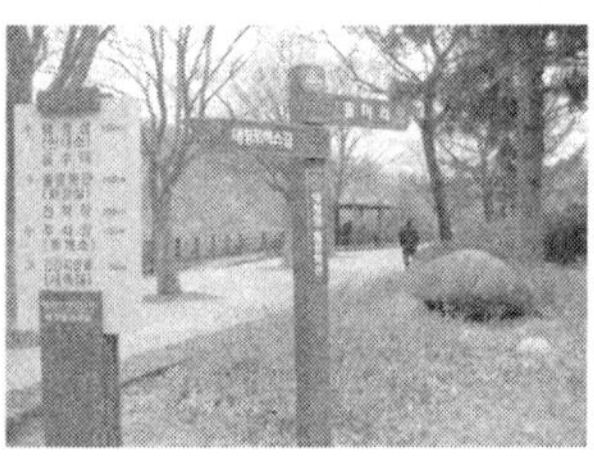

(a) 대청호 두메마을길 이정표

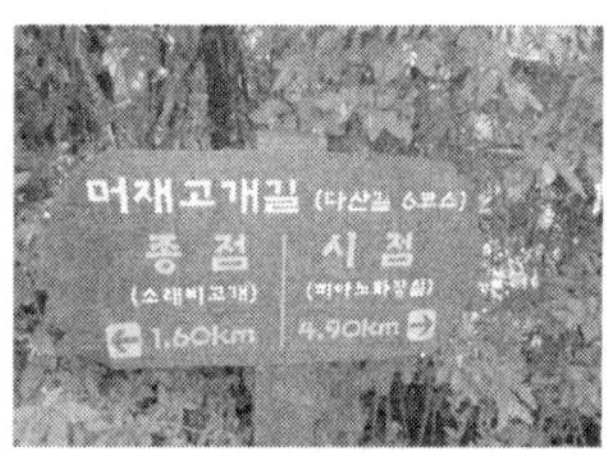

(b) 금남산 이정표

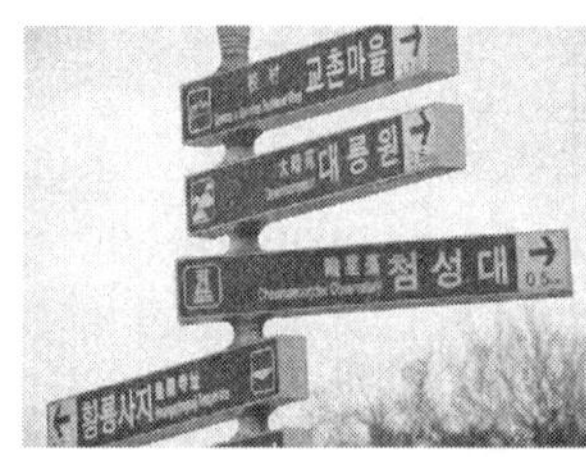

(c) 경주관광지 이정표

[그림 5-60] 관광자원 표지

(2) 지도

관광 지리, 자원, 시설 등에 대한 길 안내 및 위치 등과 관련된 정보이고, 평면지도, 입체지도 혼합지도(평면, 입체 혼합)가 있다.

(3) 전자정보

전자매체 등을 이용한 관광지도, 자원, 시설, 프로그램 등의 안내 정보

① 이동전화 : 모바일은 휴대용 단말기로 휴대폰이 가장 대표적

② 키오스크 : 공공장소에 설치된 터치스크린 방식의 정보 전달 시스템

(4) 홍보물

관광지도, 자원, 시설, 교통, 식음, 행사 프로그램 등과 관련된 정보

3) 관광지 안내 정보 서비스

현지 정보체계와 지역 정보체계가 있다.

① 현지 정보체계(Area Information System : ARS) : 관광지 측에 의해 관리되는 특정 지역의 정보체계

② 지역 정보체계(Regional Information System : RIS) : 관광객들이 관광계획을 수립하고 있는 중에 관광객들에게 제공하여야 한다.

- 정보관리(Two-way street) : 기관의 업무 수행을 지원하기 위해 효과적으로 정보를 수집 · 보관 · 열람 허용 · 활용 · 처리하는 관리 업무이다.
- 기록 관리보다는 그 증거성과 설명 책임의 보장과 관리에 취약하다.
- 최소의 비용으로 최대한 정보를 활용하는 것을 목적으로 하며, 업무의 생산성과 효율성의 향상이 우선적인 목표이다.

4) 예약 시스템

인터넷의 급속한 증가로 인하여 인터넷을 활용한 정보시스템들이 확산 되고, 관광산업에도 막대한 영향을 미치게 되었다.

① 컴퓨터 예약 시스템(Computer Reservation System : CRS)

전 세계적으로 각 관광지의 정보 및 예약 등을 시시각각으로 처리해주고, 불편함을 없애주며, 모든 것들을 컴퓨터를 통해 한눈에 보고 상담할 수 있게 해주는 시스템이다.[55] 현재 컴퓨터 예약시스템은 항공사에 국한하지 않고 호텔과 렌트카 회사, 철도, 영화, 연극 등 각종 문화산업에도 이용되며 우리 생활 깊숙이 관여하고 있다.

- 한국관광공사 및 각 지방 자치 단체 홈페이지 예약시스템은 한국관광공사 및 각 지방자치 단체들이 운영하는 홈페이지에서 관광지를 예약할 수 있고, 인터넷을 통해 관광지에 다양한 정보탐색이 가능하며, 관광지내 관광업체와 직접 · 간접으로 연결하는 예약 문의 시스템을 운영하고 있다.

---

55) 컴퓨터 예약 시스템 : 항공사 예약 실무, 이용구, 학문사, pp.11~12, 1999.

② 컴퓨터 예약 시스템의 주요 기능

- 부대 서비스 예약 기능, 마케팅 활성화 기능, 관광지에 대한 예약기능이 있다.
- 성수기와 비수기별 요금에 대한 차별적 조정기능이 있다.
- 관광지의 여행 정보에 대한 세부적인 안내기능이 있다.
- 고객의 다양한 요구사항 및 특수사항 배려가능이 있다.

9. 의료관광의 국내 · 외 환경

한국은 의료관광산업을 고부가가치의 21세기 신성장 동력으로 제시하면서 적극적인 지원 정책을 펼치고 있고, 민간의료기관과 유치업체, 정부기관들과의 협력으로 각종 해외 컨퍼런스, 한국 의료관광 설명회 참가를 지속적으로 추진하고 있으며 한국의 의료수준을 직접 알리고자 현지의료인, 에인전트를 대상으로 국내 사전 답사 여행도 지속적으로 실시하고 있다.

- 외국인 환자들을 위한 외국인 코디네이터를 고용하여 외국인 환자들에 대한 서비스 만족도를 향상시키고 외국인 환자의 유치를 위한 마케터 역할을 하고 있다.
- 의료 서비스에 대한 국제적 인식을 제고시키기 위하여 많은 병원들이 JCI 인증을 받기 위해 준비하고 있지만 의료관광 산업이 본격적으로 시작되기 이전부터 대형 병원들은 소규모 국제진료센터를 운영하면서 외국인 환자들을 위한 의료 서비스가 제공되고 있었고 한류 붐으로 중국, 일본, 동남아시아 국가들로부터 한국을 방문한 외국인들을 대상으로 미용 및 성형과 관련된 의료 서비스를 제공해 왔다.
  - 한류 붐으로 한국을 방문하는 관광객들을 대상으로 하는 보건의료 관광 서비스는 몇몇 병원과 피부 · 성형외과들에 의해서 적극적으로 추진하고 있고 국내 유일한 의료관광 민 · 관 협의체인 '한국국제의료서비스협의회'를 중심으로 활발한 활동을 전개하고 있다.
- 한국은 해외 환자 유치를 위해 의료비자 발급제도가 2009년 도입되었다.
- 외국인이 한국에서 의료관광 관련 서비스를 받고자 실제로 의료비자 발급을 받으려고 할 때 기준이 명료하지 않다.
- 법적 시스템이 정착하지 않아 매번 요구하는 서류가 다르고, 관련 교육을 80시간 이상 받은 자만 외국인 환자를 초청할 수 있다.
- 환자의 국내 체류에 대한 모든 책임이 병원에 있기에 문제 발생 시 패널티가 부여되는 등 보완해야 할 사항이 많다.

10. 의료관광의 현황 및 문제점

선진국들의 보건 시스템에서 일어나는 각종 문제점들과 선진국 국민의 의료 서비스 선호 변화가 세계 의료관광시장의 성장을 발전시키는 원동력이 되었다.

- 미국, 영국, 일본, 많은 유럽국가는 중년(60세 이상)의 비중이 급격하게 증가하고 있으므로, 만성질병의 수 와 종류가 증가하고 의료수요의 의료 인프라 공급 규모에 대한 초과는 진료비 인상과 기다리는 시간 확대를 초래하므로, 해외로 의료관광을 떠날 수밖에 없는 상황을 만들었다.
- 개발도상국의 보건 인프라가 크게 개선되었고 임상 기술이 선진국 수준으로 향상되므로, 긍정적 요소로 작용하였다.

1) 국제 의료관광시장의 현황

의료관광객들의 국적별 현황을 보면, 미국, 캐나다, 유럽, 일본 등과 같은 선진국 환자들이 대부분을 차지하고 있어, 해외 의료 서비스에 대한 대책과 준비가 필요하며, 아시아는 전 세계에서 의료관광산업의 발전 가능성이 가장 높은지역으로 평가되고 있으며 말레이시아, 싱가포르, 태국, 인도, 필리핀의 의료관광시장은 두 자리 수의 증가율을 나타내고 있다.

- 어떤 인터넷상의 의료 서비스 업체는 영국 호텔에서 진료 서비스를 제공한다.
- 해외 진료 정보를 다루는 영국 웹사이트에서, 영국병원 가격의 반값으로, 비행비용+호텔+심장 바이패스 수술을 받을 수 있는 인도 병원을 소개하고 있다.
- 헝가리는 치과 때문에 인기가 많다.
- 임신 치료의 가격이 상승하고, 치료를 원하는 여성의 나이가 많아지는 가운데 많은 미국 사람이 임신하기 위해 해외로 출국하고 있다.
  - 인터넷을 통해서 여성들이 체코, 이스라엘, 캐나다, 태국과 같은 해외 클리닉을 쉽게 접할 수 있으며 환자들의 여행 준비, 클리닉 예약, 숙박시설, 관광을 조정해주는 특화된 여행사도 있다.
  - 해외에서 더 적은 비용으로 진료비는 물론이며 호텔 숙박, 여행경비까지 충당할 수 있어 해외로의 의료관광시장은 더욱더 확대될 것이다.

(1) 태국 의료관광 현황

의료관광객에 대한 별도의 의료전문 비자는 없으며, 비자면제협정 대상국 이외 국적 환자의 경우 공항 도착 비자(Visa on Arrival) 발급을 통해 입국 편의를 높이고 있다.

- 외국인을 대상으로 의료 서비스를 제공하는 병원은 약 30개 정도로 방콕, 푸켓, 후아힌, 파타야 등 주요 관광지에 소재하고 있다.

① 태국 정부는 의료관광을 의료 서비스와 휴양, 레저, 문화 활동 등 관광활동이 결합된 새로운 형태의 퓨전 관광으로 정의하고 외래 관광객의 40[%]를 의료관광객으로 보고 있다.

- 태국 의료관광 : 선진국 수준의 의료 서비스 질, 저렴한 병원비, 예약 후 신속한 의료 서비스이다.

② 태국 관광청은 홈페이지에서 의료관광을 소개하고 있으며, 의료관광 전문홈페이지로 연결되는데 전문홈페이지(http://www.thailandmedtourism.com)에서는 태국 의료관광의 장점, 주요 병원, 치료비와 병원비 등의 정보를 제공하고 있다.

- 잠재고객에게 개별적으로 의료 및 여행비용에 대한 견적을 제공하고 있으며 관련 정보지를 발송하고 있다.

③ 태국의 많은 민영 병원들이 유럽과 미국에 위치해 있는 의과대학 및 보건연구소와 협력 관계를 체결하고 있으며 태국 병원인증 표준 및 JCI 인증을 획득하고 있다.

(2) 싱가포르 의료관광 현황

높은 의료수준, 영어 공용화, 서구적인 문화 및 사회적 규범, 다수의 JCI인증 병원등으로 우수한 의료관광 목적지로 평가받고 있다.

- 정부와 병원들은 의료관광객들이 건강검진부터 눈, 심장, 뇌 분야의 수술, 암 치료 등 다양한 의료 서비스를 이용할 수 있도록 유치활동을 펴고 있다.

① 싱가포르를 찾은 의료관광객에 대한 별도의 의료전문 비자는 없으며, 입국 시 사증 허가서를 전달하면 도착비자를 발급받을 수 있다.

- 비자 : 병원에서 직접 외무부에 신청 대행 서비스를 제공하는 경우가 많기에 손쉽게 5-2년 복수비자 신청이 가능하다.
- 복수비자 신청 시 : 여권 사본과 수수료만으로 간편하게 신청이 가능하고 발급 기간도 3~5일로 신속하게 처리된다.
- 단기 비자 : 입국일로부터 89일을 초과하지 않았다면 온라인으로 체류연장 신청이 가능하다.
- 정부 : '아시아의 의료 허브'와 병원 산업 육성을 위해 민간부문과 공공부문을 확실히 구분하여 기초 의료를 보장함과 동시에 차등 서비스를 제공하고 있다.

② 싱가포르 관광청에서는 의료 서비스 본부를 중심으로 마케팅과 홍보 프로그램을 추진하고 있으며, 4개 국어(영어, 아랍어, 인도네시아어, 베트남어)로 주요 병원 및 의료관광 상품을 안내하는 포털 사이트(http://www.singaporemedicine.com)를 운영하고 있다.

③ 싱가포르는 아시아에서 가장 발달된 의료관광 인프라를 구축하고 있는 것으로 평가 받고 있으며 첨단 의료시설을 갖추고 건강검진과 수술, 도시 관광과 온천 체험을 묶은 여행 상품도 나오고 있다.

- '의료관광 허브'를 향한 싱가포르의 전략은 '믿을 수 있고, 안전하고, 우수 하다'는 브랜드를 심어 주는 것에 중점을 두고 있다.
- 외국인 환자를 위한 one-stop 치료 시스템을 만들기 위해 국가와 병원이 함께 총력을 기울이고 각 나라에 환자의뢰협약을 맺는 네트워크 병원을 늘려가면서 우수한 외국 의료진을 적극적으로 영입해 의료의 질을 최고 수준으로 올리고 있다.

④ 싱가포르 정부의 적극적인 언어 정책으로 의료진은 영어를 비롯한 각각의 자기 민족에 해당 하는 언어를 구사할 수 있다.

• 간호인력 구성이 국제화 돼 70[%]만이 싱가포르 사람이고, 나머지 30[%]는 필리핀 등 외국 출신이며 외국인 환자 진료에 문화적 언어적 장벽은 사실상 존재하지 않는다.

(3) 말레이시아 의료관광 현황

Tourism Review and the Hotel &0 Resort Insider'에서 조사한 세계 의료관광지 5위에 랭크될 정도로 의료관광객이 선호하는 목적지 중 하나이고, 의료관광에 동참하고 있는 병원은 대부분 영어를 사용해 의사 소통이 가능하며, 해외여행 상해보험에 가입한 관광객은 무료로 진찰받을 수 있다.

① 의료 서비스의 강점은 저렴한 비용, 국제 인증 기준에 부합하는 의료 서비스, 광범위한 진단 및 치료 자원, 현대식 보건시설, 훈련된 의료진이다.

• 의료 서비스 분야 : 건강검진과 미용성형, Health Spas, 척추 지압요법, 얼굴 피부 관리, 반사요법, 아로마 테라피 등이 강세를 이루고 있다. 의료관광을 핵심시장으로 인식하고 적극 지원에 나서고 있다.

② 의료관광 육성책의 일환으로 MHTC(Malaysia Healthcare Travel council)를 발족했다.

• MHTC : 보건부 소속으로 의료관광산업 육성을 전담하며, 의료관광객은 물론 의료관광 투자 유치에도 역점을 두고 있다.
• '말레이시아 헬스(MyHEALTH)'라는 로고를 만들었으며, 홈페이지(www.myhealthcare.gov.my)에서 의료관광을 홍보하고 있다.

③ 전국 클리닉과 병원의 의료 서비스 광고가 법적으로 가능하게 되었으며 일정 자격조건만 충족시키면 해외 광고도 가능하다.

• 의료관광객에게 의료 서비스를 제공하는 자에게는 조세감면 혜택도 주어진다.
• 인가받은 사립병원의 지출에 이중 면세 혜택을 제공하고 의료관광 촉진을 위해 새로운 시설을 건축 중인 사립병원도 면세혜택을 제공하고 있다.

(4) 인도 의료관광 현황

IT강국의 장점과 저렴한 진료비, 선진 의료기술 등을 내세워 의료관광 활성화를 꾀하고 있고, 수술비용은 주요 선진국 대비 1/8 정도이며, 태국에 비해서도 30[%] 이상 저렴하며, 상대적으로 높은 선진 의료기술을 확보하고 있다.

① 의료관광객이 가장 선호하는 의료 서비스는 심장 절개수술과 관절 치환 수술로 인도 병원들은 의학 기술이 세계 수준으로 인정받고 있으며, 관련 전문병원 역시 다수 존재하고 있다.

> • 의료관광객을 대상으로 시술되는 성형은 가슴성형, 주름살 제거와 복부지방, 치과 성형 등 선진국에서는 세금 부과 대상인 경우이다.
> • 전통적인 치료법인 아유르베다(Ayurveda)와 요가도 인도 관광청이 내세우는 주요 서비스 분야이다.

② 관광청은 전통 의학을 현대기술과 전통적인 경험이 결합하여 자연과 더불어 지내면서 스스로 면역력을 높일 수 있는 웰빙 인도 이미지로 마케팅하고 있다.

> • 인도 정부는 'High-Tech Healing'이라는 국가적 차원의 의료 관광홍보 및 지원을 활성화하고 있다.
> • 의료관광객 치료를 수출로 간주하는 보건법(National Health Policy)에 따라, 의료관광은 다른 수출산업과 같이 각종 재정지원 혜택을 받고 있다.

③ 의료관광 전문회사를 통해 병원, 여행사, 전문 컨설턴트 등의 네트워크를 마련하는 등 입국에서 출국까지 원스톱 서비스 시스템을 구축하였다.

> • 의학 치료를 목적으로 인도에 입국하는 외국인에게는 의료비자(M비자)가 발급되는데, 체류 허용 기간에 따라 5~6개월 비자, 6개월~1년 비자로 구분된다.
> • 인도에 입국한 의료관광객이라면 의료비자(M비자) 1회 연장이 가능하며, 가족 및 동반자의 경우에는 대사관의 승인 후 2명까지 동반인을 위한 MX 비자 발급이 가능하다.

(5) 미국의 의료관광 현황

전 세계적으로 드물게 국민의료보장 · 보험 제도가 없는 나라로 무보험자들의 경제적 능력을 해결해준 것이 바로 의료관광이었고, 시간이 흐를수록 더욱 심화하는 미국 의료의 양극화는 의료관광 산업 성장의 촉진제 역할을 했고, 최고 수준의 의료진과 최첨단 의료 장비를 근간으로 최고 수준의 의료기술을 자랑하는 미국에서 수많은 국민들이 혜택을 누리지 못하고 먼 이국으로 치료받기 위해 여행을 떠나야 하는 현실이다.

> • 플로리다주의 의료보험 관리회사인 유나이티드그룹(United Group)은 소규모회사를 위한 의료관광 보험 상품을 판매하고 있으며, 사우스캐롤라이나주의 의료보험 회사인 블루크로스블루쉴드(BlueCross BlueShield)는 Bumrungrad Int'l Hospital과 계약을 맺어 고객들을 이 병원으로 보낼 수 있는 상품을 판매하고 있으므로 기업을 대상으로 한 의료관광 상품의 판매는 증가할 것이다.
> • 국내 의료기관들도 경쟁 우위가 있는 분야를 중심으로 미국 고객을 유치하려는 노력을 기울일 필요가 있고, Joint Commission International 등 국제 의료기관 평가기관으로부터 의료기관 인증 획득이 그 우선순위이다.

(6) 일본 의료관광 현황

높은 기술력으로 의료 서비스의 질이나 구성항목에서 아시아 국가들 중에서 가장 높은 만족도를 나타내고, 관광청 내 의료관광 추진실을 설치하여 해외 의료관광박람회 참가, 국내·외 시장조사 등의 해외프로모션 활동과 의료관광 코디네이터의 자가 체크 매뉴얼 작성, 의료관광 프로모션 추진 연락회 결성 등의 국내 네트워크 지원활동을 하고 있다.

- 경제산업성 지원으로 설립된 법인 MEJ(Medical Excellence Japan) 외국인 환자수용 창구로서 웹사이트(http://www.medical-excellence-japan.org)와 전화로 영어, 중국어, 러시아어 상담 서비스를 제공하고 있으며 일본 의료의 해외 진출도 지원할 예정이다.
- 의료비자 발급 범위 : 의료기관에서 이루어지는 치료행위, 종합검진, 건강진단, 일반검진 및 치과 치료, 요양 등을 포함하며, 환자의 친인척뿐만 아니라 필요에 따라 동반 입국자도 동반인으로 인정된다.
- 비자 발급 준비서류 : 여권, 비자 신청서, 사진 등 기본적인 것을 비롯하여 의료기관이 발급한 검진 예정증명서 및 신원 보증기관이 발급한 신원보증서, 일본에서의 체제비용 등을 감당할 수 있는 재정능력 증명서류(은행 잔고 증명서 등)이다. 90일을 초과하는 입원치료를 위해서는 체류자격 인증증명서, 복수비자를 받기 위해서는 치료예정표를 제출해야 한다.

2) 세계의 일류병원의 관광현황

세계에서 유명한 병원은 존스 홉킨스 병원, UCLA메디컬센터, 메이요 클리닉이 있다.

(1) 존스홉킨스(Johns Hopkins)병원

미국 메릴랜드 주의 최대도시인 볼티모어에 있는 존스홉킨스병원은 세계적인 권위의 병원 중 하나이며, 병원내부는 먼지, 흙 등이 쌓이는 것을 방지하기 위해 가능한 한 모든 모서리를 직각이 아닌 원형으로 하고, 각방의 난방과 환기도 지하에서 각각 공급하고 배출시켜 각방마다, 각층마다, 각 병동마다 서로 격리되게 건설함으로써 전염병의 병원 내 확산을 구조적으로 방지하였다.

- 존스 홉킨스를 최고의 병원으로 위상을 높인 계기는 병원 경영면에서의 혁신을 들 수 있다.
  - 독립채산제도를 도입하고, 임상 각 과를 각 단위 병원으로 나누어 예산편성의 권한과 책임을 위임하였다.
  - 의사에게 보다 많은 재무와 관리에 대한 정보를 제공하며, 병원경영의 의사결정에 임상 의사를 참여시켰다.
  - 독립채산제가 성공한 것은 각각의 단위병원들이 독립된 단위로서 재정을 착실히 운영하고 있는지를 판단할 수 있는 관리와 경영정보 시스템을 성공적으로 개발하였기 때문이다.
- 정보시스템을 개발하는 데는 막대한 시간과 경비가 지출되기 때문에 중앙행정부서의 결정에 의해 착실히 진행되었고, 중앙행정부서와 단위병원 간, 중앙 행정 부서 내, 각 단위병원 내의 효과적인 의사 전달체계를 개발하는 등 성공적인 경영상의 혁신이 지금의 존스 홉킨스를 있게 했다.

(2) UCLA 메디컬센터

짧은 역사에도 불구하고 의학사에 이정표가 될 만한 연구 성과를 계속적으로 내놓으면서 '신경이식술 개발(1962년), 어깨 근육 전체 재건(1976년), 세계 최초 유전자치료 성공(1981년), 유방 절제 직후 엉덩이 근육을 이용한 유방 재건술(1989년), 뇌종양 제거 백신 동물실험(1996년)등' 미국 최고 병원의 하나로 성장했다. 미국 내 부동의 1위인 노인의학은 알츠하이머병센터가 연구·진료의 핵심이다.

- 뇌졸중·치매 분야에서 전 세계 의료계를 선도하고 있으며, 존슨 암센터는 부설 레블론 유방센터와 함께 유방암 분야에 업적이 많다.
- 암세포가 다른 장기로 전이된 유방암 환자 치료에 탁월한 효과를 보이는 항체인 허셉틴을 규명해냈다.
- 줄스스타인 눈 연구소도 미국 안과병원 5위를 차지할 만큼 명성이 높다.
- 국제진료부(Office of International Care)에서는 한국통역이 가능하고 외국인 환자만을 위한 시설은 아니지만, 병원 근처에 환자 보호자를 위해 티버톤하우스라는 숙박시설도 마련돼 있다.
- 듀몬트 센터에 뇌사자의 간을 조각내어 성인과 어린이에게 동시에 이식하는 분할 간을 미국에서 가장 활발히 시행하고 있으며 이식용 장기부족 문제를 해결 하는데 큰 역할을 하고 있다.
- 소장, 췌장, 심장, 신장 등의 다른 여러 장기 이식 분야에서도 매우 우수한 실적을 보이고 있다.

(3) 메이요 클리닉(Mayo Clinic)

'메이요는 초음속 제트기처럼 빠르다. 진료시 이유없이 환자의 시간을 잡아먹는 일이 없다', '메이요는 의사가 환자를 찾아다닌다. 환자는 고객이기 때문이다', '논스톱 스피드 진료', 미네소타의 시골 마을에 있는 메이요가 세계 최고의 병원으로 성장한 이유이다.

- 다른 병원에선 며칠 몇 주씩 기다려야 하는 정밀검사가 메이요 에선 하루 만에 가능하다.
- 재진 날짜는 보통 2~3일 이내로 잡는다.
- 수술도 기다림 없이 순서대로 진행하고, 수술 일정을 잡고 불필요한 검사를 하느라 시간을 끄는 일이 없다.
- 진료 시 부작용·합병증을 염려해 온갖 검사를 다 해보는게 의사들의 속성이라지만 기본적인 검사마저 생략하는 경우가 많다.
- 메이요는 세계 최고 수준의 진료를 한 병원에서 받는 이른바 '원스톱 진료'가 가능한 곳이다.
- 다른 병원서 '병명을 모르겠다'고 전달받은 환자들이 특히 많이 찾는다.
- 여러 분야 의사들이 함께 참여해 분석하고 진단하기 때문에 메이요의 진단에는 오류가 없어서 '메이요 체크업'이라 하는 건강검진도 덩달아 유명해 졌다.
- 35개국 언어 통역 서비스가 가능하고, 한국어 통역 서비스도 가능하지만 통역원이 상주하지는 않는다.
- 병원은 외국인 환자가 몰려들자 자연스레 다른 병원보다 앞서 외국인들을 위한 시설과 진료체계를 갖추게 됐다.

3) 국내 외 유관기관 협력관계 구축

의료관광 활성화를 위한 국내·외 유관 기관 현황은 〈표 5-7〉과 같다.

〈표 5-7〉 미국 병원들의 해외 파트너십 현황

의료기관명	병원 현황	집중 분야	파트너십 현황
하버드대학 병원	• 직원 : 10,458명, 3,000[Bed] 이상 • 환자 : 보스턴지역에 200만명 이상 진료	모든 전문분야, 트레이닝, 의료상담하고 체제기획	• 5대륙 30국가 50개 이상의 프로그램 • 두바이 헬스케어시티 (400[Bed])종합 교육병원개설
Memorial Sloan Kettering 암센터	• 직원 : 9,000명 • 환자 : 연간 21,000명 • 입원 : 431,000명 외래	광범위 암 환자 상담	홍콩, 바르셀로나, 제네바, 아테네, 상파울루, 서울, 이스탄불, 싱가폴, 필리핀 등의 국가와 동맹
코넬대학 병원	• 정직원 : 240명, • 파트타임 : 265명, • 연결직원 : 775명 • 환자 : 연간 200만명 (응급실 : 230,000명)	모든 의료분야 진료, 연구, 교육	• 카타르에 의과대학 개설, 서울에 연구 및 고문협회 • Memorial Sloan Cancer Center와 협력, 특수 수술센터
Duke Medicine	• 직원 : 8,648명 • 환자수 : 외래 140만명	교육, 트레이닝, 생물의학 연구	Duke-NUS Hospital
존홉킨스 병원	• 직원 : 25,000명 • 환자(연간) • 입원 : 6만명 이상, • 외래 : 50만명 이상	협력연구, 교육, 의료진의 교육, 의료진료, 정책기획 (보험증권)	Japan, Singapore, India, Canada, Lebanon, Turkey, Ireland, Portugal, Chile, Panama City
크리블랜드 크리닉	• 직원 : 1,400명 의료진 • 환자 : 연간 • 외래 : 300만명 이상 • 수술 : 연간 68,000건	모든 전문분야, 클리닉, 예방 의료와 웰빙	2010년에 UAE 정부 협력하는 CC Abu Dhabi clinic개설, 캐나다에 위성 캠퍼스 설립

출처 : 연세의료원

4) 국내 의료관광시장의 현황

국내 의료관광 시장은 의료관광 산업이 법제화된 2009년부터 급속도로 성장하여 차세대 성장동력산업으로 산업 평균 성장률을 앞서가고 있다. 기존 피부 및 성형외과 중심에서 특화된 분야로 진료가 되고 있으며 입원치료 환자도 꾸준히 증가하고 있다.

- 외국 현지에 진출하는 국내 의료기관이 늘고 있다.
- 해외 지사의 설립은 한국의 우수한 의료 서비스를 알리고, 한국에서 의료 서비스를 받은 후 귀국한 환자에게 사후 서비스를 제공할 수 있다.

(1) 지자체별 의료관광 추진 현황

의료관광은 의료 서비스뿐만 아니라 관광 서비스를 동시에 제공함으로 지역기반시설을 이용하고 지역의 특징을 널리 알릴 수 있어 지역경제 활성화에 기여한다.

- 정부는 지자체의 우수한 의료기술과 의료관광 사업을 지원하고 한국관광공사는 각 지역의 지자체, 의료관광협의회 등과 협력하여 지역 의료관광 활성화에 앞장서고 있다.

① 서울특별시 : 서울지역의 주요 진료는 건강검진, 메디컬 스킨케어, 성형, 한방이다. 메디컬 스킨케어 및 성형시술을 받고자 하는 일본인, 중국인의 비율이 높으며, 중증 진료의 경우 동남아 쪽의 방문 비율이 높다.

- 20~30대 여성의 비중이 높으며, 비즈니스나 관광목적으로 입국했다가 의료 서비스를 받기위해 방문하는 경우도 많다.
- 지역별 특화된 의료상품과 인근명소를 연계한 의료관광코스를 개발하여 선보일 예정이다[56].
  - 강남구 : 성형을 테마로 상담부터 병원 예약까지 원스톱 서비스를 받고 가로수길을 돌아보는 코스이다.
  - 서초구 : 피부를 중점으로 피부 관리와 경락 등 전신관리를 받고 서래마을에서 저녁을 즐기는 코스이다.
  - 중구 : 한방을 침술치료 후 한방차를 마신 뒤 남산골 한옥마을에서 전통문화를 체험할 수 있다.
  - 서대문구 : 세브란스 병원과 연계한 암 치료이다.
  - 강서구 : 관절치료를 특화하는 방안을 구상하고 있다.

② 부산광역시 : 풍부한 의료 인프라를 갖추고 있으며, 산과 바다가 어우러진 자연경관과 특급호텔, 쇼핑몰 등이 인접해 있어 융·복합 의료관광지로 각광받고 있고, 아시아 의료관광 허브 도시로 성장하기 위해 서면 메디컬스트리트를 중심으로 의료관광 활성화 사업을 하고 있다.

- 메디컬스트리트에 위치한 의료관광 홍보안내센터에서 다양한 의료관광 정보를 접하고, 밀집한 의료기관에서 원스톱 진료를 받을 수 있다.
- 일본 및 러시아인들의 진료가 급증하고 있으며 부산권의 의료기관과 의료진에 대한 신뢰감 부여를 위해 부산의료서비스 가이드북을 제작 및 배포하고 있으며 해운대 및 서면 지역의 의료관광특구 지정을 추진하고 있다.
- 부산의 '메디컬 투리즘(의료관광)'은 인터넷 사이트(www.bsmeditour.go.kr)는 국외 환자들이 의료기관 현황과 전문 진료과목 등을 상세히 한국어, 영어, 일어, 중국어, 러시아 등 5개 언어로 외국인 환자들에게 길라잡이 역할을 하고 있다.
- 해외 환자의 유치와 진료 과정의 절차 등을 표준화한 메뉴얼은 지역 의료기관에 배포하고, 외국어 입·퇴원 수속 및 진료서식, 외국의 의료수가 및 보험제도, 의료사고 대처, 진료 후 사후관리 방안, 외국인 환자와 동반인의 입·출국, 숙박, 관광 등에 이르기까지 세부 사항이 있다.
- 의료관광 전문인력의 양성 및 의료관광 활성화를 위한 학술행사, 해외 마케팅 및 홍보활동 등에 대한 행정적인

56) 서울 '의료관광코스' 개발 4월 첫선, 국민일보, 2013.3.13.

지원근거로 '부산광역시 의료관광 활성화에 관란 조례'가 제정되어 의료관광 허브 도시로의 성장을 위한 제도적인 기반이 마련됐다.

③ 대구광역시 : '메디시티 대구'를 선포하고 첨단의료복합 산업단지를 유치한 이후 대구의료관광 발전협의회를 중심으로 다양한 의료관광 육성 정책을 추진하고 있다.

- '모발이식'을 핵심 키워드로 하여 세계적인 브랜드로 모발이식센터를 개설하고, 선진 의료기술 연구와 자동 식모기 등의 기술 개발, 모발보호용 샴푸 등 연계 상품 개발도 적극적으로 지원하고 있다.
- 시내에는 대구의료 관광종합안내센터가 마련되어 의료관광객 안내 및 유치 마케팅을 담당하고 있다.
- 대구광역시는 의료관광 활성화를 이끌 23개 선도 의료기관을 지정하고 있으며 선도 의료기관들이 컨소시엄을 구성한 '글로벌 의료관광 허브 메디시티 대구 조성사업'은 3년 연속 지역 선도 의료기술 육성 공모사업에 선정되어 의료관광객 유치를 위한 사업비를 지원받고 있다.
- 국내에서는 처음으로 대구시가 아랍어 인터넷 홈페이지(arabic.daegu.go.kr) 개통으로, 대구 소개와 의료 · 관광, 생활정보 등으로 꾸며져 있다.
- 중동과 아프리카 등 아랍어권 국민의 한국 방문이 늘어나고 있는 추세이며 일부는 의료관광을 목적으로 입국하고 한다.

④ 인천광역시 : 인천국제공항 인근 지역이라는 지리적 환경과 송도, 영종, 청라 지구 뉴타운 등 국제화 도시를 활용하여 지역 종합병원 의료기반과 의료관광객을 유치할 계획으로 진료 분야는 건강검진 및 암 검사를 중심으로 진료할 것이며, 장기적으로는 의료관련 관광지 조성을 추진할 것이다.

- 인천 아시안게임을 활용하여 인천을 동북이 의료관광 중심도시로 만들어간다는 계획이다.
- 인천만의 특화된 의료상품과 다문화 가정 구성원을 대상으로 한 의료관광 코디네이터 육성, 해외 의료관광 시장 개척을 하고 있다.
- 심뇌혈관 클러스터를 기반으로 한 심혈관 및 뇌혈관 치료 분야를 비롯해 치과, 척추 · 관절, 한방 등의 전문 분야를 중심으로 특화 분야를 만들어 가고 있다.
- 인천 의료관광재단은 우즈베키스탄 수도인 타슈켄트에 인천 의료홍보관을 설치하고 민간 전문 업체와 함께 '민 · 관 · 의'라는 새로운 의료관광 모델을 구축하고 있다.

⑤ 광주광역시 : 광주를 비롯한 전남 지역은 한국 전통문화와 풍부한 먹거리, 아름다운 섬들로 건강생활 전체를 선보일 수 있는 조건을 갖추고 있어 의료관광 활성화가 기대되고 있다.

- 광주광역시는 화순 전남대학병원 내에 의료관광 종합정보센터를 운영하고 있으며, 첨단 관절치료 기술을 바탕으로 관절치료를 특화하고 있다.

⑥ 대전광역시 : 의료관광 지원센터를 대전마케팅 공사에 위탁 · 운영하고 있다. 센터에서는 해외 홍보마케팅, 코디네이터 양성 및 통역 지원, 지역 의료관광 인프라 구축과 대전을 방문한 의료관광객에 대한 의료 서비스 품질 제고 등 의료관광 활성화를 위한 지원업무를 총괄하고 있다.

- 대전광역시는 많은 의료기관이 밀집되어 있으며, 첨단 과학기술의 메카로 교통 접근성이 높다.
- 메디컬스트리트 조성 및 유성 온천치료 건강거리 조성, 오감만족 힐링 사업 등으로 의료 경쟁력을 갖추고 있다.
- 대전은 지역 의료관광 활성화를 위한 3대 중점 추진 방향으로 '지역 MICE 산업과의 연계 및 해외 기업체 포상 건강검진을 통한 해외 외국인 환자 유치', '화상 환자와 척추질환 등 중증 환자 유치', '피부 · 성형 · 안과 · 한방 등의 지역특화 시술을 중심으로 외국인 의료관광객 유치'로 설정하고 다각적인 노력을 기울이고 있다.
- '외국인을 위한 휴양형 첨단 의료관광 연계 협력 사업'이 국토교통부 내륙권 광역 연계 시범사업으로 선정되어 대전과 강원도, 충북 제천시, 충남 금산군 등 광역지자체와의 협력 사업을 추진하고 있다.

⑦ 경기도 : 서울에 이어 많은 의료관광객이 방문하고 있으며 의료 한류의 기본인 미용, 성형등 체계적이고 특성화된 건강검진과 중증질환 치료를 하고 있고, 의료관광 사업 추진을 위해 '경기국제의료협회(전 경기국제의료 관광협의회)'를 중심으로 '의료관광 허브, 경기도'를 위한 국제 의료사업을 추진하고 있으며, 협회는 경기도 의료 서비스의 국제적 인지도 제고를 위한 홍보활동을 전개하고 회원 의료기관의 해외 환자 유치와 해외 진출 활성화를 지원하고 있다.

- 경기도 내 우수 의료기관의 해외 의료인 연수프로그램에서는 보건복지부 우수 의료기술 육성사업으로 선정되었던 '최소침습수술(Minimally Invasive Surgery : 내시경 수술)'을 통해 연수 의사들과 의료네트워크를 구축하였으며, 병원경영에 관한 연수프로그램도 활발하게 이루어지고 있다.
- 미국, 카자흐스탄 등 환자 유치 주요 국가 관계자를 대상으로 팸투어를 실시하고 있다.
- 의료관광 코디네이터 파견 인력풀을 구축하여 영어, 중국어, 일본어, 러시아어와 몽골어, 베트남어 등 다양한 나라의 외국인 환자를 유치할 수 있는 인프라를 지원하고 있으며 의료관광 관련 국제 서류 및 의무기록 번역 서비스, 국제의료 간병인 서비스를 실시하고 있다.
- 다문화 가정 구성원을 대상으로 '다문화 가정 의료관광 코디네이터 교육'을 실시하여 인력풀을 더욱 확대해 나가고 있다.
- IT기반 진료 협력센터를 설치하여 해외 의료기관 및 에이전시 등과의 정보 교류와 화상 상담을 통한 내방환자의 사후관리를 돕고 있다.
- 온라인 홈페이지(www.e-gima.org)와 SNS, 연간 발행되는 소식지를 통해서도 경기도 의료기관과 관광지 홍보 및 일차적인 온라인 상담을 실시하고 있다.

⑧ 강원도 : 정부는 Bio-medical 융 · 복합산업의 글로벌 기술 가업화 허브 구축과 동북아 의료관광거점 구축을 위하여 지원했고, 도내의 관광 자원과 연계하여 의료관광산업을 육성하기 위하여 노력을 하고 있다. 의료관광 상품개발, 인프라 구축 및 인적자원 양성

을 지원할 강원도 의료관광 지원센터를 개소하였다(그림 5-61).

- 강원도 평창군은 한방 의료 관광산업을 추진하고 강릉시는 카톨릭대학과 해양 의료관광 협약서를 체결하고 의료관광을 위하여 수 치료 센터의 건립을 추진하고 있다.
- 관광, 휴양 및 웰빙 산업의 프론티어가 될 강원 광역경제권 선도 산업 수행을 목적으로 강원도 의료관광지원센터를 설립하였다.
- 강원도는 천혜의 자연환경과 우수한 인프라를 바탕으로 단순한 질병 치료만이 아닌 정신적 · 육체적 치유를 제공하는 강원도 브랜드 이미지를 구축하였으며, 국내 · 외 관광객 14만 3천 명 유치를 목표로 'Healing Hub Gangwon'이라는 통합브랜드를 개발하였다.
- 러시아를 대상으로 강원 헬스케어 설명회 및 팸투어 등을 실시하여 방문객이 증가하고 있다.
- 향후 중국, 일본, 몽골, 카자흐스탄 등 새로운 시장에 강원 헬스케어를 홍보하여 강원지역 경제 활성화에 기여할 것이다.

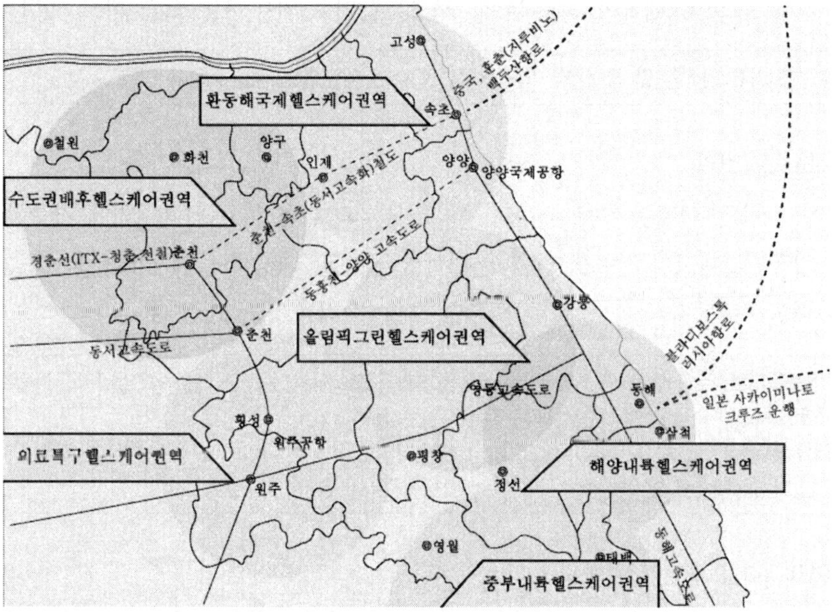

[그림 5-61] 강원도의 헬스케어 권역

⑨ 제주도 : '관광'과 자연환경을 이용한 '재활' 치료개념인 의료의 접목이 가능하므로 의료관광 적합지이다.

- 제주도의 주력 진료 분야는 성형, 메디컬 스킨케어, 한방이다.
- 의료관광 활성화 사업은 두 가지 측면에서 진행 중이며 제주특별자치도에서 진행하는 '외국인 환자 유치 활성화' 사업과 국토해양부의 권한을 위임받은 제주국제자유도시개발센터(JDC)가 추진 중인 '제주헬스케어타운'이다.
- 장기체류가 가능한 메디텔이나 제주의 환경을 활용한 치유형 의료관광 상품을 개발하고 홍보하는데 초점을 맞추어 사업을 진행하고 최근 국내 의료법인의 영리병원 설립을 허용하고, 제주도 지역에 한해 TV나 라디오 등 방송매체에

의료광고 허용 등을 논의하고 있다.
- 관광과 의료 등이 연계된 복합 의료단지 조성을 통해 동북아시아의 새로운 의료관광 중심지로 포지셔닝 하는 한편 새로운 산업기반 조성을 통해 지역경제 활성화와 제주 국제자유도시 완성을 위한 의료산업 인프라를 구축한다. 국제적 의료 관광기반 구축을 목표로 제주지역 의료관광산업을 적극 육성하는 계획을 가지고 있다.

5) 국내 병원별 의료관광 현황

(1) 서울대학교병원

국내 거주 외국인을 주로 대상으로 하는 IHC(International Healthcare Clinic)는 홈페이지에서 영어, 중국어, 일본어, 몽골어, 러시아어, 아라비아어, 불어, 인도어, 스페인어, 방글라데시어, 독일어, 태국어, 베트남어, 포르투칼어로 안내 서비스를 하고 있다.

- 강남센터는 해외거주 외국인 및 국내거주 외국인 진료건수는 매년 성장세를 보이고 있다.

(2) 삼성서울병원

병원에 온 외국 환자는 주로 러시아, 몽골, 중국과 같은 의료 낙후지역에 거주하는 선진국 출신의 외국인들이 3차 진료를 받기 위해서 입국하고, 대상국 들에게 일본과 홍콩의 의료관광국의 대안으로서 한국을 방문하게 하여 좋은 실적을 거두고 있다.

- 극동러시아 블라디보스토크와 환자의뢰에 관한 MOU를 체결하여 러시아 시장에 대한 공략을 더욱더 강화하고 있다.
- 블라디보스토크시에서 외국으로 나가는 대다수의 환자들은 러시아 의사의 알선이나 싱가포르 파견 에이전시(유치업체)의 소개를 받아 싱가포르 · 일본 등에서 치료를 받았으나 최근에는 삼성서울병원을 비롯한 한국에서 치료를 받은 환자들이 입소문을 내면서 한국행 비행기로 입국하는 환자들이 증가하고 있다.

(3) 연세대학교 세브란스 병원

한국 최초의 서양식 병원인 제중원(광혜원)으로 창립되었고 국내 최초로 진료의 전문화를 통한 의료의 질 향상을 추구하여 암센터, 재활병원, 심장혈관병원, 안 · 이비인후과병원, 어린이병원과 응급진료센터, 국제진료센터 등 전문센터, 암전문클리닉을 운영중에 있다.

- 환자 권리장전 선포(1993), 국제의료기관평가(JCI)인증 등 의료 서비스 힘쓰고 있다.
- 종교적 창립 정신으로, 첨단 진료분야의 집중 육성을 통한 국제적인 경쟁력 확보, 끊임없는 교육과 연구를 통하여 의학기술을 선도하는, 첨단 의료 서비스를 제공하며 고객만족 실현을 통하여 인간사랑 실천에 노력한다.
- 국제진료센터(International Healthcare Center)의 적극적인 노력으로 한국에서 처음으로 JCI 인증을 받았다.
  - 강남세브란스병원은 연세의료원의 위 의술에서 성과를 보이고 1984년에는 국내 최초로 Chemonucleolysis 기법의 척추 수술을 시행해 의학계의 주목을 받았으며 1996년에는 장기이식 수술 중에서 가장 힘든 폐 이식 수술을

국내 최초로 성공하였으며, 지금까지 국내 최다의 성과를 거두었다.
- 1999년에는 국내 최초로 난치병인 근육병 환자에게 근육 세포이식 수술을 시행했다.
- 2003년에는 국내 최초로 630[g] 극 저체중아에 대한 장천공 수술을 성공시켰다.
- PACS, 3.0T MRI, 64ch CT, PET 등 고객의 편의성에 중점을 둔 최첨단 진료시스템을 구축하고, 교육, 연구, 진료를 지향하는 국내 최고의 대학병원으로 발돋움하기 위해 차별화된 전문센터는 물론 보다 쾌적한 진료환경을 갖추고 있다.
- 별관에는 척추 전문병원, 치과 전문병원, 건강증진센터 등 특화된 진료시설을 배치하였다.

(4) 삼육부산병원

대한민국 제2의 도시 부산에 위치한 삼육부산병원은 6.25 한국전쟁이 가장 치열한 때인 1951년, 자유 대한민국의 마지막 거점인 부산이 임시수도가 되었을 때, 이승만 대통령의 요청을 받고 당시 서울위생병원 유제한(조지 H.루) 박사가, 부산 서구 부용동에 마련된 건물에서 진료를 시작하므로 부산에 삼육부산병원의 시발점이다.

- 삼육부산병원은 내과계, 외과계, 치과계 등 19개 진료과와 건강검진센터, 심뇌혈관 시술센터, 혈관 혈액 힐링센터, 암 통합 치료센터 등 7개의 전문센터를 운영하고 있으며, ANGIO-CT 등 50여 종의 최첨단 의료기기를 보유하고 있고, 응급실은 응급의학과 전문의 6명을 두어 높은 수준의 의료 서비스를 제공하고 있다.
- 의료관광의 활성화로 삼육부산병원은 차별화된 서비스 제공을 위해 중증질환보다 생활습관병 등 혈관질환과 대사성 질환 치료를 내세우고 있으며, 부산 서구 의료관광특구 지정으로 외국인 환자 유치와 치료에 충분한 공간 등 인프라를 확충하고, 현재 병원은 의료관광 활성화를 위해 2023년부터 3년간 증축확장공사를 통해 600병상 이상의 병실을 확보하고 국제진료센터는 물론 외국인 전용 병동과 VVIP레지던스 시설 등이 활성화될 전망이다.

(5) 우리들병원

척추 수술 전문병원으로 외국인 환자를 유치하기 위하여 국제환자센터(Wooridul International Patients Center)를 개설하여 외국인 환자들에게 통합적 서비스를 제공한다.

- 국제환자센터는 외국인 환자들을 대상으로 온라인 및 오프라인 상담, 콜센터운영, DM발송, 중국환자 보증금 지원제도, 입국 관련정보제공, 의료 관련 제 서류의 발급, 국내 · 외 보험처리 등의 서비스를 제공하고 있다.
- 해외 동포를 주요 고객으로 하여 국가별 교포단체들과 협약및 마케팅을 하며 해외의 유명 병원과 합작으로 직접 해외에도 진출하여 병원의 인지도를 제고하고 있다.
- 미국의 의료관광 정보 평가사 헬스 투어리즘닷컴(Health-tourism.com)으로 부터 우리들병원 영문홈페이지가 외국인들의 의료관광에 적합한 정보를 제공하는 웹사이트로 선정돼 국내 의료기관중 처음으로 'Medical Toursim Transparency Award' 상을 받았다.

(6) BK 동양성형외과

외국인 환자들을 위하여 영어, 일본어, 중국어로 병원을 안내하는 홈페이지를 운영하고 있고 직접 해외로부터 예약, 상담뿐만 아니라 호텔 예약, 공항에서의 픽업 서비스 등 부대 서비스 등도 제공하고 있다.

- 내원하는 외국인들은 주로 중국인들과 일본인이며 한류 영향과 기존 고객의 소개로 급속히 늘고 있다.
- 중국인 환자를 위하여 중국 의사를 통역원으로 활용하고 있고 중국 및 일본의 TV 프로그램에 출연하여 병원의 인지도를 높였고 신문과 잡지 등에도 적극적으로 홍보활동을 하여 현지에서의 인지도를 높였다.
- BK 병원은 고운세상피부과, 예치과 등과 같이 중국 상하이의 최고 병원인 루이리 병원 그룹과 현지 합작병원을 설립하여 현지에서 최고의 의료 서비스를 제공하고 있다.

(7) 아름다운 나라 피부과 · 성형외과

수도권 중심지인 강남, 잠실, 신촌, 분당 4개 지점이 운영되고 중국 북경에 금원점과 스마오점의 2개 지점을 운영하고 있다.

- 한가지의 고민을 가지고 여러 병원을 방문하는 일이 없이 성형외과, 피부과, 모발, 비만까지 다양한 진료 영역의 연계가 이루어져 국내에서는 보기 힘든 선진형 원스톱 뷰티 네트워크를 통해 한 곳에서 '미(美)'에 관련된 모든 의료 서비스를 받을 수 있다.
- 네트워크시스템으로 운영하며 중국에도 피부 관리센터를 오픈하였다.
- 주로 입소문으로 일본인들이 많이 방문하여 일본어가 가능한 의료진 및 스태프가 있다.

6) 정부와 의료기관들의 의료관광사업 추진현황

의료 서비스 업종을 육성한다는 정부의 방침에 따라 글로벌 헬스케어가 신성장동력 과제 중 하나로 선정하였고, 국내 보건의료 서비스 수준이 선진국의 수준에 근접하였다는 자신감과 미국, 일본뿐만 아니라 보건의료 관광 선도국가인 싱가포르와 비교하여도 보건의료서비스의 가격 경쟁력이 충분하다.

- 정부는 2009년 5월 의료법을 개정하여 외국인 환자의 유치알선 활동을 합법적으로 할 수 있도록 하였고 비자제도를 개선하여 일반 비자(G1)발급 요건에 의료, 요양을 포함시켰다.
- 정부는 보건의료 관광산업의 육성으로 한국이 의료강국으로 도약할 수 있도록 지원하였다.

(1) 홍보 및 유치 채널강화

글로벌 헬스케어 선도국의 브랜드 포지셔닝을 통하여 한국의료 브랜드를 구축하기 위한 마케팅을 추진하고 국제행사를 적극적으로 개최하고 참여함으로써 한국 의료 서비스 산업에 대한 인지도를 제고시키고 해외에서 네트워크를 구축한다.

(2) 환자, 동반자 및 관계자들의 입국 절차 편의도모

의료 이용목적의 비자의 경우 의료코드를 각각의 비자에 추가하고 외국 의료인력 연수 비자를 신설하여 외국인 환자와 해외 의료인력에 대한 입국편의를 증진시킨다.

- 인천공항 내 의료관광안내센터 및 관광공사 내 의료관광홍보센터를 설치하여 보건의료관광 원스톱 서비스를 시행하고 있다.

(3) 서비스 마인드 제고

외국인 환자를 위한 콜센터를 운영하여 외국인 환자에 대한 불만을 해결하고 외국인 환자의 의료분쟁 예방을 위한 메뉴얼을 개발하고 교육시킴으로써 분쟁을 사전에 예방하고 의료법상 조정제도를 정비하여 한국 의료에 대한 해외 신인도를 제고하고 환자와 국내 의료기관을 보호하도록 한다.

(4) 행정지원체계를 구축

국무총리실 국무 차장을 단장으로 하는 관련 정부 기관들의 국장들과 민간인이 참여하는 TFT을 구성하여 보건의료 관광과 관련된 정책을 총괄하고 부처별 역할 분담 및 예산 조세 등과 관련된 제도를 개선하도록 추진한다.

- 보건산업진흥원 내에 Global Healthcare Business Center를 설치하여 홍보 및 인프라 지원의 집행업무를 총괄하도록 하고 실제적인 사업은 민간차원의 협회를 구성하여 시장의 자율 성장을 유도한다.

7) 정부 부처의 활동

보건복지부, 한국보건산업진흥원, 한국관광공사와 의료기관들이 참여하는 '한국국제의료서비스협의회'가 발족하였고, 한국관광공사 내 의료 관광 원스톱 서비스 센터가 오픈되었으며 한국관광공사와 한국보건산업진흥원에서는 러시아, 베트남, 카자흐스탄, 뉴욕, 오사카, 프랑크푸르트, 런던, 베이징, 중국 서부 등에서 의료관광 설명회를 개최하면서 해외 관련국들과의 네트워크를 형성하고 있다.

- 한국국제의료서비스협의회는 민관 합동으로 한국의 보건의료 관광의 중요한 정책 사항을 건의하고 보건의료 관광산업을 이끌어가야 하는 협의체로써 한국국제의료서비스협의회 홈페이지를 방문하면 한국어 외 영어, 일본어, 중국어, 러시아어 등으로 서비스를 제공하고 있지만 협의회는 병원에 대한 소개, 간단한 관광정보 등의 내용만을 담고 있을 뿐 외국인들이 직접 다가갈 수 있는 활용도 높은 정보가 미비한 상황이다.

(1) 한국관광공사

한국 의료관광의 인지도를 높이기 위해 팸 투어, 설명회, 컨퍼런스 등 다양한 형태의 해외 홍보 마케팅 활동을 진행중이고 전문 언론인 및 해외 코디네이터 대상 팸 투어를 실시를 했으며, 한국 의료기관 중 의료 관광 실시 병 · 의원 및 주요 관광지 방문을 주최했으며, 의료관광 관계자와 네트워크 기회 마련이 팸 투어의 주요 목적이며, 주요 타깃 국가로 설정하고 있는 일본, 미국, 중국, 동남아, 중동, 극동아시아, 유럽 등지의 의료관광에이전시, 여행사, 언론인 등을 주요 대상으로 진행했다.

- 한국의 의료관광 실시 중인 병 · 의원에 대한 프레젠테이션, 의료관광 상품소개 및 개별 상담 활동이 주된 내용이다.
- 해외 전문 전시회 및 국제 컨퍼런스 참가를 이어왔으며(미국, 중국, 극동 러시아, 두바이, 태국, 필리핀 등 주요 국가에서 개최된 의료관광 전문 컨퍼런스에 참가) 한국 의료관광 전시회 행사를 통해 한국 의료의 우수성과 진료 분야를 홍보했으며, 방한 의료관광 상품 홍보 및 상담 활동을 실시했다.

(2) 문화체육관광부 및 보건복지부 등 관련 정부 부처 및 산하기관

의료관광 인식에 대한 국내 저변 확대와 의료관광객 수용 태세 확립을 위한 각종 정책을 2005년부터 수행해오며 국내 의료관광 활성화를 위한 세미나를 개최해 왔다.

- 연구조사 및 정책협의를 진행하는 과정에서는 청와대와 문화체육관광부, 보건복지부, 한국문화관광연구원, 한국관광공사, 한국보건산업진흥원이 참여하면서 의료관광 활성화 연구 수행을 주도했다.
- 한국관광공사 주도로 의료관광실태조사 및 체험자 만족도 조사를 실시했고 의료관광 활성화를 위한 T/F팀을 운영했다.

(3) 국제 의료관광 서비스협회

35개 의료기관으로 구성되어 있으며, 한국관광공사 및 한국보건산업 진흥원이 홍보 및 사무국 역할을 담당하고 있다. 사단법인 한국의료관광협회는 의원급 의료관으로 구성되어 있고 현재 총 8개 의원이 참여하며 서울과 부산, 대구 등 지자체별 의료관광 병원협의회를 결성하고 있다.

(4) 의료관광 활성화를 위해 필요한 요소

① 낮은 의료비 : 공급자들의 가격경쟁에서는 상대적으로 의료비가 저렴한 국가들이 유리하다.

- 개발도상국들은 낮은 인건비로 상대적으로 유리한 의료가격을 제시할 수 있다.

② 통화의 변동 : 일반적으로 통화 가치가 낮은 국가가 유리하다.

• 낮은 환율은 상대적으로 저렴한 의료 서비스를 제공할 수 있다.

③ 인적 자원 : 의료관광산업은 광범위한 인적 자원이 필요하다.

• 교육과 기술이 접목된 인적 자원은 치료에 결정적인 역할을 한다.
• 의료기기로는 대체할 수 없는 의료 서비스 분야에서의 인적 자원은 절대적으로 필요한 요소이다.

④ 연구개발 투자 : 의료관광은 고도의 기술을 요하는 수술과 진단 분야에서의 경쟁 우위를 필요로 한다.

• 기술 혁신의 근원이 되며, 의료기술 혁신은 연구개발 투자에 성패가 달려있다.

⑤ 사회기반시설 : 도로, 철도, 수로, 항로, 커뮤니케이션수단, 수도공급, 금융기관, 공공전력, 공중보건과 교육 서비스 시설이 잘 갖추어져 있는 것이 의료관광 산업 경쟁에서 이점으로 작용할 수 있다.

⑥ 선진화된 법률제도 : 외국인 환자들은 권리 보호를 위해 법률제도가 선진화 되어있는 안정된 환경에서 의료 서비스를 받고 싶어 한다.

• 의료관광 서비스 산업을 발전시키는데 국가 경제를 시장에 바탕을 둔 국가들이 그렇지 않은 국가에 비해 이점을 가지게 된다.

⑦ 고도 의학기술과 전통 치료법의 통합 : 고도의 의학기술뿐만 아니라 전통적인 대체 의학, 즉 웰빙 요법(보조요법)들이 인기를 끌고, 웰빙 요법들을 많이 보유한 국가들이 이점을 가지게 된다.

• 최첨단 의학과 웰빙 치료 요법들이 적절히 혼합되면 글로벌 시장의 수요를 끌어 올 수 있다.

⑧ 관광 자원 : 의료관광을 하는 사람은 자신이 치료를 받는 동안 동반자들이 관광을 통해 재미있는 시간을 보내길 원하므로, 관광객들은 요구와 욕구를 낮은 가격에 충족시킬 수 있는 저개발 국가들이 많은 이점이 있다.

8) 의료관광의 문제점

의료관광객은 점점 증가하고 있지만 관광객 유치 목표가 없고 지역 특성에 맞는 특화프로그램 개발이 전무 하고, 유명무실한 외국인 환자, 의료기관 등록 등 활성화를 위한 대책이 미흡하다.

- 의료 관광객수는 매년 증가하고 있지만, 의료관광객 유치 확대를 위한 노력은 매우 문제가 있다.
- '의료관광 집중 육성' 공약 목표에는 의료관광 활성화로 외국관광객 유치 기여 및 동북아 의료관광 중심지로의 도약을 명시해놓고 있을 뿐 명확한 의료관광객 유치 목표는 없다.
- 의료관광객을 유치할 지역별 특화 프로그램이 부족해 지역의 특성을 반영한 프로그램 개발이 시급하다.
- 정부에서 현재 각 자치단체 · 지역별 특성에 맞는 의료관광 사업을 추진해 지역별 경쟁력을 키워야 한다.
- 외국인 환자 의료기관으로 등록돼 있지만 실상 미미한 실적을 보이고 있다.
- 고부가가치산업으로 의료관광산업은 '의료 한류'로 승화시켜야 한다. 이러한 '의료쇼핑'이 관광으로 이어지는 것은 아니므로, 다각적인 의료관광산업 육성 방안을 마련해야 한다.
- 우리는 '또 하나의 한류'라 할 만큼 의료관광의 호기를 맞고 있으므로, 의료관광의 기틀을 서둘러 마련해야 한다.
  - 세계시장은 넓고 경쟁이 치열해 각 지역이 가진 장점을 살려야만 경쟁력을 갖출 수 있다.
- 국제적 의료시장 환경에 맞춰 의료 서비스를 소개할 수 있는 홈페이지 구축과 1대 1 상담이 가능한 코디네이터 채용 등은 시급한 과제이다.
- 외국인 환자가 병원을 찾을 때 가장 우선시하는 것이 신뢰와 서비스이다.
- 의료관광은 관련된 모든 분야 즉 의료기관, 여행업, 관광업, 항공, 숙박, 통역, 음식, 문화 및 공연 등 각 분야의 의료관광업계가 함께 협력해야만 만족할 만한 서비스를 제공할 수 있다.

02 고객별 관광 서비스 유형관리

의료관광과 유사 개념들에 대한 다양한 정의는 〈표 5-8〉과 같이, 다양한 시각들은 여러 개념들 간의 전체적이고 일관된 관계를 도출하기 어려우므로, 다양한 개념들 간의 관계가 정리될 필요가 있고, 의료관광의 유형을 분류하는 과정에서 다양한 시각들을 재구성한다.

의료관광은 개념을 협의로 보느냐 아니면 광의로 정의하느냐에 따라서 의료관광의 유형이 다르게 분류될 수 있고, 개념들 간의 관계도 다르게 정립될 수 있다.

1. 협의로 의료관광 유형분류

의료관광을 협의의 개념으로 보는 시각에서는 의료관광의 대상을 환자로 설정하고, 장소는 의료세팅으로 제한하여 본다. 시각에서는 의료관광과 웰니스 관광을 별개의 개념으로 보았고, 건강관광 개념이 이 두 가지를 포함하는 상위 개념이다. 이런 주장을 한 대표적인 학자들이 Smith와 Puczko(2009)이다.

이들은 의료관광을 수술위주 surgical와 비수술적 치료위주therapeutic로 나누었다. 그리고 웰니스 관광을 여가휴가관광과 보완대체의학관광으로 나누었다(그림 5-62).

〈표 5-8〉 의료관광과 유사 개념들에 대한 다양한 정의

개 념	출 처	정 의
의료관광	Carrera & Bridger	의학적 개입을 통해 건강을 강화하거나 회복하려고 자신의 일상적인 진료권 밖으로 이동하는 행위
	Connell(2006)	구체적인 결과가 상당한 기간에 걸쳐 나타나는 치료를 받기 위해 이동하는 행위
	Jagyasi(2008)	개인의 레저나 비즈니스 등에 직간접으로 관여하면서 의료 서비스를 받기 위해 장거리를 이동하거나 국경을 넘는 일련의 행위
	Kumar(2009)	수술이나 치과 치료 등을 포함하는 의료 서비스를 받기 위해 국경을 넘어 외국으로 이동하는 행위
	Voigt 등(2010)	환자가 자신의 나라에 없거나 비싼 의료 서비스 때문에 외국으로 이동하는 행위
의료여행	Johnson & Garman(2010)	목적지에 상관없이 의료 서비스를 받기 위해 이동하는 형산
웰니스 관광	Smith & Kelly(2006)	일상의 혼란과 스트레스로 부터 벗어나 자아를 재발견하게 해주는 대체 공간으로의 이동
	Failtr Ireland(2008)	건강한 사람이 자신의 안녕상태를 유지하기 위한 피로(therapu)를 위해 이동하는 행위
건강관광	Goodrich & Goodrich(1987)	일상적인 관광 서비스에 건강 관련 서비스를 추가하여 관광객을 유인하는 일련의 활동
	Hall(1992)	건강증진의 동기를 가지고 집을 떠나 이동하는 행위
	Carrera & Bridges(2006)	개인의 마음과 신체의 안녕을 유지, 강화하고 회복시키기 위해 거주 지역을 벗어나 여행하는 행위
	Failte Ireland(2008)	의학적 문제를 가진 고객이 자신의 건강을 증진시켜줄 치료를 경험하기 위해 여행하는 행위

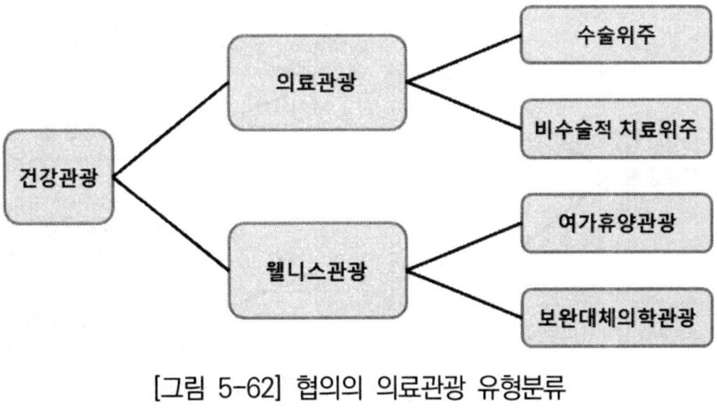

[그림 5-62] 협의의 의료관광 유형분류

2. 광의로 의료관광 유형분류

국내에서는 의료관광이 여러 개념들이 포괄적인 광의의 개념으로 인식되고 있다.

이윤태 (2006)	• 의료관광 : "특수목적관광의 한 분야로서 보건 분야에서 관광 자원으로 활용 가능한 부분을 개발하고 관광을 상품화하여 서비스 및 제품을 제공하는 사업"이라고 정의하였다.
원종하와 김민숙 (2011)	• 의료관광 : "의료 서비스와 함께, 휴양, 레저, 문화 등의 관광활동이 결합된 새로운 관광 형태"로 보았다. • 의료관광을 보는 시각속에 웰니스 요소가 담겨 있다. 의료관광이 건강관광과 같이 폭넓은 의미를 가진 개념으로 이해되고 있다.
정진수 (2009)	• 의료관광의 유형 : 선택 치료형과 수술치료형으로 구분하였다. • 선택 치료형 : 미용성형 수술형과 웰빙형으로 구분하였는데, 웰빙형은 온천, 스파, 한방 등을 포함하는 것으로 보았다. • 수술치료형 : 수술치료형과 장기 재활형으로 구분하여, 수술치료형은 중증 난치병 치료를 목적을 둔 여행으로 설명하였다.
유명희 (2010)	• 의료관광의 유형 : 질병치료관광, 미용성형의료관광, 휴양의료관광, 정통의료관광으로 구분하였다. • 외국의 연구보고서(TRAM, 2006) : 의료관광을 질병치료, 미용수술, 웰니스(예스파, 대체의학), 생식치료의 네 가지로 나누기도 하였다.

광의의 의미로 의료관광에 접근할 때, 의료 서비스 관광(Medical Service Tourism)과 웰니스관광(Wellness Tourism)으로 크게 구분할 수 있다.

의료 서비스 관광은 질병치료 관광과 미용성형 관광으로 나누고, 웰니스 관광은 여가 휴양 관광과 보완 대체 의학 관광으로 구분할 수 있다. 의료관광과 웰니스관광을 포함하는 건강관광에 대한 것이다. 의료관광이 국내에서 건강관광 개념과 같이 혼재되어 사용되어 왔다. 의료관광을 건강관광과 같은 포괄적인 의미의 개념으로 사용하고, [그림 5-63]과 같이 유형분류를 한다.

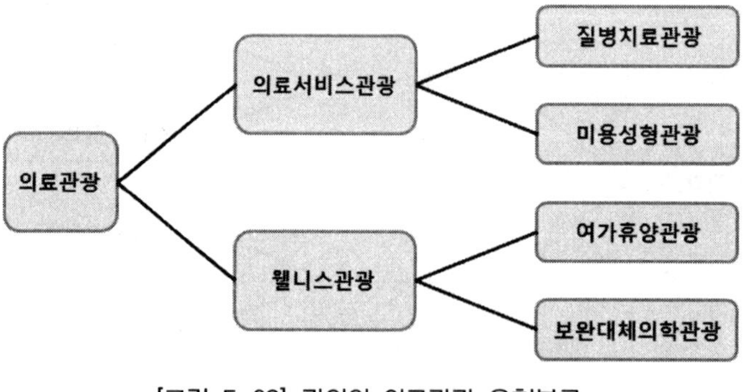

[그림 5-63] 광의의 의료관광 유형분류

3. 의료관광객 개념

의료관광객은 "다른 나라로 여행을 가는 구체적인 이유가 의학적 치료에 있는 사람"이라고 정의하고, 여러 시각이 존재한다. 대표적인 학자들의 개념과 분류방식이 있다.

① Lunt와 Carrera(2010)는 환자의 이동 Pation Mobility을 여러 상황으로 나눈 결과, 다섯 집단으로 분류할 수 있었다. 해외로 이동하여 치료를 받게 되는 상황이 여러 가지 있는데, 의료관광객을 그런 여러 사례 중의 하나로 보았다. 이들의 개념 정의에서는 의료관광객이 갖고 있는 의지가 중요한 요소이다.

- 해외 임시 여행객(Temporary Visitors Abroad) : 해외여행 중 사고나 갑작스런 질병으로 의료 서비스를 이용하는 사람이다.
- 장기 거주자(Long-term Residents) : 은퇴 후에 해외로 이주하여 거주하는 사람 혹은 해외로 취업하여 근무하는 자로서 의료 서비스를 이용하는 경우이다.
- 인접국 이동자(Common Borders) : 국경을 공유하는 국가 간에 교차 의료 서비스를 인정하는 경우, 국경을 넘어 인접국의 서비스를 이용하는 사람들이 있다. 벨지운과 그 인접국에서 이런 현상이 발생한다.
- 아웃소싱 환자(Outsotrced Pationts) : 오랜 대기시간이나 서비스 부재로 인하여 의료기관이나 보험자에 의해 해외의 의료기관으로 이송된 환자이다. 태평양군도에서는 환자를 뉴질랜드나 호주로 이송하기도 한다.
- 의료관광객(Medical Tourists) : 자신의 의지로 결정하여, 해외의 의료기관을 이용한 환자이다.

② Cohen(2008)은 의료관광객을 4집단으로 나누었는데, 의료기관 방문 의도와 관광 의도 등을 이용하여 분류하였다. 여행환자와 단순환자의 경우가 의료여행(Medical travel)에 해당하고, 관광 요소가 의도적으로 포함된 경우를 전형적인 의료관광객으로 간주할 수 있다.

- 치료관광객(Medicatrd Tourist) : 해외여행 중에 발생한 사고나 질병으로 의료 서비스를 받은 사람이다.
- 전형적인 의료관광객(medical tourist proper) : 처음부터 의료 서비스와 관광을 즐기러 여행을 간 경우와 여행 중에 의료 서비스를 받기로 결정한 경우이다.
- 여행환자[Vacationing(Patient)] : 의료 서비스를 주목적으로 여행하였는데, 우연히 회복 기간에 관광을 하게 된 사람
- 단순환자(Mere Patient) : 관광기회를 이용하지 않고, 의료 서비스만을 받기 위해 이동하는 사람이다.

4. 한국의 의료관광객 개념

의료관광의 대상이 되는 외국인 환자에 대한 정의를 내리고, 수치 집계 시스템을 구축하고 있다. 의료법상 외국인 환자는 국민건강보험 미가입자이거나 국내 거주자이다. 국내 비거주

자는 외국인등록을 하지 않거나 거소 신고를 하지 않은 자이다. 〈표 5-9〉는 유치 대상이 되는 외국인 환자와 유치 대상이 안 되는 경우이다.

〈표 5-9〉 외국인 환자 유치대상표

구 분	지 역	유치대상이 되는 경우	유치대상이 안되는 경우
외국인	국내 거주	① 건강보험 미가입+외국인 등록 하지 않은경우 ② 건강보험 미가입+외국인 등록+G1 체류자격	① 건강보험 가입자(피부양자) ② 건강보험 미가입+외국인등록 ③ 외국인근로자(산재보험가입자)
	국외 거주	항상 유치대상이 됨	-
특수한 외국인 • 주한외국공관과 국제기구의 직원및 그 의가족, 주한미군 및 그의가족 • 대한민국정부가 초청한 자등으로서 외교 · 산업 · 국방상 중료한 업무에 종사하는 자 및 그의가족 • 기타 법무부장관이 특별히 외국인 등록을 면제할 필요가 있다고 인정하는 자	국내 거주	① 건강보험 미가입+외국인 등록 하지 않은 경우	① 건강 보험 가입자(피부양자) ② 건강보험 미가입+외국인등록
재외국민(영주권자) • 대한민국의 국민으로서 외국의 영주권을 취득한 자 또는 영주할 목적으로 외국에 거주하고 있는 자	국내 · 외 거주	-	의료법에서 규정하고 있는 '외국인'이 아니므로 외국인 환자 유치대상이 되지 못함
외국국적동포(시민권자) • 대한민국의 국적을 보유하였던 자(대한민국 정부수립전에 국외로 이주한 동포를 포함한다) 또는 그 직계비속으로서 외국 국적을 취득 한 자	국내 거주	① 건강보험 미가입+외국인 등록하지 않은 경우 ② 건강보험 미가입+국내거소신고+G1 체류자격 ③ 건강보험 미가입+외국인 등록+G1체류자격	① 건강보험 가입자(피부양자) ② 건강보험 미가입+국내 거소 신고 ③ 건강보험 미가입+외국인등록
	국외 거주	항상 유지대상이 됨	

5. 의료관광 서비스 상품의 고객 유형

① 고객(with 에이전시) 유형 : 자국의 보험 회사의 의뢰로 비자발적인 의료관광 서비스를 소비하는 고객군으로 의료관광시장의 많은 부분을 차지하고 있다.

② 고객+동반자(보호자) 유형 : 인터넷이나 지인의 추천으로 가족 혹은 동반자를 동반하

여 방문하고, 사전 조사가 철저하고 기대치가 높아 서비스 관리시 주의가 필요한 고객군이다.

③ 기업고객 유형 : 대규모 회사집단 혹은 인센티브 관광 형태를 취하는 고객군으로 굴지의 대기업 복지비용을 토대로 고가의 검진이나 중증질환 수술을 선호하는 고객 유형이다.

6. 고객 유형별 관리

1) 고객+동반자 유형

회사나 자신이 가입한 보험회사와 별개로 의료소비지를 선택하기 때문에 그 접근 루트를 파악하고 대비책을 강구하는 것이 중요하다(표 5-10).

- 인터넷과 친지의 추천이 압도적이다. 동반자의 영향력이 크며, 향후 방문시에도 보호자 혹은 친지 등이 동반하는 경우가 많다. 동반자의 호텔 예약이나 관광지 선택 등이 이들을 관리 하는데 있어서 주요하다. 소득별 의료관광에 대한 2차 정보 획득 경로는 전반적으로 인터넷 검색의 비율이 가장 높게 나타났다.

〈표 5-10〉 인구통계별 의료 서비스 이용시 동반자 유형

(단위 : [%])

		시례수	가족	본인 혼자	친구/ 직장동료	여행사 직원
국적	전체	514	37.5	32.1	28.2	2.1
	일본	354	30.2	34.2	32.8	2.8
	중국	20	40.0	15.0	45.0	-
	미국	34	44.1	44.1	11.8	-
	러시아	63	60.3	22.2	15.9	1.6
	한국	8	75.0	25.0	-	-
	캐나다	9	55.6	44.4	-	-
	이집트	5	-	20.0	80.0	-
	영국	4	50.0	50.0	-	-
	카자흐스탄	3	100.0	-	-	-
	기타	14	64.3	21.4	14.3	-
성별	전체	483	38.9	31.3	28.2	1.7
	남자	132	47.0	36.4	15.9	0.8
	여자	351	35.9	29.3	32.8	2.0
연령	총계	478	38.1	31.8	27.8	2.3

		시례수	가족	본인 혼자	친구/ 직장동료	여행사 직원
	10대 이하	10	80.0	10.0	10.0	-
	20대	100	38.0	32.0	28.0	2.0
	30대	95	37.9	30.5	29.5	2.1
	40대	102	30.4	38.2	28.4	2.9
	50대	102	40.2	30.4	26.5	2.9
	60대	47	44.7	29.8	23.4	2.1
	70대 이상	22	31.8	27.3	40.9	-
학력	총계	435	37.5	34.3	26.2	2.1
	전문대 이하	185	30.3	40.0	28.1	1.6
	4년제 대학 이상	215	43.3	30.2	24.2	2.3
	대학원 이상	35	40.0	28.6	28.6	2.9
소득	총계	333	36.9	34.8	25.8	2.4
	1500 [$] 이상	90	40.0	37.8	17.8	4.4
	1501~3000[$]	110	30.0	39.1	30.9	-
	4501~6000[$]	63	38.1	23.8	34.9	3.2
	3001~4500[$]	35	48.6	37.1	11.4	2.9
	6001~7500[$]]	13	38.5	23.1	38.5	-
	7501[$] 이상	22	36.4	36.4	22.7	4.5

2) 고객(With 에이전시) 유형

비용 때문에 방문한 경우가 대부분이기 때문에, 해당 고객군 관리시에는 의료 서비스의 평가에 민감해야 한다. 의료 서비스 이외에도 비용, 문화적 이질감, 의료기관의 접근성, 시스템의 낙후, 비용 등 관리적 차원에서 사전에 이에 대한 체크가 선행되어야 한다.

3) 기업고객 유형

기업고객은 중증 질환의 경우도 있으나 대부분은 정기적인 검진상품을 주로 찾고 있다.

- 정해진 고가의 복지비용에서 지출되기 때문에 관광적인 요소가 크다.
- 검진 전후로 관광 서비스에 대한 문의가 많으며, 검진 결과에 따라 고가의 수술이 진행되는 경우도 발생하고 있다.
- 의료관광의 방문목적이 건강검진인 것은 기업 모객 시장이 의료관광시장에서 가장 큰 부분을 차지한다.

고객을 관리하는 데 있어서 서비스의 목적에만 집중하기보다는 국적별 · 방문목적별 · 성별 · 관광 서비스의 결합 유무, 소득별 · 학력별 등 다양한 변수를 토대로 그 결과를 분석하고 나서 이에 맞게 마케팅과 고객관리기법이 동원되어야 한다(표 5-11).

〈표 5-11〉 인센티브 건강 패키지(일정에 따라 바뀔 수 있음)

날짜	지역	시간	세부일정	식사
1일차 1/27(월)	인천공항 인천	17 : 50 18 : 50 19 : 30	인천국제공항도착/가이드/이동/석식 호텔이동/체크인 자유시간 호텔 : 서울 유스호스텔	석식 : 한식
2일차 1/28(화)	서울	08 : 30 12 : 30 14 : 00 18 : 30 19 : 00	조식/이동 관광명소 중식 뷰티아트(화장품&마사지) 석식	조식 : 호텔식 중식 : 일식 석식 : 한식
3일차 1/29(수)	서울관광	08 : 00 08 : 30 12 : 30 14 : 00 18 : 30 19 : 00	조식/ 남대문시장이동 명동 중식 남산공원/동대문 시장 석식 호텔 : 유스호스텔	조식 : 호텔식 중식 : 일식 석식 : 한식
4일차 1/30(목)	경기도	08 : 30 12 : 30 14 : 00 18 : 30 19 : 00	조식/이동 관광명소 중식 뷰티아트(화장품&마사지) 석식	조식 : 호텔식 중식 : 한식 석식 : 한식
5일차 1/31(금)	인천 인천공항 상해	08 : 00 08 : 30 12 : 30	조식 인천국제공항 도착 중국	조식 : 호텔식

〈표 5-12〉 의료 서비스 소비 형태별 방문 동기 현황

(단위 : %)

		사례수	스킨, 두바, 바디케어, 미용	성형 외과	피부과 진료	치과 진료	안과 진료	한방과 진료	건강 검진	정형, 신경 외과	산부인과	흉부외과, 외과계 수술치료	기타 분야 치료 목적
국적	전체	409	42	21	50	8	4	55	73	37	13	18	88
	일본	18	14.4	5.2	16.2	0.7	0.4	15.5	10.7	9.6	3.7	0.4	23.2
	중국	18	26	16.7	16.7	-	-	5.6	11.1	-	-	11.1	33.5
	미국	26	-	-	3.8	3.8	7.7	23.1	23.1	7.7	11.5	7.7	11.5

		사례수	스킨, 두바, 바디케어, 미용	성형 외과	피부과 진료	치과 진료	안과 진료	한방과 진료	건강 검진	정형, 신경 외과	산부인과	흉부외과, 외과계 수술치료	기타 분야 치료 목적
국적	러시아	64	3.1	1.6	1.6	4.7	1.6	3.1	37.5	12.5	-	15.6	18.8
	한국	9	-	33.3	-	11.1	-	-	44.4	-	-	-	11.1
	캐나다	5	-	-	20.0	-	-	20.0	40.0	-	-	20.0	-
	이집트	4	-	-	-	25.0	-	25.0	25.0	-	-	-	25.0
	영국	1	-	-	-	-	-	-	100.	-	-	-	-
	카자흐스탄	3	-	-	-	-	-	-	-	33.3	-	66.7	-
	기타	8	-	-	-	-	-	12.5	62.5	-	-	2	-
성별	전체	385	37	21	48	9	4	54	71	35	11	19	76
	남자	120	1.7	2.5	5.0	2.5	0.8	13.3	26.7	19.2	-	9.2	19.2
	여자	265	13.2	6.8	15.8	2.3	1.1	14.3	14.7	4.5	4.2	3.0	20
연령	총계	383	38	21	49	8	4	51	66	34	12	19	81
	10대 이하	7	-	14.3	28.6	-	-	14.3	-	-	-	-	42.9
	20대	64	9.4	12.5	17.2	-	1.6	7.8	9.4	1.6	7.8	7.8	25.0
	30대	79	13.9	2.5	20.3	-	-	12.7	17.7	7.6	5.1	5.1	15.2
	40대	87	13.8	3.4	11.5	3.4	-	12.6	16.1	12.6	2.3	4.6	19.5
	50대	89	7.9	5.6	9.0	4.5	3.4	14.6	19.1	6.7	1.1	4.5	23.6
	60대	42	4.8	2.4	2.4	2.4	-	23.8	23.8	16.7	1.1	4.5	21.4
	70대 이상	15	-	6.7	6.7	-	-	6.7	33.3	20.0	-	6.7	20.0
학력	총계	344	33	17	44	8	4	44	61	31	10	17	75
	전문대 이하	139	10.8	4.3	15.8	0.7	1.4	10.1	13.7	9.4	1.4	2.2	30.2
	4년제대학 이상	173	8.1	5.8	10.4	3.5	1.2	13.3	20.8	9.8	3.5	6.9	16.8
	대학원 이상	32	12.5	3.1	12.5	3.1	-	21.9	18.8	3.1	6.3	6.3	12.5
소득	총계	268	31	10	33	7	3	33	53	24	5	12	57
	1500[$] 이상	79	3.8	1.3	10.1	-	-	8.9	12.7	3.8	3.8	8.9	46.8
	1501~3000[$]	69	15.9	1.4	18.8	1.4	1.4	7.2	24.6	4.3	1.4	2.9	20.3
	3001~4500[$]	55	21.8	9.1	16.4	3.6	1.8	9.1	21.8	10.9	-	3.6	1.8
	4501~6000[$]	33	3.0	3.0	3.0	12.1	-	30.3	21.2	15.2	3.0	3.0	6.1
	6001~7500[$]	10	3.0	20.0	10.0	-	-	30.0	20.0	-	-	-	10.0
	7501[$] 이상	22	9.1	4.5	4.5	-	4.5	13.6	22.7	31.8	-	-	9.1

7. 고객유형별 관리를 위한 관리 선정

1) 유형별 고객관리를 위해 반드시 필요한 11가지 지표

지표관리를 통해 도출된 상품 구성전략, 가격 구성전략, 마케팅 전략 등이 도출되며 다양한 상품구성으로 고객의 선택의 범위를 넓혀준다

- 한국 방문 주요 목적
- 주목적별 구체적 방문동기
- 정보 획득 경로
- 여행 전 의료 서비스 계획 여부
- 의료 서비스 이용시 동반자 유형
- 관광활동유형
- 의료 서비스 평가
- 관광 서비스 평가
- 의료관광 서비스 만족도
- 의료관광 서비스 추천
- 향후 재방문시 이용을 원하는 서비스

2) 의료관광 관광 중심 패키지 상품

- 미용건강 패키지
- 효도건강 패키지
- 인센티브 패키지
- 럭셔리 릴렉스 패키지
- 웨딩 미용 패키지
- 서울-강원 패키지
- 서울-부산 패키지
- 서울-제주 패키지
- 부산-제주 패키지
- 부산-경주 패키지

3) 의료관광객 수치의 문제점

의료관광시장의 규모는 의료관광객 수가 주로 이용되고 있다. 의료관광객 수에 준하여 대표적인 선도국가들이 분류되고, 수치를 믿고 많은 의료 관광객들이 해당 국가로 여행을 떠나기도 한다.

> • 한국에서는 의료관광객에 대한 구체적인 정의를 내리고, 공식적인 집계를 하고 있다.
> • 한국의 의료관광객 수로 인용되는 수치는 의료법상 외국인 환자의 정의에 준해서 집계된 것이다.

① 의료관광객 수에는 웰니스 관광객 수가 포함되어 있지 않다.

> • 의료기관의 경우 내용을 보고하고 있다.
> • 외국인 환자ID, 국적, 성별, 출생년도, 진료과, KCD코드, 요양 급여코드(비급여코드), 외래방문일수, 초진일, 입원일, 퇴원일, 1인당 총 진료비 등 환자별 자료, 유치업자의 경우도 내용을 보고 토론하고 있다.

② 외국인 환자의 국적, 성별, 출생년도, 방문 의료기관, 진료과목, 입원 기간 및 외래 방문 일수, 1입국일, 출국일 등 환자별 자료. 수집된 자료를 분석하여, 한국은 공식적인 외국인환자 수를 공표하고 있다.

> • 의료관광객 수의 비교가 국가나 기관 간에 통계가 다른 이유는 다음과 같다.
> - 의료관광객에 대한 조작화된 정의(operationalized defiition)가 다르다.
> - 자료 수집 방법이나 출처가 다르다.
> - 측정 단위가 개별 서비스, 개인, 혹은 에피소드 등 다양할 수 있다.

제6장
관광객의 이해

관광객은 일반적으로 비즈니스의 대상이 되는 것이고, 관광자는 관광을 하는 주체인 인간의 행위를 강조하는 것이다.

01 관광객의 정의

관광자는 관광행위를 하는 사람으로 간단히 정의할 수 있는데 학계에서는 관광의 주체는 사람이므로 '관광객'보다는 '관광자'라고 하는 것이 타당하다고 주장한다.

관광자의 정의는 어떤 특정한 지역의 풍경을 보기 위해 방문하는 사람, 친지나 친척을 방문하는 사람, 휴가를 가서 즐겁게 즐기려는 사람들을 생각할 수 있다. 관광자의 범위는 시대에 따라 변화되어 왔으며, 관광의 3요소 중 관광주체인 관광자와 통계학적 측면 대상인 관광객은 관광행위를 하는 모든 사람의 범주에 속하므로 관광자와 관광객을 동일한 개념이라 할 수 있다.

1. 경제 · 경영적 정의(Economic & Business Definition)

관광객은 관광산업체가 생산한 제품이나 서비스를 사용하는 경제단위인 사용자, 즉 고객으로 이해하며 산업체 입장에서는 구매자이다.

- 매킨토시(Mcintosh) : "관광은 여행자를 유인하여 수송하고 숙식시키며, 그들의 욕구와 욕망에 영합하는 과학이며 사업이다"라고 정의하였다.
- 런드버그(Lundberg) : "관광은 관광객의 교통, 접대, 급식 및 여흥에 관한 사업이다."라고 정의하였다.
- 관광객을 문화의 전파자나 외지 문화를 대변해주는 사자 또는 현지 자원문화의 파괴자 등으로 보기보다는 하나의 경제단위 즉 고객으로 이해한다.[57)]

2. 포괄적 정의(Wholistic Definition)

관광자를 주체로 하는 관광자는 목적과는 상관없이 일상 거주지를 떠난 모든 사람으로 이해하는 정의로 관광학자들과 각종 국제기구에서 현재 널리 사용하는 개념이다.

57) 경제 · 경영적 정의 : 관광상품개발실무, 변상록, 교육인적자원부 지원교재, 2003.

3. 통계 · 기술적 정의(Statistical and Technical Definition)

관광 관련 통계를 위한 목적으로 관광자를 정의하는 방식으로 관광자는 방문지를 적어도 24시간 이상 일시 체류하는 자로서 여가 이용이나 사업, 친지 방문, 업무, 회의 참석 등을 여행목적으로 하는 자이다. 다음의 내용은 관광객들을 정의하고 통계를 내는 기구들이다.[58]

1) 국제 근로기구(International Labour Organization : ILO) 정의(1937년)

1937년 12월 22일에 개최된 국제연맹 회의에 제출된 보고서에는 국제관광통계의 통일성을 보장하기 위하여 원칙상 관광객(Tourist)의 용어는 24시간 이상의 기간 동안 거주지가 아닌 다른 나라에 여행하는 사람이다. 관광객의 정의가 정식으로 해석되었으며, 특징은 통계상의 통일성을 기하기 위하여 관광객과 비관광객을 구분한다.

- 관광객이라 할 수 있는 자 : 위락목적이나 가정상의 이유, 또는 건강상의 이유로 여행하는 사람, 회의 참석을 위하여 여행하는 사람, 사업상의 목적으로 여행하는 사람, 해상여행 도중에 기항[59]하는 사람을 관광객이라 할 수 있다. 단, 이 경우에는 24시간 이내의 체재도 포함된다.
- 관광객이라 할 수 없는 자 : 약 정의 유 무에 관계 없이 직업에 종사하거나 사업 활동에 종사하기 위하여 입국하는 자, 이민하기 위하여 입국하는 외국인, 기숙사, 기술학교에서 생활하는 유학생과 청소년, 국경지대의 주민과 한 국가에 주소를 두고 인접한 국가에서 직업에 종사하는 자는 관광객이라 할 수 없다. 여행이 24시간 이상을 소요하게 되더라도 체재하지 않고 통과하는 여행자를 관광객이라 할 수 없다.

2) 경제협력개발기구의 정의(1960년)

1960년 12월 4일 프랑스의 파리에서 결성된 경제협력개발기구(Organization for Economic Cooperation and Development : OECD)는 관광을 동 기구가 추구하는 여러 경제적 목표에 일치할 수 있는 한 분야로 인식함으로써 정책조정과 관광에 따른 여행을 회원국의 통계 방법을 개선하기 위한 목적으로 관광 위원회(Tourists Committee)를 설치하여 우선적으로 관광객에 대한 정의를 설정하게 되었다.

OECD의 정의에는 관광객을 국제관광객과 일시 방문객으로 구분하여 규정하고 있다.
- 국제관광객(International Tourists) : 인종 · 성별 · 언어 · 종교에 관계없이 자국을 떠나 외국의 영토 내에서 24시간 이상 6개월 이내에서 체재하는 사람이다.
- 일시 방문객(Temporary Visitors) : 24시간 이상 3개월 이내의 체재하는 사람이며, OECD는 국제관광은 각국의 출입 절차, 관세, 검역 또는 국가의 안전보장의 관점에서 국내관광과는 달리 번거로움이 있으므로, 번거로움을 해소하

58) 통계 · 기술적 정의 : 관광상품개발실무, 변상록, 교육인적자원부 지원교재, 2003.
59) 기항(期港) : [명사] 배가 항해 중에 목적지가 아닌 항구에 잠시 들른다.

고 가맹국이 행정상의 절차를 완화함으로써, 국제관광 왕래의 촉진을 도모하기 위하여 1965년 "국제관광 촉진을 위한 행정상의 편의 제공에 관한 이사회의 결정과 행정상의 절차에 관한 이사회의 권고"를 채택 그 실행을 요구하였다. 그 후 오랜 시간 많은 협의를 거친 후 통일된 국제관광 통계 기준을 설정하기 위해 WTO는 1984년 스페인에 있는 WTO 본부에서 통계에 필요한 용어들의 정의를 내렸다.

3) 관설관광기관 국제연맹의 정의(1963년)

Travel이란 용어를 최초로 공식 사용한 기관으로 1963년 로마에서 국제 관설관광기구연맹(International Union of Official Travel Organizations : IUOTO)의 발기에 의해 UN 국제회의가 87개국 대표가 참석한 가운데 열렸다. 그 회의에서 관광객의 개념 정의를 규정하고 있다.

- 관광객이라 할 수 있는 자 : 위안 · 가정사 · 건강상의 이유로 해외에 여행하는 사람, 선박으로 각지에서 순회중 입국하는 사람, 일국의 교육기관에 견학 및 시찰 목적으로 입국하는 사람이며, 회의를 출석하기 위해 또는 과학 · 행정 · 외교 · 종교 · 스포츠 등의 대표자 또는 수행원의 자격으로 여행하는 자이다. 마지막으로 상용목적으로 여행하는 사람이다.
- 관광객이라 할 수 없는 자 : 국경지대에 거주하면서 인접국에 수시로 출국하는 사람, 24시간을 경과 할지라도 일국에 체재하지 않고 통과하는 여행자, 계약 유 무에 불구하고 취직 또는 영업을 위해 내방하는 사람, 일국에 거주할 목적으로 입국하는 사람이다.

4) 국제연합의 정의(1967년)

국제연합(UN)의 정의는 인도, 호주, 미국의 설명으로 알 수가 있다.

- 인도 : 파키스탄, 방글라데시 등 인접 특정국 출신자는 관광객에서 제외한다.
  - 국제연합은 1967년을 국제관광의 해(International Tourist Year)로 지정하였으며, "관광은 모든사람들 그리고 모든 나라의 정부가 찬양하고 권장할 가치가 있는 기본적이면서도 가장 바람직한 인간 활동이다."라고 정의하였다.
- 호주 : 보수를 받는 직업에 종사자와 관계없이 1년 미만 체류자는 모두 관광자로 인정한다.
- 미국 : 캐나다에서 온 방문객으로 6개월 미만 체재자와 멕시코에서 온 방문객으로 3일 이하 체재자는 관광자 범주에서 제외한다.

5) 세계관광기구의 정의(1984년)

세계관광기구(United States World Tourism Organization : UNWTO)는 관광자를 국제관광의 통계적 목적을 위하여 분류하여 관광통계에 포함되는 자와 포함되지 않는 자로 나누었다.[60]

① 관광통계에 포함되는 사람은 관광객과 다일 방문객이 있다.

- 관광객(Tourist) : 국경을 넘어 유입된 방문객이 24시간 이상 체재하며 위락, 휴가, 스포츠, 사업, 친척, 친지 방문, 회의 참가, 연구, 종교 등의 목적으로 여행하는 사람이다.
- 다일 방문객(Excursionist) : 방문국에서 24시간 미만 체재하는 사람이다. (선박 여행객, 선원, 승무원 등)

② 관광통계에 포함되지 않는 비관광객 : 국경근로자, 통과객, 장기이주자, 단기이주자, 외교관 · 영사, 군인, 망명자, 유랑자, 무국적자 등이 있다.

6) 국제통화기금의 정의

국제통화기금(IMF)[61] 국제수지편람에서는 여행자의 유형을 업무여행자, 학생 및 연수생, 당일 관광객, 기타 여행자 등으로 구분하고 있다.

- 출입국여행을 분류함에 있어서 그 기준을 방문의 제1차적 목적에 두어야 한다.
- 어떤 사람의 여행목적에 한가지 이상일 경우에는 그 여행을 있게 하는 직접적인 동기를 파악하여 그것을 여행목적으로 한다.
  - 여행(Travel) : 여행자로 정의되는 개인이 어떤 경제 내에 체재하는 동안 사용하고 소비하기 위해 그 경제로 부터 획득한 모든 재화 및 용역을 가리킨다.
  - 여행자(Travelers) : 자기 거주지가 아닌 경제 내에서 1년 미만 체류하는 사람이며, 그 여행목적이 군사기지 주둔 또는 다른 정부 주재원과 합류, 가족, 고용원으로서 항상 동반, 그리고 여행 지역경제의 거주자인 어떤 실체(entity)를 위해 직접적인 생산활동을 영위하지 않는 경우이다.

4. 관광객의 분류

관광객은 관광자, 통상거주자, 소풍객, 방문객으로 분류할 수 있다. [그림 6-1]은 여행자의 분류이다.

- 관광자(Tourists) : 방문객은 방문국에서 24시간 이상 체재하며, 그 방문목적이 오락, 휴가, 스포츠, 사업, 친적 · 친지 방문, 회의 참석, 연수, 종교 등의 이유로 방문을 하는 사람들이다.
- 통상거주자(Usual place of Residence) : 방문객이 출입국 이전에 최소한 1년 동안 거주한 사람들이다.
- 소풍객(당일관광객, Excursionists) : 방문객으로서 방문국에서 24시간 미만 체재하는 사람들이다(승무원도 포함).
- 방문객(Visitors) : 자기의 통상거주지가 아닌 국가를 방문하여, 방문국 내에서의 취업 활동을 고려하지 않는 목적이다.

60) 세계관광기구의 정의 : 관광학원론, 김병용, 한올출판사, pp.96~104, 2010.
61) 국제통화기금 : 관광상품개발실무, 변상록, 교육인적자원부 지원교재, 2003.

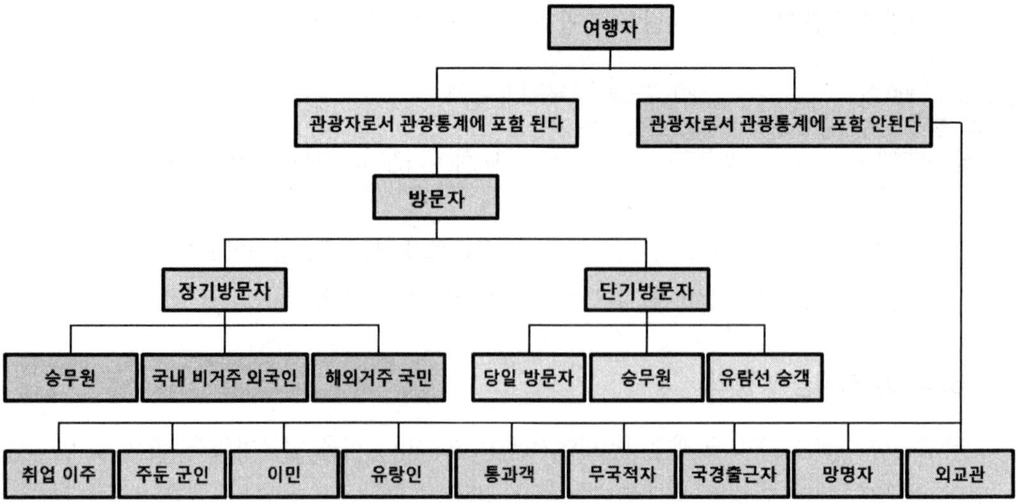

[그림 6-1] 여행자의 분류표

5. 비관광객의 분류

비관광객은 국경통근자, 통과 여행자, 외교관, 망명자, 유랑인, 무국적자, 장기이주자, 단기이주자로 분류된다.

- 국경통근자 : 국경지대에 거주하면서 인접국에 수시로 출 · 입국하는 사람이다.
- 통과 여행자 : 24시간을 체재하더라도 공항의 지정지역 내에 머무르는 자나 상륙이 허가되지 않는 선박 승객과 같이 여권검사를 통해 공식적으로 입국하지 않고 통과하는 여행자이다.
- 외교관 : 영사, 그 가족및 동반자이다.
- 망명자 : 테러, 정치적 보복 등 각종 위협과 보복으로부터 국적국의 보호를 받을 수 없어 돌아가지 않고 타국에 망명을 신청한 자이다.
- 유랑인 : 거의 정기적으로 입국 또는 출국하여 상당 기간 체류하는 자 및 국경에 인접하여 생활하는 관계로 짧은 기간 동안 매우 빈번하게 왕래하는 사람이다.
- 무국적자 : 신분을 증명하는 서류로는 항공권 등과 같은 Transport Ticket만을 소지하고 있는 자로서 방문 국가에서 국적 불명으로 인정된 사람들이다.
- 장기이주자 : 1년 이상 체재하기 위해서 입국하는 자와 그의 가족 및 동반자, 이민자나 유학생을 포함한다.
- 단기이주자 : 1년 미만 체재하고 체류국에 보수를 받는 취업목적 입국자와 그 가족 및 동반자이다.

02 관광객의 유형

관광자의 성격 및 라이프스타일에 따라 관광객의 유형은 다르게 나타난다. 즉 사람마다 갖 있는 소비 행동에 따라 그 목적지도 다르고, 그 목적지에서의 관광활동이 다르게 실현된다. 관광객의 유형은 관광자의 일반적 속성에 따라 구분될 수 있는데, 경제, 사회적 속성과 가장 밀접한 관계가 있다고 파악된다. 즉 소득과 거리의 측면에서 일반적으로 소득이 높을수록 장거리 여행으로, 소득이 낮을수록 단거리 여행이 나타난다.62)

- 여행상품 등급에 따른 분류 : 디럭스 관광객(Deluxe Tourist), 슈페리어 관광객 (Superior Tourist), 스탠더드 관광객(Standard Tourist), 이코노미 관광객(Economy Tourist)이 있다.
- 체재 기간에 따른 분류 : 장기숙박 관광객, 단기숙박 관광객이 있다.
- 출입국 수속에 따른 분류 : 일반관광객, 기항지상륙 관광객, 통과상륙 관광객이 있다.
- 여행목적에 의한 분류 : 위락 관광객, 목적 관광객이 있다.
- 여행기획자에 의한 분류 : 주최여행자, 주문 여행자가 있다.
- 여행 규모에 의한 분류 : 개인 관광객, 단체관광객이 있다.
- 안내 조건에 의한 분류
  - IIT(Inclusive Independent Tour-Local guide system) 여행기간 동안 현지 여행안내원이 동행하는 여행이다.
  - ICT(Inclusive Conducted Tour) 여행기간 동안 국내 여행안내원이 동행하는 여행이다.
- 여행 방향에 따른 분류 : 국내 관광객, 외국인 관광객, 국외 관광객이 있다.
- 여행 형태에 따른 분류 : 패키지 관광객, 시리즈 관광객, 유람선 관광객, 국제회의관광객, 포상관광객, 사찰초대관광객(familiarization tourist), 선택관광객(optional tourist), 특별 흥미 관광객(Special Interest Tourist : SIT)이 있다.

1. 관광객 유형의 학자별 분류

학자들은 관광객의 유형을 크게 사이코그래픽스(Psychographics), 관광객의 성격(Personality), 관광객의 역할(Rules), 관광의 유형과 관광의 목적, 인원, 지역, 규범 기준 등 4가지 유형으로 분류하였다.

1) 사이코그래픽스에 의한 분류(코헨, 1972년)

미국 스탠포드대학교 연구소에서 개발한 라이프스타일을 분석하는 기법으로 흔히 개인의 동기, 태도, 성격과 같은 무형의 변수로 구성된다.

62) 관광객의 유형 : 관광학원론, 김병용, 한올출판사, pp.96~104, 2010.

- 코헨(Cohen, 1972년)은 "관광객은 자신과 상이한 관습과 문화에서 흥미를 가지고 있으며, 신기하고 특이한 체험을 선호한다."를 주장하였다.
- 코헨은 조직화된 관광객과 비조직화된 관광객으로 분류하였다.

① 조직화된 관광객 : 조직화된 대량 관광객과 개별적 대량 관광객으로 분류한다.

- 조직화된 대량 관광객 : 모국의 환경과 같은 것을 원하므로 신기함 보다는 친밀성을 원하는 관광객으로 기존 패키지 여행을 선호하고, 지역사회 혹은 문화와의 접촉을 꺼린다.
- 개별적 대량 관광객 : 여행 일정에 어느 정도 재량권이 있고 신기함도 조금 가지고 있는 관광객이지만 관광업체 주도로 관광이 기획된다.

② 비조직화된 관광객 : 탐험가와 표류자로 분류한다.

㉠ 탐험가 : 위험을 무릅쓰고 잘 알려지지 않은 장소를 찾아가 살피고 조사하는 일을 전문으로 하는 사람으로, 관광코스를 피하며 주민을 이해하려고 하나 완전히 몰입하지는 못하는 관광객으로 편안한 교통수단과 숙박을 선호한다(그림 6-2).

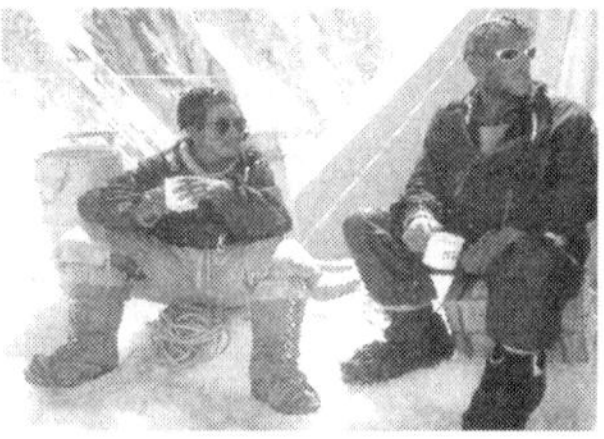
(a) 북극을 탐험하는 모습

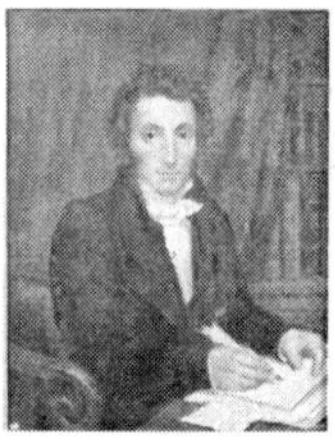
(b) 탐험가 르네

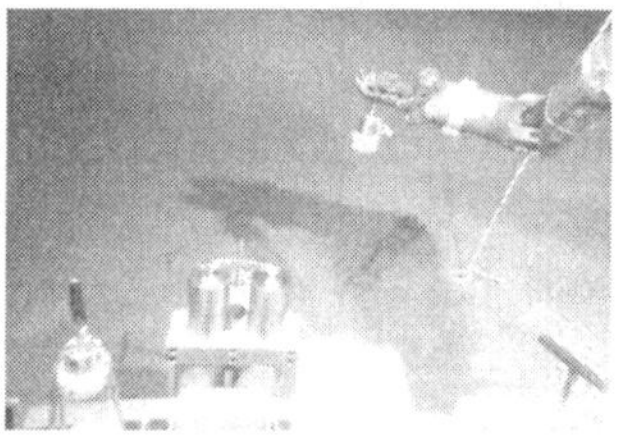
(c) 심해 탐사

[그림 6-2] 탐험가

㉡ 표류자 : 현지 문화에 완전히 몰입하기 때문에 신기함을 가장 많이 추구하는 관광객으로, 고정된 여행일정들을 가지고 있지 않고 지역주민과 함께 거주한다(그림 6-3).

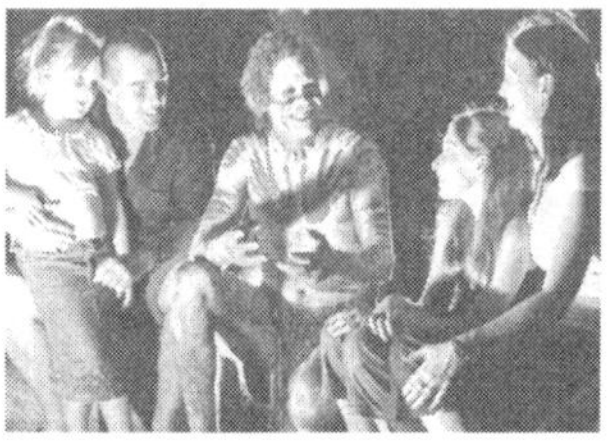
(a) 원주민과 함께 지내고 있는 여행객

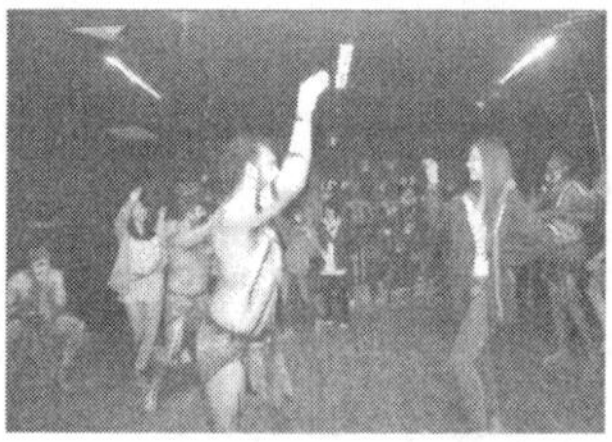
(b) 원주민들과 대화

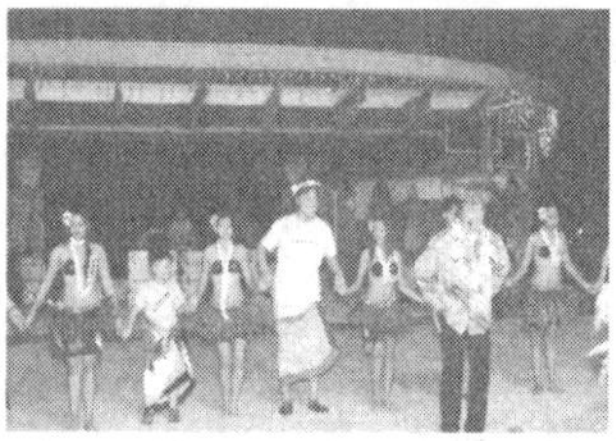
(c) 원주민과 춤추는 여행객

[그림 6-3] 탐험가

2) 관광객의 성격 혹은 심리적 특성에 의한 분류(프로그, 1972년)

프로그(Plog)는 개인이 자기중심적, 타인 중심적의 심리적 특성에 따라 내향성(Psychocentric), 외향성(Allocentric), 양향성(Midcentric)으로 구분하였다.

- 외향적 관광객 : 새롭고 특이한 곳, 활동량이 많고, 특이한 숙박시설과 여행 형태를 선호하고 낯선 문화의 사람들과 만나는 것을 즐기는 특성을 가진다.
- 내향적 관광객 : 널리 알려진 여행지, 친숙한 관광숙박시설, 레스토랑, 투어를 선호한다.

3) 관광객의 역할에 의한 분류

1992년 관광객의 유형을 관광객 역할 수준에 따라 분류하였다.

- 피어스(Perace)는 관광지에서 소비자가 추구하는 행동 역할이 관광 경험의 누적에 따라 발전한다는 여행경력 모델을 제안하였다.

① 깁스와 이아나키스깁스(Gibson & Yiannakis)는 관광객 역할 13가지를 분류하였다.

- 문화인류학자(Anthropologist) : 관광지의 고유한 문화를 배우고 역사적 진실을 찾음으로써 관광에 대한 만족을 느낀다.
- 방랑자(Drifter) : 여정도 없으며 여행의 목적지도 없이 방랑하기를 선호하는 유형으로, 신기성[63]이 가장 높으며 친밀성은 거의 없다.
- 적극적 활동자(Action Seeker) : 역동적인 신체적 활동을 좋아하므로 특정 관광지 한 곳에 머무는 것보다 각지를 이동하는 것을 선호하며, 자전거를 이용하여 여행을 하거나 등반을 하는 등 적극적인 신체적 운동을 요구하는 행동을 한다.
- 탈출자(Escaper) : 일상의 규범을 벗어나는 행동을 추구한다.
- 탐험가(Explorer) : 세계의 오지를 탐험하거나 배낭여행을 즐긴다.
- 장거리 항공 여행객(Jet Settler) : 항공기를 이용해 장거리를 여행하는 것을 선호하는 유형이며, 세련된 서비스를 선호하며 먼 곳을 여행하는 자체를 즐긴다.
- 조직화 된 대중 관광객(Organized Mass Tourist) : 여행에서의 위험을 최소화하고 친숙한 환경적 범위 내에서 여행하려는 자이며 단체여행을 선호한다.
- 고급관광객(High Class Tourist) : 명품을 쇼핑하고 세계적으로 유명한 곳을 찾아다니며 고급 호텔에서 숙박을 하며, 지역주민과의 교류에는 관심이 없으며 고급의 운송 수단을 주로 이용한다.
- 인생 의미 탐구자(Seeker Life Meaning) : 순례 여행과 같이 인간의 존재와 인생의 즐거움을 찾는데 주력 한다.
- 스포츠 관광객(Sports Lover) : 관광지에서 스포츠 활동 위주로 관광을 선호한다.
- 고독한 관광객(Solo Type) : 새로운 곳에서 새로운 사람 사귀기를 좋아하기도 하고 고독 그 자체를 즐긴다.
- 모험 추구자(Thrill Seeker) : 짜릿한 긴장을 추구하는 경향이 강해 도박, 여행 등을 즐긴다.
- 햇빛 추구자(Sun Lover) : 적도 근처의 해변과 같은 일광욕을 즐기는 서양권 사람들에게서 쉽게 찾아볼 수 있다.

---

63) 신기성 [新奇性 : novelty] : 창의성의 주요한 한 특성으로 예상했던 것이 아닌 독특함이다.

4) 관광객 관광목적지 지역 규범 적용에 의한 분류(스미스, 1977년)

대중 관광객, 전세 관광객, 유별난 관광객, 초기 대중 관광객, 탐험가의 관광객, 엘리트 관광객이 있는데 이것들의 관광객 수, 지역 규범 적용, 특징은 다음과 같다.

① 대중 관광객의 관광객 수, 지역 규범 적용 특징

- 관광객 수 : 세속적인 유입이 있다.
- 지역 규범 적용 : 쾌락성을 기대한다.
- 특징 : 사람들과 동행을 즐기며 주로 하와이, 유럽 휴양지, 멕시코 연안 등을 선호하고, 호텔이나 여행사 직원으로부터 신속하고 세심한 서비스를 제공받기를 원한다.

② 전세 관광객의 관광객 수, 지역 규범 적용 특징

- 관광객 수 : 대량으로 도착을 한다.
- 지역 규범 적용 : 쾌락성의 수요가 있다.
- 특징 : 자신의 이름표를 부착하고, 완벽한 패키지 투어를 선호하며, 잘 개발된 여행지를 선호한다.

③ 유별난 관광객의 관광객 수, 지역 규범 적용 특징

- 관광객 수 : 가끔 보인다.
- 지역 규범 적용 : 잘 적응한다.
- 특징 : 패키지나 가이드 여행을 하면서 원시적 문화에 흥미를 보이며, 위생적으로 안전한 도시락을 원한다.

④ 초기 대중 관광객의 관광객 수, 지역 규범 적용 특징

- 관광객 수 : 점차적으로 유입된다.
- 지역 규범 적용 : 쾌락성을 추구한다.
- 특징 : 개인 혹은 소수집단으로 여행하면서 가이드의 안내를 받기를 원하고, 현대식 호텔에서 체류하며, 여행비용은 중요하지 않다.

⑤ 탐험가의 관광객 수, 지역 규범 적용 특징

- 관광객 수 : 극히 제한적이다.
- 지역 규범 적용 : 충분히 수용 가능하다.
- 특징 : 체류지의 음식이나 생활양식 등 지역적 규범에 쉽게 적응하고, 적극적으로 참여하며 관찰하기를 즐기며 생활한다.

⑥ 엘리트 관광객의 관광객 수, 지역 규범 적용 특징

- 관광객 수 : 드물게 보인다.
- 지역규범 적용 : 충분히 적응할 수 있다.
- 특징 : 여행을 많이 하고, 여행에 대한 상식과 지식이 풍부하여 여행할 때 지역 규범을 이해하고 적응한다.

03 의료관광

의료관광(Medical Tourism)은 의료소비자나 가족이 의료 서비스를 받기 위해 국경을 넘어 이동하는 것으로, 의료관광, 의료여행(Medical Travel), 건강관광(Health Tourism) 등의 개념과 동일하게 사용 되었지만 현재는 의료관광으로 용어가 정리되었다.64)

1. 의료관광의 사전적 의미

다른 지방이나 나라에서 인간의 건강 유지, 회복, 촉진 등이 이루어지는 활동에 대해 사용되는 광범위한 뜻을 가진다.

① 한국은 2000년 5월 1일 의료법 개정을 계기로 의료관광은 주로 체류기간은 길며, 비교적 간단한 수술이나 미용시술 등으로 찾는 환자들이 관광을 연계하여 머물게 되면서 21세기 국가 신성장 동력으로 의료관광 분야를 활성화 하고자 새로운 고부가가치 관광산업으로 성장하고 있다.

② 의료관광은 의료 서비스 산업을 지역 성장의 동력산업으로 발전시킬 수 있음은 물론 체험관광으로써 방문지역만의 특이한 문화를 접하고 체험할 수 있는 미래관광을 실현하고 주도하는 한 분야로 성장할 것이다.

③ 의료관광은 저렴하면서도 양질의 의료 서비스를 받기 위해 환자가 일상적 거주지역을 벗어나 의학적 질환의 치료내지 치유목적으로 타 지역이나 국가로 여행하는 총체적 행위로 규정되어 왔다.

- 의료 서비스와 휴양, 레저, 문화 활동 등이 결합된 새로운 형태의 관광 형태로써 주로 선진국과 비교해 의료비용이

64) http : //care.gwangju.ac.kr/download.php?flag=1&db=board&idx=1783

저렴하면서 선진국 수준의 의료 서비스와 휴양시설을 갖춘 아시아, 동유럽, 중남미 지역의 관광지에서 활발히 이루어지고 있으며, 정부와 병원, 기업 및 학교 등을 비롯한 연관된 여러 기관의 협력을 도모하는 중이며, 보건복지부, 문화체육관광부, 법무부, 한국관광공사 등 정부 차원에서 다양한 방법으로 지원하고 있다.

2. 우리나라의 2009년 5월 1일 의료법 개정

대한민국의 대표 관광상품으로 의료관광을 선정하여 지원하고 있으며 최근 각국의 도시경제 성장동력이 제조업 중심에서 서비스 산업을 중심으로 전환되어감으로써 서비스 산업의 중요성 인식과 함께 의료 서비스 산업을 지역 성장의 동력산업으로 발전시켜야 한다는 필요성이 제기되고 있다.

① 의료관광이 성행하는 이유는 다음과 같다.

- 여행국의 의료비용이 선진국에 비해 저렴하다.
- 외국 여행이 쉬워지고 풍부해졌다.
- 많은 나라의 치료기준과 기술이 발달하였다.[65)]

② 의료관광은 의료 서비스의 고부가가치 산업화를 위해 추진하고자 하는 것으로써 부가가치 의료관광사업 활성화와 신의료 기술개발 활성화가 이루어지고 있으며, 현재 세계의 여러 국가에서 민간주도로 부가가치가 높은 의료 서비스 및 건강증진 식품을 관광사업과 연계하여 발전시키고 있다.

③ 의료관광은 주로 체류기간은 길며, 비교적 간단한 수술이나 미용시술 등으로 찾는 환자의 경우 관광을 연계하여 머물게 되면서 21세기의 새로운 고부가가치 관광산업으로 성장하고 있다.

- 중국(상해), 싱가포르, 태국, 말레이시아, 인도 등 주변 경쟁국들의 경우 의료 서비스와 문화 · 휴양 · 레저 등 관광활동이 결합된 새로운 의료관광(medical tourism)을 21세기 국가전략산업으로 삼고 대규모 예산과 정부 차원의 적극적인 지원정책을 펼치고 있다.

④ 의료관광은 의료 서비스 산업을 지역 성장의 동력산업으로 발전시킬 수 있음은 물론 체험관광으로써 방문지역만의 특이한 문화를 접하고 체험할 수 있는 미래관광을 실현하고 주도하는 한 분야로 성장할 것이다.

---

65) 한국의료관광전문가교육원(www.meditour.or.kr)

- 현재 세계적 트렌드인 '타 산업과의 조화'를 우리나라의 의료관광산업에 적용시킬 수 있는 방안을 모색함으로써 경쟁력 강화를 위해 정책적으로 유도해 나가야 한다.
- 한국도 해외 환자 유치의 가능성을 높일 수 있는 잠재력을 충분히 갖추고 있으므로, 의료 서비스 산업이 가지고 있는 가능성을 현실화하기 위한 노력이 절실하다.

3. 의료관광의 개념과 중요성

의료관광은 의료 서비스와 휴양 · 레저 · 문화 활동 등 관광활동이 결합된 새로운 관광 형태로 건강을 위한 병원 치료와 휴양 및 여가, 문화 체험 등 다목적 관광을 일컫는 관광 용어로써 싱가포르, 태국, 인도 등 동남아시아 국가로부터 시작되어 각국의 전략산업으로 성장하고 있는 새로운 관광상품 트렌드이다.

- 인간이 추구하는 행복의 기본요소인 건강한 삶에 관한 인간의 본능을 만족시킬 수 있는 건강증진과 관광행동을 조합한 것이 의료관광이다.

① 의료관광은 질병 치료를 위한 질병 관리, 건강한 신체 단련과 아름다움과 젊음을 위한 외모 관리, 건강한 삶을 유지하기 위한 섭생 관리, 육체적, 정신적, 휴식을 위한 휴양관리 등과 관련된 관광 상품은 보다 편안하고 질 좋은 삶을 위한 인간의 본질적 요소와 가처분 소득의 향상으로 비롯된 오늘날 사회현상을 대변하는 관광산업의 시대적 욕구에서 그 기원을 찾을 수 있다.

② 핸더슨(Henderson)은 의료관광이 최근의 새로운 관광 형태로서 크게 확대되고, 환자가 해외에서 의료관광을 선택하는 이유는 미디어 홍보 발달과 인터넷을 통한 패키지 이용이 용의 하여, 자국의 비싼 의료비에 대비되는 상대적으로 저렴한 의료비, 우수한 의료수준을 이용하기 위한 수속 절차가 간소하고, 오랫동안 대기할 필요가 없기 때문이라고 하였다.

- 의료관광산업이 발전하게 된 배경에는 자국에 비해 상대적으로 저렴한 의료비를 부담하면서 우수한 의료기술을 이용할 수 있다는 것이 가장 큰 요인이라 할 수 있으며, 그 외에도 인터넷을 통해 의료관광을 제공하는 병원측과 쉽게 접촉할 수 있어서 패키지 이용이 용이해진 것도 중요한 의료관광의 발전요인이다.

③ 의료관광은 의료 서비스의 고부가가치 산업화를 위해 추진하고자 하는 것이고 부가가치 의료관광사업 활성화와 신의료 기술개발 활성화가 이루어지고 있으며, 현재 세계 많은 국가에서 민간주도로 부가가치가 높은 의료 서비스 및 건강증진 식품을 관광사업과

연계하여 발전시키고 있다.

• 주로 비용이 선진국과 비교하여 저렴하면서 동시에 선진국 수준의 의료 서비스와 휴양시설을 갖춘 아시아 국가들(싱가포르, 태국, 말레이시아, 인도 등)에서 활발히 추진 중이며, 공통적으로 의료허브를 지향하고 있으며, 의료산업을 21세기 국가전략산업으로 삼고 특히 외화획득의 주요 수단이 되는 '의료관광'에 대규모 예산과 정부 차원의 적극적인 지원정책을 펼치고 있다.

4. 의료관광의 유형

의료관광상품은 관광객의 수요와 관심 분야를 정확하게 분석하여 상품을 제공하여야 한다. 의료관광은 환자의 상황에 따라서 의료관광 유형을 〈표 6-1〉과 같이 구분한다.66)

〈표 6-1〉 보건의료 관광의 목적 · 내용 · 상황에 따른 유형

선택적 · 비응급 상황 → 응급 · 난치 · 특이 상황		
상 황	선택 치료형	중증 치료형
핵심 목적 환자 복합욕구 연계분야	관광 · 체험 · 선택치료 · 관광객 · 진료 · 휴식추구자 · 지역전통치유 · 휴양 프로그램	수술 · 전문치료 · 필수의료 · 고급진료추구자 · 특수전문요양 · 재활 프로그램
치료형	**성형수술형** 미용, 성형, 피부관리, 치과, 관상동맥우회술, 고관절치환술, 슬관절치환술 등 가벼운 치료 분야, 종합검진, 불임시술 등	**수술치료형** 암, 심장수술, 장기이식, 골수이식 등 고난도시술, 난치병, 전문수술
치유형	**웰빙 보건형** 스파, 마사지, 한방, 건강식품 등 만성치료, 지역 고유의 특색있는 치유법, 전통의학	**장기 재활형** 노인요양, 재활치료, 특이성질환전문 프로그램 및 센터, 수술 후 요양 및 재활 프로그램 및 센터

① 만성질환 · 알러지 등을 치료하고 건강을 유지하기 위해 지역 고유의 특색있는 치유법 및 전통 의학을 체험하고 온천 · 마사지 · 한방 · 건강식품 등을 즐기는 의료관광과 자국에서 의료보험 혜택을 받을 수 없는 미용 · 성형수술 · 치과 등의 심미적인 분야와 건강검진 · 부임 시술 등을 자국보다 저렴한 비용으로 구할 수 있는 의료관광, 의료수준의 낙후로 암 · 심장수술 · 장기이식수술 · 골수이식 등의 선진 의료와 고급 의료를 받으려는 의료관광, 수술 후 혹은 특이성의 난치병 치료를 위한 요양 및 재활을 위한 의료관광 분야가 있다.

66) ① 부산지역 보건의료 관광산업 육성방안 연구, 유정우 · 우석봉, 부산발전연구원, 2008.
② 의료관광산업의 경쟁력에 대한 부산지역 의료종사자의 인식조사에 관한 연구, 김동영, 인제대학교 석사학위논문, p.10인용, 2009.

② 의료관광을 원하는 소비자의 목적과 의료관광을 제공하는 국가 · 지역의 특성에 따라 의료관광의 유형은 〈표 6-2〉와 같다.[67]

〈표 6-2〉 소비자 요구 정도에 따른 의료관광지 유형

소비자 요구 정도	의료관광지 유형	주요 관광국
응급한 상황	수술 의료관광(Surgical Medical Tour)	싱가포르, 독일, 요르단
	전통 의료관광(Tradition Medical Tour)	인도
↑	미용 의료관광(Esthetical Medical Tour)	멕시코, 아르헨티나, 태국, 말레이시아, 남아프리카
선택적 상황	휴양 의료관광(Rest Medical Tour)	대부분의 국가

㉠ 특정 질병이 있는 환자들이 질병 치료의 전문의료인을 찾아 심장 수술, 장기이식, 골수이식과 같은 생명 보존과 직결되는 응급상황에서 자국에서 시술되지 못하는 경우, 타국에서 수술을 받는 질병 의료관광유형과 방문국의 전통 의학에 의한 치료와 관광을 목적으로 하는 전통 의료관광유형으로 만성질환, 알레르기 등을 치료하고 건강을 유지하기 위해 관광지 고유의 전통 의학을 체험하고, 온천과 스파를 즐기는 형태로 인도의 아유베다나 한국의 한방치료와 같은 특정 국가의 전통 의학을 활용한 환자 개인의 체질을 분석하여 치유를 목적으로 하며 인도, 태국 등이 있다.

㉡ 외모를 가꾸기 위한 성형수술이나 미용, 마사지, 온천, 스파, 피부마사지를 위한 미용의료 관광의 유형으로 주로 여성에게 인기가 있고, 자국에서 체험하지 못한 특별한 미용 관련 관광상품이며, 자국에 비해 경제적인 비용이 미용 의료 관광상품의 동기가 된다. 미용의료 관광은 주로 자국과 가까운 나라를 선택하는 경향이 많다.

㉢ 대표적인 관광지로 멕시코, 아르헨티나, 태국, 말레이시아, 남아프리카 등이 있고 휴양지에 적합한 자연환경과 건강을 위한 의료 서비스의 인프라가 갖추어진 곳을 방문하여 체류하는 휴양 의료관광유형으로 경제적, 시간적 여유를 가진 관광객이 주 고객이며, 대부분 휴양지 내에 건강과 의료, 휴양에 필요한 시설을 갖추고 장기 체류의 관광객이 많은 특징이 있다.

67) ① 한국 의료관광 시장 확대를 위한 마케팅 전략에 관한 연구, 정기택, 2005.
② 부산지역 의료기관 종사자의 의료관광산업에 대한 인식과 활성화 방안, 박찬열, 고신대학교 석사학위논문, p.7 인용, 2009.

5. 한국의 의료관광

의료관광산업의 규모가 점점 확대되고 21세기의 국가 경제 중심 산업으로 인식됨에 따라 각국은 정책적으로 의료관광산업을 육성하고 있다.

- 한국 의료관광의 잠재력은 국내 0.1[%]의 우수한 인력으로 이루어진 수준 높은 의료진과 선진국 수준인 위암 · 간암 등 생존율, 미용 · 성형 등 의료 서비스 수준의 우수성, 로봇 다빈치 · 양성자 치료기 등 최첨단 의료기기 등 의료 서비스의 하드 · 소프트웨어와 함께 극동 러시아 등 비행 3시간 이내 인구 100만 이상 도시가 61개 위치 하고 있는 지리적 이점에 그 근거를 두고 있다.[68)]
- 현재 세계적, 국제적 이슈로 부각 되는 의료관광산업을 도입 · 활성화하기 위해 국내 각 지역에서는 필요한 전략을 모색하고 있는데, 특히 의료 관광개발이 전국적으로 늘어나고 한방 웰빙센터, 노인전문병원, 뷰티클리닉, 성형클리닉, 요양 주택 및 리타이어먼트 빌리지를 조성하는 등 의료관광단지를 건설 중에 있고, 수도권 및 부산, 제주지역 등은 관광 · 휴양시설을 연계한 대규모 의료관광 상품을 준비하고 있다.

04 의료관광의 이해와 인재 육성방안

관광행태가 다양화해지고 관광욕구가 다변화됨으로써 관광환경이 급속하게 변화되고 있으며, 관광객의 인식 변화와 관광을 통한 삶의 질 향상 욕구가 더욱 복합화되고 전문화된 관광상품에 대한 요구로 이어질 것으로 예상되는 가운데 새로운 관광 패러다임 변화에 대응하기 위한 산업구조 고도화를 이끌 필요성이 증가하고 있다.

관광을 매개로 한 산업간 관광객에게는 차별화되고, 전문화된 잠재 욕구를 충족시킬 수 있는 토털 솔루션을 제공하고 나아가 관광산업구조의 고도화 및 관광산업의 고부가가치화로 관광산업의 재도약 및 신활력 창출이라는 긍정적 파급효과를 가져올 수 있을 것으로 기대된다.

최근 세계 각국이 전략적으로 융 · 복합화의 대상으로 집중 육성하고 있는 의료분야를 중심으로 관광산업과 의료분야의 융 · 복합화를 통한 관광산업의 범위를 설정하고, 현재 대한민국의 의료관광산업 현황 및 세계의 의료관광 산업 현황을 보면, 새로운 관광수요에 대응하는 신상품개발 및 수용태세 개선과 의료관광산업 인재 육성에 신경써야 한다.[69)]

---

68) 의료관광 "신년 전문가 진단", 정진수, 의협신문(www.doctorsnews.co.kr)
69) 의료관광의 이해와 인재육성 방안, 이재선, 2009년 대한의료정보학회 추계학술대회

1. 의료관광

치료(Treatment)와 건강관리를 목적으로 적합한 장소를 찾아 일상을 떠나거나 목적 달성 후 다시 일상으로 돌아오는 일련의 과정 전부이며 헬스케어 산업(Health Care Industry)의 새로운 현상이다.70)

1) 세계 의료관광 시장 규모

2015년에는 1300만 달러이고, 세계 주요 의료 관광객수는 2012년 가장 많은 태국이 120만명 가장 적은 대만이 9만명으로 [그림 6-4]와 같다.

- 선진 국가의 과다한 의료비용부담 급증, 국가간 접근의 용이성, 제3세계의 급속한 의료기술의 질적 향상 및 적당한 의료비용, 웰니스에 대한 관심 증가, 국제적인 인증제도(JCI 등) 개발에 따라 의료관광 분야에서 경쟁이 치열해지고 있다.

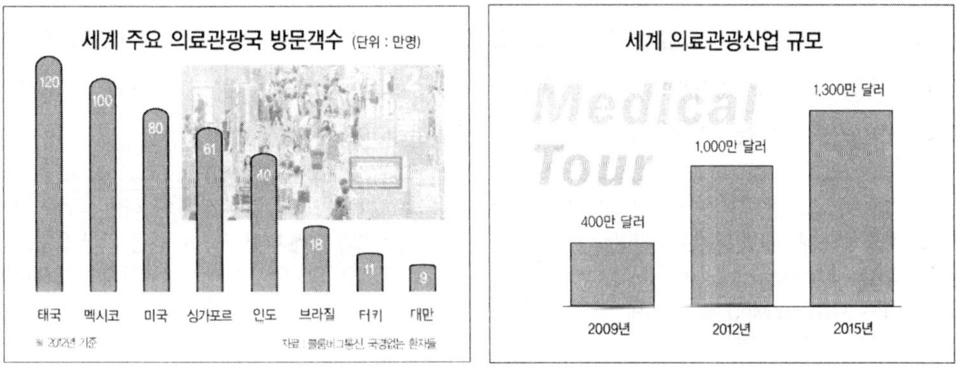

[그림 6-4] 세계적인 의료관광 성장규모

① 의료관광 주요 송출국가와 요인

- 고가의 치료비용과 장기의 수술 대기시간 : 영국, 미국, 캐나다
- 열악한 의료시설, 전문 의료인력 부족 : 러시아, 중국, 아랍국가 등

② 의료관광은 일반관광에 비해 체류기간, 지출 비용 등이 현격히 높아 태국, 인도 등 동남아 국가 및 두바이 등이 의료관광객의 유치를 위해 정부 주도하에 치열하게 경쟁 중이다.

70) RNCOS, 2008.

• 아시아 5개국(태국, 싱가포르, 인도, 말레이시아, 필리핀)을 방문한 의료관광객은 2012년에는 총 75억 달러의 수입과 610만명의 의료관광객들이 방문했다.

2) 우리나라의 아시아권 의료관광 국가

의료수준 및 기술적 측면에서는 최상위권에 속하는 것으로 평가되나 선호도 순위에서는 7위에 머무르고 있으며, 신흥 의료관광 강국으로서 우리의 높은 잠재력을 현실화할 수 있는 전략적 개발과 육성이 시급하다.

• 태국, 싱가폴, 인도, 말레이시아, 필리핀, 대만, 일본, 한국, 중국 등이다. 우리나라도 의료법을 개정으로 외국인 환자 유치 · 알선이 합법화 되었고 한국을 찾는 외국인 의료관광객이 늘어나고 있다.

2. 의료관광의 유형과 의료관광 산업의 이해

국내 의료법상에서는 의료관광에 대한 정의를 구체적으로 명시하지 않고, 관광진흥법에서 의료관광을 "국내 의료기관의 진료, 치료, 수술 등 의료 서비스를 받는 환자와 그 동반자가 의료 서비스와 병행하여 관광하는 것"으로 정의하고 있다(제12조의 2항).

• 관광진흥법에서 '의료관광'이라는 용어가 사용되는 반면에, 정작 의료법에서는 '외국인 환자 유치' 라는 용어로 대신하여 사용하고 있는데, 이러한 개념의 차이는 "간단한 수술 등 의료목적과 함께 이를 계기로 상당 기간 휴양관광을 겸하는 의료관광(Medical Tourism)"과 "상대적으로 저렴한 의료비를 찾아 외국을 여행하는 경제적 동기의 의료여행을 의미하는 치료여행(Medical Travel)"으로 각각 구분한다.

1) 의료관광의 유형

의료관광이 보다 중요한 시장으로 간주되고, 그동안 의료관광에 대한 논의가 사실상 치료여행에 집중되어 왔으며 의료관광에 대한 논의는 상대적으로 미흡하였고, 해외 환자 유치는 의료법 체계 내에서 치료를 요하는 외국인 환자에 대한 유치를 촉진하는 것이다. 대부분의 해외 환자는 치료를 위해 주로 병원에 머물다 치료 후 바로 돌아가며 관광에 대한 관심도가 매우 낮았으나, 관광, 휴양, 레저, 보양, 치료, 건강관리, 웰빙 등과 폭넓게 연계 및 결합 가능한 의료관광객(Medical Tourist)을 대상으로 의료관광의 잠재시장 및 파급효과를 확대할 수 있는 의료관광정책의 수립이 시급하다.

• 국내 의료관광의 시발점은 기존 국내 의료 서비스 체계에 대한 공공재로서의 공익성을 지속적으로 유지 및 확보하는 가운데 외국인 환자에 국한하여 의료 서비스의 개방을 통해 일부 의료 서비스 영역을 산업화시켜 나가고자 하는 데서 비롯되었기 때문에 정부주도형으로 발전했기에 초기 정부의 주관심은 의료중심형의 의료관광에 집중된 경향이 강했으며, 상대적으로 관광 중심형의 의료관광에 대한 논의 및 관심은 상대적으로 낮은 편이었다.

2) 의료관광산업의 이해(융 · 복합 산업으로서 의료+관광)

국제관광과 의료 서비스의 결합은 해외여행과 현지 국가의 의료 서비스가 결합하는 형태로 자국에서 받기 어려운 양질의 의료 서비스를 해외여행 과정에서 저렴한 가격에 신속하고 편리하게 받을 수 있게 함으로써 세계적으로 새로운 의료관광 이동을 창출하고 있다(그림 6-5).[71]

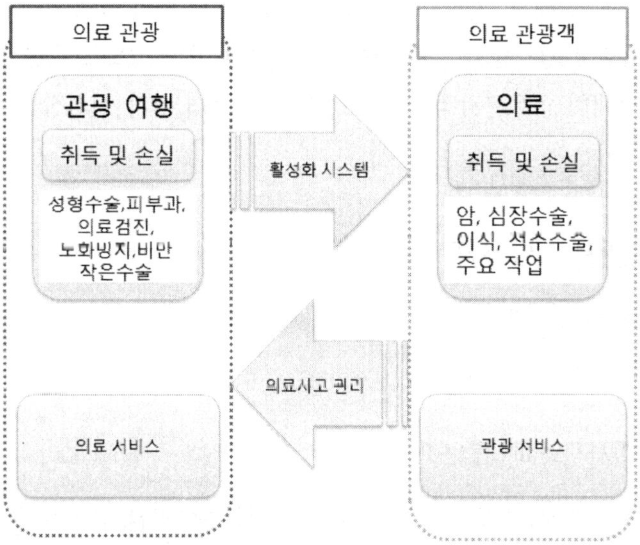

[그림 6-5] 의료관광의 개념적 구조와 상호 연계 모형

① 전 세계적인 의료관광의 수요증대는 의료 서비스와 관광산업의 연계 및 결합에 의한 융·복합화를 촉진함으로써 새로운 의료관광산업의 성장을 촉진하고, 의료 서비스와 스파, 마사지, 해수 치료, 음식, 물리치료, 기치료, 아로마테라피 등과의 결합, 양·한방 협진 등이 새로운 시장을 형성한다.

71) 의료관광특구 도입에 관한 연구, 유지윤, 한국문화관광연구원(2008)

참고

융 · 복합(Convergence)은 둘 또는 그 이상의 개체나 어떤 현상이 함께 어우러지는 것이며 서로 다른 기술이나 제품을 융합하여 기존 제품들의 산술합보다 더 큰 가치를 창출해내는 것이다.

② 최근 각광 받고 있는 의료관광의 경우 3차 산업인 의료산업과 관광산업이 결합되는 과정에 있으며, 산업내 경쟁이 아닌 산업을 초월한 비즈니스 모델로 경쟁력을 갖춰 나갈 것으로 기대한다.

- ㉔ 산업내 기존 가치사슬이 해체되어 통합과 분화가 가속화되면서 산업간 연계를 포괄하는 새 가치사슬을 형성하고 가치 원천이 하드웨어 중심에서 콘텐츠, 솔루션, 서비스 등으로 이전되고 있음을 보여준다.

③ 향후 관광, 휴양, 레저, 치료, 보양, 건강관리, 헬스, 웰빙 등의 폭넓은 컨셉을 바탕으로 지역의 고유한 관광자원과 문화 체험, 음식, 축제, 공연, 스포츠, 한방 등과 연계를 촉진함으로써 국내외 의료관광객의 폭넓은 창출을 통해 국가 신성장 동력산업으로 육성이 필요하다.

3. 해외 의료관광 개발 사례

해외 의료관광 개발의 태국 전통 마사지와 메디컬스파, 인도 전통 의학 아유르베다, 필리핀의 메디컬스파 사례를 알아본다.

1) 태국 전통 마사지와 메디컬스파

1,000년 전통의 민간생활 건강법인 타이 마사지를 종합병원, 리조트에서 예방적 건강관리 프로그램 또는 통증 치료법으로 적용하여 외국인 관광객을 위한 패키지 상품으로 판매, 운영하고 있다.

- 방문객의 건강검진과 아울러 적합한 메디컬스파를 제공해주는 패키지 상품이 치바솜 리조트(Chiva Som), 세인트 루이스 병원(Saint Louis Hospital), 세인트 칼로스(St. Carlos) 등에서 제공한다.
- 태국 치바솜 리조트
  - 세계 100대 'Best of Best' 스파에서 5번째로 최고의 스파로 선정되었다.
  - 상담을 거친 후 고객에게 맞는 트리트먼트를 선택할 수 있으며 고객에 따라 추천되는 패키지는 Foundation, Discovery, Transformation이라는 3가지 웰니스 단계에 따라 서비스를 제공한다.
  - 리조트내 간호사, 의사, 물리치료사, 치료전문가 등 전문인력이 관광객을 보살핀다.
  - 주요 시설 : 57개의 태국 스타일의 숙박시설, 레스토랑, 도서관, 수영장, 부띠끄 등이 있다.

2) 인도 전통의학 아유르베다

인도의 전통 의학인 아유르베다(Ayurveda), 시다(Siddha), 요가(Yoga), 동종요법(Homeopathy)은 WHO에 의해 전통의학(Traditional Medicine)으로 인정된다.

- 아유르베다는 4~5천년 전부터 내려오는 인도의 대표적인 전통 의학이다.
  - 인도에만 약 50만 명의 아유르베다 치료사가 있다.
  - 미국, 영국, 러시아, 독일, 헝가리, 남아프리카공화국 등 다방면의 아유르베다 정보채널을 운영한다.
  - 인도 의학의 중요성을 알리고 새로운 사업 기회를 창출한다.
- 아난다 스파 리조트(Ananda Spa Resort)
  - '홀리스틱 웰니스' 철학을 중심으로 전인적인 치유 활동을 제공한다.
  - 아유르베다 혹은 현대의학 방식으로 신체 및 정신건강을 검진한다.
  - 검진 후 철저히 개인별로 맞는 프로그램을 제공한다.
  - 아유르베다, 요가, 명상, 운동, 해독 등을 이용한 치료요법을 제공한다.
  - 주요 시설 : 5가지 종류의 숙박시설, 레스토랑, 정원, 골프시설, 레프팅 시설 등이 있다.

3) 필리핀의 메디컬 스파

필리핀은 스파의 천국으로서 현대의학과 접목된 메디컬 스파가 발전했다.

- 필리핀 관광청은 건강 스파를 관광과 매치시키는데 노력하고 있다.
  - 필리핀 스파 산업은 2003년부터 74[%]성장을 하였다. 현재 약 90개의 스파 시설이 있다.
  - 76[%] 스파 시설은 단독 스파 시설이며 20[%]는 호텔이나 리조트 안에 위치해 있다.
- 더 팜 산 베니토 리조트(The Farm at San Benito)
  - 헬스 리조트로써 건강과 웰빙을 위한 아시아 최초의 건강 리조트로 홍보한다.
  - 우수한 의료기술과 자연환경을 바탕으로 필리핀식 메디컬스파의 원형을 만들었다.
  - 전문의료진에게 건강검진을 받고 이에 맞는 스파, 마사지, 쑥, 뜸 등 20여 가지 프로그램을 제공한다.
  - 주요 시설 : 5가지 종류의 숙박시설, 레스토랑, 스파시설, 천연정원 등이 있다.

4) 해외 의료관광 개발의 사례점

태국, 인도, 필리핀의 의료관광은 범룽랏병원, 아폴로병원 등 주로 병원 중심의 해외 환자 유치를 중심으로 조명되어 왔으나, 자국의 전통 의학과 현대적 의료 서비스를 결합한 독특한 콘텐츠를 중심으로 관광과 연계 개발함으로써 폭넓은 의료관광 시장을 창출하고 있다.

- 호텔급 시설과 부가적인 편의 서비스를 갖춘 리조트 개발과 전통 의학 및 마사지, 스파, 각종 테라피 등과 연계함으로써 매력적인 고부가가치 상품을 창출, 고가의 의료관광상품으로 판매하고 있다.

4. 한국형 웰니스 의료관광 발전 모델 구상[72)]

우리나라의 경우 의료관광의 논의가 치료를 주목적으로 관광에 관심이 적은 해외 환자 유치를 중심으로 논의하고 있으나, 저변을 확대해야 할 시점으로 의료관광은 주로 병원에 입원 치료 후 바로 본국으로 출국하는 중증의 해외 환자와 달리 관광 · 휴양 · 레저 · 보양 · 치료 · 건강관리 · 웰빙 등과 폭넓게 연계 및 결합 가능한 개념이다.

1) 관련 개념의 검토

① Health Tourism : 일반적으로 개인의 건강증진, 질병의 발견과 예방 차원의 개념이다.
② Wellness Tourism : 개인의 최적의 건강 상태 유지를 위한 적극적 여가 활동의 개념이다.
③ Medical Tourism : 의료 서비스와 휴양관광을 접목 분야로 특히 의료의 기술적 측면이 강조되는 분야이다.
④ Muller와 Kaufmann(2000)

- Wellness Tourism과 Medical Tourism을 Health Tourism의 하부영역이며, 치료 (cure)를 목적으로 하는 관광객과 더 일반적인 웰니스를 위한 관광객을 구분한다.
- 웰니스 투어리즘은 그들의 건강을 추구하고 유지하려는 주된 목적을 가진 사람들의 여행과 활동으로부터의 모든 관련성과 활동 결과의 합이다.

2) 한국형 웰니스 의료관광의 개념과 목표

웰니스 관광은 단순히 휴식을 취하는 것을 넘어 건강한 삶(Wellbeing)과 신체적 건강(Fitness) 또는 정신적 행복(Happiness)을 추구하는 웰니스(Wellness)와 관광을 결합한 새로운 개념의 관광활동이다. "웰빙(Well-being)과 건강(Fitness) 또는 행복(Happiness)을 의미하는 웰니스(Wellness)에 관광을 결합된 개념으로, 건강의 회복과 증진을 도모하고 삶의 질 향상을 추구하는 다양한 관광활동"으로 정의한다. 한국의 우수한 의료 서비스를 보양, 휴양, 관광 및 건강관리 등과 연계하여 개발함으로써 지역의 다양한 의료관광 개발을 촉진하고, 이를 지역 성장의 새로운 축으로 삼아 신흥 의료관광 강국으로서 한국의 위상과 경쟁력을 제고하고자 하는 것이다(그림 6-6).

72) 국가재정 운용 계획문화관광 분야 작업반 의료관광을 신 관광산업으로 육성하기 위한 정책지원 방안이다.

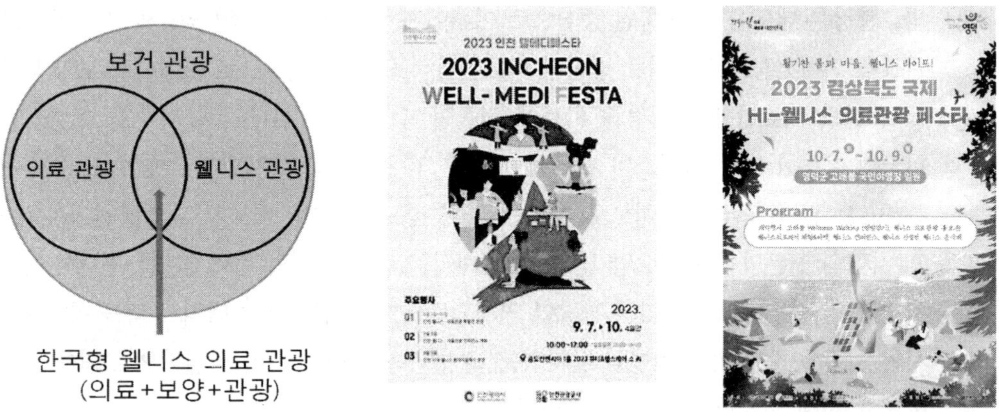

(a) 한국형 웰니스 의료관광　(b) 인천 웰니스·의료관광 종합선물세트 '2023 인천 웰메디(Well-Medi) 페스타' 개최　(c) 2023 경상북도 국제 HI-웰니스 의료관광 페스타

[그림 6-6] 한국형 웰니스 의료관광의 개념

3) 한국형 의료관광 발전 모델

의료관광의 개념을 메디컬 의료 서비스 이외에 스파, 대체의학 및 한방에 기반한 보양의 개념으로 확대시킴으로써 환자뿐만 아니라, 예방적 건강관리에 관심있는 사람들에 대한 폭넓은 의료관광 수요를 충족한다(그림 6-7).

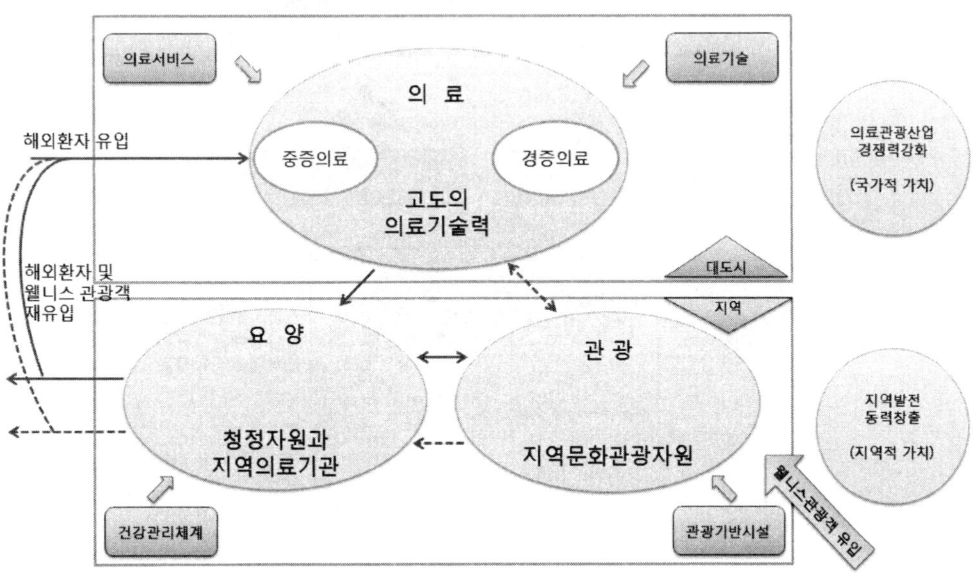

[그림 6-7] 한국형 웰니스 의료관광의 발전 모델

① 의료관광은 대도시, 대형병원 중심으로 이루어져 왔으나 대도시의 의료와 지역의 보양, 관광을 연계시킴으로써 치료 중심의 의료관광객을 보양, 관광으로 확대하고 보양 및 관광 중심의 의료관광객이 경증 치료에 접근할 수 있도록 한다.

② 한국의 우수한 의료 서비스와 매력적인 보양 및 관광상품을 체험하고 향후 중증 및 경증 치료, 관광 및 휴양목적으로 한국을 다시 찾도록 하며, 대도시 대형병원에서 수술 후 지역의 전문병원에서 요양 및 포스트 케어를 받는 형태의 협력체계를 구축하고, 다시 지역의 전문병원과 지역의 관광이 연계되도록 하는 삼각 시스템의 구축을 통해 대도시와 지방 중소도시, 대형병원과 지역 전문병원, 의료와 관광이 실질적으로 연계 및 융합되고 상생 발전함으로써 신국가 성장동력으로 육성한다.

4) 의료관광산업 중장기 발전전략

중장기적으로는 의료와 관광 부문의 산업적 융·복합화를 촉진함으로써 신산업으로서 의료관광의 발전 모델을 수립하고 이를 선도해 나가는 형식으로 추진되어야 하고, 구체적으로

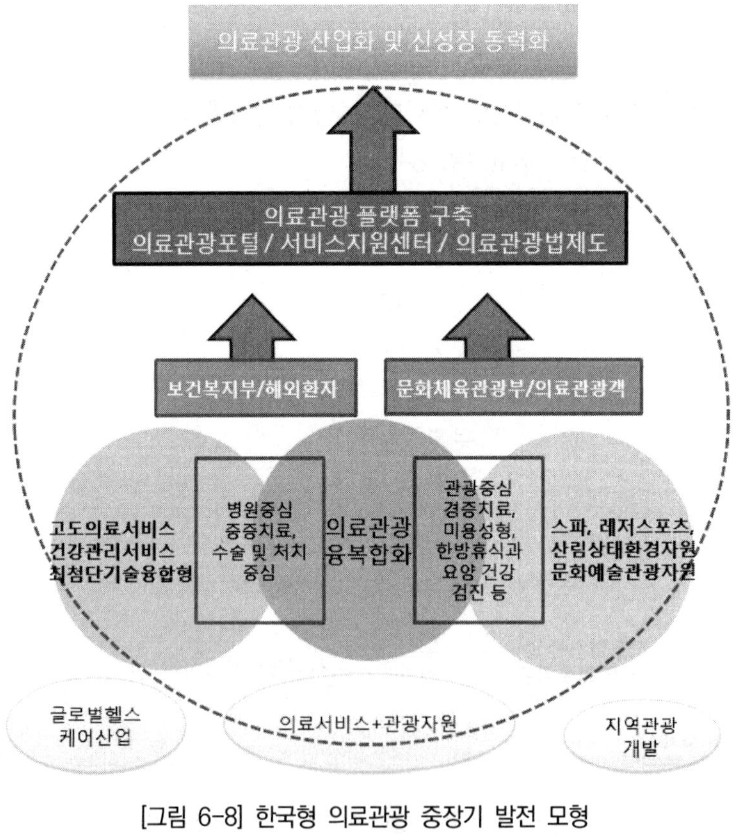

[그림 6-8] 한국형 의료관광 중장기 발전 모형

의료선진화 및 글로벌 헬스케어 전략을 바탕으로 하는 해외 환자 유치전략과 의료관광객의 창출과 지역관광개발의 새로운 동력을 창출하는 관광 부문의 전략으로 구분하며, 이 둘을 연결하는 매개 산업의 촉진(의료관광호텔, 의료관광기업, 의료관광 컴플렉스, 의료관광 타운 등)과 융·복합형 개발 촉진을 위한 제도화(의료관광특구 지정, 의료관광기업 육성, 의료관광 자격제도화 등)를 고려하고, 이와 함께 의료관광 포털(해외 주요 포털과 연계되는) 구축, 국제적인 수준의 서비스 지원센터 정비, 세제 혜택 등 인센티브를 포함하는 정책지원체계 구축과 관련 법제도의 정비 등을 통해 기능적으로 체계화되고 통합적인 의료관광 플랫폼(그림 6-8)을 구축해 나가야 한다.

5. 의료관광 활성화를 위한 정부의 역할

우리나라 의료체계는 국민건강 의료비 및 건강 수준을 고려할 때 상당한 성과를 달성한 것으로 평가되며, 의료관광 경쟁력의 원천임을 전제하고 현재 한국이 가지고 있는 우수한 의료인프라 및 의료제도 틀 안에서 의료관광을 활성화 시킬 수 있는 전략을 모색하므로, 해외 환자 유치정책과 함께 상대적으로 미흡했던 관광에 중점을 두는 의료관광 정책을 동시에 추진하고, 관광, 휴양, 치유, 보양, 미용, 건강관리 등 보다 확대된 개념으로서 의료관광 활성화를 모색하며, 대도시와 중소도시, 수도권과 지방, 대형병원과 중소병원, 양방과 한방 등이 연계 상생 보완 발전할 수 있는 전략을 모색한다.

1) 의료관광 활성화

의료관광 활성화를 위한 과제는 단기는 해외 환자 유치지원과 한국형 의료관광 기반 구축과 중기는 의료관광 특화 경쟁력 창출과 지역 의료관광 개발 선도는 다음과 같다.

① 단기 해외 환자 유치지원과 한국형 의료관광 기반 구축

㉠ 의료관광 통합 서비스 시스템 구축 : 한국 의료관광에 대한 외국인들의 접근성을 향상시키고 의료관광과 관련한 각종 편의 서비스를 One-Stop으로 지원할 수 있는 통합 서비스 시스템을 구축한다.

㉡ 의료관광 다국어 홈페이지 구축 및 세계적 포털과 연동 : 한국 의료관광에 대한 다국어 홈페이지 구축 및 운영, 의료기관, 유치업자, 여행사, 협회, 관련 정책기관을 포함하는 포털시스템을 구축하고 세계적인 의료관광 포털 및 송출기관과 링크한다.

㉢ 국제 의료관광 아카데미 설립 및 전문가양성 : 의료관광 관련 국제 의료 서비스에

대한 전문적인 커리큘럼의 개발, 종사원 교육 및 전문가양성 체계를 구축한다.

㉣ 의료관광 홍보 마케팅 강화 : 현재 미주, 동남아시아 등에서 운영 중인 코리아 플라자, 코리아센터를 활용한 의료관광 홍보 마케팅을 강화한다.

㉤ 지자체 메디컬 스트리트 조성사업 지원 : 경쟁력 있는 의료분야 밀집지역, 관광자원 연계 가능지역, 외국인 선호지역 등을 선별, 국내외 관광객이 즐겨찾는 특화거리로 명소화를 추진한다.

㉥ 의료관광 유치 시스템의 구축 : 의료관광여행사를 육성하여 해외의 의료관광 알선회사 및 보험사와 연계 하거나 또는 해외유치 기반을 가진 여행사가 직접 유치에 나서도록 하는 등 보다 효율적으로 의료관광 유치를 촉진할 수 있는 시스템을 구축한다.

㉦ 전문종사원 자격제도 정비 : 국제 의료관광 코디네이터를 관광종사원 자격취득 시 우선 채용하고 의료지식과 관광지식을 갖춘 전문종사원의 고용을 촉진한다.

- 의료관광기획사, 마케터, 컨시어지, 홍보전문가 등 전문화되고 세분화된 직종 개발을 통해 서비스의 다양화 및 질적 수준을 제고 한다.

㉧ 의료관광 서비스 품질관리체계 구축 : 의료관광의 서비스 품질의 안정화를 위한 가이드라인의 제시, 매뉴얼의 작성, 서비스 수행평가 및 포상 등을 포함하는 의료관광 서비스 품질관리체계 구축을 통해 의료관광 소비자의 만족을 관리한다.

② 중기 의료관광 특화 경쟁력 창출과 지역 의료관광 개발 선도

㉠ 의료관광특구 제도 도입 통한 특화거점 개발지원 : 관광개발 측면에서 의료관광특구 제도의 시범적 도입을 통해 지역의 관광자원과 매력물이 의료 서비스를 매개로 효과적으로 개발될 수 있는 성공모델을 창출하고, 관광진흥개발기금 지원, 관광공사를 통한 홍보 마케팅 지원 등을 통해 경쟁력 있는 의료관광특화지구로 육성한다.

㉡ 의료법, 관광진흥법 등 관련 법제의 정비 : 의료법상 외국인 환자 유치업자에 대한 명확한 개념 정의 및 역할에 대한 규정을 명시, 의사의 이동 진료 허용에 대한 검토를 하고 관광진흥법상 의료관광 전문여행사, 의료관광 알선회사 등 신사업업종을 포함하고 의료관광 호텔, 의료관광 리조트, 의료관광 타운, 의료관광 복합단지 등의 개발 관련 지원 근거를 마련한다.

㉢ 특성화된 지역개발과 광역 네트워킹으로 연계 : 각 지자체에서 저마다 추진하고 있는 의료관광유치 및 개발계획에 대해 방향성 설정과 이들을 한 힘으로 묶어 낼 수 있도록 시스템 구축이 필요하다.

• ⑩ 서울 · 부산 미용과 성형 중심, 제주 · 강원 휴양과 치유 중심, 대구 · 경북 한방과 유교문화 중심 등 지역마다 특성화된 핵심 역량을 구축하고 광역 네트워크로 연계하여 시너지를 창출한다.

㉣ 한방 의료관광 육성 : 한방은 우리나라가 세계적으로 경쟁력을 가질 수 있는 독자성과 차별성을 갖춘 분야로 전 세계적인 보완 대체의학에 대한 확산과 정부의 정책적 노력에 따라 웰니스 관광의 신규 수요를 창출할 수 있을 것으로 기대하며, 예방적 치료와 건강증진을 위주로 하는 한방 프로그램은 의료사고의 위험이 낮고, 관광과 연계 및 융합 발전하기 쉬운 장점을 지니고 있어 장차 한국형 의료관광의 특화상품으로 육성이 필요하다.

• 대도시 병원 중심의 해외 환자 유치와 달리 한방 자원은 대부분 지방 및 생태환경이 우수한 지역에 위치하고 있어 한방 웰니스 리조트, 한방 의료관광 타운 등과 같은 차별화된 고부가가치 의료관광 복합개발이 가능할 것으로 예상되므로 한방 의료관광에 대한 체계적인 육성책의 수립이 필요하다.

2) 의료관광 활성화를 위한 결론

보양 온천법의 개정으로 치료 중심의 온천개발이 가능해지고 향후 국민건강증진법의 개정으로 건강관리회사의 영업이 가능해지는 등 보양, 치유, 건강을 테마로 하는 새로운 형태의 관광개발이 확산될 것으로 기대되며, 이는 향후 의료관광 리조트, 의료관광 타운, 의료관광 복합단지, 의료관광 호텔, 의료관광 기업 등과 같은 신개발과 신사업의 출현으로 이어질 것이다.

① 한국의 의료관광 정책은 병원 중심의 해외 환자 유치정책과 보양 온천 등 지역의 관광자원 및 개발과 연계한 치유, 웰빙, 건강관리 중심의 의료관광으로 이원화하여 추진하되 보건복지부, 문화체육관광부, 기획재정부가 긴밀히 협력하여 한국을 동북아 의료관광 허브로 자리매김하는 통합적 비전을 설정하고 이를 추진할 수 있는 통합적 기구의 구성이 필요하다.

② 의료관광을 신관광사업으로 활성화시키기 위해서는 한국의 우수한 의료경쟁력(낮은 수가, 성공적인 건강보험제도, 높은 의료기술 수준, 뛰어난 의료인력 및 수많은 병원과 클리닉)을 어떻게 관광 서비스(다양한 생태, 문화 콘텐츠 및 프로그램 포함)와 연계시킬 것인가가 관건이며, 의료 서비스와 관광 서비스가 상호 활발히 연계 및 융합될 수 있는 한국형 의료관광 발전 모델의 창출이 시급하다.

③ 전 세계적으로 의료관광을 정책적으로 육성하고자 하는 나라들이 급속히 증가하고 있으며, 의료관광이 향후 우리나라 관광 성장을 주도할 잠재력이 높은 신사업 영역이라는 인식하에 통합적인 의료관광 마스터플랜의 수립과 이에 기반한 체계적인 육성이 필요하다.

6. 의료관광 코디네이터 전문가 육성

의료관광 전문가는 의료관광객의 욕구에 따라 의료 서비스 체험과 관광문화 체험의 접점에서 상호 균형적 조정자(Facilitator) 역할을 담당하는 포괄적 개념으로서 의료관광 코디네이터는 의료관광상품 기획 및 진행에 관련된 각 과정에서 필요한 전문적인 서비스를 제공하는 역할을 담당하는 자이다.

1) 의료관광 코디네이터 전문가 육성의 필요성

의료관광 진행의 전 과정에 원활을 기하며 의료관광고객의 욕구를 충족시켜준다.

- 대한민국 의료 서비스 상품에 대한 기획 및 마케팅 전문가가 필요하다.
- 의료 케어, 치유전문가가 필요하다.
- 운동처방 및 영양 클리닉 전문가가 필요하다.

2) 유사 개념의 검토

① 의료관광 전문가 : 의료관광 코디네이터

② 메디컬투어 매니저 : 메디컬매니저+투어매니저=메디컬투어매니저

- 매니저(manager)는 주로 관광산업 및 일반산업에서 통용되는 용어로 관리적 성격의 의미가 강하다.
- 고객과 서비스 제공자(병원, 관광회사) 간의 상호 접점에서 균형적 서비스를 제공하는 이미지보다는 관광 매니저의 비중이 우선시 된다.

③ 메디컬투어 컨설턴트 : 메디컬컨설턴트+투어컨설턴트=메디컬투어컨설턴트

- 컨설턴트라는 사회적 용어가 함축하고 있어 의미상 실제 산업의 성숙기에 사용 되어질 수 있는 표현이다.

④ 메디컬 투어가이드 : 투어가이드의 보편적 사용으로 인해 의료 부분과의 조화보다는 관광 분야에서의 활동성향이 두드러지는 표현이다.

3) 의료관광 전문가 현황

차세대 직업 55개 중 하나로 의료관광 코디네이터가 선정(한국고용정보원)되었다.

- 국내병원을 찾은 외국인은 코로나-19 이후 2024년에는 외국인 환자 유치에 정부의 목표를 이루기 위해 의료관광 코디네이터 전문가양성이 절실한 시점이다.
- 현재 치료와 통역이 모두 가능한 전문 의료관광 코디네이터는 절대적으로 부족하다(한국고용정보원).
- 현재 한국관광공사, 한국보건산업진흥원 등 정부 기관과 동국대학교, 경희대학교 외의 우리나라 대학교와 의료 관련 민간기업 등에서 의료관광 코디네이터를 양성하는 프로그램을 운영 중이다.

4) 의료관광 코디네이터 전문가양성 방안

① 의료관광 전문 에이전시 육성 : 의료와 관광 부문의 전문성을 모두 갖춘 의료관광 전문 에이전시를 육성해야 하며, 여행사와 의료기관 간 연계를 통한 다양한 의료관광 상품 개발을 촉진하고, 외국보험회사 등과 합작회사 형태의 전문 에이전시 설립유도, 세계적인 네트워크를 가진 의료관광 컨설팅업체와 연계하는 방안 등을 추진해 나가야 한다.

② 의료관광 코디네이터(의료관광 전문통역사 양성) : 기본적인 통역 능력 뿐만 아니라 의학용어 및 질환에 대한 지식, 환자를 대하는 요령, 관광 관련 지식을 고루 갖추고 진료와 관련한 기본적인 훈련을 받은 전문통역사의 양성이 필요하다.

③ 공신력 있는 전문가 육성 교육기구의 설립 운영 : 현재 사설 교육기관 및 대학 내 부설 양성기관 등을 통한 다원화되어 있는 전문가양성 루트를 속히 제도권 내의 조직체를 구성, 일원화하여 국가 자격시험 등 전문가양성 관련 업무의 총괄 기능을 수행하여야 한다.

④ 전문가 그룹에 의한 커리큘럼 체계의 확립 : 의료 관련 · 관광 관련 전문가 그룹의 협의체를 구성하여 전문가양성에 필요한 교육 프로그램의 개발이 필요하다.

⑤ 국제적 인력교류 지원 : 선진 의료기술을 배우고자 한국을 찾는 외국인 의사의 방문을 지원하고 교육 프로그램을 활성화함으로써 우리나라 의료기술에 대한 신뢰도 제고 및 이들 외국인 의사들이 고국에 돌아간 후 이들 의사들의 추천에 의한 외래환자 유치를 촉진하여야 한다.

⑥ 의료관광 One-stop Service Center 운영 : 의료관광 One-stop Service Center를 개설하여 환자 및 보호자들을 위한 출입국 수속 지원, 외국인 대상 의료관광 전문병원 안내, 통역 지원, 상담 지원 및 콜센터 운영, 숙박 예약, 보험업무안내 및 처리지원, 각종 서류발급지원(원무 서비스 관련), 관광상품안내 및 예약, 귀국 후 치료지원 등의 종

합적 서비스를 제공해 나가도록 하여야 한다.

5) 인재 육성을 통해 관광산업

가족 중 장기 요양이 필요한 질병에 걸리거나 혹은 의료 서비스가 필요한 경우 가족이 총동원되기 마련이다.

- 병원 입구는 늘 사람들로 북적이면 지역 경제가 움직이는 것을 볼 수 있는데 이 환자들이 외국에서 온다면 환자들의 가족이 동반하게 되고, 이에 관련된 관광수요가 발생하게 마련이다.
- 싱가포르, 말레이시아, 태국, 인도, 중국 등의 경우 의료 서비스와 휴양, 레저, 문화 등 관광활동이 결합된 새로운 의료관광(Medical Tourism)을 21세기 국가 전략산업으로 삼고, 대규모 예산과 정부 차원의 적극적인 지원정책을 펼치고 있는, 상황에서 세계적 추세인 의료관광을 복합산업으로 키우기 위해 인재 육성을 통해 관광산업의 구조 고도화 및 고부가가치화를 통한 경쟁력 강화를 유도해 나가야 할 시점이 된 것이다.
- 부존자원이 부족한 우리로서는 관광산업과 의료산업의 융·복합화를 통해 새로운 관광수요를 창출하는 인재 육성인 의료관광 코디네이터 양성이 대한민국의 의료관광 미래를 이끌어갈 것이다.

6) 인재 육성

관광산업의 혁신과 성장, 그리고 양질의 일자리 창출의 핵심 동력으로 작용한다.

① 관광산업 인재 육성의 주요 효과

㉠ 산업 융합과 신성장동력 창출 : 전통 관광과 첨단산업(메타버스, 플랫폼 비즈니스 등) 간 융합을 통해 미래 관광기업과 인재를 양성함으로써, 산업 전반의 혁신과 새로운 비즈니스 모델의 출현을 촉진한다.

㉡ 지역경제 활성화 및 일자리 창출 : 지역대학, 혁신기업, 청년이 협업하는 지·산·학(지역-산업-학계) 모델은 양질의 일자리와 창업 기회를 확대하며, 지역 관광산업의 회복과 성장에 기여한다.

㉢ 실무 역량 강화 및 취업 지원 : 관광 인재 육성 아카데미 등 실무 중심 교육과정은 관광 종사자와 예비 인재의 직무 역량을 높이고, 취업·창업 지원까지 연계되어 실질적인 경력 개발로 이어진다.

② 인재 육성은 관광산업의 경쟁력 강화와 지속 가능한 성장의 필수 요소로 평가받고 있다.

제7장 의료관광의 개념

01 의료관광(의료관광객)의 정의 및 역사
02 국제협정과 의료관광
03 의료관광 유형 및 특성
04 의료 서비스 유형별 실태와 문제점
05 의료관광 코디네이터의 역할

의료산업은 의료에 관련된 서비스, 제약, 의료기기, 의료정보 등에 관한 산업으로 우리 인간의 건강을 보호하고 유지하며, 건강을 증진시키기 위한 제반 경제활동으로 모두 건강한 삶을 위한 것이다.

- 의료관광산업 : 의료와 관광을 겸한 융합 · 복합(Convergence) 산업으로 둘 또는 그 이상의 개체나 현상이 함께 어우러져 서로 다른 기술이나 제품을 융합하여 기존 제품들의 산업과 기술 융합보다 더 큰 가치를 창출한다.
- 서비스 산업의 특성상 수요의 소득탄력성이 높고 노동집약적인 특징을 가지고 있다.
- 의료산업 : 하이테크[73](high-tech)적 속성이 강하며, 진입장벽이 높은 데 비해 관광산업은 수요의 가격탄력성이 높으며 진입장벽이 높지 않다.
- 의료수요 : 정확하고 합리적인 의사결정에 의해 이루어지나, 관광수요는 자신의 문화권을 벗어나는 여행에 대한 상상력과 이국성에 의해 결정되므로 의료관광산업의 성공을 위해서는 두 분야의 특징이 조화롭게 결합 되는 것이 반드시 필요하다.
- 의료관광산업의 수요 : 서비스와 관광산업의 연계로 날로 증가하고 있으며, 스파, 마사지, 해수에 의한 치료, 물리치료, 기치료, 아로마테라피, 양방 · 한방 협진 등 의료 서비스를 겸한 상품과 음식의 서비스는 관광산업의 수요를 팽창시키며 하나의 시장을 형성하고 있다.
- 국내외적인 의료관광의 수요와 기대 욕구에 부응하기 위한 상품의 출현은 의료관광을 전문 서비스로 하는 여행사, 메디컬 호텔, 메디컬 리조트의 발달을 가져오고 의료관광 전문인력 양성, 의료관광 전문특구 도입 등으로 나타나고 있다.
- 의료관광산업 : 새로운 산업의 모델로 각광 받고 있으며, 의료산업과 관광산업의 시너지를 동시에 창출하며 산업 내의 경쟁이 아닌 산업간의 경쟁을 초월한 융합 · 복합 산업으로 지속적인 관심과 경쟁력을 갖춰 나가야 할 것이다.
- 의료관광은 관광과 연계된 의료 서비스이며, 의료여행이라고도 한다.
- 환자가 치료를 위해 자국의 의료시스템 대신에 국경을 넘어 해외에 가서 의료 서비스를 받는 모든 행위이다.
- 의료관광은 해외 의료고객 유치방법 중 하나로 의료 서비스와 관광이 상호 복합된 분야이다.
- 의료 서비스와 휴양, 레저, 문화활동 등 관광활동이 결합된 새로운 관광 형태로 의료관광객은 의료와 관광이라는 두 가지 목적을 동시에 이루고자 관광을 하는 것과 의료행위에 비중을 둔 치료목적의 관광으로 의료에 관광을 접목한 것이다.

환자가 진료, 휴양과 관광활동을 병행하는 것뿐 아니라 의료기술이 뛰어나고 가격경쟁력이 있는 국가에서 진료받기 위해 여행하는 행위이다. 또한 의료관광은 관광산업이 발달한 중남미, 태국, 말레이시아 등에서 관광산업의 유형을 다양화하고 의료 서비스 분야의 가격경쟁력을 활용하기 위해 자연스럽게 발달하였고, 특히 동남아에서는 산업 분야로 유망하게 되자 국가들이 적극 육성하고 있다.

73) 하이 테크(high-tech) : 하이 테크놀로지(high-technology : 고도한 과학기술)의 약칭이다.

01 의료관광(의료관광객)의 정의 및 역사

1. 의료관광의 정의

① 의료관광은 의료와 관광의 개념이 결합된 것이다. 집을 떠나 심신을 건강하게 하는 의료행위를 받는 것이다. 의료와 관광의 범위를 어떻게 구성하느냐에 따라(그림 7-1)과 같이 의료관광[74]의 범위는 천차만별로 다양해질 수 있다.

- 의료의 범위를 환자를 치료하는 직접적 치료목적으로 제한할 수도 있으며 미용이나 다이어트와 같은 비치료적 서비스를 포함시킬 수도 있다.
- 심신을 건강하게 하는 스파나 휴양같은 웰니스[75]도 고려해봐야 한다.
- 조상들도 피로를 풀고 치료 효과를 얻기 위해 온천지역을 찾았던 것을 의료관광의 시초라고 할 수도 있다.

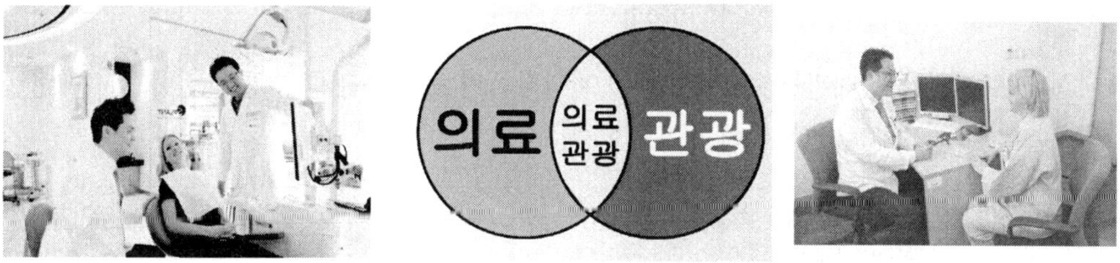

[그림 7-1] 의료관광

② 조선시대에는 세종의 풍질을 치료하기 위해 온양에 온양행궁이 세워진 기록이 있으니 '집을 떠나', '심신을 치료'하는 온천여행도 의료관광의 일부라 할 수 있다.

- 최근에는 건강검진 등 문제가 발생하기 전에 보건의 개념으로 의료기관을 방문하기도 하니 반드시 치료행위가 수반되지 않더라도 의료 서비스를 받을 수도 있다.

③ 의료관광을 바라보는 시각은 학자들 사이에서도 다양하며 많은 연구를 통해 의료관광을 정의하고 있다.

- 심리적, 육체적 스트레스를 풀기 위해 집을 떠나 행하는 레저 활동의 목적 중 하나가 자신의 건강 상태를 증진시키는 것(Laws : 1996년)으로 보거나 건강 상태를 개선시킬 목적을 가진 사람이 집을 떠나 행하는 모든 레저 형태(Eric : 1996년)가 의료관광에 포함된다고 주장하기도 한다.

---

74) 의료관광 : 의료 서비스와 관광활동이 결합된 새로운 형태의 관광이다.

75) 웰니스 : 웰빙(well-being)과 행복(happiness), 건강(fitness)의 합성어로 신체와 정신은 물론 사회적으로 건강한 상태를 의미한다.

④ 의료관광을 건강증진 및 치료를 목적으로 하는 사람들에게 관광활동과 함께 우수한 의료 서비스를 제공하는 것으로 정의(Goodrich & Goodrich : 1987년)하거나 환자가 진료, 휴양과 관광활동을 병행하며 여행하는 것으로 의료와 관광 서비스를 동시에 추구하는 것으로 설명(임범종 외 : 2009년)하기도 한다.

- 의료관광을 의료 서비스와 휴양, 문화 활동, 레저 등 관광활동이 결합된 새로운 관광 형태로 인간이 일시적으로 일상생활을 일탈해서 다시 복귀할 것을 전제로 이루어지는 관광의 일종(주경근 : 2010년)으로 보는 견해도 있다.

⑤ 기존 연구자들에 의해 논의된 의료관광의 개념은 외국인 환자의 의료활동 혹은 의료관광객으로서 관광 중 의료활동으로 크게 구분할 수 있다.

- 미국에서는 의료관광객을 의료여행자(medical traveler)와 의료관광객(medical tourist)으로 다시 구분하기도 하는데, 의료여행자는 미국의 비싼 의료비 때문에 보다 저렴한 의료비를 찾아 외국을 여행하는 경제적 동기의 의료관광객이며, 의료관광객은 간단한 수술 등의 의료목적과 함께 상당 기간 휴양관광을 겸하는 의료관광객이다[76].

⑥ 의료관광을 생태관광, 도시관광 등 관광상품의 구체적인 종류와 완전히 분리해서 식별하는 것 역시 불가능하다.

- 다른 관광상품들은 모두 관광이라는 속성을 공유하는데, 관광 그 자체가 방문객의 모든 일정이 제반 활동이기 때문에 의료 관광과 서로 연관이 된다.
  - 어떤 관광상품이든 식사는 개인의 관광활동에 있어 기본적인 사항으로 해당 목적지에서 그 나라의 전통 식사를 하고 섭취하는 관광을 음식관광이라 할 경우, 의료관광 역시 그 정도의 차이는 있을지언정 식사 시간에 음식을 섭취하는 활동을 공유하고 있기에 음식관광과 의료관광을 완전히 분리해 낼 수는 없다.

⑦ UNWTO[77]는 관광통계에 대한 국제권고안 IRT2008(International Recommendations for Tourism Statistics 2008)에서 '관광의 주요 목적은 만약 그 관광이 없었더라면 이루어지지 않았을 목적(3.10)'이라고 정의하면서 관광의 목적이 그 여행이 관광으로서의 자격을 가질 수 있는지, 또 여행객이 관광객으로의 자격을 가질 수 있는지를 결정(3.11)하는데 도움을 줄 수 있다고 지적하고 있다.

- 의료관광 여부를 결정하는 데에는 그 관광으로 인하여 얻을 수 있었던 소득(목적)을 근거로 판단할 수 있다.

⑧ IRT2008은 개인의 관광목적 중 건강 및 치료목적의 관광에는 병원, 클리닉, 회복 환

---

76) 의료관광 특구도입에 관한 연구, 유지윤, 한국문화관광연구원, 2008.
77) UNWTO : United Nations World Toursim Organization, 국제관광기구

자, 요양소 등 방문이 포함되며, 일반적으로는 보건 및 사회시설 등으로부터 서비스를 받는 것, 해수 치료 및 스파, 의학 시설 및 서비스를 사용한 성형수술, 의학적 권고에 기초한 치료를 받기 위해 특정 장소를 방문하는 것 등도 포함한다.

- 1년 이상의 거주를 하는 장기치료는 관광여행에 속하지 않기 때문에 이 범주에서는 단기적인 치료만 포함한다고 정의하고 있다.
- 우리는 의료관광을 본인 혹은 의료진의 판단에 심신의 건강을 보호하고 증진함을 목적으로 거주 국가의 국경을 벗어나 1년 이내의 기간으로 타국을 방문하는 방문객의 모든 활동 또는 이를 돕기 위한 동반자의 모든 활동으로 정의하였으며 의료관광객[78]은 이러한 의료관광을 하는 자로 정의하였다.
- 의료관광사업 : 광의로는 의료관광객의 운송, 숙박, 음식, 운동, 오락, 휴양 등을 위한 시설 또는 관련 용역을 제공하거나 그 밖에 관광을 위한 시설을 갖추어 이를 이용하게 하는 모든 활동이나, 우리는 외국인 환자 유치 및 알선에 대한 등록법'에 의거 외국 국적을 가진 의료관광객을 유치하고자 하는 의료기관및 의료기관에 의료관광객을 알선하고자 하는 유치업자를 포함한 의료관광객 유치사업을 중심으로 다룬다.
- 의료관광 전문인력 : 의료관광객의 고객부터 사후관리에 이르기까지 의료관광객을 위한 의료 서비스 및 편의 증진 서비스를 제공하는 인력으로 정의한다.

⑨ IRT2008은 관광을 주 목적지에서 1년 동안에 발생하는 방문객의 활동으로 정의하고 있으며, 이 기간 중에 고용이나 일정한 보상이 수반되는 행위가 포함되지 않아야 하기에 의료관광객은 의료라는 특정 목적을 위해 거주지역의 국경 외부에 있는 목적지로 1년 미만 여행을 하는 여행객이며, 방문한 국가의 거주자에 의한 고용이 여행의 주요 목적이 되어서는 안되나 고용 및 보수지급이 여행에서 아주 우발적인 것이라면 해당 여행객은 방문객으로 인정되며 그의 여행 역시 관광여행으로서의 자격을 유지한다.

⑩ IRT2008의 경우 관광통계에서 1년 이상 머무르는 사람은 일상생활 환경 내에 있는 것으로 간주 되어 방문객으로 처리되지 않기 때문에 장기 입원 및 치료를 요하여 1년 이상 머무르는 경우 관광객으로 간주 되지 않는다[79].

㉠ 일반적으로 의료관광은 환자가 경험하는 상황이나 의료관광 목적지의 병원들이 제공하는 선진 의료 서비스의 실체를 명확히 반영하지 못함에도 불구하고 시장과 학계에서 두루 사용되고 있다.

㉡ 의료관광(Medical Tourism)은 의료와 관광이라는 두 분야가 연결된 서비스 산업이다. 세계 스파는 [그림 7-2]와 같이 테라피 의료휴양도시로 도쿄, 뉴욕 등이 알려진 곳이다.

---

78) 의료관광객 : 다른 나라로 여행을 가는 구체적인 이유가 의학적 치료에 있는 사람이라고 정의한다.
79) 의료관광 통계산출, 한국문화관광연구원, 2012.

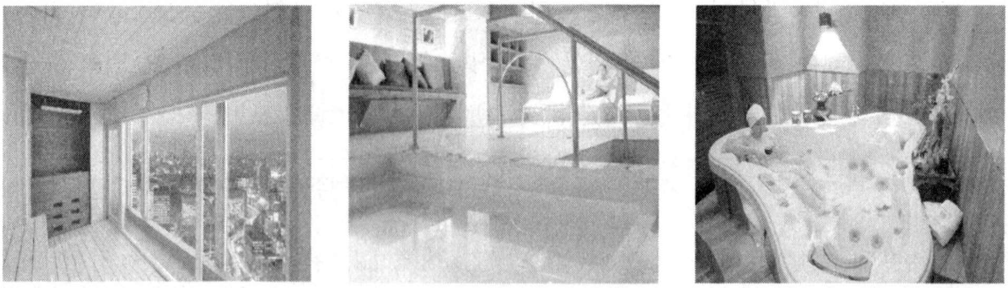

(a) MANDARIN Oriental /도쿄 (b) G SPA & Lounge /뉴욕 (c) 후 스파 팰리스 /서울

[그림 7-2] 스파 테라피

2. 의료관광의 발전 배경

의료관광은 관광객의 체류기간이 길고, 체류비용이 커서 21세기 고부가가치 관광산업으로 성장하고 있다. 특히 선진국과 비교하여 비용이 저렴하면서도 선진국 수준의 의료 서비스와 휴양시설을 갖춘 태국, 싱가포르, 인도 등 아시아 국가들에서 활발히 추진 중이다.

- 〈딜로이트〉의 보고서에 의하면 미국 의료관광객은 2008년 기준, 한 해 동안 해외에서 21억[$]에서 24억[$]을 소비하고 있으며, 이 금액은 글로벌 의료관광시장의 3[%]에 달하는 규모로, 이 보고서에 따르면 글로벌 의료관광 시장 규모는 2017년 최대 795억[$]까지 증가할 것으로 예측하고 있다.[80)]

1) 글로벌시장의 성장

글로벌 의료관광시장의 성장은 의료 서비스를 필요로 하는 사람들이 다양한 이유로 자국보다는 타국의 의료 서비스를 택함으로써 나타나는 현상인데, 〈표 7-1〉과 같이 〈맥킨지〉의 2008년 보고서에 사람들은 보다나은 치료, 빠른 진료, 낮은 가격 등을 찾아서 의료관광을 나서는 것으로 분석되고 있다.

① 미국이나 일본 등은 자국의 높은 의료비가 주된 이유이며 영국, 캐나다 등은 긴 진료 시간을 단축하기 위해서 중국이나 러시아 등은 의료 서비스의 질적 향상을 위해 보다 저렴하고 우수한 의료 서비스를 제공해줄 나라들을 찾고 있다.

80) Making Indian Healthcare Market a Global Medical Tourism Destination, Dr. Rajendra Mishra, IOSR Journal of Business and Management, 2012.7에서 재인용

〈표 7-1〉 의료관광 목적조사

의료관광 목적	응답률[%]
Most advanced technology(가장 진보된 기술)	40
Better quality care for medical necessary procedures(더 나은 의료에대한 관심)	32
Quicker access for medical necessary procedures(선진 의료기술을 위한 빠른 접근)	15
Lower cost for medically necessary procedures (의학적으로 필요한 절차에 대한 비용 절감)	9
Lower cost for medically discretionary procedures (의학적으로 임의 절차에 대한 비용 절감)	4

출처 : mapping the market for medical travel, Mckinsey, 2008.

② 의료관광시장 성장에 따라 기존 선도국가인 태국, 싱가포르 등 아시아 국가 외에도 독일, 스웨덴, 헝가리, 멕시코 등이 신흥 의료관광국으로 부상하고 있으며 두바이, 상하이, 부에노스아이레스 등의 도시도 의료관광지로 성장하고 있다(그림 7-3).

• 두바이(아랍에미리트)는 세계 첫 헬스케어 자유구역을 선포하고 미국이나 유럽에서 의료법인을 유치하고 있으며, 업무 및 쇼핑 중심지로 시너지 효과를 창출하고 있다.

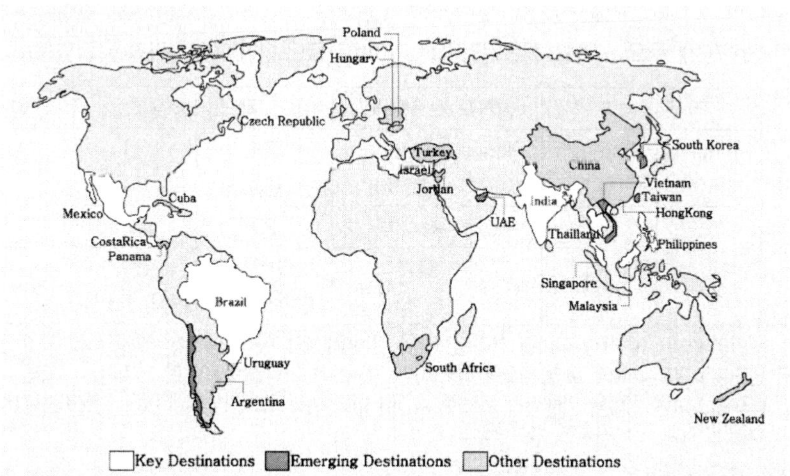

[그림 7-3] 의료관광 목적지

2) 글로벌시장의 발전 배경

상하이(중국)는 대규모 펀드를 의료분야에 투자하고 있고, 외국계 병원 진출로 의료 서비스 수준이 향상되고 있으며 의료기관의 선택폭이 넓다.

- 부에노스아이레스(아르헨티나)는 지방흡입 등 성형수술이 뛰어나고, 수술비가 영국의 3분의 1 정도로 저렴하다.
- 의료관광시장이 확대되면서 각국 정부는 의료 비자발급, 세제지원을 비롯한 각종 우대 정책들을 선보이고 있으며, 민간 중심으로 의료 기반이 확충되면서 의료 서비스의 질 또한 높아지고 있다.
- 병원은 호텔급의 서비스를 제공하며 스파 등 휴양시설에서는 클리닉 기능을 추가로 갖추는 경우가 늘고 있다.
- 클리닉들은 소매점처럼 다양한 고객 맞춤형 상품을 출시하는 등 세계 각지에서 의료관광객 유치를 위한 변화가 일어나고 있다.

(1) 비용 및 기다리는 시간차이

저렴한 비용 혹은 빠른 의료 서비스를 위하여 해외를 선택하는 경우가 증가하고 있다. 〈표 7-2〉와 같이 주요 국가별 종합건강검진 가격을 비교하면 한국 국내병원은 460만원 정도이나 싱가포로는 696만원 정도로 한국은 싱가포르보다 검진 항목이 많으나 가격이 저렴하고, 아시아 병원의 진료비는 진료과목에 따라 미국 등 선진국 병원의 20~80[%] 수준에 불과하기도 하다.

- 연구 결과에 따르면 교통, 숙박 등 모든 비용을 포함해도 최대 약 6만 2,000[$]을 절약할 수도 있다고 한다[81].
- 영국, 캐나다 등은 전 국민을 대상으로 하는 건강보험 체제가 잘 갖추어져 있고, 의료 서비스의 질도 높으나 수술을 받기 위해서는 장기간 대기하기 때문에 빠른 치료를 위해 해외를 찾기도 한다.

〈표 7-2〉 주요 국가별 종합건강검진 가격비교(코로나19 이후 가격변동 있음)

병원명	국내 K병원		싱가포르 R병원[1)]		태국 B병원		일본 T병원	
상품명	Premium (M)	Premium (F)	Platinum (M)	Platinum (F)	R3 (M)	R3 (F)	T2	T3[3)] (호텔 1박)
검진항목개수	129	140	102	107	39	40	97	96
검진가격 (단위 : 만원)	460	490	696.8	790.9	78.2 (할인[2)] 49.4)	85 (할인 58.1)	99.9	202.7

1) 싱가포르는 각 연령에 맞추어 가장 적합한 건강검진 상품을 판매하고 있다.
2) 태국의 경우 병원별로 검진가격에 대한 네고(가격조절)가 가능하여 가격변동폭이 큰 편이다.
3) 숙박 검진 프로그램은 호텔 객실을 이용하기 때문에 고객이 어떤 방을 선택하느냐에 따라 검진비가 달라진다. 일본의 VIP 고객과 의료관광객을 위해 기획한 검진 프로그램이다.

출처 : 2010 의료관광 실무매뉴얼, 한국관광공사, 2010.

(2) 국가 간 이동성 증대

세계화, 소득수준 향상, 여가 활동 증가 등으로 해외여행이 보편화되었으며, 무역자유화로

---

81) Lowes-Cleveland Clinic & Pepsi-John Hopkins, How Does Retirement Tourism Fit Into Global Healthcare 발표자료 중 인용, Center for Medical Tourism Research(CMTR)

인하여 국가 간 이동이 자유로워졌다.

• 교통 여건 개선 및 교통비용 절감으로 도시간 이동속도나 편리성도 증가하고 있다. 의료관광 활성화를 위하여 의료관광 주요 국가들이 의료비자 제도 도입 등 의료관광객의 이동 편의성을 높인 것도 주요 이유이다.

(3) 정보통신매체 발달

인터넷 등 정보통신매체의 발달로 각국 간 의료비용과 서비스 품질 비교가 손쉽게 가능해짐에 따라 사용자의 능동적인 선택이 가능해졌다.

• 인터넷과 미디어의 해외 의료 정보제공으로 사용자는 자신들이 원하는 치료 방법과 결과물에 대한 자세한 정보를 얻을 수 있게 되었으며, 지역별 · 국가별로 비교하여 가격 및 서비스 품질 우위를 판단할 수 있게 되었다.

(4) 의료 서비스 인증제도 확산

1991년까지 전 세계적으로 8개에 불과했던 인증 프로그램은 2010년에는 44개로 증가하였다. 미국에서 최초로 의료 서비스에 대한 표준화가 도입된 이래 캐나다, 호주, 영국, 뉴질랜드, 네덜란드 등 전 세계로 확산되고 있다.

① 인증제도는 환자 중심의 서비스와 적정 수준 이상의 표준화된 서비스 제공에 대한 신뢰를 심어줄 수 있어 환영받고 있다.

• 해외 환자 유치에 적극적인 아시아 의료기관들 역시 의료 서비스에 대한 품질인증 제도를 취득하고 시설 및 장비를 현대화하여 표준화된 선진국 수준의 의료 서비스를 제공하고자 노력하고 있다.

② 인증제도가 확산 되면서 인증제도 자체를 인증하는 국제 의료질관리학회(International Society for Quality in Healthcare : ISQua)의 국제인증 프로그램(International Accreditation Program : IAP)도 확산되고 있다.

③ 대표적인 인증 프로그램은 미국의 병원인증제도(Joint Commission International : JCI)는 환자가 병원을 들어서는 순간부터 퇴원할 때까지 치료 전 과정을 11개 분야로 나눠 환자의 안전성과 양질의 의료 서비스 제공에 관한 평가를 3년 단위로 수행하고 있다.

④ 2013년 전 세계 90여개 국가에서 500여 개가 넘는 의료기관이 JCI 인증을 받았다.

• 우리나라도 대학병원과 전문병원을 중심으로 의료 서비스 인증 필요성에 대한 인식이 확산 되면서 2013년 6월 현재 39개의 JCI 인증이 이루어졌다.

⑤ 국내에서도 의료법에 의거한 자체적인 의료기관 인증평가제도가 2011년 1월 24일부터 2013년 6월까지 183개소의 의료기관이 인증을 획득하였다.

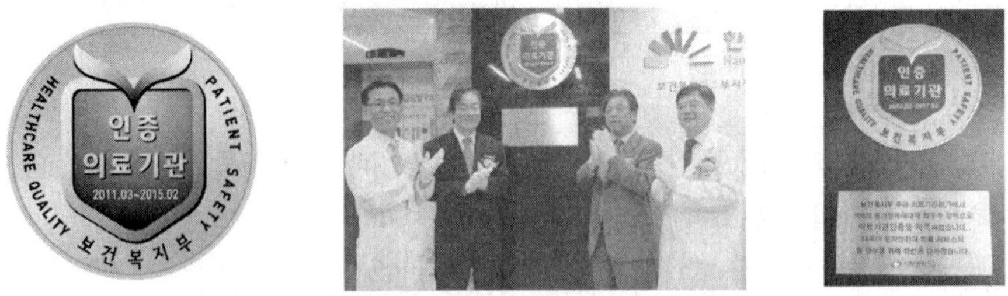

[그림 7-4] 보건복지부 의료기관 인증마크

⑥ 인증 결과는 [그림 7-4]와 같이 의료기관평가인증원 홈페이지(www.koiha.or.kr)에서 확인할 수 있다.

- 국내 의료기관 인증평가제도 역시 2012년 4월 ISQua의 인증 승인을 획득했다.

(5) 의료관광 네트워크 구축

의료선진국에서 수학한 의료인력이 늘어나면서 의료인력과 의료기관들의 국제적 네트워크도 활발히 구축하고 있고, 의료선진국에서 교육이나 연수를 받은 의료개도국 의사들은 선진국 병원에 자신의 환자를 소개하고, 역으로 선진국에서 면허를 받고 활동했던 의료진이 본국으로 돌아가 네트워크를 활용하여 선진국 환자를 유치하는데, 언어 문제도 동시에 해결하므로 의료관광객 유치에 유리하다.

- 심장병 수술로 유명한 국내 세종병원의 경우, 러시아, 카자흐스탄 의료진이 찾아와 연수를 받고 자국으로 돌아가는 경우가 많은데, 이들 의료진을 통해 심장 수술 실력이 검증되면서 해외 환자의 방문이 늘고 있다.
- 의료기술에 대한 신뢰와 브랜드 가치로 일체의 투자 비용 없이 카자흐스탄 '알란앤넷 시스템즈사'와 합작해 카자흐스탄에 '세종 – 유라시아 클리닉'을 세우는 성과를 올리기도 했다.
- 세종 – 유라시아 클리닉 : 지상 5층, 건축면적 2,400여평, 100병상 규모의 심장 전문병원으로 총 16개 진료과가 들어서게 되며, 본격적인 진료를 시작할 예정이다.
- 호텔과 의료기관이 협력하여 해외 환자를 유치하기 위한 공동 마케팅에 나서는 등 네트워크를 통한 사업영역 확장의 시너지 효과를 발휘하기도 한다.

(6) 의료관광 전문회사 등장

최근 의료관광시장의 성장으로 의사, 간호사, 전문 컨설팅 그룹들이 의료관광 컨설팅 회사나 유치업체를 설립하여 개별환자 및 기업에 의료관광 정보를 제공하거나 해외 치료를 주선하고, 선진국은 목적지별 국가에 특성화된 의료관광회사들이 활발하게 활동하고 있다.

㉮ 미국의 Medical Tourism International, Global Choice Healthcare가 코스타리카 의료관광을 알선하고 있으며, 미국의 IndoUSHealth와 영국의 Taj Medical Group이 인도 의료관광을 전문적으로 주선하고 있다. 〈표 7-3〉과 같이 국내에서는 2013년 5월 기준으로 의료관광 유치업체가 726곳이 활동하고 있다.

〈표 7-3〉 국내 외국인 환자 유치 선도업체(2012년)

지 역	회 사 명	지 역	회 사 명
러시아어권	닥스메디컬코리아	아랍어권	휴케어
	코비즈	베트남어권	고려 의료 관광개발
중국어권	코앤씨	몽골어권	에스제이유비크

출처 : 보건복지부, 2012.

(7) 휴양 및 여가 선호

스파, 마사지, 요가 등 휴식을 통한 재충전에 대한 인식이 높아지면서 휴양과 스파 등 건강 증진을 위한 활동이 주축을 이루는 웰니스 관광(Wellness Tourism)도 의료관광의 한 종류로 고려하고 있고, 대표적인 휴양관광 목적지인 스파의 경우 방문자의 60[%]가 도시 생활에 대한 스트레스 해소와 휴식을 주요 목적으로 삼고 있으며, 아로마테라피 마사지, 바디스크럽 등을 곁들여서 휴양과 미용 목적을 동시에 달성하기도 한다.

- 2009년 intelligentspas.com이 조사한 바에 따르면 스파시장은 나날이 규모가 커지고 있으며, 연간 8~32[%] 정도 성장세가 예상되고 있다.
- 2009년 홍콩의 《아시아스파》잡지는 아시아 최고의 휴양관광 국가로 태국을, 최고의 의료 스파로 태국 방콕의 S Medical Spa를 선정하였다.

3) 의료관광의 배경

세계적으로 의료관광의 기본적인 배경은 의료 서비스의 접근성(Accessibility), 질(Quality) 그리고 비용(Cost) 등 3가지 측면이며, 각국의 보건 의료제도를 평가하는 주요 구성요소는 [그림 7-5]와 같이 철의 삼각형(The Iron Triangle)과 같다.

세계 각국은 오랜 세월 동안 국민의 건강 유지 및 증진을 위해 적은 비용으로 양질의 의료 서비스 및 접근성 향상을 위한 보건의료 제도를 마련하고, 상호 균형적인 발전을 위해 노력해 왔으나, 많은 국가에서 완벽한 의료 서비스 제도를 마련하지 못해서 세계적으로 많은 사람들이 자국의 부족한 요소로 인해 자국을 떠나 국경을 넘어 자신의 질병 치료를 위해 이동하고 있다.

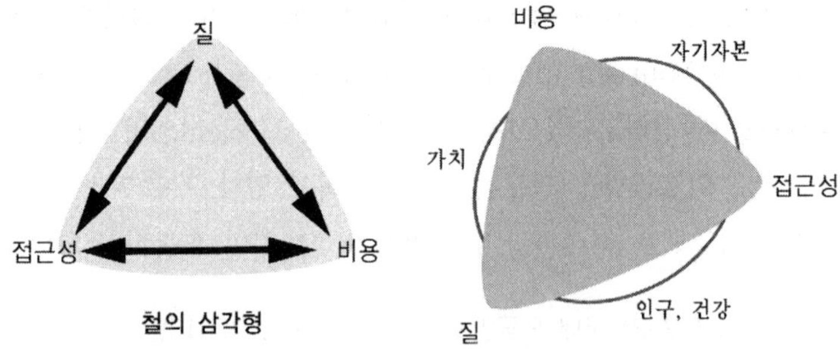

[그림 7-5] 철의 삼각형(접근성 = 비용 = 질)

(1) 접근성의 측면

가계소득의 증가로 해외여행 기회가 증가하고, 세계화, 국제화시대로 전 세계적으로 여행이 일반적으로 증가하였다(그림 7-6).

- 항공산업의 발전으로 국가 간 여행시간이 단축 되고, 문화의 세계화(예 K-팝 열풍, 한식의 세계화, 한류 드라마) 및 국제보험의 개발로 여러 국가와 의료기관과의 네트워크 구축으로 보다 빠르게 의료 서비스를 제공하거나 제공 받을 수 있는 좋은 환경이 조성되고 있다.
- 의료 서비스 품질의 속성을 연구한 초기 연구자인 Myers(1969년)는 의료관광을 지리적 접근성, 경제적 접근성, 문화적 접근성으로 각각 분류하였다.

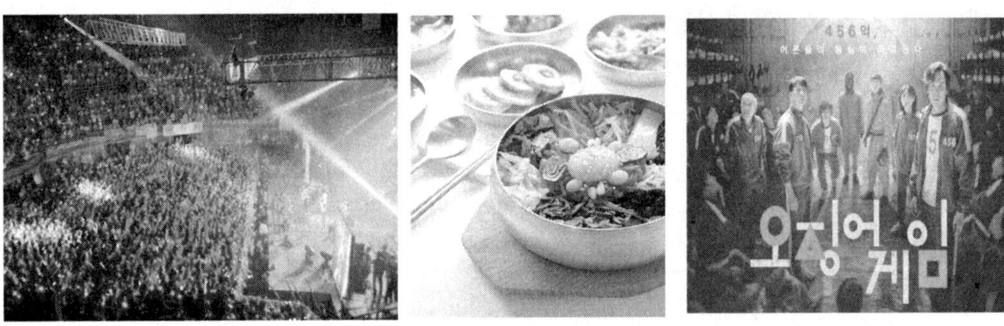

(a) K-팝 열풍 (b) 한식의 세계화 (c) 한류 드라마

[그림 7-6] 문화의 세계화

(2) 의료 서비스 질의 측면

보건의료기술(Health Technology) 향상은 기초기술, IT와 무선통신 기술, 그리고 U-Health 등의 발달 등은 각 국가들 간 서비스 수준의 차이를 나타내고 있다.

- 사용자들은 인터넷과 미디어 등의 발달로 인해 의료 서비스 수준의 차이와 서비스 관련 정보를 미리 파악할 수 있어 탐색과 선택이 용이해졌다.
- JCI 등과 같은 글로벌 병원인증제도들은 서비스 평가를 통하여 사용자들에게 더욱 객관적인 치료정보를 제공한다.

① U-Health 산업 : IT. BT. 서비스 등이 복합된 융합 신산업이자 일자리 창출의 보고로 연평균 12[%] 이상 예상되며 IT 인프라, 신기술 수용문화, 높은 의료기술 등 국내 U-Health 산업의 잠재력을 현실화시 양질의 고용을 창출할 것이다(그림 7-7).

- 국내 U-Health 산업 : 일부 의료기기, 통신 서비스 등은 개발되었으나 관련법, 제도와의 상충 등으로 본격적인 추진이 되지 못하며, 의사와 환자 간 원격의료 불허, 의약품의 원격 판매, 배송금지(「약사법」 제44조) 등이다.
- 일부 기업 : U-Health를 신성장 분야로 선정하고 의료기기, 시스템 개발, 시범 서비스 등을 추진 중이며, 당뇨, 고혈압, 대사성 질환자들에 대한 서비스가 일부 대형병원에서 추진 중이며, 대표적 성공모델 부재, 공공의료 중심 제한적 시장 및 표준, 인증, 인력, 통계 등 전반적 인프라 부족으로 본격적인 확산과 수출산업화가 되지 못하는 상황이다.
- 지식경제부 : U-Health 서비스를 만성질환자를 대상으로 하는 치료 중심의 U-Medical, 65세 이상의 노령자를 대상으로 하는 요양 중심의 U-Silver, 일반인을 대상으로 하는 건강관리 중심의 U-Wellness 분야로 분류하고, 각 분야 별로 특화된 맞춤형 육성 전략을 추진하였다.

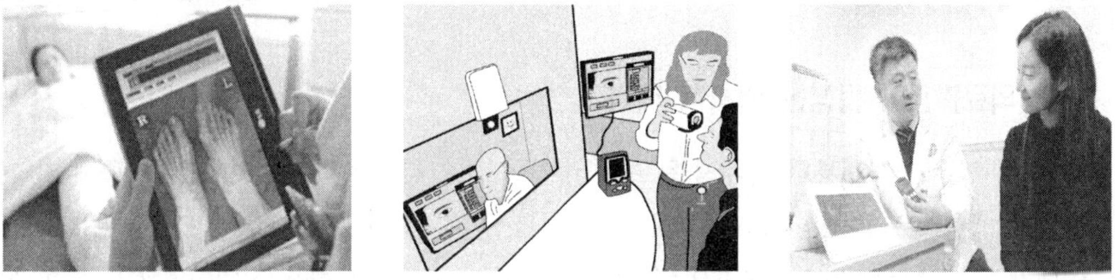

(a) IT 기술을 이용한 모습　(b) 안과환자가 원격진료로 검진을 받는 모습　(b) 스마트폰으로 검진

[그림 7-7] U-Health 방식

② U-Medical 분야 : 의료관련법, 제도의 개선이 관건으로 스마트케어 시범사업의 성공적 추진을 통해 신시장 창출 및 원활한 제도개선을 유도하는 시장 확대형 육성전략을 추진하였다.

③ U-Silver 분야 : 고령 친화형 제품개발과 함께 사용자의 체험과 경제적 경감을 통해 수요를 이끌어 내는 것이 관건이다.

④ U-Wellness 분야 : U-Medical과 달리 의료 관련 법규의 제한이 없는 가운데, 다양한 업종의 사업자에게 성공적인 비즈니스 모델을 제시하여 소비자의 투자를 촉발하는 것이 핵심으로서 소비자 중심의 시범사업을 통해 새로운 수익모델 개발 가능성을 열어주는 촉매제 역할 중심의 시장 창출형 육성전략을 추진할 계획이다.

⑤ 스마트 케어 서비스 : 당뇨병, 고혈압 등 만성질환자들이 직접 병원을 방문하여 진단, 치료, 투약 등을 하는 방식을 벗어나 IT 기술을 이용하여 원격진료에서 건강관리까지 가능케 하는 신개념 의료 서비스 모델을 구축하는 사업으로, 개인병원과 기업이 중심이

되어 건강관리 서비스와 단말기, 모바일 사업 등을 통합한 실질적인 비즈니스 모델을 구축, 테스트하므로 기존 사업과 차별화가 된다.

(3) 비용의 측면

의료기술의 발달, 생활수준의 향상 등으로 선진국을 시작으로 최근에는 개발도상국을 포함한 대부분의 국가에서 노령화, 고령화[82]의 속도가 빨라지고 의료비용 지출금액이 늘어나는 주 요인으로 보다 저렴한 의료 서비스를 제공하는 국가로의 환자 이동이 시작된 배경이다.

- 의료관광은 의료사용자나 가족이 의료 서비스를 받기 위해 국경을 넘어 이동하는 것을 의미한다.
- 의료관광, 건강관광, 의료여행 등의 개념과 동일하게 사용 되었지만 현재는 의료관광으로 용어가 정리 되었다.
- 의료관광은 개념에 대해서 수많은 정의가 있고 유사 개념도 많기에 체계적으로 정리가 필요하고 의료관광객의 개념도 다양하다.

3. 의료관광이 등장한 역사적 배경

의료관광은 오래전부터 행해져 왔으며, 수천년 전 그리스 순례자들이 모든 지중해 지역에서부터 에피다우리아(Epidauria)라는 사로니코스만(Saronic Gulf)[83]에 있는 작은 영토를 여행하였고, 영토는 아스클레피오스(Asklepios)라는 신을 치료하는 성역이었으며, 에피다우리아는 의료관광의 최초 여행국가로 [그림 7-8]과 같다. 스파타운과 휴양지는 의료관광의 초기형태이기도 하다.

(Roman bath at Baden Baden)

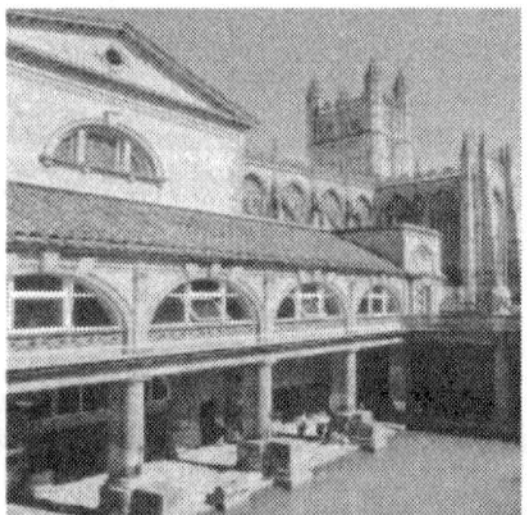

(a) 로마의 최초 스파 시설

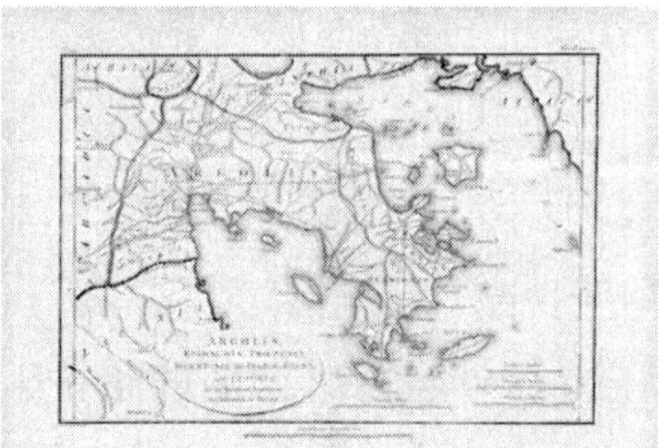

(b) 에피다우리아(Epidauria) 유적

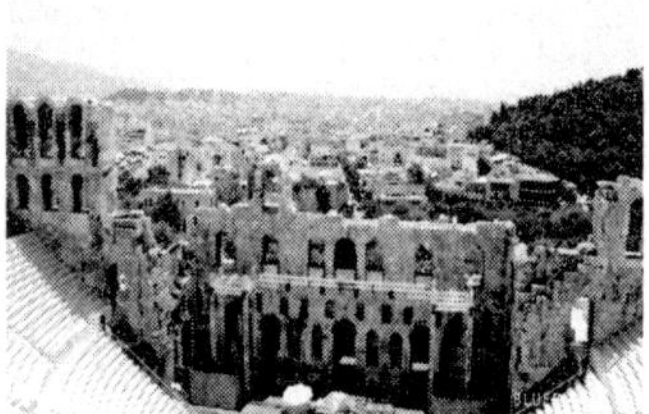

(c) 아크로폴리스

[그림 7-8] 의료관광의 최초 여행 국가

82) 고령화
㉠ 고령자의 수가 증가하여 전체 인구에서 차지하는 고령자 비율이 높아지는 것이다.
㉡ 고령화의 동향은 일반적으로 고령화율로 나타낸다.

83) 사로니코스만 : 그리스 동남 해안

① 기원전 3세기경 고대 로마에 위치한 사이프러스(Cyprus)와 알렉산드리아(Alexandria)는 그리스인들이 가장 선호하는 의료관광지로 정치적 · 기후적으로 무척 안정적이며 좋은 의료시설로 알려져 있었다.

② 19세기 고대 영국 남부에 살던 켈트족인 브리튼인들은 독일의 깨끗한 물을 사용하기 위해 독일 스파(Spa)리조트로 여행을 했다.

- 당시에는 의료관광이 하나의 산업으로 인식되지 않았지만 어떤 특별한 목적을 가지고 있는 특정 상류층이나 특수 이익집단은 끊임없이 그들의 욕구를 충족시킬 수 있는 여행지를 선택하여 아름다운 자연경관을 감상하고 동시에 의료 서비스를 받는 의료관광 형태의 여행을 즐겼다.

③ 의료 서비스 분야에서 국제사회는 경쟁이 일어나고 있다. [그림 7-9]는 고대시대의 목욕그림이다.

- 역사적으로 후진국의 부유층들은 선진국의 우수한 의료기술의 혜택을 받기 위해 선진국을 찾아 다녔으나, 요즘 많은 사람들은 후진국으로만 알던 국가에 보다 저렴한 비용으로 첨단 의료 서비스를 받기 위해 가고 있다.

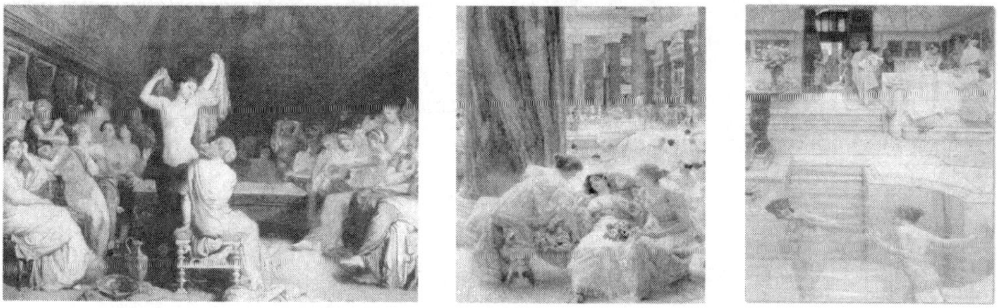

(a) 고대 로마시대의 목욕 (b) 고대 그리스시대의 목욕 (c) 카라칼라 목욕

[그림 7-9] 고대시대의 목욕

④ 로마시대에는 넓은 지배영토에 목욕시설을 설치하고, 정치와 철학을 논하는 일종의 사교장으로 활용하였다. 로마인들은 치료의 목적으로 바닷가나 온천으로 장거리 여행을 떠났다. [그림 7-10]은 로마시대 목욕탕이다.

- 로마인들은 성지에서 목욕을 통해 신의 계시와 보살핌을 받으므로 몸이 정화된다고 믿었다. 그러나 로마제국의 멸망 후, 질병이 온천을 통해 전파되었다는 두려움이 확산 되어 수백년간 온천이 사라지게 되었다.

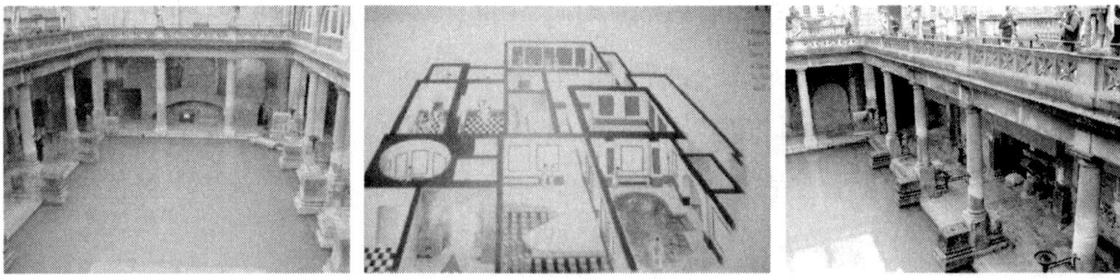

[그림 7-10] 로마시대 목욕탕

⑤ 9세기에 로마식 목욕문화에 이슬람식 목욕문화가 접목되어 터키식 증기 사우나인 하맘[84] [그림 7-11]이 등장하게 되어 목욕에 종교적 정화의식이 더 가미되었으며, 주류를 이룬 여행은 물의 효능을 찾아 떠나는 형태를 취하고, 신체적 치료보다는 영적 치료에 있었다. 결국 몸과 마음을 새롭게 하고자 하는 순례여행의 성격을 띠고 있었다.

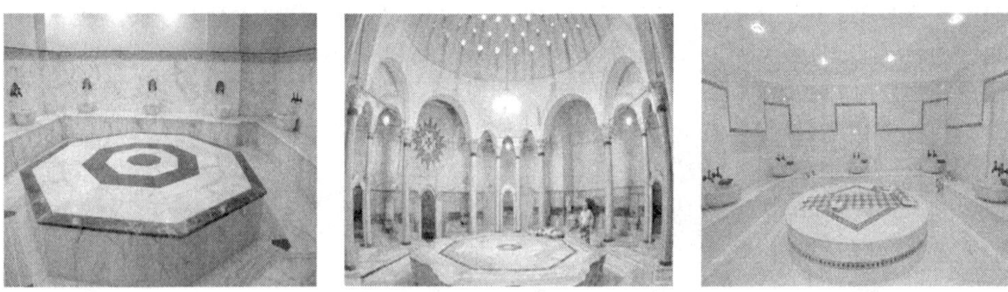

[그림 7-11] 하맘

⑥ 16세기 르네상스 시대에는 유럽에서 온천요법이 일종의 의학적 치료 방법으로 각광받기 시작하였다. 이는 치료를 목적으로 광천수를 이용하여 온수 목욕, 자연 증기 목욕 등인데 주로 이탈리아 지역에서 발달하였다. 1553년 베니스에서 발간된 스파디렉토리는 200개가 넘는 스파를 소개하고 있었다. 증기 목욕 장면은 [그림 7-12]와 같다.

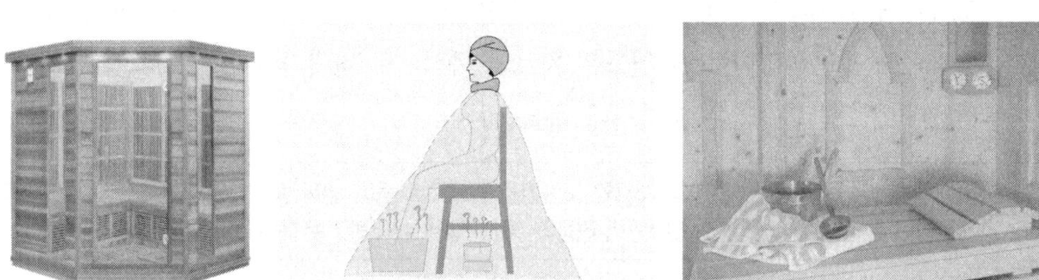

[그림 7-12] 증기 목욕

84) 하맘 : 터키 대중목욕탕으로 가장 큰 특징은 물이 담긴 탕이 없이 우리나라 찜질방 같은 터키 전통 목욕탕이다.

⑦ 18세기에는 해수의 치료 효과가 밝혀져서 해수 요법이 각광받기 시작하였다(그림 7-13).

- 바다의 영양성분들을 이용해서 인체에 활력을 불어넣는 치료나 예방법을 의미하며, 주로 프랑스에서 인기가 있었다.
- 해수 치료법 : 고대 이집트에서 시작되었고, 그리스시대에는 진흙까지 첨가하여 사용하였다.
- 산이나 바닷가로 치유 여행을 가는 기후요법도 등장하였다.
- 맑은 공기가 건강과 정신에 도움이 된다는 인식으로 결핵환자는 산으로 가고, 기관지염이나 관절염 환자는 바닷가로 가기도 하였다.

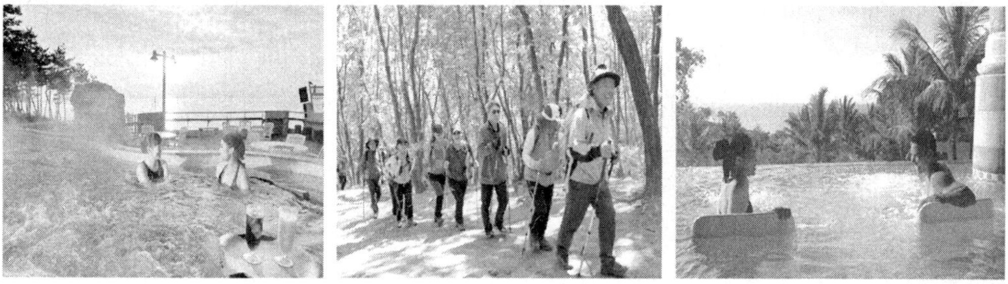

[그림 7-13] 산과 바다에서 치유받고 있는 관광객들

⑧ 19세기에는 현대적인 마사지 치료가 새롭게 부상하므로 서비스를 이용하려는 여행객이 증가하였는데 특히 스웨덴에서 발달하였다. 아시아에서는 [그림 7-14]와 같이 태국이 타이마사지로 유명하며 2,500년의 역사를 가지고 있다.

- 마사지는 '장수의 지식'이라 하며 아유르베다에서 유래했으며, 인도의 전통적인 대체의학으로서 기원전 5000년으로 거슬러 올라간다.
- 마사지도 신체와 영혼을 치유하는 기능을 하는 것으로 간주되어 왔다.

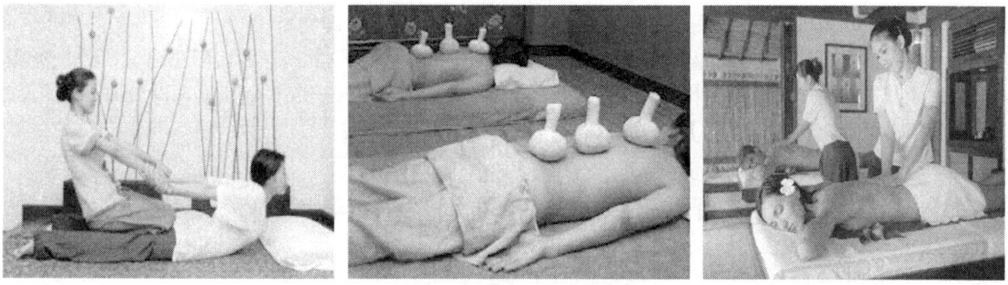

[그림 7-14] 타이마사지

⑨ 20세기 이후의 의료관광은 의학 기술의 발달로 의학적 치료를 목적으로 이동하는 현상이 부각되기 시작하였다. 주로 후진국이나 개발도상국에서 선진국의 앞선 의료기술의 혜택을 보고자 방문하는 의료관광객이 주를 이루었고, 이들은 소수의 부유층이었다(그림 7-15).

- 이들을 대상으로 서비스를 제공한 서구의 의료기관들을 주로 민간부문의 병원들이었다.
- 1990년대 들어서 큰 변화를 경험하였다.
- 의료관광의 흐름이 선진국에서 개발도상국으로 바뀌었다.

⑩ 아시아 시장의 급부상 이면에는 다음과 같은 요인들이 작용하여 선진국 내에서의 비싼 의료비, 오랜 기다리는 시간 등의 문제점이 부각 되고, 동시에 개발 도상국의 의료기술이 급속도로 발전하면서 의료관광 흐름의 역전현상이 벌어졌다.

- 쿠바, 멕시코 등이 특화된 의료 서비스를 가지고 의료관광시장을 개척하게 되었고, 이어서 태국, 싱가포르, 인도와 같은 아시아 국가들이 급부상하게 되었다.

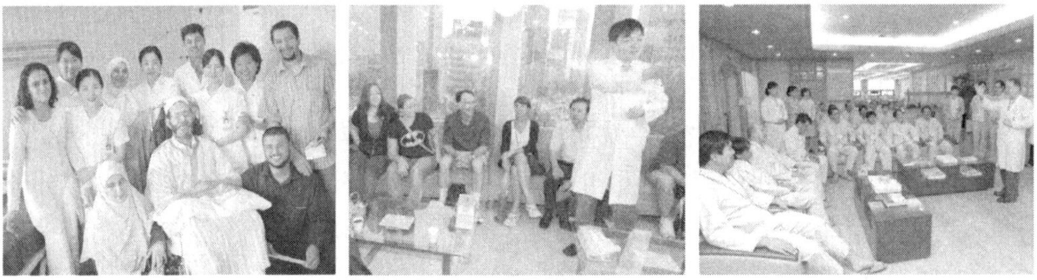

[그림 7-15] 해외에서 치료받고 있는 의료관광객들

㉠ 정부의 적극적인 지원이 있었다.

- 1997년 발생한 태국 바트화의 폭락은 인도네시아, 한국 등의 아시아 각국에 연쇄적으로 금융위기를 초래한 위기 상황을 극복하고 경제를 되살리기 위하여 동남아시아의 나라들은 경제[85]활성화 정책을 추구하였다. 이런 정책의 일환으로 각국 정부는 의료관광산업의 활성화를 적극적으로 지원하게 되었고, 아시아는 빠른시간 내에 의료관광의 새로운 목적지로 부상하게 되었다(Turner : 2010년).

㉡ 의료기관과 인력의 고급화와 국제화가 빠르게 이루어졌다.

- 의료관광을 추진하는 아시아의 많은 병원들이 JCI 인증을 받았다.
- 태국의 범룽랏병원의 경우, 200명의 의사가 미국 의사면허증이 있다(Cortez : 2008년).
- 선진 외국의 의료인력을 대거 유치하여 빠른시간 내에 선진 의료기술과 문화가 뿌리내릴 수 있었다.

85) 경제 : 인간의 생활에 필요한 재화나 서비스를 만들고, 나누고, 쓰는 모든 활동과 그 활동을 둘러싼 질서나 제도이다.

㉢ 미국에서 발생한 9.11 테러로 인해서 유럽과 아랍에서 미국으로 가던 의료관광객들이 아시아쪽으로 방향을 돌리게 되었다(Bookman & Bookman : 2007년).

> • 9.11 테러로 인해서 미국 비자 발급 절차가 까다롭게 되었고, 미국 내 반아랍 정서로 인하여 기존의 의료관광객들이 대안을 찾게 된 것이다.

⑪ 인도를 찾는 해외 환자는 약 50여 만명의 의료관광객 중에 미국 환자들이 대다수 포함되어 있으므로 의료관광을 통해 환자들은 미국에서 쓰는 의료비용을 크게 줄일 수 있다.

㉠ 인도의 아폴로병원[86]에서 심장 수술비용은 미국이나 유럽의 절반 가격이므로, 각 국가별 의료가격이 환자가 국가를 넘어 치료목적지로 선택하는 가장 중요한 요소 중 하나이다.

㉡ 해외 환자 유치 사업을 위한 정부의 정책 방향은 기본적으로 의료기관 등 민간이 주도하고 정부가 이를 지원하는 형태로 추진하도록 독려하고 있다.

㉢ 민간이 주도하고 정부는 이를 지원하는 형태로 추진하되 초기 시장 질서 확립 및 기본 인프라 구축사업 시장참여자 모두에게 편익이 분배되는 사업 등 개별의료기관 단위로 추진하기 곤란하거나 비효율적인 사업을 국가재정 사업으로 추진하고 있다.

㉮ 싱가포르 정부는 의료기관 국제마케팅 및 인프라 구축자금을 지원하고 국제 네트워크 구축활동을 지원하고 있다.

> • 정부의 지원정책으로는 크게 해외 환자유치 종합계획수립 및 제도개선과 한국 의료 인지도[87]와 신뢰도[88]를 제고할 수 있는 홍보활동이다.
> • 해외 환자가 안심하고 찾아올 수 있는 친환경 조성 마지막으로 국내 의료기관의 국제 의료 인프라 강화로 구분하여 진행된다.

⑫ 한국 의료관광의 잠재력으로 한국 의료 서비스는 국내 0.1[%]의 최상위 우수한 인력으로 이뤄진 수준 높은 의료진과 전문 분야별 다양한 의료기관, 의료 서비스 수준에 비해 경쟁국 대비 상대적으로 낮은 의료 수가, 그리고 극동 러시아 등 의료후진국에서 2~3시간 내에 방문할 수 있다.

㉠ 한국 의료 서비스의 약점 : 의료관광을 국가 핵심 동력산업으로 육성하기에는 외국어에 대한 약점과 한국 의료에 대한 국제적 인지도와 이미지 부족, 다인종, 다문화에 대한

---

86) 아폴로(Apollo)병원 : 국제공인 인증과 JCI인증을 받은 세계 3위인 병원이다.

87) 인지도
㉠ 광고효과를 측정하는 인지적인 측면의 대표적인 지표는 인지도이다.
㉡ 인지도의 대상은 광고 자체와 그 광고가 담고 있는 것들이고, 측정은 회상(Recall)과 재인(Recognition)의 두 수준에서 이루어진다.

88) 신뢰도 : 동일한 검사 또는 동형의 검사를 반복 시행했을 때 개인의 점수가 일관성 있게 나타나는 정도이다.

상대적 이해도가 낮아 연관기관 간 상호 커뮤니케이션의 부조화가 일어날 수 있다.

ⓛ 한국 의료 서비스의 기회요인 : 신성장동력으로서 국가 차원의 의료관광과 관련된 관련 법률의 제도 정비, 중국 · 동남아 · 극동 러시아 · 미국 · 일본 등 의료한류 관광에 대한 관심 증대, 그리고 [$]화 대비 원화 약세인 점 등이다.

ⓒ 위협요인 : 미국과 같은 고가 시장과 태국과 같은 저가 시장 사이에서의 정체성 논란 글로벌 의료시장에 한국의 신규 진입에 따른 의료관광 선도국들의 파격적인 의료비 할인 등 공격적 마케팅, 일본 · 중국 · 대만 등 잠재적 경쟁국의 출현 가능성 등이 있다.

ⓔ 강점과 약점 : 기회와 위협요인 등의 분석을 통해 의료관광 활성화를 위해 진료 분야별 타깃시장에 맞는 최적의 해외홍보 마케팅과 민관 공동의 의료관광객 수용 여건 개선 협력을 통한 국제적 신뢰도 제고가 뒷받침되어야 한다.

ⓜ 한국 의료 서비스 : 글로벌경쟁력을 갖추기 위해 반드시 선결되어야 할 조건으로는 의료기관들의 의료관광을 위한 준비가 부족하다.

- 국제 진료수가와 언어 소통 능력, 국제적 인증체계, 국가별 의료 관련 문화차이에 대한 이해, 의료기관의 서비스, 비즈니스 마인드 부족 그리고 마지막으로 쇼핑, 휴양, 치료 등을 한 곳에서 해결할 수 있는 복합형 기능을 갖춘 진정한 의미의 의료관광 전문 국제병원이 없다.

ⓑ 여행업계 : 의료관광 에이전시의 열악한 풍토도 의료관광의 활성화를 저해하는 주요한 요인 가운데 하나이다(그림 7-16).

- 의료관광 에이전시는 의료마케팅의 특성에 대해 잘 알지 못함으로써 환자에게 신뢰를 주지 못하고, 의료를 매개로 한 다양한 상품개발에 소극적이어서 부가가치 창출을 기대하기 어려운 경향이 있다.

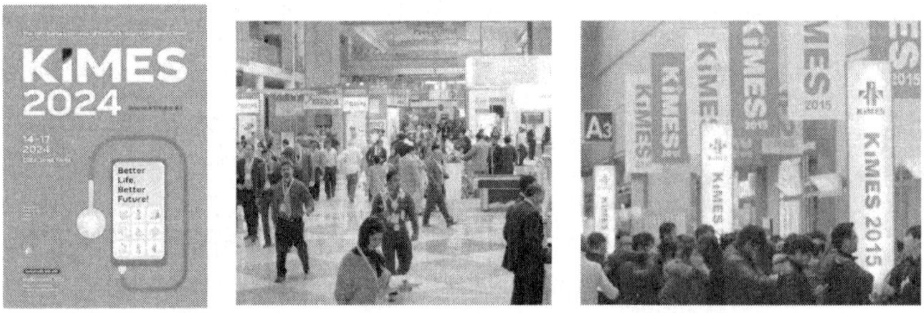

[그림 7-16] 세계의 의료기기 박람회(39회 국제의료기기전시회)

⑬ 지자체와 관련 단체 및 기관의 중복투자와 과당경쟁을 통제하고 조율할 수 있는 컨트롤타워의 부재도 문제이다.

㉠ 의료법 개정 : 전후로 전국 16개 시 · 도 중 절반 이상이 의료관광에 관심을 두고 있으나, 의료기관과 유치업자간의 상호 이해부족에 따른 과다한 경쟁으로 의료관광이 블루오션[89]의 핵심으로 인식되면서 자격없는 에이전시의 난립과 각종 의료관광 단체와 협회가 속속 출현하여 의료관광에 대한 핵심 없는 과열이 현실로 나타나고 있다.

㉡ 의료관광 : 의료기관과 유치업체 간의 역할 분담을 둘러싸고 혼선이 빚어지고 있는데 의료기관이 해야 할 일과 국내외 에이전시가 해야 할 일이 무엇인지에 대한 이해부족으로 생긴 일이다. 이러한 문제점을 해결하기 위해서는 민간기관의 철저한 조사와 사전 준비를 해야 하며 정부는 해외 환자유치 사업에 방해가 되는 제도를 개선하여 빠른 시간 안에 국제적 경쟁력을 확보해야 한다.

㉢ 의료관광의 장점 : 국내의 의료 서비스를 받고 싶어 하는 외국인들을 국내병원의 의료진에게 연결시켜주며, 동반하는 가족들에게 입국과 출국을 모두 맡아주는 것이다.

⑭ 의료관광은 현대 사회에서 육체적 · 정신적 건강의 조화를 통해 행복하고 아름다운 삶을 추구하는 생활방식이나 문화를 통틀어 일컫는 개념으로 [그림 7-17]과 같이 웰빙[90]이라는 생활양식이 대두되면서 건강관리 측면에서 환자, 즉 사용자의 적극적인 건강추구에 대한 선택권이 다양해짐에 따라 더욱 발전할 것이다.

- 우리나라의 의료수준은 선진국과 비교하여 비슷하거나 어떤 질병에 관해서는 세계 최고의 수준으로 평가받고 있다.
- 우수한 인력을 계속 배출되고 있어 의료강국으로의 가능성은 충분히 있다.
- IT 강국으로서의 국가 위상으로 볼 때 의료 서비스 관련 산업은 우리나라가 성장 가능성이 높은 분야이다.
- 해외 환자유치 증대를 통해 의료기관 설비투자를 확대하고 의료 서비스 산업과 연계된 관광 · 금융산업 등의 발전을 견인하여 한국의 미래 성장동력산업으로서의 효자 역할을 톡톡히 해야 한다.

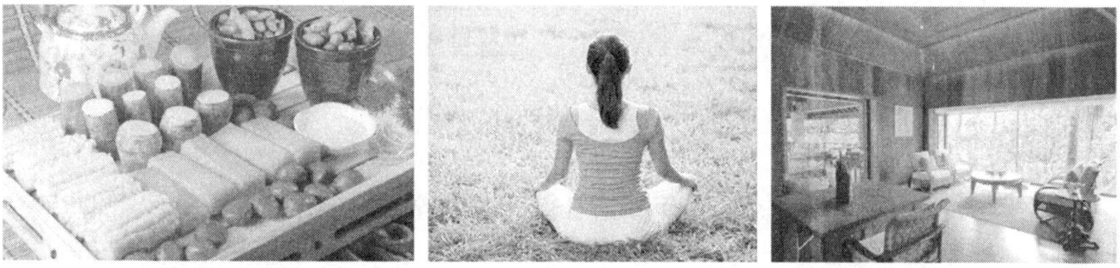

(a) 웰빙 음식들 (b) 슬로우 운동 (c) 더 팜 엣 산 베니토 웰빙리조트

[그림 7-17] 웰빙 시대

89) 블루오션(Blue Ocean) : 현재 존재하지 않거나 알려져 있지 않아 경쟁자가 없는 유망한 시장이다.

90) 웰빙(Well-being) : 2000년 이후로 이전에도 다양한 형태로 육체적 · 정신적 삶의 유기적 조화를 추구하는 움직임이나 삶의 문화가 포괄적 의미로서 웰빙은 '복지 · 행복 · 안녕'을 뜻한다.

4. 의료관광객의 분류

의료관광객은 "다른 국가로 여행을 가는 구체적인 목적이 의학적 치료에 있는 사람"으로 정의하고, 이 개념과 관련해서 여러 분류방식이 존재한다.

- 해외로 이동하여 치료를 받게 되는 상황이 있는데, 그 중 Lunt와 Carrera(2010년)는 환자의 이동(Pation Mobility)을 여러 상황으로 나눈 결과 의료관광객이 갖고 있는 의지를 중요 요소로 보고 각각 다섯 집단으로 분류하였다.

1) 해외 임시 여행객

해외여행 중 사고나 갑작스런 질병으로 의료 서비스를 이용하는 사람이다.

2) 장기 거주자

은퇴 후에 해외로 이주하여 거주하는 사람 혹은 해외로 취업하여 근무하는 자로서 의료 서비스를 이용하는 경우를 의미한다.

3) 인접국 이동자

국경을 공유하는 국가 간에 교차 의료 서비스를 인정하는 경우, 국경을 넘어 인접국의 서비스를 이용하는 사람들이 있다. 벨기에와 그 인접국에서 이런 현상이 발생한다.

4) 아웃 소싱 환자

오래 기다리는 시간이나 서비스 부재로 인하여 의료기관이나 보험자에 의해 해외의 의료기관으로 이송된 환자이다. 태평양 군도에서는 환자를 뉴질랜드나 호주로 이송하기도 한다.

5) 의료관광객

자신의 의지로 결정하여 해외의 의료기관을 이용한 환자이다(그림 7-18).

- Cohen(2008년)은 의료관광객을 다음의 네 집단으로 나누었는데, 의료기관 방문 의도와 관광 의도 등을 이용하여 분류하였다.
- 그는 여행환자와 단순환자의 경우가 의료여행(medical travel)에 해당하고, 관광 요소가 의도적으로 포함된 경우를 전형적인 의료관광객으로 간주할 수 있다.

① 의료(치료)관광객 : 해외여행 중에 발생한 사고나 질병으로 의료 서비스를 받은 사람이다.

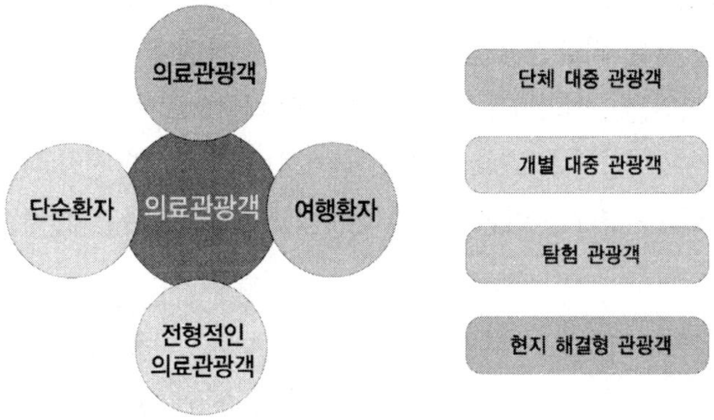

[그림 7-18] Cohen의 분류와 관광객의 종류

② 전형적인 의료관광객 : 처음부터 의료 서비스와 관광을 하러 여행을 간 경우와 여행 중에 의료 서비스를 받기로 결정한 경우이다.

③ 여행환자 : 의료 서비스를 주목적으로 여행하였는데 우연히 회복기간에 관광을 하게 된 사람이다.

④ 단순환자 : 관광기회를 이용하지 않고, 의료 서비스만을 받기 위해 이동하는 사람이다.

- 의료관광은 "선진국에서 저개발국가로 치료 이외에 관광목적이 결합되어 이동하는 현상"으로 기술되었다.
- 선진국에서 저개발국가로의 이동에 초점을 맞추면서 치료와 관광의 균형을 강조하였다.

5. 의료관광 패러다임의 변화

개발도상국의 부유층들은 선진국의 [그림 7-19]와 같이 첨단 의료시설에서 의료 서비스를 받을 수 있는 기회를 찾아 미국이나 유럽으로 의료관광을 했다. 하지만 최근 들어 선진국의

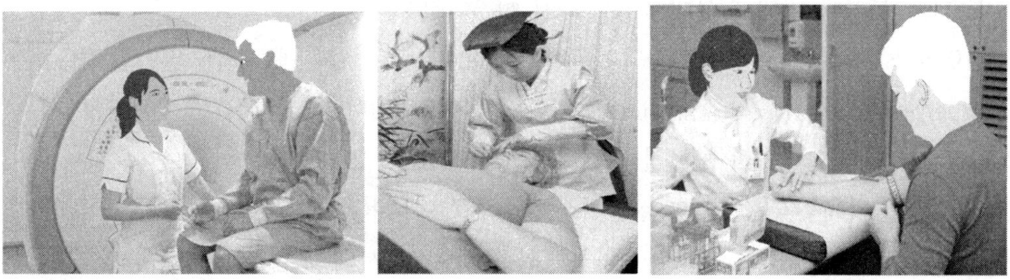

(a) CT (b) 시침 (c) 혈액검사

[그림 7-19] 의료관광객의 검사

국민들은 비용 절감을 위해 자국에서 제공하는 의료시스템에 만족하지 못하고 해외의 다양한 의료 서비스를 찾는 의료관광 분야가 성장하기 시작했다.

매년 많은 미국 국민들이 해외에서 진료를 받기 위해 타국으로 가고 있다. 이러한 원인은 사용자, 즉 환자들의 선택권이 다양해졌으므로 세계의 개발도상국을 포함한 선진국들의 자국 의료 서비스 시장관리에 점점 더 큰 영향을 미칠 것이다. [그림 7-20] 의료관광객들이 진료대기하고 있다.

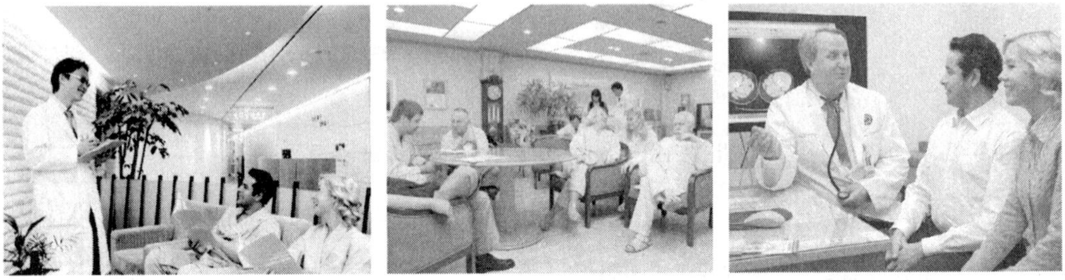

(a) 의사로부터 설명을 듣고 있는 외국인들 (b) 의료 외국관광객 (c) 검진결과를 듣고 있는 외국인

[그림 7-20] 의료관광객들

02 국제협정과 의료관광

의료 서비스는 특정 지역의 사회문화적인 속성에 영향을 받는다. 의료 서비스는 해당 국가의 질병 패턴, 생활방식, 건강이나 의료 관련 믿음 등과 밀접하게 연관되어 있어서 지역적인 속성을 반영하고 있다. 또한 의료 서비스는 공공의 성격이 강하고 생명을 다루기보다 엄격한 법적 규제를 받으므로, 의료 서비스 분야에서는 급격한 혁신이나 국제적 교류가 일반적인 비즈니스 분야에 비해서 상대적으로 늦게 이루어졌다.

1995년 세계무역기구(WTO)의 창설과 함께 서비스 무역에 관한 일반협정(General Agreement on Trade in Services : GATS)이 제정되었다. [그림 7-21]은 GATS에서는 의료 서비스 무역의 4가지 모드를 규정하고 있다(Smith, 2009년).

국제적인 자유무역은 초기에 상품시장에서 주로 이루어졌으며, 서비스 시장은 상대적으로 적은 부분을 차지하였다. 그러나 최근에 서비스 시장에서의 교류가 빠르게 증가하고 있다. 의료인의 국제적인 이동의 증가, 정보와 커뮤니케이션 기술의 발달, WTO 제도의 정착 등은 의료 서비스의 국제적 교류가 활성화되는 데 기여하였다.

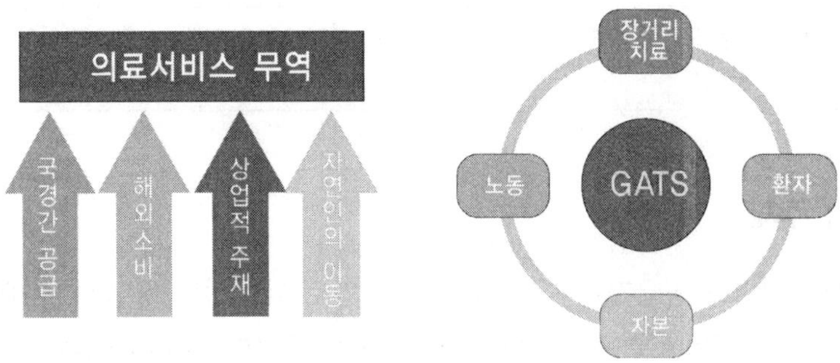

[그림 7-21] GATS에 의한 의료 서비스 무역

1. 국경 간 공급

의료 서비스는 한 회원국의 영토로부터 다른 회원국의 영토 내로의 서비스 공급인데 원격 의료를 들 수 있다.

① 인터넷과 커뮤니케이션 기술의 발달로 인하여 원격 의료 서비스의 내용은 다양해지고 있으며, 보다 쉽게 국경을 넘어 다른 국가까지 서비스 범위를 넓히고 있다.

② 쿠바나 인도는 일찍이 원격상담 및 진단 서비스를 선신국에 제공하기 시작하였고, 필리핀은 다른 국가의 의무기록을 위탁관리하는 서비스를 제공하고 있다.

③ 미국은 이미 방사선과 업무가 인도, 호주, 이스라엘과 같은 해외의 전문기관으로 외주가 주어지고 있고, 조만간 임상병리업무도 해외로 외주가 이루어질 전망이다(Terry : 2007년).

- 200억 [$]에 달하는 미국의 의무기록 관리시장의 일부도 외국으로 외주가 이루어지고 있다(Lazarus : 2004년).
- 외국에서 미국 병원의 의무기록이 관리되고 심지어 청구작업이 이루어지기도 한다.
- 미국 내에서는 자국 환자의 임상자료가 해외로 전송될 경우 개인정보보호를 어떻게 할 것이냐는 것이 새로운 정치적이고 법적인 이슈로 부각되고 있다.
- 국제적인 원격의료 시장규모는 최소 10억[$]을 넘으며, 국제적인 수요가 1조[$]에 이를 것으로 추정되고 있다(Mutchnick et al. 2005년).
- IT 기술의 발달과 의료비 절감의 필요성 때문에 서비스의 국경 간 공급(cross-border supply) 현상은 더욱 확산될 전망이다.

2. 해외소비

한 회원국의 영토 내에서 다른 회원국에서 온 서비스 사용자에게 서비스를 공급하는 것으로 의료관광의 예이다.

- 제네바의 국제무역위원회는 의료관광시장이 연간 20[%] 성장하여 2013년에는 1,880억[$]이 되었다(Olarte : 2006년).

3. 상업적 주재

한 회원국의 서비스 공급자가 다른 회원국의 영토 내에서의 상업적 주재(Commercial Presence)를 통해 서비스를 공급하는 것이며 병원 플랜트 수출이 이에 해당한다.

- 병원 플랜트 수출과 관련하여 병원이 진출하고자 하는 대상국에서는 자구의 특정 의료분야 진입에 제한을 두거나 병원개설과 관련된 여러 규제조건을 만들어 제한을 가하였다.
- 최근에 이러한 진출은 점점 증가 추세를 보이고있다.
- Herman(2009년)은 EU의 의료 서비스 분야에서 외국자본의 비율이 16.51[%]에 이를 것으로 추정하였다.

4. 자연인의 이동

한 회원국의 서비스 공급자가 다른 회원국의 영토 내에서의 주재를 통해 서비스를 공급하는 것으로 의료인력의 해외 이주를 예로 들 수 있다.

① 의사나 간호사와 같은 의료인력의 국제적 이동은 저개발국가에서 선진국으로 혹은 선진국 내에서 주로 이루어졌다.

- 영국 의사의 30[%]가 외국계이고, 캐나다, 호주와 미국 의사의 20[%] 정도가 외국계이다.
- 영국에 있는 외국계 간호사의 50[%]는 인도와 필리핀에서 왔다(Smith : 2009년).

② 의료 서비스의 국제적 교류가 다양한 형태로 이루어지고 있다.

- 이동의 대상도 의료인력, 환자, 검취물, 의무기록, 의료기기나 자본 등으로 다양하고, 이동방식도 신체적 이동, 자료의 물리적 이동, 사이버 공간에서의 자료이동 등과 같이 여러 유형을 보이고 있다.
- 네 가지 모드 : 서로 완전히 별개로 존재하기보다는 서로 간에 영향을 미치면서 시너지 효과를 낼 수 있다.
- 원격상담, 상업적 주재나 자연인의 이동(presence of natural person)을 통해서 다른 국가에 자국의 의료브랜드를 알릴 수 있고, 이런 기회를 통해서 외국인 환자가 자국으로 이동해 오는 의료의 해외사용자가 조장될 수 있다.

③ 해외에서의 의료소비를 통해서 자국민이 다른 나라의 의료기술을 경험하므로, 거부감이 줄어들어 다른 나라의 병원이 자국에 진출할 수 있는 여건이 조성될 수도 있다.

④ 의료관광을 GATS 협정의 네 모드 중의 하나로 제한할 것이 아니고, 다른 모드와의 상

호작용 속에서 벌어질 수 있는 현상으로 보는 시각이 필요하다. 이런 이해에 기초하여 의료관광에 대한 포괄적인 전략이 수립되어야 한다.

5. 해외 환자 유치를 위한 국제인증

최근 들어 전 세계적으로 의료관광시장이 점점 커지고 의료관광객이 증가되면서, 자국을 떠나 다른 나라에서 치료를 받는 기회가 늘어나고 있다.

- 의료관광을 통한 의료관광 목적국의 의료기관이나 의료인[91]의 질에 관한 평가가 확실치 않아 환자 안전에 대한 염려가 여전히 존재한다.

1) 국제인증의 필요성

자국을 떠나 다른 나라의 의료기관을 이용할 때에는 안전에 대한 확신이 있어야 한다.

- 안전한 병원 : 환자의 안전과 질 관리를 잘하는 병원이다.
- 의료기관의 환자가 안전과 질에 대한 평가를 누가, 어떻게, 타당하고 신뢰성 있게, 객관성이 보장될 수 있도록 할 것인가에 대한 요구와 분위기 속에서 의료기관의 질 평가를 위한 국제적인 수준의 의료기관 인증평가 시스템의 필요성이 점차 대두되기 시작하였다.

2) 국제인증의 기대 효과

국제 인증기관의 인증을 받음으로써 의료관광을 통한 해외 환자를 유치했을 때의 기대 효과는 8가지 이상이다.

- 인증과정 준비와 절차 준비를 통해 질적 수준이 향상된다.
- 보다 안전하고 효율적인 병원 환경 조성에 동기유발 및 안전에 기여한다.
- 의료의 질과 안전을 위해 부서 간 상호 협력하는 분위기를 조성한다.
- 의무기록의 중요성 인식으로 의무기록 관리의 향상을 도모한다.
- 환자의 만족도 증대 및 신규 고객 유치, 기존 고객의 이탈방지로 인한 병원 경영상 수익성을 증대한다.
- 병원에 대한 신뢰도가 증가하고 대외 인지도가 증가한다.
- 국제 인증을 얻은 경우 의료관광산업으로 해외 환자를 유치할 때 미국 보험사나 의료관광유치 업체와의 단체계약을 위한 협상시 유리하다.
- 대외적으로 국제 인증을 받은 의료기관이라는 대외 홍보 효과가 크다.

---

91) 의료인 : 병을 치료하는 일에 종사하는 사람이다.

3) 국제의료기관 신임 평가

국제의료기관 평가제도의 대표적 인증기관으로 미국의 국제의료기관 신임합동위원회(Joint Commission International : JCI)가 있다.

(1) 미국 JCI 개요

우리나라에서도 2009년 5월 의료관광 활성화로 해외 환자 유치를 위해 의료법 일부 개정 이후 의료관광산업에 대한 한국 의료기관들의 관심이 커지기 시작하였다.

① 2007년 5월 국내에서는 연세대학교 세브란스병원이 최초로 JCI 인증을 획득하였다(그림 7-22).

> • 이후 전남대학교 병원, 대전 예치과 병원, 구미공단 예치과 병원, 강남 예치과 병원, 인하대학교 병원, 고려대학교 안암병원, 부산대학교 양산병원, 서울 우리들병원, 가톨릭대학교 병원, 가천의과대학교 뇌건강센터, 연세대학교 강남 세브란스 병원 등 그 외 병원들도 JCI 인증을 획득하였다.

② 해외 환자 유치를 위한 의료법 일부 개정 전이 2007년 5월 이전에는 JCI 인증 국내 의료기관이 단 하나도 없었던 점과 비교하면 짧은 기간 동안 많은 의료기관이 국제 수준의 의료기관 인증을 받았다.

> • 현재 우리나라의 의료수준이 국제적 기준에 따라 의료의 질 향상 및 환자의 안전에 기여하고 있다. 현재 한국 의료기관들이 JCI 인증획득을 위한 사전 조사나 준비를 하고 있다.

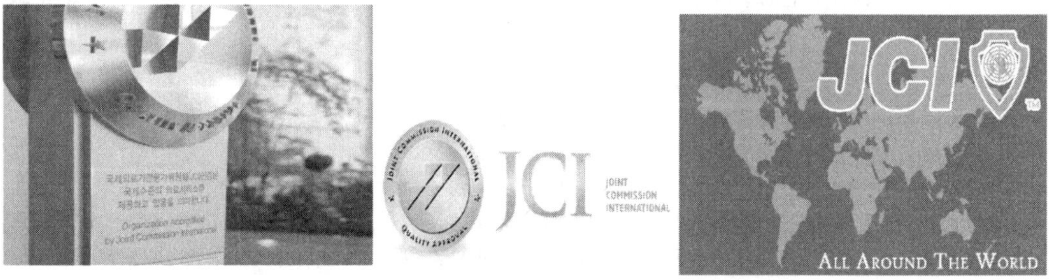

(a) JCI 세브란스병원 (b) JCI 인증마크

[그림 7-22] JCI 인증병원

(2) 미국 JCI의 역사

원래 JCI는 미국 의료기관의 의료수준을 평가하는 비영리 민간단체이다.

① JACHO(Joint Commission on Accreditation of Health Organizations Joint)가

1994년에 설립한 국제적인 기관으로 Joint Commission Resouces의 국제부서로서 1994년부터 전 세계 80개국 이상에 있는 보건의료기관, 보건국 및 국제기관과 협력해 오고 있으며, 인증(Accreditation)과 증명(Certification)을 통해 환자 진료의 안전을 향상 시키고, 자문과 교육을 통해 의료기관들이 실질적이고 지속적인 해결책을 채택할 수 있도록 돕고 있다.

- 2007년 9월 JCI는 의료의 질을 위한 국제 의료 QA협회(ISQua)로 부터 인증을 받았다.
- ISQua(International Society for Quality in Health Care)의 인증은 JCI가 의료기관 인증에 사용하는 기준, 교육, 과정이 세계 최고 수준임을 증명한 것이다.

② JCI는 병원, 외래 치료설비, 임상병리 검사실, 진료연결 서비스, 의료운송기관 및 1차 의료 서비스에 대한 인증만이 아니라 질병 또는 증상특정진료(CCPC)에 대한 증명도 발급하고 있다.

- JCI의 기준 : 국제보건 의료 전문가에 의해 만들어졌기 때문에 성취 가능하고 공평하며, JCI의 인증과 증명을 받은 보건의료기관들은 세계 각국에 있는 자원과 서비스로 연결될 수 있다. 즉 측정치의 목표를 세우는 데 도움을 줄 수 있는 국제 질측정 시스템, 위해 감소 방안 및 선진 의료 과정 등이 이에 포함된다.
- JC I: 보건의료의 질과 환자 안전에 있어 세계 최고로 인정을 받고 있으며, JCI의 자문 위원 및 조사단은 고도의 교육을 받은 임상 전문가로서 환자의 안전을 위해 일히고 있디.

③ 감염관리 경험, 의약품 안전, 설비 안전 및 인증 준비 등을 통해 보건의료 질 향상과 환자 안전을 제공함은 물론 국제보건의료 전문가에 의해 개빌되었고, 세계 각 지역에서 인정을 받고 있다.

④ JCI 인증 결정은 보건의료 전문가로 구성된 국제위원회에서 내리게 되며, 유럽, 중동 및 아시아 태평양에 있는 JCI 자문위원회는 환자 안전 및 질과 관련된 주요 사안에 대한 지침을 제공하는 보건의료 지도자로 구성되어 있다.

⑤ 고도의 경험을 가진 직원들은 혁신적이면서도 실질적인 해결책을 도입하여 의료원이 직면한 환자 안전 문제를 돕고 있으며, 2005년에 설립된 [그림 7-23]과 같이 세계보건기구 협력 센터(WHO Collaborating Centre for Patient Safety Solutions)는 환자 안전 해결책 발견을 목적으로 Joint Commission과 함께 세운 기구이다.

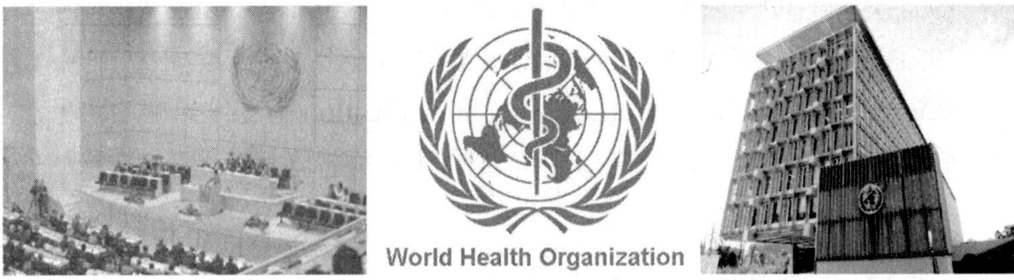

(a) 제62기 세계보건대회 (b) 세계보건기구 로고 (c) 세계보건기구 본부

[그림 7-23] 세계보건기구(WHO)

4) 국내 의료관광의 정의

국내에서는 한국관광공사에서 "의료관광은 의료 서비스와 휴양 콘텐츠, 레저, 문화활동 등 관광활동이 결합된 새로운 관광 형태"라고 정의한다.

- 보건산업진흥원 : "의료관광은 보건 분야에서 관광자원으로 활용가능한 부분을 발굴, 개발하고 관광을 상품화하여 서비스 또는 제품을 제공하는 사업으로, 우수한 보건 서비스와 관광이 결합된 보건관광 프로그램을 개발하여 재외 한국인을 포함하여 외국인에게 제공함으로써 관련 산업 분야의 발전을 꾀하고 아울러 외국인 유치를 통한 외화획득 중 국가경제에 이바지 하고자 하는 사업"이라 정의했다.

① 의료관광에 대해서 각 주체들이 접근하는 방식들을 고찰해보면 건강과 관련된 모든 수단과 대상을 포괄하면서 다양한 의료관광상품 개발을 염두에 두고 있다.

- 의학 기술의 발달로 20세기 들어서는 의학적 치료를 목적으로 이동하는 현상이 부각되기 시작하였다.
- 후진국이나 개발도상국에서 선진국의 앞선 의료기술의 혜택을 받고자 방문하는 의료관광객이 주를 이루었고, 이들은 소수의 부유층이었다.
- 이들을 대상으로 서비스를 제공한 서구의 의료기관들을 주로 민간부문의 병원들이었으나 1990년대 들어서 큰 변화를 경험하였다.

② 의료관광의 흐름이 선진국에서 개발도상국으로 바뀌었다.

- 선진국 내에서의 비싼 의료비, 오래 기다리는 시간 등의 문제점이 부각되고, 동시에 개발도상국의 의료기술이 급속도로 발전하면서 의료관광 흐름의 역전 현상이 벌어졌다.
- 쿠바, 멕시코 등이 특화된 의료 서비스를 가지고 의료관광시장을 개척하게 되었고, 이어서 태국, 싱가포르, 인도와 같은 아시아 국가들이 급부상하게 되었다.

③ 의료 서비스는 특정 지역의 사회·문화적인 속성의 영향을 받는다.

• 의료 서비스 : 해당 국가의 질병 패턴, 생활방식, 건강이나 의료 관련 믿음 등과 밀접하게 연관되어 있어서 지역적인 속성을 반영하고 있으며, 공공성의 성격이 강하고 생명을 다루므로 보다 엄격한 법적 규제를 받는다. 이런 이유에서 의료 서비스 분야에서는 급격한 혁신이나 국제적 교류가 일반적인 비즈니스 분야에 비해서 상대적으로 늦게 이루어졌다.

6. 의료관광의 유형

정진수(2009년)의 유형, 정기택(2005년)의 유형, 신재기·유명희(2009년)의 유형, Smiith와 Puczko(2009년)의 유형으로 분류한다.

1) 정진수의 유형 분류

의료관광의 유형은 〈표 7-4〉과 같이 의료관광의 형태를 관광 중심과 의료 중심으로 구분하였다.

〈표 7-4〉 정진수(2009년)의 의료관광 유형

관광 중심	치료+관광	간단한 미용치료(medical skin care 등)+관광
	비즈니스+치료	Service Business Trip+관광
	현지 동행 가족	치료받는 가족구성원(현지 관광도 겸함)
의료 중심	순수 치료목적	특정 병원/의사를 찾아서 입국
	순수 치료 응급환자	다른 치료목적으로 입국했으나 응급치료를 받는 사람(건강검진+수술)

의료 중심은 수술치료형 의료관광, 관광 중심은 선택 치료형 의료관광과 연관 지을 수 있다. 〈표 7-5〉와 같이 선택치료형과 수술치료형으로 구분하였다.

〈표 7-5〉 선택치료형과 수술치료형

유 형		육성 분야	경쟁 요소	국가별 대표사례
선택 치료형	미용, 성형 수술형	미용 및 성형, 기본적 수술	• 가격경쟁력 • 관광 및 휴양 연계	• 동남아 국가(태국 등)
	웰빙형	온천, 스파 및 테라피, 휴양 프로그램, 한방	• 질병 방지 및 억제효과 • 전통문화의 상품화	• 일본 : 온천요법, 국제건강센터 • 중국 : 동인당, 북경대학침술 • 태국 : 전통 타이치료법 명상스파
수술 치료형	수술치료형	중증 난치병 치료	• 최고 의료수준 • 해외 네트워크 • 의료 세미나	• 미국 : MD 앤더슨 • 싱가포르 : 래플즈병원 • 태국 : 범룽랏병원
	장기 재활형	요양 및 재활 프로그램 센터		

① 선택치료형 : 미용, 성형 수술형과 웰빙형이 있다.
② 수술치료형 : 수술치료형과 장기 재활형으로 세분화한다.

2) 정기택의 유형 분류

의료관광의 유형은 〈표 7-6〉과 같이 질병 의료관광, 전통 의료관광, 미용 의료관광, 휴양 의료관광으로 구분하였으며, 각 유형에 따른 개념과 대표국가들을 정리하였다.

〈표 7-6〉 정기택(2005년)의 의료관광 유형

질병 의료관광	개 념	심장 수술, 장기이식, 공수 이식과 같이 생명의 보존과 직결되는 응급한 상황에서 자국에서 시술되지 못하는 경우 타국에서 수술받는 유형
	주요 요소	• 법적 허가 • 진료를 받을 수 있는 인프라
	대표국가	독일, 요르단
전통 의료관광	개 념	만성질환, 알레르기 등을 치료하고 건강을 유지하기 위해 관광지 고유의 전통의학을 체험하고 온천과 스파를 즐기는 형태의 의료관광
	대표국가	인도의 아유베다, 한국의 한방치료
미용 의료관광	개 념	성형수술이나 미용, 마사지, 온천, 스파, 피부마사지를 위한 의료관광의 유형으로써 여성들이 애용하는 관광상품
	주요 요소	• 뛰어난 의료기술 • 가격 경쟁력
	대표국가	멕시코, 아르헨티나, 태국, 말레이시아, 남아프리카
휴양 의료관광	개 념	휴양지에 적합한 자연환경과 건강을 위한 의료 서비스의 인프라가 갖추어진 곳을 방문하여 체류
	주요 요소	• 경제적, 시간적 여유를 가진 관광객 확보 • 휴양지 내의 건강과 의료, 휴양에 필요한 시설
	대표국가	대부분의 국가

3) 신재기 · 유명희의 유형 분류

의료관광의 유형은 〈표 7-7〉과 같이 의료 클러스터, 의료관광상품, 의료관광산업으로 구분하였다. 의료 클러스터는 바이오, 신약 · 의료기기개발, 메디클러스터, 의료관광 복합단지, 건강문화 클러스터, 허브형 의료 복합단지로 분류하였고, 의료관광상품은 질병 치료 관광상품, 미용, 성형 의료관광상품, 휴양 · 전통 의료관광상품으로 분류하였다. 의료관광산업은 교육 연구 개발유형, 중증 치료형, 선택치료형, 복합형으로 분류하였다.

〈표 7-7〉 신재기(2009)의 의료관광 유형

구 분	분 류	내 용
의료 클러스터	바이오 클러스터	치료목적의 기초연구 수행
	신약 · 의료기기 개발 클러스터	응용 기술과 제품개발
	메디클러스터 또는 혁신형 연구병원	병원 중심의 클러스터
	의료관광 복합단지	연관산업의 융합 · 복합과 지역경제의 활성화
	건강문화 클러스터	치료보다는 시설과 쾌적한 환경제공
	허브형 의료 복합단지	다양한 유형의 클러스터를 단계적 가치사슬 전체를 통합
의료관광상품	질병치료 관광상품	특정 질병이 있는 환자들이 치료를 받고 치료 후 관광행위를 할 수 있도록 구성
	미용, 성형 의료관광 상품	미용 관련 서비스나 성형미용을 받고 관광을 겸하는 상품으로 주로 여성들이 애용
	휴양 의료관광상품	의료 서비스 인프라가 갖추어진 곳에 방문하여 체류
	전통 의료관광상품	전통 의학으로 치료와 관광을 목적으로 하는 상품
의료관광산업	교육 연구개발유형	신 치료, 신약 등 연구 · 개발하여 적용
	중증 치료형	난치병 또는 프리미어급 치료를 원하는 대상에게 의료 서비스를 제공
	선택 치료형	저렴한 의료비용과 휴양과 연계된 프로그램 제공
	복합형	의료 관련 시설, 상업 및 주거시설까지 개발

4) Smiith와 Puczko의 유형 분류

의료관광의 유형은 〈표 7-8〉과 같이 신체적 치료, 미용 치료, 휴식, 레저, 일의 균형, 심리적, 정신적 치료로 구분하였으며 그 종류를 제시하였다.

〈표 7-8〉 Smiith와 Puczko(2009년)의 의료관광 유형

신체적 치료	미용치료	이완/휴식	레저/오락	라이프/일의 균형	심리적 치료	정신적 치료
의료	성형수술	팸퍼링	스파	전신센터	전신센터	명상센터
스파/목욕	관광	스파 / 목욕	리조트	-	-	-
Mofetta	호텔 / 데이스파	웰니스 호텔	스포츠 / 휘트니스 휴가	직업 웰니스 워크숍	워크숍(호프만, 사이코드라마)	요가센터
수술 관광	해수요법센터	-	-	-	-	성지순례
재활센터	-	-	-	-	-	-

7. 의료관광객의 정의

우리나라는 의료관광의 활성화를 위해 국내 의료기관과 유수의 국제보험사와의 진료비 직접 청구(direct billing)에 대한 협정 및 계약체결을 위해 노력하고 있다.

㊀ 중국의 평안 보험을 비롯하여 [그림 7-24]와 같이 시그나(CIGNA) 보험, UHI(United Healthcare International) 보험, 아랍에미리트의 국영 보험사인 Daman 국제보험사와 국내 유수의 의료기관과 이들 국제보험사의 지불보증으로 진료 및 치료를 받는 외국인 환자에 대한 직접 청구할 수 있다.

(a) UHI 보험 (b) SIGNA 보험 (c) 중국의 평안보험

[그림 7-24] 세계 보험사

① 정부 대 정부 사업(G2G)으로 국제협정을 통한 자국의 환자송출에 따른 의료 서비스 제공 등의 노력도 계속되고 있다.

- 보건복지부와 UAE 보건부, 아부다비와 두바이 보건청과 환자송출에 대한 환자 유치협약을 체결한 바 있으며, 이 밖에도 조만간 러시아와 우리나라 사이에는 양국 간 비자면제협정을 통해 급격히 증가하고 있는 러시아 의료관광객의 국내 의료기관 방문도 쉬워질 것이다.

② 세계 여러 나라에서의 국제협정[92]을 통한 의료관광 활성화는 여러 부분에서 찾아볼 수 있다.

- 유수의 외국 의과대학 또는 의료센터와 체결한 양해각서[93](Memorandum Of Understanding : MOU)는 각 기관들과 상호 협력이 유지되고 있는 한 상호 간 서비스의 질이 계속 좋아질 것이라는 약속이 포함되고, 동시에 지역병원이 최신의 의료지식이나 기술에 대한 접근권을 가지고 있다.
  - 인도의 워크하르트(Wockhard)병원과 두바이의 헬스케어시티(Healthcare City)는 하버드 의대가 설립한 국제기구인 하버드 메디컬 인터내셔널(Harvard Medical International)과 제휴를 맺고 있다.

92) 국제협정 : 넓은 뜻은 일체의 국제적 사항에 관한 협정이며, 좁은 뜻은 경제적 · 사회적 사항을 비롯하여 주로 문화적 · 인도적 · 기술적 사항에 관한 국제적 협정의 경우가 많다.

- 인도의 아폴로(Apollo)병원[94]과 파나마의 푼다 파시피카병원(Hospital Punta Pacific)은 미국의 존스 홉킨스 인터내셔널(Johns Hopkins International)과 협력관계를 유지하고 있다.

③ 국제적인 협정을 통해 외국에서 온 환자들에게 그들이 받는 의료 서비스의 질이 제휴 관계에 있는 환자 본인 나라의 의료 서비스 수준과 동일하다는 확신을 심어 주게 된다.

④ 국제협정은 단순한 상호 간 비준뿐만 아니라 서비스의 공급과도 연관되어 있는데, 피츠버그대학병원의 경우 팔레르보, 키프로스, 카타르, 더블린과 국제 협력관계를 맺고 있을 뿐만 아니라 GE 헬스케어와의 합작투자도 진행하고 있다.

• 국제협정을 통한 제휴는 의료인 교환 프로그램 등을 통해 의료 훈련 영역까지도 확대되고 있다.

⑤ 코넬 의과대학(Conell Medical School)은 카타르 의학교육에 관한 [그림 7-25]와 같이 협력관계를 유지하고 있으며, 서울에서는 자문센터를 운영하고 있다.

• 선진국의 의료기관이나 의과대학에서 훈련받은 개발도상국 의사들은 자국으로 돌아가 현지에서 치료하기 힘든 자국민을 치료가 가능한 외국으로 소개하는 역할을 담당하기도 한다.

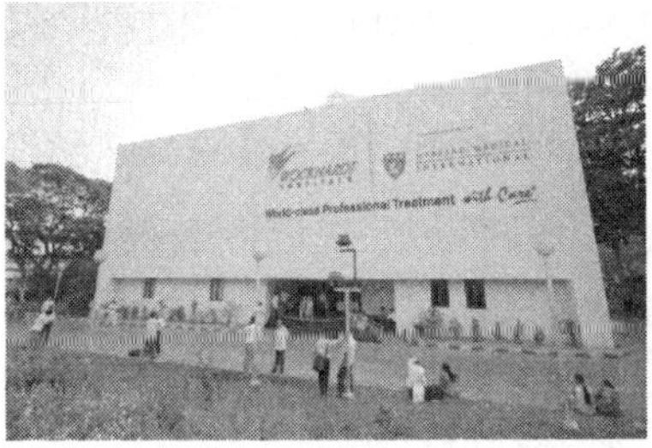

(a) 인도의 워크하르트 병원

Harvard Health Publications
HARVARD MEDICAL SCHOOL
Trusted advice for a healthier life

(b) 하버드 메디컬 스쿨 로고

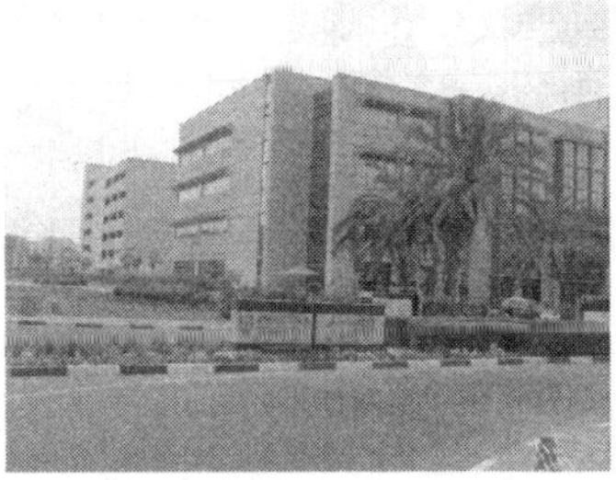

(c) 두바이 헬스케어 시티

[그림 7-25] 하버드 메디컬 인터내셔널과의 제휴관계

8. 해외 의료관광의 정의

의료관광은 과거부터 학자들의 정의가 폭넓고 다양하게 언급되어 왔다.

• 헬스투어리즘(Health Tourism)의 정의는 세계관광협의회가 정의한 "한 국가 내의 자연 자원을 이용한 건강시설을

93) 양해각서(Memorandum Of Understanding : MOU) : 당사국 사이의 외교교섭 결과 서로 양해된 내용을 확인 · 기록하기 위해 정식계약 체결에 앞서 행하는 문서로 된 합의문이다.

94) 아폴로(Apollo)병원 : 국제공인 인증과 JCI 인증 을 받은 세계 3위인 병원이다.

제공하는 관광"을 시작으로 "특별한 흥미가 있는 관광 중의 하나로 주요 동기가 건강과 관련 있는 관광"이라 하였다.
- "건강관리 서비스 및 시설과 일반적인 관광시설이 결합된 것을 홍보함으로써 관광지를 관광시설과 목적지로 유치하기 위한 의도적인 시도"라고 하였다.
  - 1996년도 로한은 "의료관광은 자신의 건강 상태를 개선시킬 목적으로 집을 떠나는 레저 활동이다"라고 하였으며, 폴락과 윌리엄은 건강과 행복을 개선하고 유지할 수 있게 하는 관광상품과 서비스를 사용하기 위하여 직장과 가정의 혼란으로 부터 벗어나는 여가적이고 휴양적이며 교육적인 행동을 정의했다.
  - 최근 자료는 개인의 정신적, 신체적 안녕을 유지하고, 향상 시키고 회복하기 위해서 국부적인 환경을 벗어나 조직적으로 구성한 여행이라 정의하였다.

03 의료관광 유형 및 특성

의료관광의 개념을 협의로 하느냐 아니면 광의로 정의하느냐에 따라서 의료관광의 유형이 다르게 분류되고 개념들간의 관계도 다르게 정립된다.

- 의료관광산업은 새로운 관광수요를 창출하고 있으며 의료관광이 증가하는 이유는 생활의 여유로 풍요로운 물질 혜택, 교통의 발달로 인한 국제 항공운임의 혜택, 환율변동의 혜택, 고가의 치료비용, 장기대기 등의 요인과 함께 자국에서 받기 어려운 의료 서비스를 해외관광 중에 양질의 의료 서비스를 저렴한 비용으로 받을 수 있는 장점이 있다.

[그림 7-26]과 같이 휴양, 레저, 관광, 문화활동 등을 결합하여 복합적인 관광활동이 가능하다.

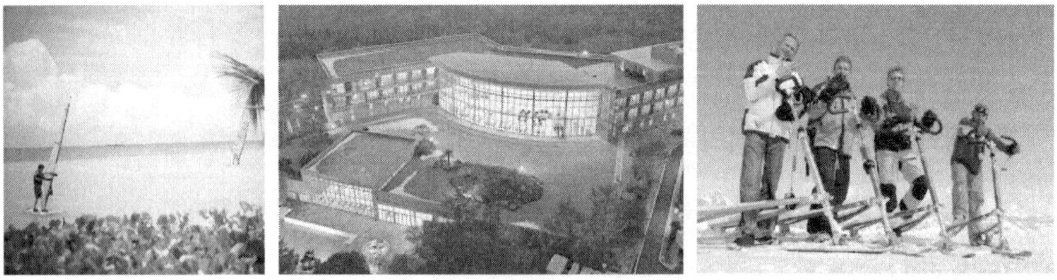

(a) 외국 휴양림 (b) 메디텔 (c) 외국인 환자들의 레저활동

[그림 7-26] 의료휴양

1. 의료관광객의 행위에 따른 분류

기존 연구에서 가장 쉽게 접할 수 있는 분류법은 의료관광객의 일정 중에서 의료 서비스가 차지하는 우선순위 혹은 제공되는 의료 서비스의 종류에 따른 분류이다.

- 정진수(2009년)의 연구 : 의료관광객 본인의 관광, 비즈니스, 동반자를 위한 관광 등 관광활동이 중심이 되고, 여기에 의료 서비스가 더해진 관광 중심의 의료관광과 순수한 치료목적으로 입국하였거나, 다른 치료목적으로 입국했으나 응급 치료를 받는 경우를 대상으로 하는 의료중심의 의료관광으로 구분하였다.
- 유지윤(2009년)의 연구 : 특정한 치료를 위해 타국에서 적극적인 의료활동을 추구하는 의료 지향형과 전반적인 건강 상태의 개선 및 미용, 웰빙 등을 추구하며, 현지에서의 관광 및 휴양활동에 적극적으로 연계되는 관광 지향형으로 구분하였으며, 의료관광객의 행위에 따라 교육 연구 개발형, 중증 치료형, 선택 치료형, 복합형의 4가지로 분류한 연구도 있다(서병로 외, 2009년).

1) 의료 서비스의 종류

치료 및 의료시술, 피부 및 성형, 건강검진 및 건강관리, 한방진료(임춘례, 2011년)하고, 〈표 7-9〉와 같이 Henderson(2004년)의 연구에서는 의료관광을 건강증진을 목적으로 여행하는 것이라고 정의하고 의료관광산업, 미용관광, 온천 및 대체요법의 3가지로 분류하였고, 의료관광은 암 치료, 심장 수술, 장기이식, 검강검진과 같은 의료 서비스에 속하며, 가슴 확대, 주름제거술, 시방흡입술의 경우는 성형수술에 속한다. 또한 피부관리, 운동 및 식이요법, 최면술, 마사지, 온천요법, 요가 등은 온천 및 대안적 치료법에 해당한다.

〈표 7-9〉 Henderson의 분류

Health Tourism			
Medical Tourism (의료관광산업)	Cosmetic Tourism (미용관광)	Spas and Alternative Therapies (스파 및 대체요법)	
Cancer treatmen(암치료) Health screening (건강검사) Health surgery(건강진료) Joint replacement (관절대체) Medical check-ups (건강검진) Neurosurgery (신경외과수술) Transplants(이식수술)	Breast augmentation (가슴확대수술) Facelifts (주름제거수술) Liposuction (지방흡입술)	Acupuncture(침술) Aromatherapy(향기요법) Beauty care(미용) Facials and body scrubs (각질 제거용비누) Exercise and diet (운동과 식이요법) Aroma therapy(향기요법) Herbal healing(한방치료) Homeopathy(동종요법) Holistic lifestyle(생활방식) Hydrotherapy(수압치료)	Hypnosis(최면) Massage(마사지) Yoga(요가) Meditation(명상) Mud therapy(머드테라피) Retreats(수련) Stress management (스트레스 대책) Thalasso therapy (해수테라피) Thermal springs(온천)

출처 : mapping the market for medical travel, Mckinsey, 2008.

2) 의료관광 유형

의료관광상품에 따라 치료형, 건강증진형, 미용형으로 분류한다(변정우 · 김양균, 2010년). 치료형은 중증질환 치료 혹은 입원이며, 건강증진형은 치료형과 연관되며, 건강관리를 위한 건강검진등 진단 치료이고, 미용형은 스파, 마사지, 휘트니스 등이다.

의료관광은 〈표 7-10〉과 같이 의료관광객의 행위에 따라 의료 서비스에 중점을 둔 순수 치료형, 관광에 목적을 두고 가벼운 의료 서비스를 하는 치료+관광형, 본인은 의료 서비스를 받지 않으면서 동반자를 위한 일정이 주를 이루는 간호형, 의료 서비스를 목적하지 않았으나 기회가 닿았거나 긴급사태로 인하여 의도치 않은 의료 서비스를 받게 되는 잠재 형으로 나눌 수 있다.

〈표 7-10〉 방문목적별 의료관광 유형

방문 목적	주요 특징
순수 치료형	특정 병원/의사를 찾아 입국한다.
치료+관광형	간단한 치료+관광을 겸한다.
간호형(동반자)	치료받는 가족 구성원의 Care가 우선 목적이나 현지 관광도 겸한다.
잠재 형	다른 치료목적으로 입국했으나 응급치료를 받는 경우 혹은 출장/사업 등 다른 목적으로 방문 후 체류국 의료 서비스 정보를 알고 치료를 겸한 후 귀국한다.

(1) 순수 치료형

처음부터 특정 병원이나 의사를 찾아서 입국하고 주로 자국에서의 치료가 힘든 난치병 환자 혹은 차별화된 프리미엄급의 치료나 서비스를 원하는 외국인들을 대상으로 의료 서비스를 제공하고, 치료는 지명도, 의료수준, 서비스의 질이 우선시되며 세계 각국 부유층의 이용도가 높다. [그림 7-27]과 같은 병원의 사례를 보면 미국 미네소타 로체스터시의 메이요 클리닉(Mayo Clinic), 텍사스 휴스턴시의 MD Anderson(MD 앤더슨) 암센터 등이다.

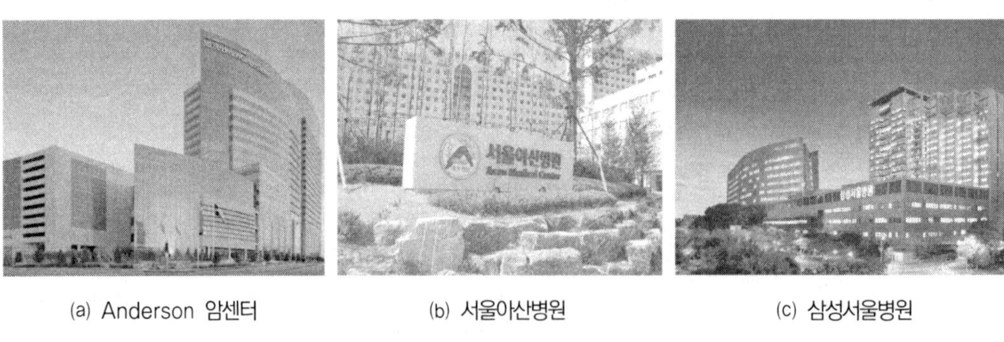

(a) Anderson 암센터 (b) 서울아산병원 (c) 삼성서울병원

[그림 7-27] 순수 치료가 목적인 병원

(2) 순수 치료목적 입국자 중 응급환자

다른 치료목적으로 입국했으나 [그림 7-28]과 같이 사고나 긴급상황으로 인하여 목적과는 별개의 응급치료를 받게 된다.

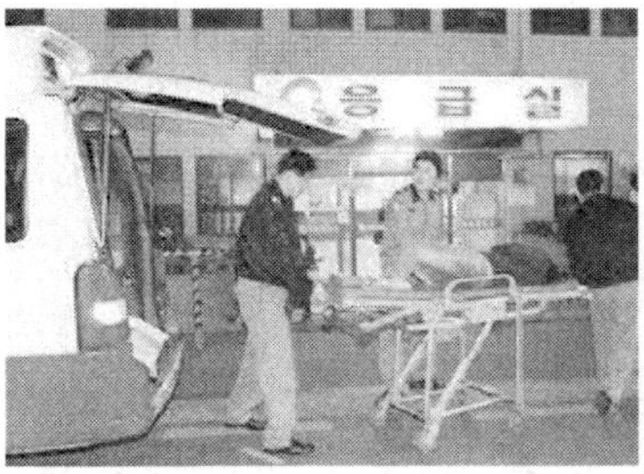

(a) 응급환자를 후송하는 119대원의 모습

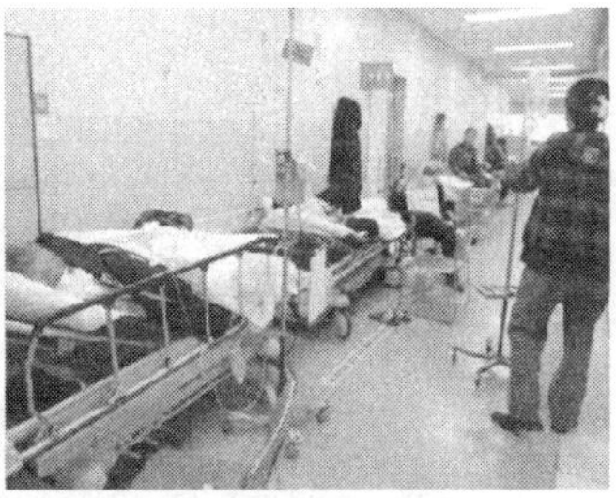

(b) 응급실의 모습

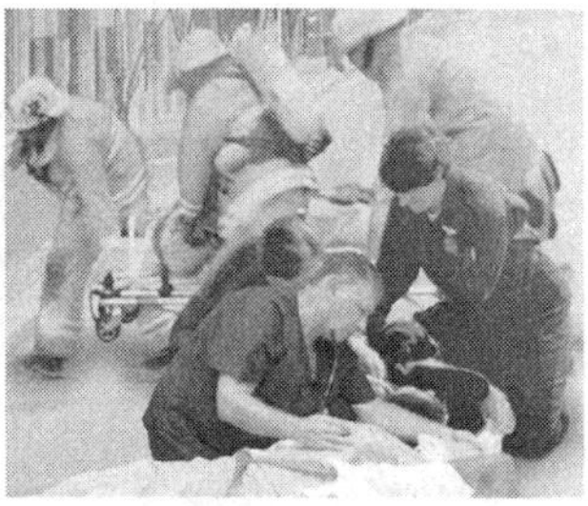

(c) 응급치료를 하는 모습

[그림 7-28] 순수 치료목적 입국자 중 응급환자

(3) 치료+관광형

관광과 휴양이 발달한 지역에서 많이 나타나며 외국인들을 대상으로 Medical Spa 등의 간단한 치료와 관광이 결합 되는 경우이다. 최근에는 양성자 치료처럼 위험도는 높지 않으나, 장기간에 걸친 치료가 필요하여 휴양이나 관광 등 치료 외의 서비스가 필요한 상품이나 전통의학과 관광자원을 결합한 웰니스 상품도 개발되고 있다(그림 7-29).

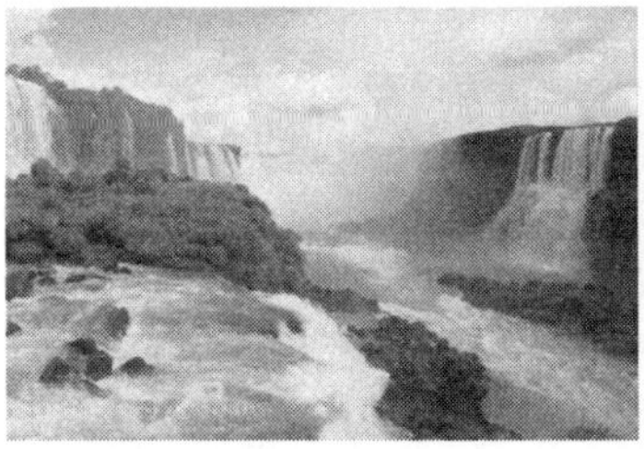

(a) 브라질(이과수 폭포)

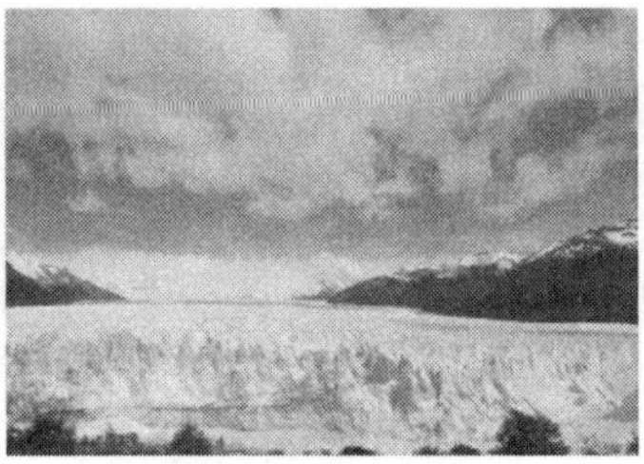

(b) 아르헨티나(페리토모레노 빙하)

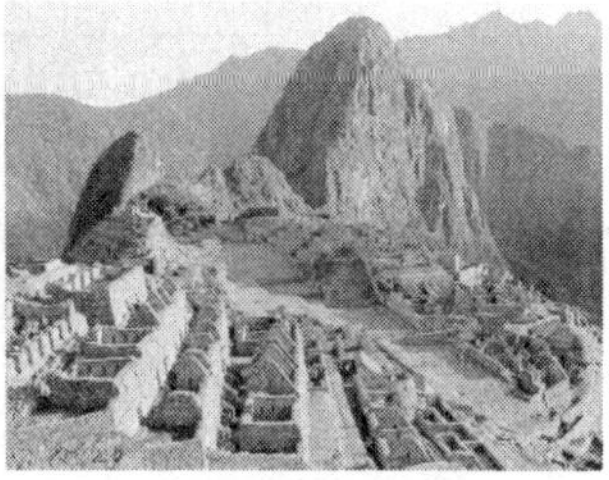

(c) 페루(마추픽추)

[그림 7-29] 남미의 관광도시

(4) 간호형(동반자 : 간호목적의 환자가족)

직접적으로 의료 서비스를 받지는 않지만 치료받는 가족 및 동료의 간병을 목적으로 입국하는 경우로 환자 간호 및 지원이 주된 목적이지만 현지 관광에 대한 관심도가 높다.

① 한국의 의료 인프라는 세계적 수준이며 의료비용은 낮아 의료관광국으로 두각을 나타내고 있지만 태국과 싱가포르에 비해 낮거나 비슷한 수준으로 책정되어 있다.

- 아시아 의료관광 목적지 중에서 한국은 중국에는 인지도가 높으나, 상대적으로 미국, 일본에서는 인식률이 낮으나 KPMG[95]조사는 한국방문 경험자가 한국을 긍정적으로 평가하는 것으로 나타나고 있고, 한국 의료 서비스 이용이 67[%]로 나타나므로 서비스 질에 대한 불만족보다는 인지도 자체가 낮게 나타나는 것이다.
- 한국의 의료 서비스를 선택하는 이유 : 높은 의료수준(20.9[%])과 특정 진료 분야에 대한 인지도(13.1[%])가 가장 큰 영향을 미치는 것으로 파악된다.
- 의료 서비스는(그림 7-30)과 같이 항목 중에서는 메디컬 스킨 어(medical skin care), 한방진료, 성형외과, 척추 등 외과수술이 타 서비스에 대비해 우수하다.
- 한국방문 전에 인지한 의료 서비스나 향후 이용하고 싶은 의료 서비스 분야에서도 메디컬 스킨케어, 한방진료가 높게 나타나고 있다.

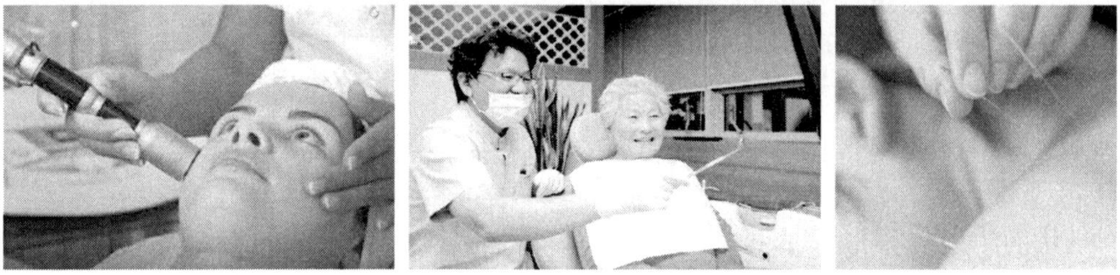

(a) 메디컬 스킨 케어 (b) 임플란트 (c) 한방진료

[그림 7-30] 의료 서비스 항목

② 의료관광을 목적으로 한국을 2회 이상 방문한 경험자의 메디컬 스킨케어 인지도가 상대적으로 높게 나타났다.

- 의료 서비스 속성 : 아시아 국가 내에서는 대부분의 항목이 일본 다음으로 긍정적으로 인식되고 있으나, 의사소통 측면에서의 우위가 뚜렷하지 않다.
- 의료관광산업 : 새로운 관광수요를 창출하고 있다.
- 선진국에 비교하여 손색없는 의료수준과 서비스, 휴양시설 등을 갖춘 아시아지역이 의료관광의 경쟁력을 갖추고 있으며, 싱가포르, 태국, 인도, 말레이시아 등 많은 아시아권 국가들은 정부의 적극적인 지원과 민간에 의한 주도로 관광 상품화하여 발전시키고 있고, 의료관광산업을 국가정책의 전략산업으로 삼고 지원을 하고 있으며 관광 홍보에 적극 나서며 의료관광의 허브를 지향하고 있다.

③ 의료관광은 의료사용자들이 적기에 적절한 장소에서 최적의 의료 서비스를 받기 위해 자국을 떠나 다른 나라를 방문하고 여행하는 것으로 [그림 7-31]과 같이 헬스 투어리즘(Health Tourism)의 하나의 유형으로 구분해 볼 수 있다.

95) KPMG(Klyneveld Peat Marwick Goerdeler) : 컨설팅을 주력으로 하는 다국적 기업이다.

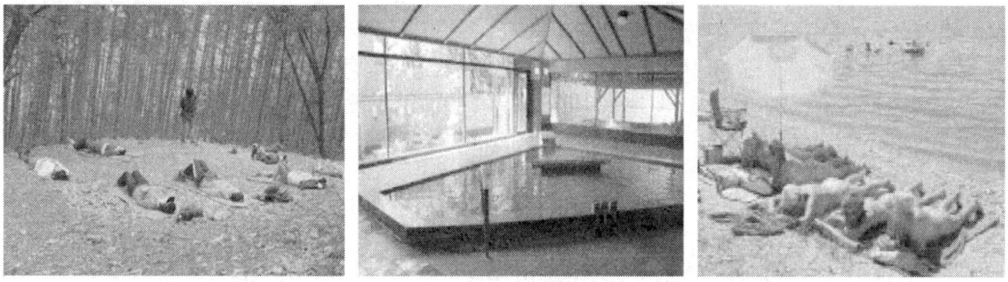

(a) 양평군 갈산공원 헬스케어 (b) 일본의 오고토 온천 (c) 남아프리카공화국 누두 해변

[그림 7-31] 헬스 투어리즘

(5) 잠재형(비즈니스+치료목적)

다른 치료목적으로 입국했으나, 사고나 긴급상황으로 목적과는 다르게 응급치료를 받게 되는 경우 또는 출장·사업 등 의료 서비스를 염두에 두지 않고 해당국을 방문하였으나, 체류기간 중에 의료 서비스에 관한 정보를 얻어 치료를 겸한 후 귀국하는 경우로 차후 의료관광의 잠재적 수요자가 되며, 자국으로 돌아가서도 주변인들에게 해당국의 의료관광 접점으로 작용하기도 하며 비즈니스를 겸한 치료목적이다(그림 7-32).

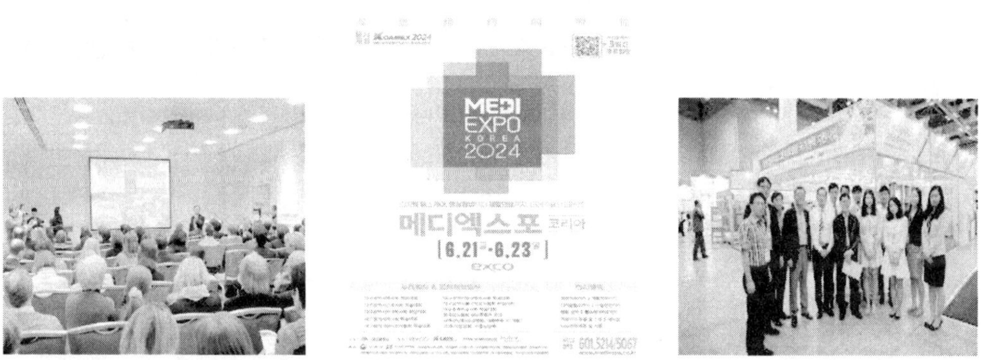

(a) 국제의료 종사자에 대한 세미나 (b) 대구 메디엑스포d (c) 일산 국제병원 의료산업 박람회

[그림 7-32] 비즈니스를 겸한 치료목적

2. 의료관광객의 거주지역 특성에 따른 분류

1) 인접 국가

의료관광 목적지와 가까이에 있어 방문할 기회가 상대적으로 많고 이동시간이 짧아 가벼운 치료나 쇼핑, 휴양 등의 목적으로 쉽게 선택할 수 있는 경우이다.

- 우리나라를 의료관광 목적지로 가정했을 때 일본과 중국 등 근거리 국가가 해당되며, 목적지에 대한 관심도가 높고 온·오프 라인을 통한 홍보도 상대적으로 다양하게 이루어지고 있어 정보 노출 빈도가 높다.
- 상품도 스파, 휴양 등 관광 요소와 연계한 다양한 상품이 개발될 수 있다.

2) 의료 후진국

자국 국가의 낙후된 의료수준으로 만족할 만한 혹은 안정적인 치료를 보장받지 못하여 해외 의료 서비스를 통해 치료를 받고자 하는 경우로 우리나라를 목적지로 가정할 때 러시아, 몽골, 베트남, 인도네시아 등이 대표적이다.

- 뇌혈관, 심장질환, 암 등 전문 시술을 위해 방한하는 경우가 많으나 최근에는 건강검진, 미용·성형을 위해 방문하는 사례도 늘고 있다.

3) 의료 선진국

의료관광객은 대부분 건강보험 혜택 등의 이유로 서비스 비용이 고가이거나 오랜 기다리는 시간 등 자국 내에서 충분한 의료 서비스를 받지 못해서 해외 의료기관을 선택하는 경우이다.

- 성장하는 미래형 시장으로 북미 등 의료선진국과 중동 등 자원 부국이 포함되며, 의료비 절감과 관광의 목적을 동시에 갖는 경우가 많다.
- 대표적인 의료 선진국인 미국의 경우 비보험 인구가 전체 국민의 17[%]인 4천만 명에 이르며, 치과 부문 비보장 인구는 1억 2천만 명 수준으로 매년 5~70만 명이 진료비가 상대적으로 저렴한 해외에서 진료를 받고 있다.
- 한국 방문목적은 보통 건강검진, 한방, 양성자 치료 등으로 특화된 의료 서비스나 장기 요양이 필요한 전문 서비스를 요 하는 경우가 많다.

04 의료 서비스 유형별 실태와 문제점

1. 국내 의료 서비스의 경쟁력

국내 의료 서비스는 특화된 서비스와 품질, 가격으로 나눌 수 있고, 우리나라의 특화된 서비스로 치과는 임플란트, 심미 수복 등, 일반진료 분야에서는 미용성형, 최소침습 시술 등, 한방에서는 중풍 재활, 침구과 등을 내세우고 있다.

1) 특화된 서비스

치아 임플란트는 결손된 치아를 위한 최고의 치료법이며, 손상되었거나 충치가 있는 치아를 뽑은 경우, 크라운이라고 하는 치아의 외관 및 치근은 모두 소실된다(그림 7-33).

• 치아 임플란트는 턱뼈에 시술되기 때문에 뼈에 융합되어 인공치아가 강하고 견고한 기반을 갖게 되는 것이다.

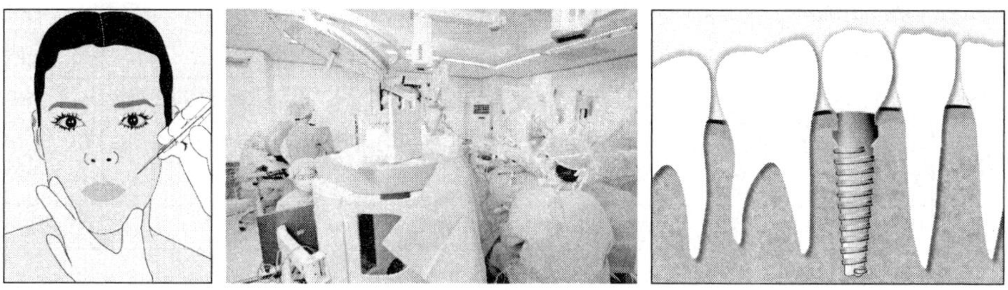

(a) 미용 · 성형 (b) 암치료 (c) 임플란트

[그림 7-33] 우리나라의 특화된 서비스

② 임플란트는 개별 치아, 임플란트 지지 브리지 또는 다수의 치아로 구성된 의치를 대체 시 사용하고, 우리나라의 특화된 서비스 분야는 〈표 7-11〉과 같이 치과, 안과, 일반진료, 한방 등이 있다.

〈표 7-11〉 치과, 안과, 일반진료, 한방에 대한 서비스 분야

구 분	특성화된 서비스 분야
치과	임플란트, 보철, 심미 수복
안과	라식, 라섹, 에피라식, 눈 성형 등
일반진료	미용, 성형, 척추교정, 최소침습, 척주관절 수술, 불임시술, 대장 항문 등
한방	중풍 재활, 아토피, 침구과, 재활 등

2) 품 질

우리나라는 미용, 성형 분야의 품질경쟁력이 높으며, 특히 안과, 피부과, 성형외과, 치과 등이 상대적으로 수준이 높다.

① 미국 대비 국내 의료수준은 〈표 7-12〉와 같다.

〈표 7-12〉 미국 대비 국내의료 기술수준

국내 우수 진료과목	임상 기술 우수 영역	미국 대비(100점) 기술 수준 점수
치과	임플란트 수술, 약교정(턱교정) 수술, 3차원의 영상분석	91
신경외과	뇌혈관내수술, 디스크 수핵용해술, 비침습적 디스크 수술	89
재활의학과	근전도검사, 연하곤간치료	89
안과	라식, 라섹수술, 백내장, 녹내장수술	89
이비인후과	두경부종양수술, 만성중이염수술, 부비종내시경수술, 인공와우이식술	86
진단방사선과	간암색전술, 폐결핵진단, 경동맥스텐트술, 간질환 및 폐질환의 영상진단, 뇌졸중혈관내치료	81
성형외과	미세혈관수술, 지방흡입이식술, 안검성형술, 비성형술, 안면윤곽수술, 유방재건술, 수지접합술	90
피부과	박피술, 피부레이저치료, 보톡스시술, 모발, 자가표피이식술	85~92

② 우리나라에서 치료 시 일본사람이 느끼는 우리나라와 일본의 의료수준은 〈표 7-13〉과 같이 미용, 성형, 라식·눈 성형, 한방·재활 부분에서 우리나라가 일본보다 우수하다.

〈표 7-13〉 일본사람이 느끼는 미용, 성형, 라식·눈 성형, 한방·재활 부분 진료과목별 의료수준

국가	치아미백, 보철, 임플란트	교통사고 응급처치	미용, 성형	라식·눈 성형	디스크	불임 치료	대장항문	한방재활
한국	6.9	5.7	7.2	7.0	6.6	6.9	6.9	7.2
일본	6.9	6.7	6.5	6.6	7.0	7.2	7.2	6.3

3) 가격(코로나19 이후 가격 변동 있음)

우리나라와 싱가포르, 태국, 인도, 미국 등 다른 나라 의료비를 과별로 비교하면 〈표 7-14〉와 같다.

〈표 7-14〉 싱가포르, 태국, 인도, 미국의 과별 의료비 비교

진료과	의료 서비스 항목	싱가포르	태국	인도	미국	한국
안과	라식수술	-	150	115	430	213
산부인과	자연분만 제왕절개	252 363	107 155	-	699 1,540	125 231
성형외과	유방 확대 쌍꺼풀 주름제거술	-	200 85 405	364 163 278	622 431 724	578 156 550
정형외과	인공관절 수술	918	957	727	3924	1,180
흉부외과	관상동맥우회술		1.148	1.053	1억1771	1,825

① 우리나라의 의료비는 〈표 7-15〉와 같이 대만, 일본, 미국 등 전반적으로 낮은 편이며, 미국 대비 1/10, 일본 대비 1/5 수준으로 가격이 저렴하여 경쟁력이 있다.

〈표 7-15〉 한국, 대만, 일본, 미국의 수술 절제술

구 분	한국	대만	일본	미국
인공신장 투석	57	156	140	163
위내시경	28	57	120	415
충수절제술	170	205	784	1,976
담낭절제술	309	355	1,523	2,235
제왕절개술	183	282	1,554	2,364

주) 의료보험 수가 적용

② 우리나라의 검사료는 〈표 7-16〉과 같이 미국 대비 1/3~1/20, 일본 대비 1/2~1/5 정도의 저렴한 수준이다.

〈표 7-16〉 처치료 및 수술료 비교

구 분	한국	대만	일본	미국
요검사	1,370	5,510	2,940	13,440
EKG	18,426	30,400	25,200	61,234
혈액검사	4,220	5,700	15,750	28,000
단순 가슴사진	3,890	7,600	15,750	75,040

주) 의료보험 수가 적용 [검사료 비교]

③ 국가별 의료비 수준은 한국을 100으로 하였을 때 미국 338, 중국 167, 일본 149, 싱가포르 105로 한국보다 의료비가 비싼 것으로 나타났고, 태국은 66으로 한국보다 의료비가 저렴한 것으로 나타났다.

2. 사용자의 의료관광 목적에 따른 분류

의료관광 목적에 따른 분류로는 질병 치료, 선택적 진료, 질병 예방관리, 대체의학 체험으로 나뉜다.

1) 질병 치료

순수 질병 치료만을 목적으로 하는 유형으로 [그림 7-34]와 같이 관광의 요소가 배제된

의료 서비스만 제공받기 원하는 형태이다.

• 암 또는 심장 수술 및 기타 수술을 목적으로 타국을 방문하는 환자이다.

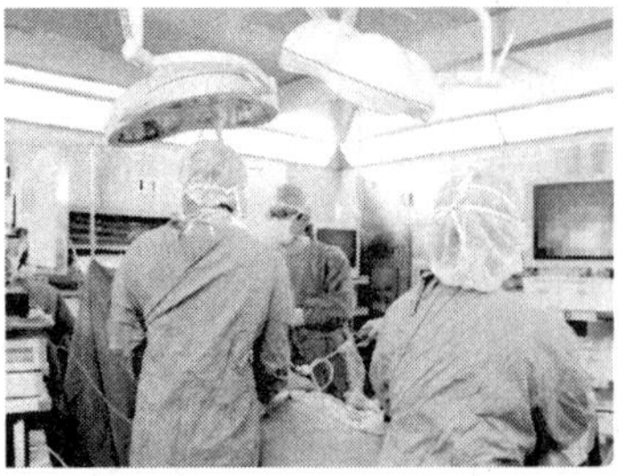
(a) 대장암 수술

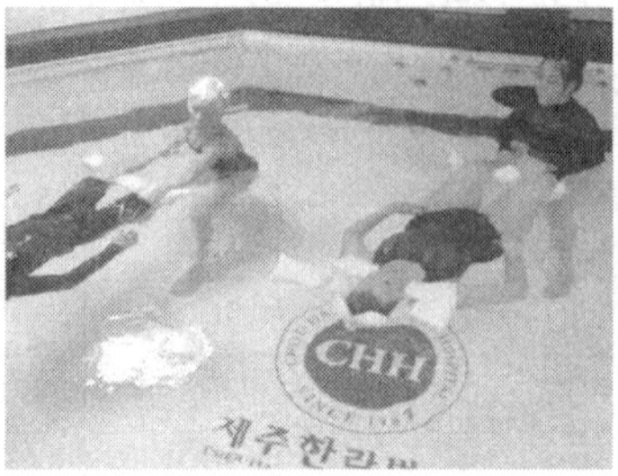

(b) 수치료

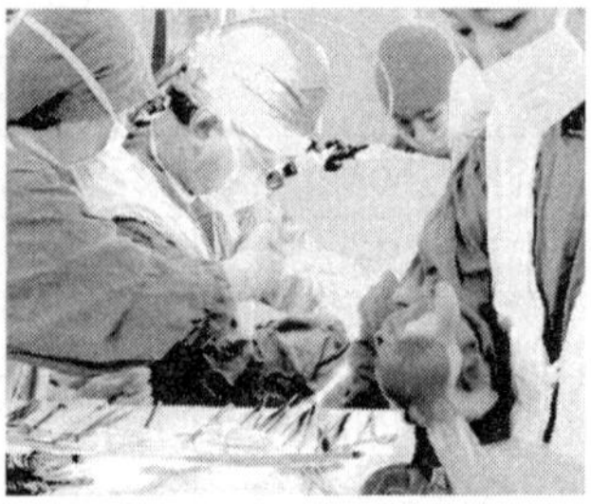
(c) 동맥경화 수술

[그림 7-34] 질병치료

2) 선택적 진료

치료이지만 질병 치료 개념이 아닌 선택진료를 목적으로 하는 유형이다. 미용수술[96]이나 개인의 심리적 만족을 위하여 서비스를 받는 형태이다(그림 7-35).

• 성형수술 혹은 안과 및 치과 진료와 현지 여행을 겸해 타국을 방문하는 환자의 경우이며, 수술 및 시술 후 현지의 문화를 체험할 수 있다.

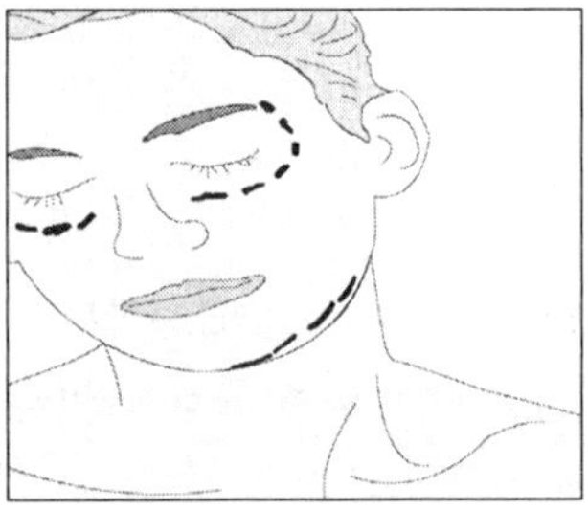
(a) 미용, 성형 환자

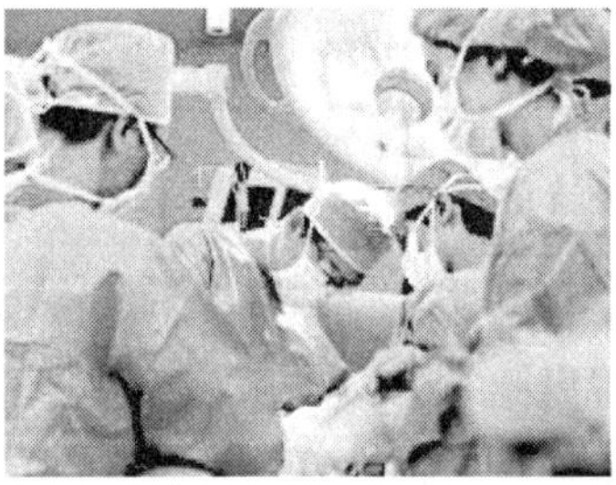
(b) 암 환자

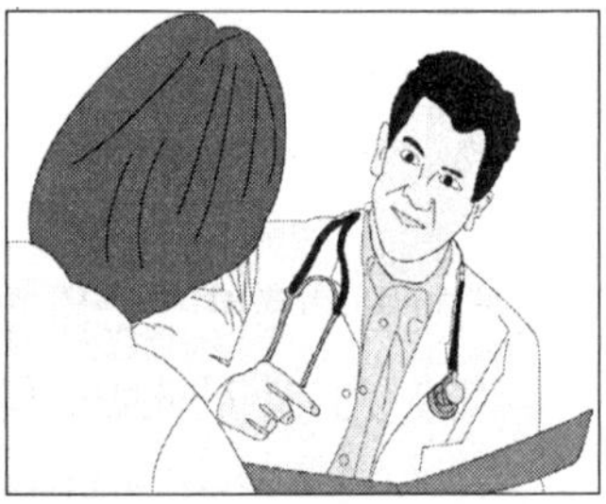
(c) 해외병원에 상담

[그림 7-35] 타국을 방문하는 환자들

3) 질병 예방관리

예방의학을 목적으로 하는 유형이다. 이는 현지의 문화 체험을 우선적으로 선호하는 차원

96) 미용수술 : 여성의 경우 모습을 아름답게 수정하기 위한 하나의 교정술이다. 임상의학의 정형외과와는 본질적으로 다르고, 성형외과와도 그 목적을 달리하고 있다.

에서 [그림 7-36]과 같이 건강검진 · 체질 감별 · 식이요법 등의 예방의학 차원의 관광이다.

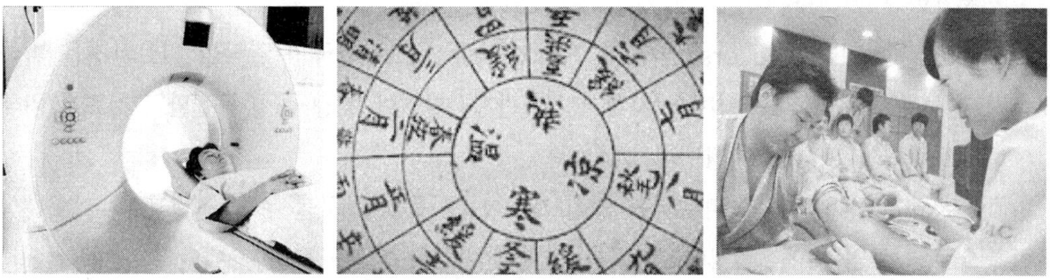

(a) MRI를 찍는 모습 (b) 한방 체질의학 (c) 종합검진

[그림 7-36] 질방예방관리

4) 대체의학 체험

지역 고유의 대체의학 체험을 목적으로 하는 유형으로 순수한 문화관광 체험을 위주로 하면서 현지 고유의 대체의학 및 정신 수련 등의 서비스를 제공 받는 형태이다.

3. 사용자의 계층에 따른 분류

싱가포르 관광청의 Yap(2006년)은 의료관광을 목적과 서비스 유형에 따라 다음과 같이 분류하였다.

- 휴양을 겸한 의류 서비스를 원하는 계층(rcset seeker)이다.
- 기본적인 의료 서비스를 받고자 여행을 하는 계층(essential seeker)이다.
- 본국에서 이용이 가능하지만 고액의 비용 때문에 해외에서 의료 서비스를 원하는 계층(affordable healthcare seeker)이다.
- 자국의 의료 서비스가 낙후되어 안전하고 확실한 치료를 위해 국제적인 명성 혹은 인증을 가진 해외병원에 가는 계층(quality healthcare seeker)이다.
- 의료비용 및 부대비용이 매우 비싼 고급 의료 서비스를 원하여 해외로 가는 부유 계층(premium healthcare seeker)이다.

4. 기타 의료관광 분류

1) Mckinsey & Company에 의한 분류

① Western Value-seekers : 미국 · 영국 · 캐나다 등 선진국에서 자국의 높은 의료비와 긴 기다리는 시간으로 인해 심혈관계질환이나 인공관절 치환술 등 일부 정형외과 질환

의 치료를 위해 의료관광을 떠나는 유형으로 대개 '확실' 의료의 질이 보장되는 곳을 선호한다.

② Asian Quality-seekers : 아시아 개도국을 중심으로 자국의 열악한 의료환경을 피하여 높은 수준의 의료 서비스를 찾아 심혈관계질환이나 종양 등 중증질환의 치료를 위해 의료관광을 떠나는 유형이다.

③ Cosmic : 성형외과와 피부과를 중심으로 아름다움의 추구를 위해 여행을 떠나는 유형으로 의료의 질에 '적정한 가격'을 면밀히 비교하여 의료관광을 떠나게 된다.

④ Leisure : 휴양을 겸한 건강검진의 목적으로 의료관광을 떠나는 유형으로 가격과 여행의 편의성에 관심이 높다.

2) 워싱턴 포스트지의 분류

《워싱턴 포스트, 2007년》지의 분류로는 치료여행, 의료관광이 있다.

① 치료여행(Medical Travel) : 자국에 비해 상대적으로 치료비가 저렴한 국가를 찾아 여행하는 것으로 경제적 이유가 주된 동기가 되는 의료여행이다.

② 의료관광(Medical Tourism) : 피부미용이나 간단한 미용, 성형 등의 시술이나 수술 등의 의료목적 및 상당 기간의 휴양관광을 겸하는 의료관광이다.

3) 지역에 따른 의료관광 분류

의료관광의 분류로는 인 바운드(In-bound), 아웃 바운드(Out-bound), 인트라 바운(Intra-bound) 3가지로 나뉜다.

① 인 바운드 의료관광 : 다른 나라로부터 의료관광을 위해 자국을 방문하는 의료관광이다.

② 아웃 바운드 의료관광 : 치료 및 관광을 위해 자국을 떠나 다른 나라를 방문하는 의료관광이다.

③ 인트라 바운드 의료관광 : 치료 및 관광을 위해 자국 내 다른 지역으로 이동하는 의료관광이다.

4) Henderson의 분류

핸드슨(John C. Henderson, 2004년)은 의료관광을 긴급성이 덜한 성형수술 · 온천 및 대체요법과 대조되는 형태로 구분하고, 의료관광을 일반적으로 사용자의 요구에 따라 다음과 같이 3가지 유형으로 구분한다.

① 생명과 직결되는 수술, 즉 암수술, 심장수술, 골수이식, 장기이식 등과 같은 의료 서비스 유형이 있다.

② 가슴 확대술, 얼굴 주름살 제거, 지방흡입술 등과 같은 의료 서비스 유형이 있다.

③ 온천 및 대체요법, 침술, 방향요법, 한방치료, 피부관리, 운동 및 다이어트, 동종요법, 마사지, 명상, 스트레스 관리, 해수요법, 요가 등으로 치료하고 건강증진을 위한 전통의학을 체험하고(그림 7-37)과 같이 온천을 즐기는 유형이 있다.

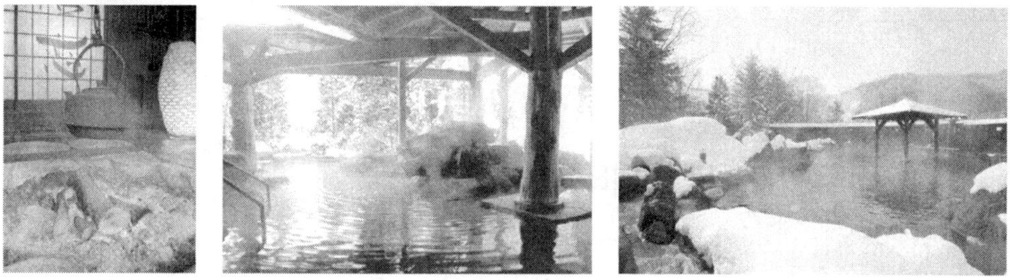

(a) 온천 (b) 일본의 규슈지방의 벳부 (c) 일본의 홋카이도

[그림 7-37] 온천여행

5) Smith와 Puczko의 분류

스미스와 푸츠코(Smith & Puczko, 2009년)는 보건관광의 유형을 웰니스 관광과 의료관광으로 구분하여 [그림 7-38]과 같이 그 상품 및 시설의 범위를 포괄적으로 설명하였다.

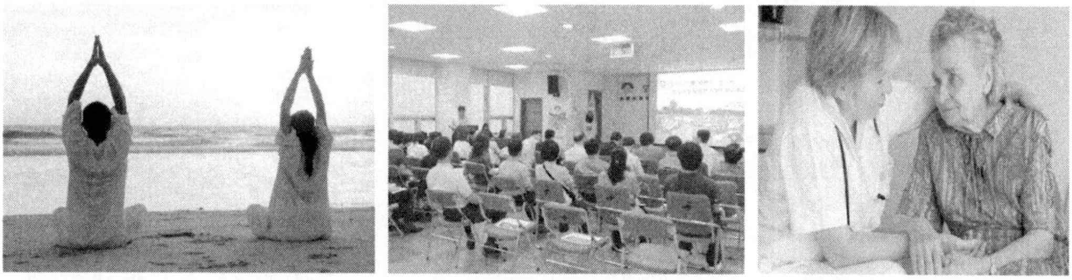

(a) 요가를 하면서 심신을 치유하고 있다 (b) 헬스투어리즘에 관한 학술제 (c) 환자를 간호하고 있다

[그림 7-38] 웰니스 관광과 의료관광

① 웰니스 관광 : 보건관광의 한 부분으로 레저와 레크리에이션 및 전체적인 기능치료이다.

② 의료관광 : 외과수술(성형수술, 치과및 제반수술)이나 질병과 관련한 치료 및 회복을 위한 의료 서비스 이전의 의료관광이 건강관리 중심의 헬스 투어리즘(health tourism)이라는 관광지의 매력이었다면 앞으로는 헬스케어[97]의 서비스와 부대시설을 활용하여 질병의 치료와 건강관리, 휴양, 레저, 문화활동 등 다양한 상품을 필요로 하는 방향으로 발전하고 있다.

> • 의료관광 분야에 새로운 일자리를 창출하고, 전문인력을 공급하기 위하여 한국에서는 2013년 1월부터 국제 의료관광 코디네이터 국가 기술자격증 제도가 시행하고 있다. 국제 의료관광 코디네이터의 수행직무는 구체적으로 진료 서비스 지원, 관광지원, 국내외 의료기관의 국가 간 진출을 지원할 수 있는 의료관광 마케팅, 의료관광 상담, 리스크 리 및 행정업무 등을 포함한다.

05 의료관광 코디네이터의 역할

의료관광 코디네이터는 의료관광객이 양질의 의료 서비스를 제공받고 의료 서비스 제공자가 효과적으로 고객을 관리할 수 있도록 의료지식과 통역 · 번역 능력을 바탕으로 의료관광 유치업무의 핵심을 담당하면서 의료진과 의료관광객과의 중개자이자 의사 소통창구이다.

1. 의료관광 코디네이터의 정의

국제 의료관광 코디네이터[98]는 국내 병원에서 진료와 치료를 받고자 하는 외국인 환자에게 유능한 의료진을 연결시켜주고 환자와 동반 가족들의 국내 체류 · 관광을 지원하는 역할을 수행하는 전문직업인이다(그림 7-39).

---

97) 헬스케어(health care)
 ㉠ 유비쿼터스와 원격의료 기술을 활용한 건강관리 서비스이다.
 ㉡ 유비쿼터스 헬스케어(ubiquitous health care)의 줄임말로 유비쿼터스 건강관리라고도 한다.
 ㉢ 시간과 공간의 제한 없이 의료 서비스를 제공받을 수 있는 것이 가장 큰 특징이다.

98) 국제 의료관광 코디네이터 : 국내 병원에서 진료와 치료를 받고자 하는 외국인 환자에게 유능한 의료진을 연결시켜주고, 환자와 동반 가족들의 국내 체류 관광을 지원하는 전문 직종이다.

• 의료관광 코디네이터는 의료 및 관광 분야의 지식과 어학 실력은 물론 매너와 서비스 정신이 필요하다. 정부는 의료법개정을 통해 해외 외국인 환자의 국내 병원 유치 활동을 허용하고, 의료관광 유치업체와 병원에 의료관광 전문 코디네이터 고용제 도입을 검토하기도 하였다.

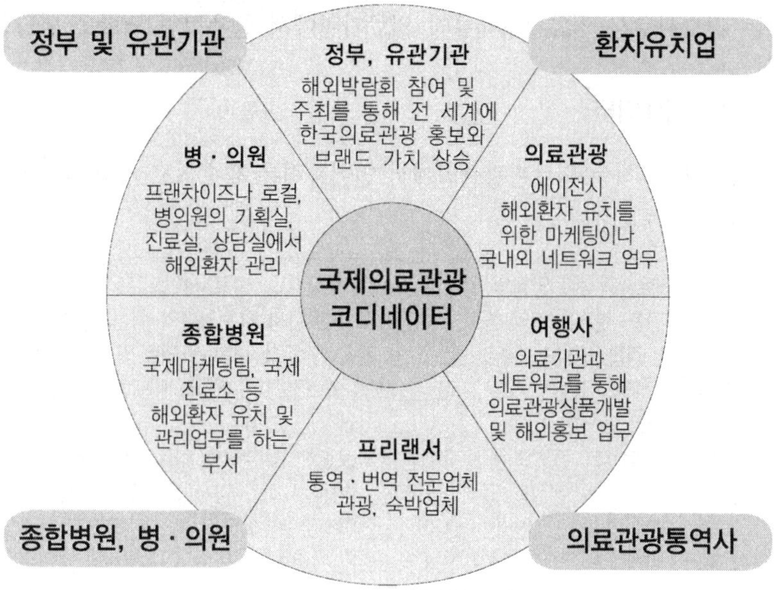

[그림 7-39] 국제 의료관광 코디네이터

2. 의료관광 전문인력

의료관광산업이 지속적으로 성장함에 따라 국제적인 수준을 가진 의료진의 수요가 급증하고 있다. 언어, 문화적 이질성을 갖춘 의료관광객을 유치하고 고객 감동 차원의 서비스를 제공하기 위해서는 의료전문지식과 함께 의사소통은 물론 외국 문화를 이해할 수 있는 글로벌 수준의 소양을 갖춘 전문인력이 필요하기 때문이다. 의료관광객의 활동에 직접적인 영향을 미치는 의료관광 전문인력의 범위와 주요 활동 내용을 정리하면 다음과 같다.

1) 국제 전문의사

국제인증 등 글로벌경쟁력을 갖추고 의료관광객을 유치하고자 하는 의료기관에서 전문의사로서 의료 서비스의 핵심적인 역할을 하게 된다.

• 최근에는 해외에서 학위 또는 수련 과정을 마치거나 의료활동을 펼친 의사가 늘고 있으며, 의료기관에서도 국제진료센터를 개설하는 등 의료관광객과 의료진 사이의 언어, 문화적 공감대 형성에 힘쓰고 있다.

2) 국제 임상간호사

글로벌경쟁력을 갖춘 양질의 전문적인 임상 간호 서비스를 제공하며 의료상황의 전 과정에서 환자와 보호자, 의료진 간에 효과적이고 원활한 진료가 이루어질 수 있도록 조절, 중재 및 관리하는 간호사로서 의료관광객유치 의료기관에서 중추적인 역할을 담당한다.

3) 의료관광 코디네이터

세계시장을 목표로 하는 의료관광산업에서 언어능력은 필수이고 가장 중요한 능력으로 손꼽을 수 있다(그림 7-40).

- 의료관광 코디네이터 : 의료관광객이 양질의 의료 서비스를 제공받고, 의료 서비스 제공자가 효과적으로 고객을 관리할 수 있도록 의료지식과 통역 · 번역 능력을 바탕으로 의료관광 유치업무의 핵심을 담당하고 있다.
- 의료관광 코디네이터 : 공항 영접 및 환송, 원무, 진료, 요양, 관광레저문화, 보험 등 의료 및 관광 서비스 등 의료관광객의 입국에서 출국, 사후관리까지 필요한 모든 관련 서비스를 원스톱으로 지원하게 되며 의료진과 의료관광객과의 중개자이자 의사 소통창구로 활동한다.
- 의료관광 코디네이터 : 메디컬센터, 종합병원 및 대학병원을 포함해 각 분야별 의료기관 혹은 의료관광 유치업체에 소속되어 활동하며 이 외에도 의료컨설팅 업체, 실버타운, 병원 서비스 강사 등으로 활동하기도 한다.
- 의료관광 코디네이터 : 영어, 중국어, 일본어, 러시아 등 언어적 능력 외에도 문화적 공감대 형성 능력과 고도의 전문적 의료관광 통역 · 번역 지식을 갖추어야 한다.
- 한국관광공사를 비롯한 다양한 교육기관에서 의료관광 코디네이터 양성 교육을 실시하고 있으며, 2013년부터는 '국제의료관광 코디네이터' 국가공인자격증 제도가 시행되고 있다.

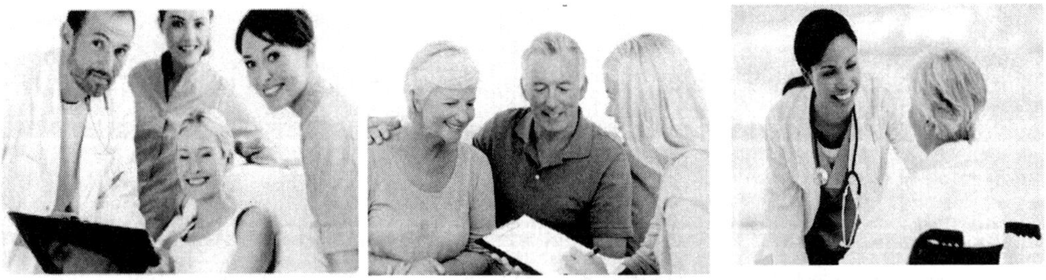

(a) 의료 코디네이터 (b) 상담받고 있는 해외 환자들

[그림 7-40] 의료 코디네이터들

4) 의료관광 마케터

국내외 의료관광 서비스의 공급과 수요를 상호 연결하고 교환이 일어나도록 하여 상품개발 및 홍보 등 의료관광 서비스의 가치를 창출하는 활동에 참여하게 된다.

- 의료관광 마케터 : 여행사, 의료컨설팅 업체에서부터 메디컬센터, 종합병원및 대학병원을 포함한 의료기관까지 폭넓게 활동하고 있다.

5) 의료관광 푸드 코디네이터

종교 및 지역별 식문화에 대한 이해를 바탕으로 한국을 방문하는 의료관광객들에게 입맛에 맞는 자국의 요리를 제공하는 역할을 담당한다.

- 의료관광객에게 맞춤 요리를 제공하는 것은 환자들의 만족도를 높이는 것은 물론 부가가치를 향상시켜 의료기관의 수익성 향상 등 의료관광 발전에 다방면에서 기여하고 있다.
- 의료관광객이 많은 대형 종합병원의 영양사및 조리사가 의료관광 푸드 코디네이터의 역할을 담당하게 된다.

6) 의료관광 국제 간병사

의료관광객의 입원 기간 내내 환자 가까이에서 전문적인 간병 서비스는 물론 통역 등의 서비스를 제공하게 된다.

- 전문적인 간병지식과 질병별 간병법은 물론 영어, 일어, 중국어, 몽골어와 아랍어 등 외국어 구사 능력과 해외환경에 대한 이해도도 요구된다.
- 한국관광공사에서 2010년부터 다문화가정 구성원을 대상으로 하는 국제 간병사(caregiver) 교육과정을 시행하고 있다.

7) 의료관광 테라피스트

스파, 허브, 에스테틱을 비롯하여 손을 사용해 직접·간접적인 방법으로 피부에 일정한 자극을 주어 생체반응을 일으키게 하여 환자의 건강을 증진시키는 역할을 담당한다.

- 최근 웰니스 관광의 활성화로 의사소통 능력을 갖춘 테라 피스트의 수요가 늘고 있다.

3. 의료관광 코디네이터의 업무 및 역할

1) 의료관광 코디네이터의 업무

사전 질병 상담에서부터 견적 산출, 입국비자를 위한 서류발급업무 외 입국에서부터 출국까지 환자를 위한 비용, 의료 관련 상담, 개별고충 상담 외에 의료전문 상식을 기반으로 전문통역과 다양한 문화에 대한 이해가 수반되어야 한다. [그림 7-41]은 의료관광 흐름도이다.

- 각 의료기관의 현실은 외국인 환자가 적어 별도의 전문 의료 통역사를 고용하기가 쉽지 않고 외국어만 되는 비전문가를 쓰기에는 검증되지 않는 위험이 있다.
- 각 의료기관은 장기적으로 외국어가 가능한 전문의료인을 양성이나, 고용이 가장 좋지만 현실적으로 재정부담 및 의료인의 업무 과중 등 어려움이 많다.
- 관광 지원, 의료관광 마케팅, 상담, 리스크관리 및 행정업무를 담당하는 전문가인 의료관광 코디네이터는 의료기관, 의료관광에이전시, 정부 기관, 여행사 등 의료관광산업과 관련된 분야에서 폭넓게 활동하며 업무를 수행한다.

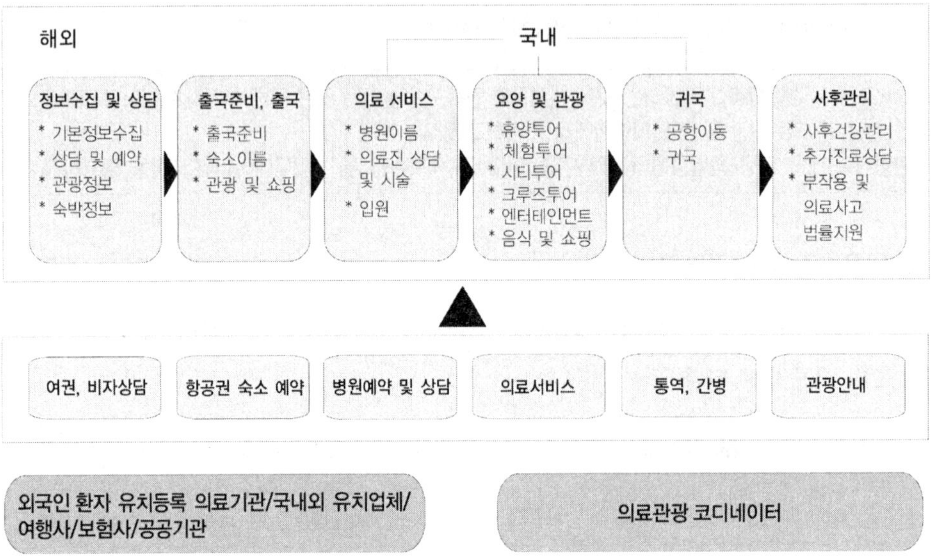

[그림 7-41] 의료관광 흐름도

2) 의료관광 코디네이터 국가 자격제도

새로운 일자리를 창출하고, 전문인력을 공급하기 위하여 한국에서는 2013년 1월 이후에 국제 의료관광 코디네이터 국가기술 자격증 제도가 시행되고 있다.

- 국제 의료관광 코디네이터의 수행직무 : 진료 서비스 지원, 관광 지원, 국내외 의료기관의 국가 간 진출을 지원할 수 있는 의료관광 마케팅, 의료관광 상담, 리스크관리 및 행정업무 등을 포함한다.
- 의료관광산업 : 국가 신성장동력 산업의 핵심 분야로 향후 상당한 발전이 기대되고 있다.
- 국제 의료관광 코디네이터 : 의료관광산업 분야의 활성화를 위해 반드시 필요한 인재이며 국제 의료관광 코디네이터 국가 자격시험이 신설되므로 이는 정부 차원에서 의료관광 사업을 육성하겠다는 의지이다.

3) 의료관광 코디네이터의 역할

병원과 의원 간의 차이가 있다(표 7-17).

- 병원 : 의료관광 관련 행정적 업무를 국제협력팀에 부여하고, 환자 관련 서비스 업무는 국제진료팀에 주로 부여한다.
- 의원 : 대형병원과 같이 조직이 세분화 되어 있지 않고, 인적 자원에도 제한이 있다. 의원의 경우, 한·두명이 의료관광 관련 행정과 서비스 업무를 동시에 수행한다.
- 같은 대형병원 간에도 의료관광 코디네이터의 역할에 차이가 있다.
  - 의료관광 협력과 국제진료로 팀이 나뉘 어진 병원들도 두 개 팀원들에게 주어지는 역할이 병원마다 차이가 있다.
  - 세계는 끊임없이 변화하고 있고, 세계의 문화적 교류는 활발하게 이뤄지고 있다.
  - 빠른 속도로 발전하고 있는 의료관광시장도 마찬가지이다.
  - 문화의 차이에 대한 깊은 이해와 수용이없으면 부정적인 영향에서 벗어날 수 없을 것이다.

〈표 7-17〉 의료관광 코디네이터의 업무별 요구지식 및 기술

업무(Task)	지식(Knowledge)	기술(Skill)	태도(Attitude)
의료관광상품 상담	• 의료관광상품 종류 및 내용 파악 • 상품기획	• 상품기획 능력 • 상품개발 능력 • 상품상담 능력	의료관광상품 개발을 위한 창의적 · 적극적인 태도
일정 관리	보편적인 일정 관리에 대한 이해	• 일정 내용 파악 능력(예약확인) • 일정 조정 및 분배 능력(예약 변경 등)	무리한 일정이 되지 않도록 배분하는 합리적 태도
의료제도 및 보험안내	• 의료제도의 특성에 대한 이해 • 건강보험 및 국제보험에 대한 지식	• 의료제도의 특징 및 차이점 분석 능력 • 의료관광산업과의 연계성 적용 능력	신속하고 정확한 안내를 위한 적극적 태도
리스크 상담 정보제공	• 의료의 리스크 이해 및 지식 • 사전 · 사후 리스크 예방 및 정보획득 · 제공에 관한 지식	• 리스크 분석 능력 • 리스크 제거를 위한 대책수립 능력 • 리스크 제거를 위한 정보제공 능력	과학적이고 분석적인 태도가 요구
병원행정 업무처리	• 병원행정에 대한 지식 • 병원 업무에 대한 지식(원무 등)	• 병원 서식처리 능력 • 병원 안내 처리 능력	친절하고 자세한 설명을 할 수 있는 태도
병원생활 안내	병원시설 이용 이해	병원 생활 설명 능력	자세하고 친절한 설명을 할 수 있는 태도
사고 및 분쟁 예방	• 의료법에 대한 지식 • 의료과오 및 분쟁에 대한 지식	• 의료과오 파악 능력 • 의료분쟁 조정 능력 • 의료분쟁 해결 능력	정밀하고 세련된 문제 파악 및 해결 태도
진료 및 치료 통역 · 번역	• 의학용어에 대한 지식 • 의학 생활영어 지식	진료를 위한 옳은 통역 및 번역 능력	친절하고 적극적인 조력자의 태도
여행업에 대한 이해	• 여행업에 대한 지식 • 관광지에 대한 지식	• 여행에 대한 안내 능력 • 관광 소개에 대한 능력	자세한 설명이 가능한 태도
호텔예약	• 국내 호텔산업에 대한 이해 • 호텔예약 및 변경 이해	호텔 예약, 예약확인, 변경 능력	적극적이고 신속한 문제 해결 태도
항공예약	항공산업에 대한 이해	• 관광스케줄 관리 • 관광상품기획	적극적이고 신속한 문제 해결 태도
관광 안내	관광산업에 대한 이해	• 관광 스케줄 관리 • 관광상품기획	친절하고 적극적인 조력자 태도

업무(Task)	지식(Knowledge)	기술(Skill)	태도(Attitude)
비자 발급 지원	비자 발급 절차 및 비자 연장에 대한 지식	비자 발급, 비자 유형변경, 비자 연장 수속능력	정밀하고 신속한 문제해결 태도
다문화 맞춤형 서비스 제공	각국의 의료문화 차이에 대한 지식	의료문화 역량, 문화적 차이를 배려한 서비스 제공 능력	친절하고 자세한 설명이 가능한 태도
고객 편의제공	교통편의 제공방법	-	-
고객 서비스 유지 및 관리	고객관계관리(CRM)에 대한 지식	기존 획득고객에 대한 사후관리(Post-care)	적극적이고 신속한 문제해결 태도
외국어 능력	해당 외국어 구사 능력	외국어 읽기, 쓰기, 듣기, 말하기 기술, 능력	자세하고 친절한 설명을 할 수 있는 태도
의학지식	의학용어 및 일반질환에 대한 이해	의학용어 구사 능력 및 질환에 대한 기초지식	정밀하고 자세한 설명이 가능한 태도
고객 서비스 마인드	CS에 대한 이해	지속적 고객 서비스 제공 능력	친절하고 적극적인 조력자의 태도

4. 의료관광 코디네이터 활동 매뉴얼

의료관광 코디네이터는 국제화되는 의료시장에서 의료관광객을 유치하고 관리하기 위한

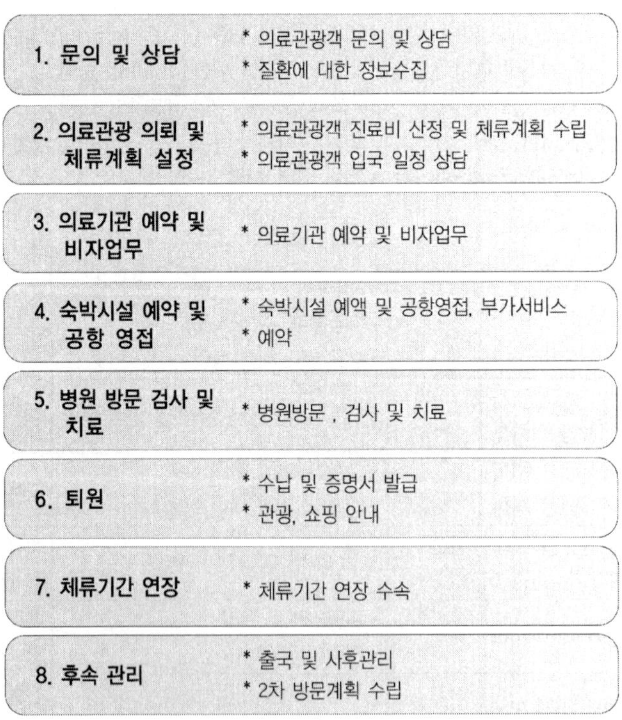

[그림 7-42] 의료관광 코디네이터의 주요 활동

구체적인 진료 서비스 지원, 관광 지원, 국내외 의료기관의 국가간 진출을 지원할 수 있는 의료관광마케팅, 의료관광 상담, 리스크관리 및 행정업무 등을 담당함으로써 우리나라 글로벌 헬스케어 산업의 발전 및 대외경쟁력을 향상시키는 업무를 수행하는 의료관광 전문가이다(그림 7-42).

1) 문의 및 상담

의료관광객과의 상담이 시작되면 우선 확보되어야 하는 것이 의료관광객의 정보(개인정보, 진료기록, 각종 검사 결과물과 진단서 등)이다.

- 의료관광객이 관심을 보이는 진료 상품과 관광상품도 꼼꼼히 체크하여 신속한 대응이 될 수 있도록 해야 한다.

2) 의료관광 의뢰 및 체류 계획 설정

의료관광객 정보를 수집하면 환자의 상황에 따라 진료과목을 결정하고, 국내 의료기관에 진료계획 및 진료비 산정을 의뢰하게 되면, 의료관광객으로부터 정확한 자료를 받는 것이 병원에서 진료계획을 세울 때 도움이 된다.

① 의료관광객이 국내에서 체류해야 하는 기간과 비용에 대해 정확하게 예상할 수 있도록 진료계획은 되도록 상세하게 산출하는 것이 중요하다.

② 진료계획안에는 치료 일정에 따른 입원 일수 및 외래진료횟수, 치료 전 검사, 예상 진료, 부가 서비스 등이 고려되어야 한다.

③ 산출된 진료비는 의료관광객이 입국을 결정하게 하는 예민한 요소로, 입국 후에 진료비가 변동될 수 있음을 고지해야 한다.

- 사전에 진료비 변동사항에 대해 충분하게 숙지가 되지 않으면 불만을 토로하고 각 서비스 항목을 일목요연하게 볼 수 있도록 서비스 체크리스트와 진료비 예상 상세견적을 만들어 보내주는 것이 좋다.

④ 의료관광객 상담시 주의점은 다음과 같다.

- 서비스 체크리스트 : 호텔 및 숙박시설, 휴대폰 대여, 공항 영접, 관광, 쇼핑 등 제공 가능한 서비스를 무료와 유료로 나눠 일목요연하게 정리하여 해당 외국어로 번역하여 상담 과정에서 선택할 수 있도록 준비한 서식이다.
- 의료관광객에게 받은 문의 내용은 최대한 신속하게 전달하는 것이 좋다.
- 의료관광객은 적어도 3~4개 이상 예상 상세견적을 받아서 비교를 하기에 국내 의료기관에 유치하기 위해서는 정확한 견적 내용과 차별화된 서비스 강점을 가지고 있다는 것을 빨리 알려줘야 한다.

3) 의료기관 예약 및 비자 업무

의료관광객이 국내 의료기관에서 치료받기로 결정이 되면 다음 절차로 입국비자 신청을 해야 한다.

① 법무부는 외국인 환자와 동반자의 합법적인 장기체류를 위하여 2009년 5월 이후 출입국관리법 시행규칙을 개정하여 의료관광 비자를 발급하고 있다.
② 미용 치료 등 90일 이하의 간단한 진료에는 90일 이하 단기 비자인 C-3-M, 90일 이상의 장기치료와 재활이 필요한 경우엔 1년짜리 장기비자인 G-7-M 비자를 발급받으면 된다.
③ 의료관광 비자 발급과 관련된 보다 자세한 자료는 다음 절에서 다루기로 한다.
④ 의료관광 비자(C-3-M, G-7-M)를 받기 위한 준비서류

- 사증 발급 신청서
- 여권 및 신분증
- 의료기관에서 발급한 의료목적 입증서류
- 치료 및 체류비용 조달 능력을 입증할 수 있는 서류
- 외국인 환자 유치 의료기관 또는 유치업자 등록증 사본

4) 숙박시설 예약 및 공항 영접

의료관광객이 입원의 경우에는 공항에서 바로 입원을 할 수 있도록 사전에 의료기관측과 병실 예약 부분을 확인해야 한다(그림 7-43).

① 입국 당일 입원하지 않아도 되는 경우에는 의료관광객이 선택한 숙박시설을 예약하고 확인하여 일정에 차질이 없도록 신경을 써야 한다.

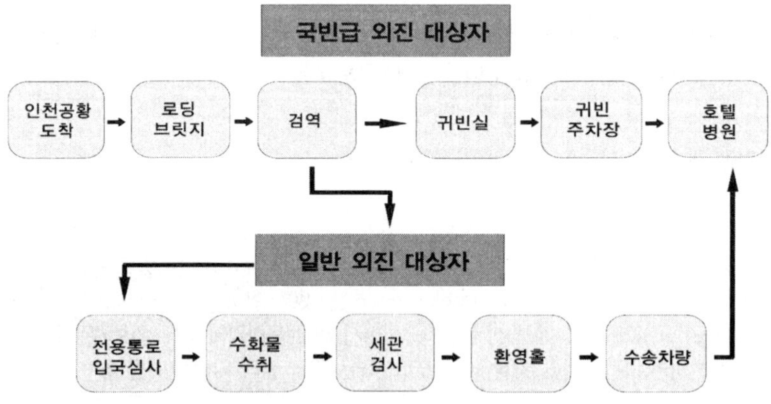

(현대메디스, Facilitating service 운영매뉴얼)

[그림 7-43] 인천국제공항 영접 흐름도

② 공항 영접시 미팅 포인트로 [그림 7-44]와 같이 인천국제공항 1층 입국장(5번 출구 앞)에 있는 한국관광공사 의료관광 안내 홍보센터를 이용하면 편리하다.

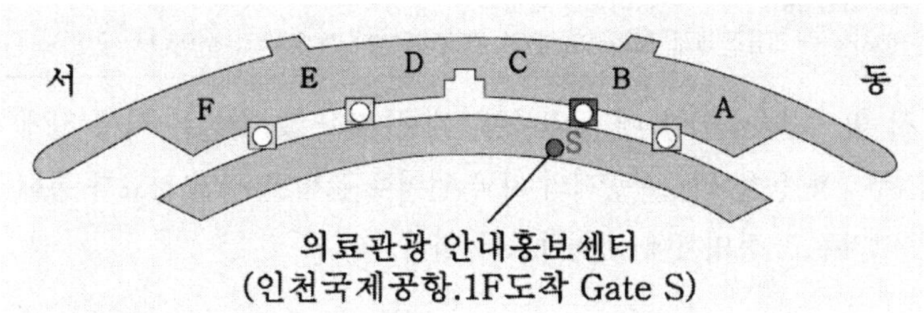

[그림 7-44] 인천국제공항 의료관광 안내 홍보센터 위치

5) 의료기관 방문, 검사 및 치료

의료관광객이 입국하게 되면 이제부터 본격적인 업무가 시작된다.

① 유치등록 의료기관에 의료관광 코디네이터들이 상주하고 있는 경우라도 환자와 함께 외래 접수부터 해줘야 하는 경우가 많다.

- 단체든 개인이든 사전에 일괄 접수할 수 있도록 환자 정보를 의료기관에 보내 사전 예약을 하는 것도 좋은 방법이다. 이렇게 처리 할 경우에는 정보수집 단계에서 환자의 개인정보를 의료기관에 공개한다는 의료기록 및 개인정보 이용 동의서를 받아두도록 한다.

② 의료 관광객이 신료를 받거나 검사를 받는 동안의 진행과정에 대해 미리 알려주어 의사소통이 안되어 생길 수 있는 불안감과 불편함을 줄여주도록 노력한다.

- 모든 과정에서 의료관광객이 결정할 수 있도록 충분히 설명해 주고, 생각할 시간을 주어 정확히 이해하고 결정했는지 확인하는 것이 좋다.

③ 의료기관 방문, 검사 및 치료시 유의점이다.

㉠ 접수할 때 확인해야 할 사항

- 의료관광객의 비자 종류와 체류기간
- 보험 가입 여부와 가입증명서 확인, 해당 보험사에 지급보증 여부 확인
- 퇴원시 병원으로부터 발급 받아야 되는 보험 청구서식 확인

㉡ 입원할 때 확인해야 할 사항

- 입원기간 중에는 가급적 하루에 한번 이상 의료관광객 요구사항을 파악하여 병원에 전달하도록 한다.
- 휴대폰을 대여해주어 항상 연락이 가능하도록 해준다.
- 환자의 진료 진행사항을 의료진에게 확인하여 초기 견적내용상 입원일수가 늘어나지 않도록 관리해준다.

㉢ 검사 및 수술(시술)할 때 주의사항 : 각종 검사 및 수술은 시행 전에 검사내용과 방법, 부작용 등을 의료관광객의 자국 언어로 준비된 서면 자료를 통해 사전에 충분하게 알려주고 동의서에 서명하도록 한다.

6) 퇴 원

① 외래 진료가 끝나거나 입원을 했던 환자가 퇴원을 하는 경우 모두 수납을 하게 된다.

- 수납은 돈과 관련된 업무이기 때문에 의료관광객이 납득할 수 있도록 진료내역에 대한 자세한 설명과 진료비 납입방법을 상의하여 결정한다.

② 퇴원시에는 환자의 의무기록과 복용해야 할 약 설명, 추후 관리방 법에 대해 구두로만 설명하지 말고 의료관광객이 사용하는 언어로 서면 작성하여 전달한다.

③ 의료관광객이 의료기기나 약을 항공기에 가지고 가야 한다면 항공사나 세관에 제출할 소견서를 별도로 작성하여 준비해 준다.

④ 퇴원 후 관광을 하거나 쇼핑을 할 경우 의료관광객이 원하는 곳으로 안내하거나 기존 관광 프로그램을 통하여 안내한다.

⑤ 퇴원할 때 유의점이다.

- 환자의 보험청구 관련 서식
- 거동이 불편한 환자의 경우 앰뷸런스나 이동수단 확인예약
- 환자의 의무기록 및 의사 진단 및 소견서

7) 체류기간 연장

의료관광객의 경우 의료관광으로 단기 입국할 시에는 체류기간 연장 사유가 발생하기 어렵지만, 상병치료를 목적으로 들어오는 경우에는 허가를 받은 체류기간(보통 90일 기준, 최장 1년)을 넘기는 경우가 발생하기도 한다. 이때 의료관광객 본인 및 대리인이 체류기간 연장신청을 하고 국내 체류기간을 재허가 받아야만 한다.

- 전국 해당지역의 출입국관리사무소 또는 출장소에서 업무를 담당하고 있으며, 전자민원(http : //www.immigration.go.kr/) 신청 또는 방문예약을 통해 처리할 수 있다.
- 전자민원은 토, 일, 공휴일을 포함하지 않은 체류기간 만료 3일 이전까지 신청 가능하며, 방문 예약은 체류기간 만료일 1일 전까지만 신청하면 처리가 가능하다.
- 체류기간 연장을 위한 비자 연장 신청서류이다.
  - 체류기간 연장허가서
  - 여권
  - 체류기간 연장 소명자료

8) 후속관리

의료관광객이 의료 서비스 및 관광을 마치고 자국으로 돌아가는 길에도 의료관광 코디네이터의 도움이 필요하다.

① 입국시 공항 영접 서비스와 마찬가지로 출국 시에도 공항까지 가는 교통편을 준비하고 환송 서비스를 제공한다.

② 의료관광객이 한국에서 부가가치세 면제 품목(Tax Free)을 구입한 경우 면세구역 안에 있는 세금환급 코너(Tax Refund) 등에서 세금 환급을 받을 수 있도록 신고서를 작성하거나 절차를 숙지시킨다.

- 인천공항의 경우 대부분의 외항사는 탑승구가 제2청사로 배정되므로 이동시간을 염두하여 사전에 확인하여야 한다.

③ 의료관광객이 자국으로 돌아간 이후에도 지속적인 건강관리나 추가진료에 대한 상담이 필요하다.

- 치료를 받고 7~10일 정도 지난 시점에 치료 효과와 약 복용 후의 반응을 물어보고, 문제가 있을 시 주치의에게 물어 개선 할 수 있는 방안을 제시할 수 있어야 한다.

④ E-mail이나 전화를 통한 추가약의 주문 시에는 주치의와의 상담 후 처방을 받아야하며, 약처방 후에는 약값과 배송비용 그리고 지불 방법에 대한 상세한 안내를 제공한다.

⑤ 배송은 입금 확인 후에 하는 것을 원칙으로 하며 배송 전에 변경의 여지가 있으므로 주소를 재확인하고, 배송 후에는 EMS 번호를 메일로 알려 고객에게 배송정보를 제공한다.

- 기존 의료관광객의 만족도가 높은 경우, 자국으로 돌아가서 추가 의료관광객을 보내주거나 주변의 홍보를 통해 매출과 마케팅을 동시에 수행하기 때문에 지속적인 관리는 필수적이다.

⑥ 만약의 부작용 및 의료사고 발생시 보험사, 의료기관 등과 협조체계를 구축하여 이에 대한 신속하고 명확한 대응이 이루어져야 한다.

⑦ 한국관광공사는 이러한 사태에 활용할 수 있도록 《의료관광 실무 매뉴얼》에 의료관광객 리스크관리 사례 및 행정처리절차에 관한 내용을 수록하고 있다.

㉠ 한국의료분쟁조정중재원(http : //www.k-medi.or.kr)이 설립되어 (표 7-18)과 같이 의료사고 및 불편사항으로 발생하는 분쟁에 대해 도움을 주고 있다.

〈표 7-18〉 의료분쟁 리스크관리 체크리스트

진행일정	위험요인	내 용
최초상담	사전정보 오류로 인한 분쟁	• 의료관광객의 국적, 성별, 나이, 병력, 재정상황 등을 체크 • 입국비자 필요시 비자유형은 확인하였는가? • 현재 진료 현황자료는 확인하였는가? (의료관광객 국적병원의 진단서) 환자 진료 설계범위는 확정하였는가? (진료 요청기간, 진료 범위, 질병 여부에 따른 추가 진료사항, 진료기간, 재조정 등) • 전염병 예방접종 및 관련 서류를 확인하였는가? • (안전사고 발생시 책임 범위 확인) 환자가 가입한 보험의 범위는 확인하였는가? • 입국에 필요한 준비사항은 충분히 설명하였는가? • 예상치 못한 추가 병력 발견시 진료기간 연장 및 상호 조정사항에 대해 확인하였는가? • 사고 발생 시 상호 책임 범위 및 분쟁 해결 방안에 대해 협의하여 진료계약서에 반영하였는가?
	통역 오류로 인한 분쟁	• 의료관광객 국적별 통역 가능한 코디네이터가 있는가? • 코디네이터의 통역내용은 상담일지에 작성하였는가? • (여러 차례 전화를 하게 됨) 의료관광객에게 코디네이터 연락처를 정확하게 전달하였는가? • 상호 연락처가 변경되었을 경우 올바르게 수정 후 변경 사항을 교류하였는가? • 상담 시 안내 매뉴얼은 구비되어 있는가? (영어, 일어, 중국어 등 최소 3개 언어정비 필요)
상담내용 분석 및 비용 산출	상담내용 분석 오류	• 상담내용에 대해 국제진료담당자와 정확히 논의 후 분석하여 프로세스를 설계하였는가? • 알레르기 유무, 식사 주의사항 등 환자 특이사항을 올바르게 체크하였는가? • 과거병력은 상세히 체크 하였는가? • 현재 복용 중인 약물은 체크 하였는가?
	비용 산출 오류	• 세부 진료 내용별 검사항목, 투약 여부(양약/한약), 옵션 사항 등 의료관광객의 요청사항을 올바르게 반영하여 전체 치료비용을 산출하였는가? • 예상 진료비용을 에이전시 및 의료관광객에게 미리 설명하였는가? (의료관광객 개인 부담이 될 경우 준비가 필요)
	체류자격 및 비자기간 체크 오류	• 비자가 필요한 국적을 가진 의료관광객의 경우 비자 발급 및 기간은 체크하였는가? • 만료 7일 전일 경우 담당 의사 소견서 및 체류 연장 신고서는 제출하였는가? • 체류자격에 따라 조치계획을 수립하였는가?

진행일정	위험요인	내 용
예 약	진료설계 오류	진료설계(진료범위, 절차, 기간, 비용산정 포함) 완료 후 예약확인서를 발급하였는가?
	대사관과의 분쟁	• 입국비자를 위해 대사관에서 요청한 사전 필요서류를 확인하였는가? • 대사관 요청서류를 충족하여 제출하였는가?
입 국	진료 불가	• 필요서류를 구비 하였는가? • 입국비자 종류를 확인하였는가?
교통편의 제공	안전사고	• 의료관광객 입국, 출국시 교통편의 제공이 옵션 사항인가? • 공항 픽업은 누가 할 것인가?(업체위탁 여부 결정) • 업체 위탁할 경우 계약체결은 적정한가? • 안전사고 예방을 위한 주의사항은 충분히 설명하고 계약체결 시 반영하였는가? • 사고보험의 외국인 보장 여부는 확인하였는가? • 사고 발생 시 보고체계 및 대응조치는 수립되어 있는가?

출처 : 의료관광 실무매뉴얼, 한국관광공사, 2009 재구성

㉡ 중재원에서는 의료 서비스 과정에서 겪은 의료사고와 관련한 기초적 상담부터 고액의 중·상해·사망사고에 대한 손해배상 사건까지 포괄적인 의료분쟁 해결역할을 수행하며, 소송 전 단계에서 기초상담 및 법률상담과 조정역할 등을 담당하나, 중재원은 외국인 전담 상담 기관이 아닌 만큼 사전에 사건 배경과 현재 상황 및 문제점 등에 대한 사전자료를 준비하는 것이 좋다.

5. 의료관광 코디네이터의 자질

의료관광 코디네이터는 외국 환자에게 [그림 7-45]와 같이 의료관광 코디네이터 교육기관을 국내 병원을 소개하기 위해서는 언어능력과 의학지식을 포함한 다양한 능력과 자질이 요구된다.

1) 외국어 대화 능력

외국인 환자가 자연스럽게 코디네이터와 대화할 수 있어야 하며, 외국인의 언어와 비언어적 표현방식을 잘 이해하고 있어야 한다. 특히 미국, 일본, 중국, 러시아 등의 주요 국가 출신의 외국인에 대해서는 비언어적 표현방식을 이해할 필요가 있다.

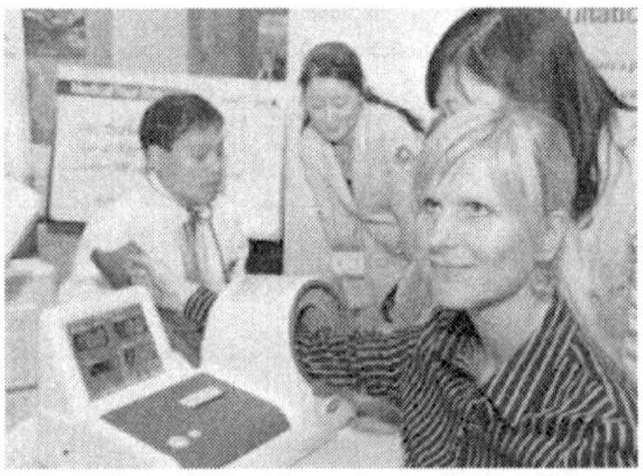

(a) 국제 코디네이터가 되기 위한 외국어

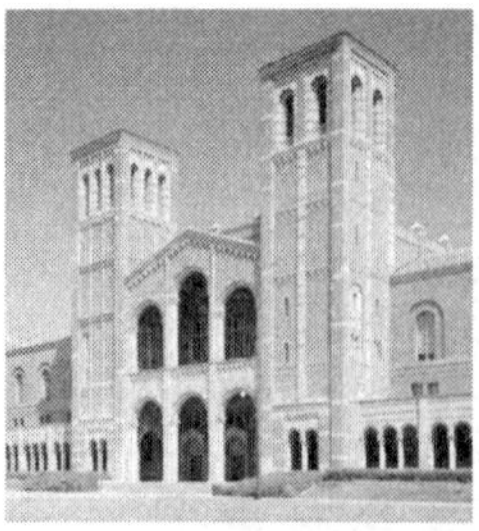

(b) 외국의료 보험회사의 Coverage

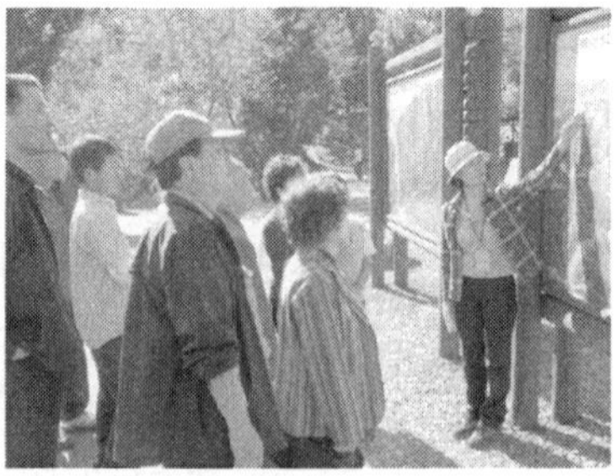

(c) 문화에 대한 지식

[그림 7-45] 의료관광 코디네이터의 자질

① 외국기관과 서신교환을 위해서는 외국어로 된 비즈니스 서류를 작성하는 능력을 갖추어야 한다.

- 외국의 의료관광 에이전시나 광고회사와의 업무협의를 위해서는 외국어로 된 비즈니스 서류를 정확하게 작성해야 하고, 외국어로 된 문서를 정확하게 해석할 수 있어야 한다.
- 잘못된 해석은 의료사고나 재정적 손실로 이어질 수도 있다.
- 환자 전자의무기록(EMR) 자료나 외국 의료보험회사의 커버지(coverage) 내용을 정확하게 읽고 이해하지 못하면 문제가 발생할 수 있다.
- Coverage 그룹 건강보험은 기업이나 회사에서 단체로 가입하는 건강보험으로서(1~50명의 그룹 플랜, 50명 이상의 그룹 플랜으로 나누어진다) 근로자만이 아닌 사업주까지 그 혜택이 포함된다.

② 기본적인 보험약관은 사업주에게 발행이 되지만 보험 혜택 내역 등 의료혜택을 받는데 필요한 서류는 개개인의 근로자 앞으로 발행된다.

③ 사업주는 건강보험에 새로 가입해야 하는 근로자의 정보를 전하는 역할에서부터 근로자의 건강보험을 종결시키는 사무적인 일을 맡아서 하게 된다.

④ 회사에서 필요한 사람의 건강을 위해서 마련되는 보험이라 회사는 근로자의 의료비용에 대한 불안감을 해소하는 입장에서 바람직하다.

- 미국에서는 많은 수의 건강 보험회사가 여러 가지의 플랜을 소개하고 취급하므로 혜택의 차이는 있다.
- 보통의 경우, 보험 혜택을 받으려는 보험가입자는 본인부담액(deductible)을 내야 하는 경우도 있으며 의사를 접하는 방문비(co-payment)만을 내는 경우도 있다.
- 각 플랜에 따라 혜택의 최고액을 평생 1,000,000[$]~5,000,000[$]가 정해지게 된다.
- 간혹, 혜택의 제한액이 없는 경우도 있다.

⑤ 개인과 그룹 건강보험의 차이점은 그룹 건강보험은 가입자의 현재 가지고 있는 병의 유무에 관계 없이 가입이 가능하다.

⑥ 사업주는 보험불입금에 대한 금액에 대해 세금 공제를 받을 수 있는 혜택이 있다.

• 가입심사과정에서도 관대한 심사를 한다. 하지만, 그룹 건강보험하고 종업원 상해 보험을 혼돈해서는 안된다.

⑦ 건강보험은 직장일과 상관없이 의료혜택을 받을 경우에 필요한 보험이고, 종업원 상해 보험은 직장일과 상관된 일로 의료혜택을 받을 수 있다.

• 종업원 상해보험은 사업주는 혜택을 받을 수 없다.

2) 전문용어 이해능력

의학용어에 대한 지식은 필수적이다.

• 외국인 환자에게 질병을 설명하기 위해서는 의학용어를 정확하게 알고 있어야 한다.
- 서류에 질병 코드명을 쓰는 경우가 있는데, 이럴 경우를 대비하여 주요 질병 코드명을 이해해야 한다.
- 전 세계적으로 ICD[99]-9CM이나 ICD-10 등의 질병 코드가 쓰이고 있다.
- 외무기록실에서 서류를 작성하겠지만, 코디네이터도 이는 정도의 기본적 지식을 갖는 것이 필요하다.
- 미국에서는 처치 코드라고 있는데 처치항목별로 CPT-4 코드를 사용하고 있다.
- 상황에 따라서는 CPT-4 코드에 대한 이해가 필요할 수 있다.

3) 커뮤니케이션

고객에게 감동의 서비스를 제공하기 위해서는 책임 있는 듣기와 책임 있는 말하기가 중요하다. 최근에는 커뮤니케이션에서 듣기, 특히 경청의 중요성이 부각되고 있다(그림 7-46).

• 고객의 말을 제대로 이해하고 감동의 메시지를 전달할 수 있어야 한다.
• 외국인 환자에게 공감하는, 즉 상대방의 입장 에서 생각하는 자세가 더욱 중요하다.
• 외국인 환자에게 의료관광상품을 정확하게 소개하고 추가적인 상품구매를 유도하는 능력도 중요하다.
• 외국인 환자는 문화가 다르므로, 작은 일에도 오해를 할 수 있으며 고객 불평으로 이어져 나쁜 소문이 퍼지게 할 수도 있어서 불만이나 의료사고 접수시 즉각적으로 고객의 불만 내용과 원인을 파악하여 이를 시정하고 서비스 회복을 이끌어 낼 수 있어야 한다.

99) ICD(Implantable Cardioverter Defibrillator) : 체내 세동제거

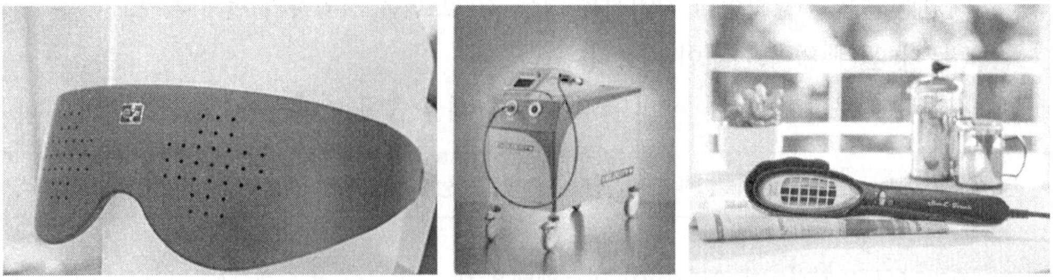

(a) 안구건조증 치료용 의료기기 (b) 백반증 치료기 (c) 아토피 피부치료기

[그림 7-46] 의료기기 상품들

4) 문화에 대한 지식

각 나라별로 질병에 대한 인식과 의료기관이나 의료인에 대한 믿음, 표현방식 등에 차이가 있다.

- 환자에 대한 진료나 서비스가 환자에게 만족감을 제공하려면 각 나라의 문화에 대한 이해가 중요하다.
- 타 문화를 이해하고, 타 문화 사람을 만나는 것에 자신감이 있고, 실제의 상황에서 상호 접촉을 실행에 옮기는 능력이 있어야 한다.
- 변화하는 글로벌 사회를 반영한 공통적인 에티켓과 문화 정도는 충분히 인지하고 준비해야 한다.
- 한국의 글로벌화를 통해 한국 브랜드 가치를 높이고 해외 환자 유치에 중요한 역할을 할 것이다.
- 의료관광 코디네이터는 다양한 문화까지도 이해할 수 있고 중요하지만 어려운 직업이다.

제8장
의료관광의 구조

세계는 국제교류가 활발해지고 국경, 인종, 민족 등의 장벽은 점점 허물어지고, 무한경쟁 체제로 변화되면서 자유무역협정(FTA)이라는 울타리 안의 영역은 점점 확대되어 가고 있다. 특히 단순 무역의 개념을 넘어 이제 새로운 서비스 영역이 부각 되고 있는 현 시점에 '의료'라는 서비스 영역은 고도의 기술과 인적 · 물적 자원의 집약체로, 최고의 부가가치를 창출할 수 있는 고부가가치산업이라고 할 수 있다.

01 의료관광의 메커니즘

의료관광산업의 수요는 서비스와 관광산업의 연계로 날로 증가하고 있고, 스파[100], 마사지, 해수에 의한 치료, 물리치료, 기치료, 아로마테라피, 양방 · 한방 협진 등 의료 서비스를 겸한 상품과 음식의 서비스는 관광산업의 수요를 팽창시키며 하나의 시장을 형성하고 있다(그림 8-1).

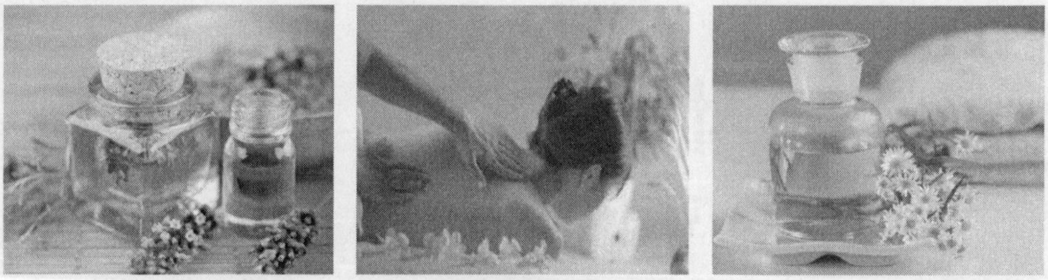

(a) 라벤더 아로마테라피 (b) 아로마테라피 마사지 (c) 카모마일 저먼 아로마테라피

[그림 8-1] 아로마테라피

- 국내 · 외적인 의료관광의 수요와 기대 욕구에 부응하기 위한 상품의 출현은 의료관광을 전문 서비스로 하는 여행사, 메디컬호텔, 메디컬리조트의 발달을 가져오고 의료관광 전문인력양성, 의료관광 전문특구 도입 등으로 나타나고 있다.
- 의료관광산업은 새로운 산업의 모델로 각광 받고 있으며, 의료산업과 관광산업의 시너지를 동시에 창출하며 산업내의 경쟁이 아닌 산업 간의 경쟁을 초월한 융합 · 복합산업으로 지속적인 관심과 경쟁력을 갖춰 나가야 할 것이다.
- 한국문화관광연구원[101] 유지윤(2008년)의 연구에 의하면 의료관광은 의료 서비스와 관광산업이 결합된 상품구조로 의료와 관광의 결합유형, 사용자의 니즈에 따라 구분하여 볼 수 있다.

100) 스파(spa) : 지하수 수온이 그 지역의 연평균기온이나 얕은 지층의 지하수 수온보다 높은 경우로 한계온도는 지역에 따라 나라마다 정의가 다르다.

해외여행과 현지 국가의 의료 서비스의 결합으로 새로운 형태의 의료관광 이동이 창출되고 있고, 관광 일정 중 건강관리 및 미용, 중증수술 및 치료, 관광, 휴양, 레저, 보양, 웰빙 등 폭 넓은 연계 구조를 보이고 있다(그림 8-2).

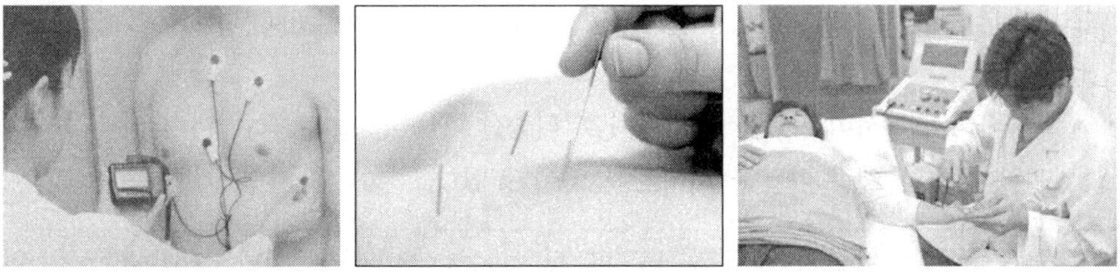

(a) 홀터검사를 받고 있는 환자 (b) 침술을 받고 있는 환자 (c) 물리치료를 받고 있는 환자

[그림 8-2] 의료 서비스

1. 의료관광의 결정 요인

의료관광의 결정에 영향을 미치는 요인은 직접적인 요인과 부수적인 요인으로 나눌 수 있다.

- 직접적인 요인 : 의료관광객을 해외로 밀어내는 요인과 이들을 유인하는 방문 국가의 요인으로 나눌 수 있다.
- 부수적인 요인 : 의료관광을 촉진하는 촉진 요인, 방해하는 방해요인 그리고 여행하려는 시기의 상황 요인이 있다.

1) 의료관광객을 밀어내는 요인

자국의 의료 서비스가 환자의 욕구에 대해 충족시키지 못하기 때문에 환자가 원하는 욕구를 만족시키기 위해 해외로 나가게 되는데 의료 서비스를 찾아 해외로 나가도록 하는 요인을 밀어내는 요인이라 하며 크게 5가지 유형으로 분류한다.

① 높은 의료비 : 의료비가 비싼 선진국들은 비싼 의료비를 경감시키고자 보험제도를 운영하고 있지만 보험의 혜택을 받지 못하는 계층이나 보험 적용이 안되는 치료에 대해서는 의료비가 큰 부담으로 의료관광객이 해외로 나가는 요인이 된다.

② 낮은 의료수준 : 의료관광의 초창기에는 저개발 국가의 환자들이 자국의 낮은 의료 서비스에 선진국의 보다 나은 서비스를 받으러 이동하였지만 최근에는 중국, 러시아, 중동 등 산업경쟁력에 비해 의료 서비스 분야가 상대적으로 낙후된 국가에서 환자들이 보다 나은 서비스를 받기 위해 해외로 이동하고 있다.

101) 한국문화관광연구원 : 문화 · 관광 분야의 정책연구 및 대안 제시를 위한 정책연구기관이다.

③ 긴 기다리는 시간 : 영국이나 캐나다와 같이 국가 의료 서비스 제도를 갖춘 국가에서 주로 부각 되는 문제로서 많은 대기자 환자들이 치료순서가 되기까지 많은 시간을 기다리기만 한다.

• 결국 기다리는 시간을 기다리지 못한 환자들은 빠른 치료를 받기 위해 해외로 이동한다.

④ 제한적 의료 서비스 : 장기이식이나 대리출산, 안락사 같은 의료 서비스는 각 국가의 법률에 따라 제공 가능한 서비스에 차이가 있다.

• 환자는 받고 싶은 의료 서비스가 자국에서는 불가능할 때 서비스를 받기 위하여 서비스가 가능한 타국으로 이동해서 서비스를 받는다.

⑤ 특정 치료에 대한 부정적 시각 : 자국의 문화적, 사회적 이유로 특정 치료에 대해 부정적인 경우 비난을 피하기 위해 해외로 나가서 의료 서비스를 받는다.

• 성전환수술 같은 경우 자국에서도 수술이 가능 하지만 주위의 호기심과 비난을 피하기 위해서 성전환수술을 자유롭게 받아들이는 타 국가로 찾아가서 수술하는 경우가 있다.

2) 의료관광객을 유인하는 요인

의료관광객을 밀어내는 요인과 타국의 의료관광객을 자국으로 찾아오도록 결정하게 하는 주요 요인들이다.

① 높은 의료수준 : 초기부터 의료관광을 유발하는 주요 요인으로 환자들은 자국의 낮은 의료 서비스에 만족하지 못해서 혹은 더 좋은 서비스를 받기 위해서 해외로 이동하게 되고, 선진국의 병원이나 의원들은 이러한 환자들을 유치하기 위하여 국제 인증이나 유명 병원과의 네트워크 구축을 통해 자신의 의료수준을 알리기 위해 노력하고 있다.
② 낮은 의료비 : 의료관광객을 자국으로 유인하는 요인으로 동남아시아 국가나 중남미 국가들이 주요 경쟁력 요소로 홍보하고 있다.

• 딜로이트(2009년)가 조사한 의료 서비스 고객조사에서 응답자의 40[%]가 의료비를 50[%] 이상 절감할 수 있다면 해외로 나갈 용의가 있다고 했다.

③ 짧은 기다리는 시간 : 자국의 오래 기다리는 진료 시간을 견디지 못한 환자들은 빠르고 신속한 진료와 치료가 가능한 국가를 찾아가게 된다.

- 병원들은 별도의 프로세서를 통해 빠른 의료 서비스를 제공하여 의료관광객들을 유치하려 노력하고 있으며, 멕시코의 경우 미국의 의료관광객을 위해 출입국검문소에 의료관광 전용 창구를 만들어 출입국에서 기다리는 시간을 획기적으로 줄여 더욱 경쟁력을 높이고 있다.

④ 의료 서비스 선택폭 : 환자들이 자국에서 치료받기 어렵거나 어려운 서비스를 원하는 경우 대안으로써 해외로 나가 서비스 받는 것을 선택하게 된다.

- 한방과 서양의학의 통합진료는 새로운 치료 대안으로 인식될 수 있고, 최근에는 이러한 보안 대체의학이 의료관광상품 구성에서 중요한 부분을 차지하고 있다.

⑤ 여행상품과 패키지 : 최근에는 단순한 치료목적의 의료관광보다는 치료와 더불어 관광자원을 결합한 패키지 형태의 의료관광이 주를 이루고 있다.

- 높은 의료수준으로 의료관광객을 유인하는 선진국과는 달리 아시아, 중남미, 아프리카 국가들은 의료 서비스를 자국의 관광자원과 결합 시키는 차별화된 전략을 동원하여 브랜드화해서 의료관광객들을 끌어들이고 있다.

⑥ 국가의 배경적 속성과 의료 서비스의 결합 : 한 국가에는 고유한 인종적, 사회문화적, 혹은 종교적 특성이 각인되어 있으므로 의료 서비스와 결합해서 의료관광객을 유인하는 요소로 적용할 수 있다.

- 콜롬비아, 베네수엘라 같은 중남미 국가에서는 미스월드가 많이 배출되기 때문에 미인의 나라 이미지로 미용, 성형과 연관시켜 광고를 할 수 있다. 또한 이스라엘의 경우 예루살렘이 갖는 기독교적 상징성을 이용해서 순례자를 대상으로 의료관광상품을 내놓기도 했다.

3) 촉진 요인

의료관광을 활성화시키는 요인으로 그 자체만으로 의료관광의 목적이 되기보다는 보조적인 역할을 하는 요인이다.

① 교통의 발달 : 지난 수 세기에 걸친 교통의 발전은 보다 많은 사람이 편하고 빠르게 이동할 수 있는 교통수단을 만들게 되었다.

- 최근의 고속철도나 저가 항공사의 출현은 여행객들의 선택의 폭을 넓혔다.
- 편리하고 저렴한 교통편을 통해 의료관광이 활성화되는 역할을 한다.

② 인터넷 : 관광시장에서 중요한 정보교류 창고이다.

- 의료관광시장에서는 의료 서비스에 관한 정보를 얻는 소스가 부족하기에 인터넷이 더욱 중요한 역할을 한다.
- 관광객들은 인터넷을 통해 외국의 의료시설, 의사에 대한 정보, 환자들의 후기 등을 접하고 의사결정을 하게 된다.
- 마케팅 수단만이 아닌 사전상담, 모니터링, 사후관리 등 다양한 서비스를 제공하는 수단으로 인터넷을 사용하면서 더욱 중요한 요인이 되었다.

③ 의료관광비자 : 까다로운 비자 발급 절차는 의료관광을 저해하는 요소로 작용할 수 있지만 각 국가에서는 의료관광 활성화 및 의료관광객 유치를 위해 방문목적이 치료일 경우 비자 발급의 절차가 간단하고 발급받기 쉬운 의료비자를 신설하고 있다.

4) 방해 요인

의료관광객이 의사결정을 할 때, 여행이나 의료 서비스와 관련한 두려움이 의사결정 과정을 지체하게 만들거나 심지어 의료관광을 포기하게 만들기도 한다.

① 여행에 대한 두려움 : 의료관광객은 출국 전부터 목적지 국가의 의료수준뿐만 아니라 사회문화 전반에 대해 궁금해하며 걱정을 하게 된다.

- 가장 큰 걱정 요인은 의사소통으로 공항에 도착한 순간부터 출국하는 순간까지 의사소통에 문제가 없을지 걱정하게 된다.
- 각 국가의 고유문화에 따른 음식 같은 불편함을 걱정하고, 각 국가의 사회 인프라 수준도 요인 중 하나이다.

② 의료시설에 대한 두려움 : 의료관광객은 의료 서비스에 대해서도 다양한 걱정을 하게 된다.

- 의료기관의 수준과 의료진의 수준, 합병증과 부작용, 사후관리, 의료사고에 대한 보상 등이다.

5) 상황 요인

의료관광객의 이동에 영향을 미치는 요인으로 상황에 따라 방해하는 요인이 되기도 하고 활성화하는 요인이 되기도 한다.

① 글로벌 경제 상황 : 글로벌 경제 상황에 따라서 의료관광객의 증감이 영향을 받을 수 있다.

- 글로벌 경제활황은 국제적인 인구이동이 늘어나고, 의료관광객의 증가하고 반대로 경제불황은 여행의 교류를 억제하는 요인으로 작용한다.
- 자국의 경제 여건에 따라 변동하는 통화가치 또한 의료관광객의 증감에 영향을 줄 수 있다.

② 정치적 상황 : 의료관광 목적지 국가의 안전 및 정치적 상황은 여행 결정의 중요사항이다.

- 의료관광객은 낯선 환경에서 치료를 받기 때문에 일반 관광객보다 더욱 안전에 신경을 쓴다.
- 병원에서 안전한 치료를 받을 수 있는지를 판단하는데 목적지 국가의 정치적, 사회적 안정을 고려해서 결정하게 된다.

③ 물질적 거리 : 의료관광시장에서 큰 시장점유율을 보이는 중요한 수입원의 출발국가를 보면 대부분 근거리에 위치하고 있다.

- 가까운 거리가 의료관광에서 중요 요인이 되는 것은 이동 거리가 증가할수록 이동에 따른 일상적인 위험이 증가할 수 있으며, 치료목적의 장거리 여행은 고가의 치료를 요하는 중증환자의 외면을 받게 된다.
- 먼 거리에 비해 상대적으로 저렴한 교통비 또한 선택요인으로 작용한다.

2. 의료관광 시스템 모델

관광학[102)]에는 다양한 관광시스템 모델이 존재하며 대표적으로 Leiper(1995년)의 관광 시스템은 관광객 발생지와 경유지, 그리고 관광목적지라는 공간개념과 관광객의 이동 경로와 관광산업이 제공하는 서비스를 이용하여 관광 현상을 설명하는 모델로써, 의료관광 현상을 설녕하는데 보다 효율적이고 쉽기에 많이 인용되고 있다.

1) Leiper의 관광시스템

관광객, 관광객발생지(Traveler Generating Regions) 단계는 아직 여행자가 관광 서비스를 경험하기 이전의 단계이므로 Tourist 대신 Traveler라는 용어를 사용하였다. 이외에 경유지(Transit Route Regions), 관광목적지(Tourist Destination Regions), 관광산업(Tourism Industries) 등 5가지 구성요소의 관광 현상이 있다.

2) 의료관광 현상

의료관광 시스템을 구성하는 의료관광객(medical tourists), 의료관광발생지(Medical Tourism Generating Regions : MTGR), 의료관광목적지(Medical Tourist Destination Regions : MTDR), 의료관광산업(Medical Tourism Industries)의 4가지는 기본요소이며, 이 시스템의 연계 구조와 그 작동 메커니즘을 이해하고 각 요소들이 시스템에 미치는 영향을

102) 관광학 : 일상의 거주지를 떠난 생활의 일부인 관광의 기초 · 원인 · 수단 · 영향 등을 넓은 범위에 걸쳐 연구하는 과학이다.

이해하기 위해서는 반드시 필요하다.

3) 싱가포르의 해외 환자 유치사업

싱가포르의 경우 해외 환자 유치사업 [그림 8-3]과 같은 전담기구(Singapore Medicine)를 설치하여 해외 환자를 유치하였고, 태국의 경우에는 해외 환자를 유치하는 병원의 품질관리 및 JCI와 같은 인증제도를 도입하여 의료 서비스의 위상을 높이는 활동을 전개해 왔다. 이런 철저한 준비를 갖추고 진행하므로 의료관광을 선두에서 이끄는 두 나라로 평가받고 있다.

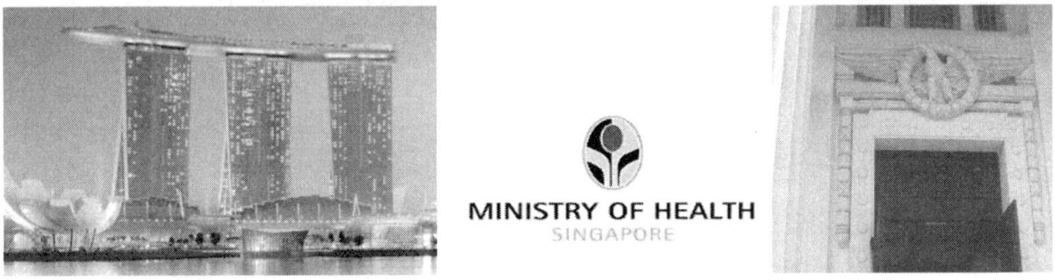

(a) 싱가포르 메디신 전경 (b) 싱가포르 메디신 로고

[그림 8-3] 싱가포르 메디신

4) 국내 의료 서비스 산업

우수한 의료기술과 가격경쟁력을 갖추고 있음에도 해외 환자를 유치하기 위한 기본 인프라가 만들어지지 않고 자리를 잡지 못한 상황으로, 최근 의료관광 유치에 각 병원 및 관련 단체가 신경을 쓰고 있으나, 일관성 없는 업무 대응으로 환자들로부터 각종 민원이 제기되고 있다.

- 같은 질환과 치료 절차에도 진료수가가 각 병원마다 다르고, 경쟁 국가와의 비교 절차를 거치지 않은 경쟁력 없는 수가를 제시하여 환자 유치에 있어 일선에서 일하는 유치업자들 간의 혼선에 빚어지고 있는 문제점으로 현 상황에서 한국 의료관광사업을 빠른 시간 내에 정착시키기 위해서는 각 병원과 유관기관이 업무를 명확히 정의하고, 서로의 업무에 대해 효율적 조정을 하여야 한다.

5) 해외 환자 유치

해외 환자의 유치업무에 필요한 환자 관리업무는 체계적으로 정리하고 매뉴얼 화하여 실제 해외 환자 관리업무를 행하는 현장에서 시행착오를 줄이고, 보다 효율적인 해외 환자 관리업무 프로세스의 표준을 제시한다.

3. 외국인 환자 유치 등록절차

외국인 환자 유치사업 등록대상은 외국인 환자를 유치하고자 하는 국내 의료기관 및 유치업자로 정하며, 「의료법」 제27조 2에 따라 외국인 환자를 유치하고자 하는 의료기관 및 유치업자는 일정 요건을 갖추어 등록하여야 한다.

① 외국인 환자 유치사업 등록업무 및 사업실적 보고는 한국보건산업진흥원이 위탁받아 수행한다.

• 외국인 환자 유치사업 등록접수는 한국보건산업진흥원에서 수시로 받고 있으며, 등록신청서 제출 후 20일 이내에 등록증을 교부받을 수 있다(「민원사무 처리에 관한 법률」 제6조 제2항).

② 한국보건산업진흥원은 신청서 및 구비서류를 접수 검토하여 보건복지부에 그 내용을 알리고, 보건복지부는 등록요건에 적합한 경우 등록증을 발행하여 한국보건산업진흥원에 송부하고, 한국보건산업진흥원은 발행된 등록증을 신청자에게 통보 및 교부한다.

• 등록신청 시 대표자 본인이 직접 방문할 경우는 신분증을 지참하고, 대리인이 신청할 경우는 대표자의 신분증 사본 및 위임장을 제출한다(우편접수 시 대표자 신분증 사본제출).

4. 외국인 환자 유치 사업 등록요건

외국인 환자 유치 의료기관의 등록요건 사항은 다음과 같다.

• 유치하고자 하는 외국인 환자 진료과목의 전문의 1인 이상, 다만, 진료과목이 「전문의의 수련 및 자격인정 등에 관한 규정」 제3조에 따른 전문과목이 아닌 경우는 제외한다(재직증명서 등을 통해 진료과목 전문의가 현재 병원에 근무하고 있음을 증명하도록 함).
• 외국인 환자 유치사업 등록요건 절차는 다음과 같다.
  - 외국인 환자 유치 관련 등록신청을 의미하는 의료기관은 등록신청서와 함께 서류를 구비하여 제출하여야 한다.
  - 의료기관 개설 신고 증명서 또는 개설허가증 사본 1부가 필요하다.
  - 사업계획서 1부(기관 소재, 사업목적 및 주요 사업내용, 업무조직 등 포함)가 필요하다.
  - 진료하고자 하는 외국인 환자 진료과목 전문의의 명단 및 자격증 사본(치과, 한의과 등은 의사 명단 및 자격증 사본 제출)이 필요하다.
  - 사업자등록증 사본 1부가 필요하다.

5. 외국인 환자 유치 사업 등록절차

외국인 환자 유치사업 등록업무 위탁은 외국인 환자 유치사업 등록 및 사업실적 보고 업무를 한국보건산업진흥원[103]에 위탁받아야 하며, 「의료법 시행령」 제42조(업무의 위탁), 법 제86조 제2항에 따라 보건복지부 장관은 다음 각 호의 업무를 「한국보건산업진흥원법」에 따른 한국보건산업진흥원에 위탁한다.

- 법 제27조의2 제1항 및 제2항에 따른 등록업무(등록요건 검토는 포함하되, 등록 여부 결정 및 등록증 발행 · 재발행은 제외한다), 법 제27조의2 제3항에 따른 사업실적 보고 업무가 있다.
- 외국인 환자 유치사업 등록 절차 (그림 8-4)와 같이 신청인(신청서 작성) → 진흥원(신청서 접수 및 검토) → 복지부(등록증 발행) → 진흥원(등록증 교부 및 통보) → 신청인(등록증 수령)순 으로 전달한다.
  - 외국인 환자 유치 희망 의료기관 및 유치 업자는 한국보건산업진흥원(이하 진흥원)에 등록을 신청할 수 있다.
  - 신청인은 등록요건을 확인하고 등록신청서와 구비서류를 준비하여 진흥원에 신청해야 한다.
  - 진흥원은 신청인의 서류를 접수하고 검토 후 그 내용을 보건복지부에 알린다.
  - 보건복지부는 등록요건에 적합한 경우 등록증을 발행하여 진흥원에 송부한다.
  - 진흥원은 발행된 등록증을 신청인에게 통보 및 교부(접수일로부터 20일 이내)해야 한다.
  - 신청인은 등록증을 수령 한다.
  - 처리기간은 '일' 단위로 계산하고 초일을 계산하되, 공휴일을 계산하지 않는다(「민원사무 처리에 관한 법률」 제6조 제2항).

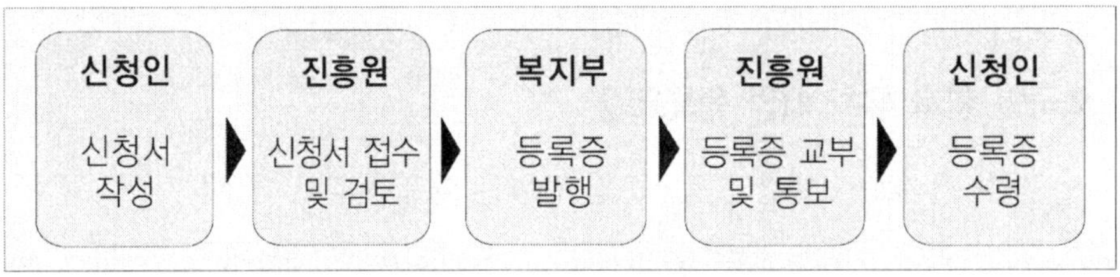

[그림 8-4] 외국인 환자 유치사업 등록절차

1) 외국인 환자 등록접수 전 확인사항

- 외국인 환자 유치사업 등록신청서 충실 기재 여부를 확인한다.
- 사업계획서 1부를 제출한다.
- 사업자등록증 사본 1부가 필요하다.
- 의료기관 개설허가증 및 개설 신고증명서 사본 1부가 필요하다.
- 유치하고자 하는 외국인 환자 진료과목의 전문의[104] 명단 및 자격증 사본 1부가 필요하다.

---

103) 한국보건산업진흥원(이하 진흥원) : 한국보건산업진흥원법에 근거하여 설립된 위탁집행형 준 정부기관이다.

104) 전문의 : 의사 또는 치과의사로서 전문의의 수련 및 자격인정 등에 관한 규정에 의한 소정의 과정을 이수하고 보건복지부장관이 실시하는 전문의 자격시험에 합격하여 그 자격을 인정받은 사람이다.

2) 외국인 환자 유치사업 등록 의무 및 준수사항

외국인 환자 유치 희망 의료기관 및 유치 업자는 반드시 등록요건을 갖추어 등록 업무기관인 한국보건산업진흥원(이하 진흥원)에 접수해야 하며, 등록기준에 적합할 경우 등록증을 발부받아 외국인 환자 유치사업을 시작할 수 있다.

- 외국인 환자 유치업자 및 의료기관의 등록은 다음과 같은 경우 취소할 수 있다.
  - 등록요건을 충족시키지 못할 경우이다.
  - 외국인 환자 유치 허용 대상 이외의 자를 대상으로 유치하는 행위를 한 경우이다.
  - 의료법 제63조에 따른 지정 명령을 이행하지 아니한 경우이다.
  - 상급종합병원(종합전문요양기관)이 병상의 100분의 5를 초과하여 외국인 환자를 유치한 경우이다.

6. 의료관광객 수치의 문제점

의료관광시장의 규모를 나타내는 지표로 의료관광객 수가 주로 이용되고 있다.

- 의료 관광객수에 준하여 대표적인 선도 국가들이 분류하고, 지표 수치를 믿고 많은 의료 관광객들이 해당 국가로 여행을 떠나고 있으나, 각 국가에서 발표하고 있는 수치의 신뢰성에 대해서는 의문점이 많다.
- 학계는 의료관광객에 대한 엄격한 정의가 내려졌지만, 현실에서는 의료 관광객수에 대한 엄밀한 측정이 이루어지지 않고 있다.
- 각 나라마다 발표하는 의료 관광객수는 대부분 추정치일 뿐이지 체계적으로 수집된 것이 아니다.

7. 외국인 환자 유치대상

국내 거주와 국외 거주자 유치 대상이 다르며 외국인 환자 유치대상은 〈표 8-1〉과 같다.

〈표 8-1〉 외국인 환자 유치대상표

구 분	지 역	유치대상이 되는 경우	유치대상이 안되는 경우
외국인	국내 거주	① 건강보험 미가입+외국인 등록 하지 않은경우 ② 건강보험 미가입+외국인 등록+G1 체류자격	① 건강보험 가입자(피부양자) ② 건강보험 미가입+외국인등록 ③ 외국인근로자(산재보험가입자)
	국외 거주	항상 유치대상이 됨	-
특수한외국인 • 주한외국공관과 국제기구의 직원및 그 의가족, 주한미군 및 그의가족	국내 거주	① 건강보험 미가입+외국인 등록 하지 않은 경우	① 건강 보험 가입자(피부양자) ② 건강보험 미가입+외국인등록

구 분	지 역	유치대상이 되는 경우	유치대상이 안되는 경우
• 대한민국정부가 초청한 자등으로서 외교 · 산업 · 국방상 중료한 업무에 종사하는 자 및 그의가족 • 기타 법무부장관이 특별히 외국인 등록을 면제할 필요가 있다고 인정하는 자			
재외국민(영주권자) • 대한민국의 국민으로서 외국의 영주권을 취득한 자 또는 영주할 목적으로 외국에 거주하고 있는 자	국내 · 외 거주	-	의료법에서 규정하고 있는 '외국인'이 아니므로 외국인 환자 유치대상이 되지 못함
외국국적 동포(시민권자) • 대한민국의 국적을 보유하였던 자(대한민국 정부수립전에 국외로 이주한 동포를 포함한다) 또는 그 직계비속으로서 외국 국적을 취득 한 자	국내 거주	① 건강보험 미가입+외국인 등록하지 않은 경우 ② 건강보험 미가입+국내거소신고+G1 체류자격 ③ 건강보험 미가입+외국인 등록+G1체류자격	① 건강보험 가입자(피부양자) ② 건강보험 미가입+국내 거소 신고 ③ 건강보험 미가입+외국인등록
	국외 거주	항상 유지대상이 됨	

8. 입국 관련 서류준비

대한민국에서 취업하려는 외국인 근로자는 여권과 재외공관에서 발급받은 사증(비자)을 가지고 출입 공항에서 출입국관리 공무원의 입국심사를 받아 입국한다.

• 외국인 근로자가 체류기간 내에 출국했다가 재입국하려는 경우에는 출국 전에 미리 재입국 허가를 받아야 하며, 부득이한 사유로 허가받은 기간 내에 재입국할 수 없을 경우에는 기간 만료 전에 재입국 허가기간 연장 허가를 받아야 한다.

1) 입국 비자 발급

의료관광을 목적으로 한국을 찾은 외국인들의 편의를 돕기 위해 사증(비자)발급이 간소화되었다.

• 해외 환자 유치 및 알선행위가 허용되어, 해외 환자들을 위한 '메디컬 비자'가 신설되었다.
• 새로 도입된 비자는 기존의 단기종합(C-3 · 90일), 일반(G-1 · 1년) 비자에 치료목적의 입국을 의미하는 메디컬(M) 표기를 더해 C-3(M), G-1(M)으로 표기된다.

① 성형, 미용 치료 등 간단한 진료에는 단기 · 장기치료와 재활의 경우 1년짜리 비자를

발급받으면 된다.

- 외국인이 메디컬 비자를 받으려면 해당 국가의 진료기록, 국내에서 치료비를 낼 수 있는 재산증명, 국내 병원의 예약확인증 등을 제출한다.

② 비자 발급은 한국보건산업진흥원에 외국인 환자 유치를 위해 등록한 기관 가운데 법무부에서 비자 업무 대행 허가를 받은 곳이 할 수 있다.

- 의료기관들은 그동안 해외 환자들이 치료를 위해 우리나라에 입국할 때 비자 발급에 시간이 오래 걸려 치료 시기를 놓칠 수 있으므로, 계속 관련 제도를 개선 해줄것을 요구해서 의료관광비자가 신설되었으나 입국비자와 관련해서는 우리와 경쟁하고 있는 국가에 비해 부족한 것이 많다.

③ 공항 접견에서 공항 마중 서비스는 고객의 선택으로 원하는 경우에 한해 제공한다.

- 격식을 갖춘 서비스를 통해 국제적 예의를 갖춰야 한다.
- 공항 마중에도 여러 가지의 리스크가 있을 수 있다.
  - 교통이 막힘으로 늦을 수도 있고 또는 환자가 공항에 나오지 않는 경우 등 원하지 않는 상황이 발생하기도 한다.

④ 메디컬 비자 발급 대상의 범위와 문제점은 다음과 같다.

- 정부는 외국인 환자를 위한 메디컬비자를 신설하면서 비자의 발급범위를 환자와 그 가족으로 한정하였으나 최근에 외국인 환자들이 가족이 아닌 (전문)간병인 또는 수행원을 동반하는 경우가 많이 증가하면서 비자 발급·체류자격 변경 등과 관련하여 여러 문제들이 발생하고 있다.

⑤ 외국인 환자가 치료를 위해 장기간 거주하게 될 경우, 메디컬 비자발급 대상인 환자 본인과 가족들은 국내에 장기 거주할 수 있는 비자(G-8-M)로 변경이 가능하지만 가족이 아닌 간병인이나 수행원의 경우 메디컬 비자의 발급 대상이 아니므로 체류자격 변경이 쉽지 않다.

⑥ 동남아시아, 아프리카 국가들은 법무부에서 비자 발급에 신중을 기하는 국가들로서 체류 연장이 안될 경우 지속적인 치료와 심리적 안정이 필요한 환자 및 보호자에게 악영향을 미칠 수 있다.

⑦ 국가 간 환자송출계약으로 많은 수의 환자들이 우리나라를 방문할 것으로 예상되는데 이러한 불편함이 개선되지 않는다면 국가 간의 신뢰 문제 등 갈등이 발생할 수 있다.

- 메디컬 비자를 개선하면 외국인 환자의 증가 추세를 보았을 때 더 많은 외국인 환자들이 우리나라를 방문할 것이다.

⑧ 외국인 환자 유치기관뿐만 아니라 본 사업을 수행하고 관련 제도와 법규를 정비하고 있는 정부기관 등에서도 외국 문화에 대한 이해와 함께 그들 고유의 문화를 정부의 정책에 반영할 수 있는 폭넓은 시각을 지닐 필요가 있다.

- 외국인 환자와 간병인(가족이 아닌), 수행원들이 동반 입국할 경우를 예상하여 우리나라 입국 및 장기체류에 대비한 체류 연장 또는 체류자격 변경 등을 위한 비자 발급을 고려하여야 한다.
- 외국인 환자뿐 아니라 동반자들의 불법체류를 방지 할 수 있는 방안을 제도적으로 마련해야 한다.
  - 개인적으로 입국하는 환자들보다는 상대적으로 신분이 확실한 국가 간 환자 송출 계약에 의하여 입국하는 환자(동반자)에게는 메디컬 비자 발급을 좀 더 유연하게 하고, 치료비를 일정부분 선납한 경우, 질병 치료 목적의 입국이 확실한 경우에 메디컬 비자 발급을 가능 토록 하는 것이다.

⑨ 불법 체류한 이력이 있는 유치업체나 의료기관에는 기존의 비자 대리 신청금지뿐 아니라 벌금이나 과태료를 부과하고 제재를 더욱 강화할 필요가 있다.

⑩ 메디컬 비자가 불법체류로 이용되면 정작 치료를 꼭 받아야 하는 외국인 환자들이 비자를 받지 못하는 경우도 발생할 수 있으므로, 이러한 부작용을 최소화하고 외국인 환자의 편의를 증진하며 그들의 빠른 건강회복을 위하여 필요한 제도적인 지원을 적극적으로 해야 한다.

2) 접 수

공항에서 병원에 도착한 환자를 위해 코디네이터 등은 각 병원에서 준비한 환영 이벤트를 제공하는 것도 좋으며, 따뜻한 인사와 웃는 얼굴, 친절한 행동은 환자에게 안정감을 준다.

- 한국 전통 인사법인 허리 숙이는 인사법은 처음 대하는 외국인들은 다소 어색해 하지만 미리 통역을 통해 최대한 존중하는 전통 인사법임을 설명하면 많이 좋아한다.
- 환자가 입원실로 이동하기 전에 접수와 수납(선불)을 하는데 반드시 확인해야 할 사항은 다음과 같다.
  - 환자 확인을 위한 예약확인서, 현지 의사 진단서를 확인해야 한다.
  - 환자 패스포드 확인 : 입국 날짜, 비자 종류, 체류기간 등 꼼꼼히 확인(체류기간 연장시 약 7일 전 관련 서류를 작성해 해당 출입국관리소에 연장신청), 여행자보험 및 각 사보험, 공보험에 대한 가입 여부 확인해야 한다.
  - 귀중품 및 현금보관에 관한 것을 확인해야 한다.
  - 병원 이용 서약서에 대한 고지 및 서약(반드시 보호자도 동의받을 것)해야 한다.
  - 사전 약속된 보증금 납부 및 영수증을 발급해야 한다.

3) 진료, 입원, 검사

진료, 입원, 검사 등 일반적인 한국 환자와의 병원 동선과 같은 일정으로 진행된다. 단, 상황별 해외 환자를 위한 세심한 주의가 필요하다.

① 환자와의 충분한 상담과 병력 히스토리에 대한 충분한 검토에 의해 주치의 배정 및 주치의 진료일정을 확인하고 다시 한 번 사전에 검토해 봐야 한다.

- 환자가 주치의를 만나기 위해 2~3일을 기다리면 코디네이터와의 신뢰에 심각한 영향을 줄 수 있기 때문이다(대학병원의 경우 진료 일자에 맞는 스케줄 조정이 반드시 필요).

② 진료과에 맞는 코디네이터 또는 통역자가 준비하고 있는지 알아봐야 한다.

- 전문상식 없는 통역의 경우 자칫 의료사고로도 연결될 수 있다.

③ 검사, 시술 및 수술 및 각종 주의사항에 사전 고지를 알기 쉽게 설명하였는지 환자가 이해하고 동의했는지 확인해야 한다.

- 특정 식품, 약에 대한 알레르기에 대해 충분히 설명, 고지되었는지도 확인해야 한다.

④ 검사, 시술 및 수술동의서 등에 대해서도 충분한 설명과 동의서를 모두 받아야 한다.

- 동의서 등은 각 나라 언어별로 준비하는 것이 좋다

⑤ 기타 병원 생활 안내, 안전사고에 대한 주의사항에 대하여 환자와 보호자에게 설명하고, 고가의 비용이 추가될 때는 반드시 환자와 보호자에게 동의를 구하고 시행해야 한다.

- 병원비용은 3~4일 중간 진료비를 고지하고 약 7일 간격으로 중간 수납하도록 한다.

4) 체류기간 연장신청

3개월(G-8-M 비자 제외) 이상의 체류기간 연장이 필요할 경우에 국적과 관계없이 외국인이라면 누구나 필요양식을 구비해 체류기간 연장을 신청해야 하고, 이상의 서류를 구비 하여 관할 출입국관리소에 제출하면 된다(그림 8-5).

- 환자의 경우 대리인이 신청할 경우 에는 위임장도 함께 제출해야 한다.
- 체류기간 연장에 필요한 서류는 다음과 같이 필요하다.
  - 주치의의 소견서 : 주치의가 여행자에 대해 소견을 쓴 문서이다.
  - 진단서 : 여행자의 병명이 기재되어 있는 서류이다.
  - 신원보증서 : 여행자의 신원을 보증하는 서류이다.
  - 여권 사진 2매 : 여권에 붙이는 사진이다.
  - 여권 : 외국을 여행하고자 하는 자가 발급받는 증명서류이다.

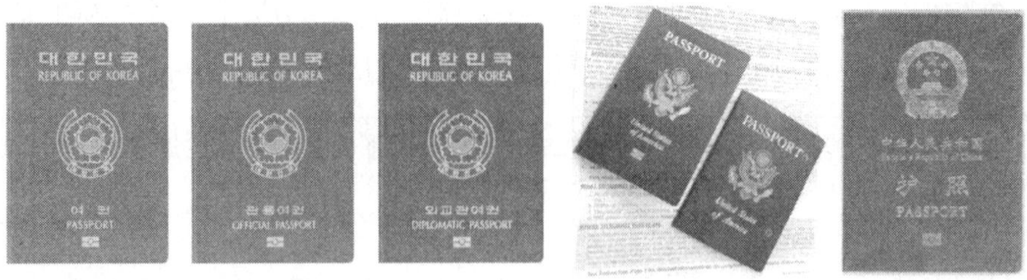

(a) 대한민국 여권　(b) 미국의 여권　(c) 중국의 여권

[그림 8-5] 각 국의 여권

02 의료관광의 이해관계자

의학적 치료와 휴양을 겸비한 의료관광사업이 국가의 새로운 성장동력으로 주목받고 있는 가운데, 의료관광시장의 중국은 잠재적 수요가 많아 시장성이 높을 것으로 기대하고 있다. 우리나라가 더 많은 세계 의료관광객을 유치하고, 의료관광객들에게 질 높은 의료 서비스를 제공하기 위해서는 의료진과 의료관광 관계자, 의료관광객의 의사소통을 할 의료관광 통역 · 번역사의 역할이 중요하다.

해외 환자를 유치하면 한국의 문화 및 천혜의 관광자원과 연계한 특화된 의료관광상품을 홍보하고, 수준 높은 의료진과 다양한 진료과목 등 풍부한 의료 인프라를 소개할 계획이며, 세계인들의 관심이 많은 의료기술 등을 실시할 것이다.

1. 국가와 국가 간의 경쟁

미국, 중국 등과 같은 선진국은 높은 수준의 의료시설과 전문화된 의료진으로 대부분의 의료 유통이 이루어졌지만, 동남아 등 제 3세계의 의료시설 발전과 선진국의 의료진들의 포진으로 인해 점점 변화되고 있다.

- 저렴한 의료비용과 교통의 발달로 접근성이 선진국과 개발도상국들 간의 의료관광객 유치를 위한 경쟁이 심화되고 있다.

2. 글로벌 기업들

현대의 의료수요는 점점 늘어나고 있으며, 의료시장은 매년 폭발적인 증가세를 보이고 있다.

• 각 나라의 기업들도 의료시설의 기반 시설 및 연구 활동을 활발히 하고 있으며 외국인 환자 유치사업 및 휴양지를 결합한 관광산업 등을 육성하고 있다.

3. 의료관광객

치료가 목적이 아닌 관광을 통한 휴식과 문화 체험에 대한 관심이 높아지면서 보다 저렴한 의료비용을 탐색하고 수준 높은 의료시설과 빠른 기다리는 시간 감소는 의료 관광객들의 선택의 폭을 넓히고 있다.

4. 보험회사와 병원 간의 연계

선진국의 건강보험사들은 가입자들의 진료비용을 감소시키기 위해 상대적으로 진료비용이 저렴한 아시아 지역의 병원과 협력체계를 구축한 후 환자를 송출하고 있는데, 의료사고의 발생이나 가입자의 클레임 발생을 미연에 방지하기 위해 보험회사는 병원의 임상 수준, 시설, 서비스 수준 등을 철저하게 검증하고 있다.

• 미국의 경우 국제병원인증 획득 여부는 보험회사가 환자를 설득 하는데 핵심 관건이다

03 의료관광의 효과

의료관광객이 출발하는 출발국가의 긍정적, 부정적 효과 그리고 도착하는 목적지 국가의 긍정적, 부정적 효과 이렇게 4가지로 구분할 수 있다.

1. 출발국가의 긍정적 효과

의료관광객은 의료관광을 통해 자국에서 의료 서비스를 받는 것보다 좋은, 혹은 빠르게 서비스를 받을 수 있으며 저렴한 비용에 관한 혜택을 받을 수 있다.

1) 보험자

의료관광을 통해 얻는 이익은 우선 비용의 감소이다.

- 자국의 비싼 의료기관에서 치료를 받는 것보다 저렴한 해외 에서 치료를 받으면 의료비를 절감할 수 있고, 절감된 진료비용을 질병 예방 같은 분야에 투자해 더욱 큰 효과가 있다.

2) 고용주

의료관광은 고용주에게도 긍정적인 영향을 줄 수 있다.

- 유럽의 경우 고용주가 피고용자의 의료보험료 일부를 부담하는데 의료보험료의 가파른 상승과 경제불황으로 보험료가 부담이 되며 보험료를 줄이기 위한 대안으로 해외 의료 서비스를 선택할 수 있다.

3) 보건산업

단기적으로 의료관광은 보건 산업의 수익성을 악화시키는 요인이라 할 수 있지만, 중장기적으로는 보건 산업의 경쟁력 향상을 유도하는 자극제 역할을 할 수 있다.

- 진료비 인하 압박요인이 될 수 있고, 의료기관들은 운영비용을 절감하고 새로운 저렴한 치료법을 개발하여 진료비를 낮추도록 하고 있다.

2. 출발국가의 부정적 효과

의료관광객은 선택한 치료 국가의 의료기관에서 의료사고를 경험할 수 있다.

- 치료 국가의 의료수준이 낮거나 시설이 열악할 경우 외국의 병원에서 전염성 질환에 감염할 수 있고, 수술의 실패 혹은 합병증과 같은 부작용을 경험하게 될 수 있다.
- 의사소통의 문제로 잘못된 치료가 이루어질 수 있으며, 환자가 잘못 이해해서 지시를 따르지 않아서 의료사고를 경험하게 될 수도 있다.

1) 보험자

의료관광을 통해 비용 절감을 할 수 있지만 외국에서 치료과정에 얻게 된 합병증, 부작용 그리고 의료사고에 따른 문제는 환자의 귀국 후에 보험자의 부담이 된다.

2) 보건 산업

의료관광이 보건 산업에 자극제 역할을 할 수도 있지만, 의료관광을 통해 자국의 환자가 계속 해외로 유출되면 결국 보건 산업의 수익성 악화로 이루어지며 의료수준 또한 떨어지게 되면 더욱 많은 환자들이 해외로 나가게 되고 수익률과 의료수준 또한 계속 떨어진다.

3. 목적지 국가의 긍정적 효과

의료관광객은 의료 서비스 및 관광활동을 병행하므로 일반 관광객에 비해 체류기간이 길며, 1인당 평균지출액 규모도 수백만원~수천만원이 되고 의료관광객의 경우 환자라는 특성상 보호자의 동반 입국이 되므로 경제효과는 증가하고, 높은 부가가치 창출 효과로 인해 국가 경제성장에 이바지함은 물론, 의료관광 수입 증대로 의료 서비스 수지 및 관광수지 적자 개선에 긍정적 영향이 일어난다.

1) 국 민

의료관광객 유치를 위해 의료기관이 의료수준을 높이거나 시설을 개선하는 효과를 목적지 국가의 국민이 같이 누릴 수 있다.

- 의료관광객으로부터 얻는 수익이 의료 서비스에 재투자되는 긍정적 효과를 얻을 수 있다.

2) 보건 산업

목적지 국가는 의료관광객을 유치하기 위해 의료기관들은 인프라 개선을 위해 많은 투자를 하게 된다.

- 의료진은 다양한 외국인 환자를 진료하고 치료하면서 의료진의 경험이 풍부해져 의료기술의 발달로 이어질 수 있다.
- 국가의 경우 의료인력 육성에 많은 노력을 기울이게 되며 결국 보건 산업발전에 긍정적 영향을 미치게 된다.

4. 목적지 국가의 부정적 효과

1) 국 민

목적지 국가의 국민에게 미칠 수 있는 부정적인 효과는 우선 형평성 문제가 있을 수 있다.

- 저렴한 자국인의 진료보다는 높은 수익을 가져오는 의료관광객에게 서비스가 집중되므로 의료관광객을 유치하기 위한 고가의 의료 장비와 같은 시설투자는 결국 의료비 상승효과로 전체 의료비가 상승하므로, 의료관광객의 의료비뿐만 아니라 자국민의 의료비까지 같이 상승하기 때문에 경제적 부담이 된다.

2) 보건 산업

의료관광은 목적지 국가의 보건 산업의 불평 등을 조장할 수 있다.

- 의료관광객이 많이 찾는 도시의 의료기관은 이익을 얻을 수 있지만 농촌의 의료기관은 전혀 해택을 얻을 수 없으며, 수익이 적은 공중 보건 같은 분야보다 선택적이면서 높은 수익이 기대되는 성형외과 같은 분야만 발전할 수 있다.
- 의료관광이 활성화 되는 과정에서 외국 투자를 받는 경우 외국자본에 자국 보건 산업이 잠식되는 경우가 있을 수 있다.

04 의료관광의 시장규모와 효과

정부에서 국내 의료기관의 해외 진출을 돕기 위하여 메디컬 코리아펀드를 중동 등 수익성 있는 시장에 조성을 하여 우수한 국내 의료인력과 노하우를 수출하여 국내 병원의 대외 신임도와 수익을 높이기 위하여 노력을 하고 있고, 자금력 등에서 어려움을 겪는 국내 병원에 대한 투자지원과 의료분야 국제 발주 수주, 의료마케팅 및 관련 인력양성 등 종합 컨설팅 사업을 추진한다.

- 메디컬 코리아펀드 조성이 이루어지면 의료기관 수출은 정부 차원의 사업이 될 것이며, 의료기관 수출은 고부가가치사업으로 정부의 중점 사업 중 하나인 해외 환자 유치나 국내 의료기기, 의약품 수출에도 도움이 된다.

1. 규모와 현황

우리나라 의료관광산업의 종합 경쟁력은 OECD 34개국 중 19위이다. 시설 · 장비는 2위이고, 의료 서비스 4위, 기술 수준 9위로 OECD 국가 중상위권을 기록하여 상당한 경쟁력을 보유하였다. 그러나 의료인의 양적 규모인 인적 자원은 31위이고 관광산업 성장성은 33위로 하위수준이다.

1) 국제 의료관광시장의 규모

Mckinsey & Company의 보고서는 세계보건 의료관광시장의 규모는 2012년에는 약 1,000억[$]이다. 또한 해외에서 보건의료 서비스를 받게 될 환자의 수도 2010년에는 약 4,000만 명 정도이다.

- 의료관광객의 교통비 및 숙박비 등과 같은 제반 비용까지 포함할 경우 의료관광에 대한 총 지출액은 약 5조[$]에 육박했으며, 세계 의료관광객 수는 2007년의 경우 2천5백8십만 명으로 집계되어 연평균 16.5[%]의 증가율을 나타내고 있다(의료관광객 수는 전체 관광객 수의 2.8[%]).
- 태국, 싱가포르, 인도, 필리핀, 말레이시아로 대표되는 아시아 의료관광국은 의료관광객을 유치하여 전 세계 의료관광 시장의 약 12.7[%]의 34억[$]의 수익을 거뒀으며, 아시아 시장은 2012년 610만 명의 의료관광객을 유치하였고 75억[$]의 수익이 창출 되었다.

2) 비용 절감을 위한 의료관광

동네병원에서 진료받는 경우 해외에서 진료받기 위해 비행기를 예약하고 진료비를 지불하고 호텔에서 자는 것보다 더 비싼 시술이 많이 있다.

① 의료관광지로 유명한 인도, 싱가포르, 태국에서는 가격이 저렴하므로 가능하다(그림 8-6).

- 북 아메리카 유명잡지에 실린 의료관광에 대한 예에서 어떤 목수는 수술이 요구되는 질병을 앓고 있어 가까운 인근 병원 에서 수술을 할 경우 약 10만[$] 정도 들게 되고 비용의 절반은 미리 선금으로 지불 해야 수술할 수 있으나 타 지역 병원에서 같은 수술을 약 4만[$]로 수술을 받을 수 있는 곳을 찾았는데, 인도 뉴델리는 수술이 약 8천불 미만으로 받을 수 있는 병원이 있어 그 곳으로 이동한 후에 수술을 받았다.
- 수술 후 다시 북아메리카로 돌아온 지 얼마 되지 않이 그는 정상적인 생활로 돌아올 수 있었다.

② 일부 시술들은 북아메리카에서 아직도 허용이 되지 않아 시술을 못받는 경우들도 있다.

- 자국에서 진료받기에는 너무나 비싼 시술이 환자에게 큰 결단을 내리게 하고, 저렴한 의료비용 이외에도 환자에게 편리한 점은 해외에서 진료받으면 기다리는 시간이 굉장히 짧아진다.

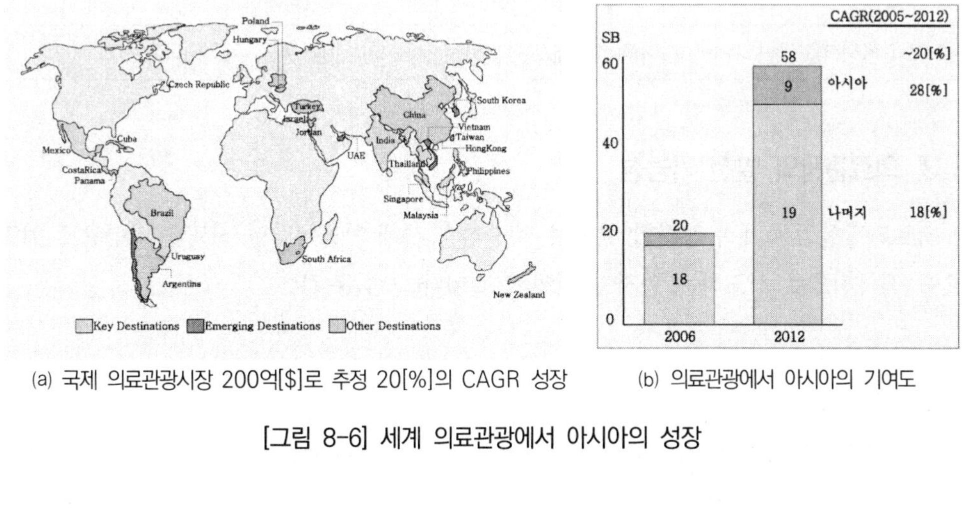

(a) 국제 의료관광시장 200억[$]로 추정 20[%]의 CAGR 성장　　(b) 의료관광에서 아시아의 기여도

[그림 8-6] 세계 의료관광에서 아시아의 성장

2. 의료관광자원의 차별적 경쟁우위

의료관광은 서구 유럽의 스파를 즐기는 온천여행의 형태에서부터 발전되어 왔다. 이는 수술이 아닌 보조적인 수단으로서의 요양 정도의 활동으로 이어져 왔으며 국가 주도적인 관광산업으로 발전시킨 것은 최근이다.

- 현재 베이비붐 세대의 은퇴시기와 건강관리 및 요양과 관련된 서비스업의 활발한 전개가 이루어질 것이며 건강관련 시설들 또한 빠르게 늘어나고 있다.

① 과거 급속한 산업 성장을 일으킨 세대의 건강 및 미용에 관련된 관심들이 은퇴 후의 자유시간과 경제[105]력을 기반으로 새로운 시장이 개척되고 거시적으로 개발이 꼭 필요한 분야이다.

- 각국은 시장개척에 다방면으로 진출 모색을 하고 있으며, 고부가가치산업으로 지정하고 있음에도 불구하고 소수국가들에 의해 주도되고, 여러 가지 요소들을 어떻게 혼합하느냐에 따라 달라질 수 있는 관광의 특성에 대해 연구가 부족하다.

② 의료의 질적 만족도가 국가마다 같을 수 없다.

- 자국의 관광자원으로서의 의료 및 건강관리 서비스 시장이 타국에 비해 어떠한 특성이 있고, 경쟁력을 가질 수 있는지에 대한 준비가 필요한 시점이다.

③ 비용 측면이나 서비스의 질적 만족도, 다른 관광자원과의 효율적인 연계 등 다른 의료관광 선진국들과는 차별화된 경쟁력을 가지고 수요자의 니즈를 충족시키는 콘텐츠를 개발한다면 먼저 시장을 선점한 국가들과의 경쟁이 수월해질 것이다.

- 잠재적인 경쟁력을 지닌 서비스 분야를 찾아내고 개발하는 것이 의료관광시장을 개척해나가는 과제이다.

3. 의료관광의 발전 가능성

의료관광산업은 계속 성장할 것이며, 수술성공 사례가 늘어나면 신뢰를 바탕으로 해외 시술을 적극적으로 시도하는 환자가 많아질 것이다(그림 8-7).

105) 경제 : 인간의 생활에 필요한 재화나 서비스를 만들고, 나누고, 쓰는 모든 활동과 그 활동을 둘러싼 질서나 제도이다.

• 서양 보험회사들은 해외진료를 권유해서 자사의 비용을 줄이고 싶은 가능성이 높다. • 진료 시 기다리는 시간이 긴 나라들은 기다리는 환자를 해외로 분담할 수도 있다. - 유럽에서 대기 예약으로 기다리는 환자들을 비행기로 3시간 이내의 나라로 진료를 받도록 출국시키며 현재 유럽환자를 인도에 보낼 수 있도록 협의 중이기도 하다.

① 싱가포르는 원래 고가의 진료비이기는 하나, 2012년까지 1,000,000명의 환자를 유치하는 목표를 달성했다. 18억[$]의 총수입과 직장 13,000개 이상이 생기는 고용 창출 효과에 최근 침체된 글로벌 경제에 신성장동력으로 손색이 없다.

② 필리핀도 최근에 자국을 의료관광지로 발표하고 새 공항의 편리성과 병원 의료진들의 영어의 우수성을 내세우고 있다.

③ 두바이는 Healthcare City를 설립해서 중동의 환자들이 아시아로 출국을 막으려는 대책을 세웠다.

④ 인도 아폴로 병원은 2004년에 37개 병원이 있었는데 이들이 쿠웨이트, 스리랑카, 나이지리아와 파트너가 되어 지금은 두바이, 방글라데시, 파키스탄, 탄자니아, 가나, 싱가포르, 필리핀, 영국, 시카고와 협약을 맺고 있다.

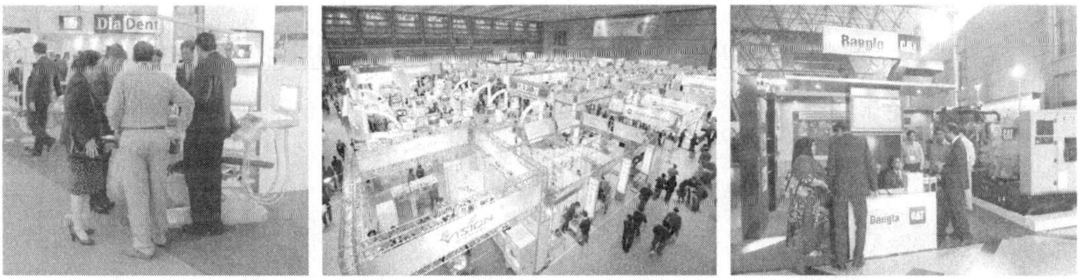

(a) 두바이 의료기기 전시회 (b) 대한민국 의료기기 전시회 (c) 방글라데시 의료기기 전시회

[그림 8-7] 각 나라의 의료기기 전시회

4. 의료관광 산업의 부가가치 창출

의료관광 산업의 부가가치 창출에는 고용 창출, 생산시설 확충사업, 국가적 브랜드 가치상승, 연관 산업 시너지 효과가 있는데 다음과 같다.

1) 고용 창출

의료관광산업은 서비스 자체만으로 창출할 수 있는 가치와 같이 관광, 쇼핑, 문화 콘텐츠, 숙박 및 요식업 등 많은 산업 분야에 걸쳐 시너지 효과를 얻을 수 있다.

• 산업발전으로 인한 고용 창출의 효과가 높고 미래 산업으로서 성장 잠재력으로 많은 주목을 받고 있다.
  - 2010년 1월 6일 기준으로 보면 해외 환자를 유치하려는 의료기관과 유치업체가 1,552개로서 등록 신고를 하여 채 1년도 되지 않은 시점에서 나타난 현상이다.
  - 결국 '외국인 환자 유치사업 기관'으로 등록을 마친 병원이나 업체에서는 최소 1명 이상씩 의료관광 관련 전문가를 고용하면 약 2,000여명 이상의 전문가가 필요하다.
  - 인력 고용 효과와 파생되는 산업 전반적인 파급효과는 새로운 수입원이 의료 서비스 산업의 블루오션이 될 수 있으며, 많은 신규 인력과 기존의 의료, 관광업계 종사자들에게는 희망적인 전문 직종으로 각광 받을 것이다.

2) 생산시설 확충사업

의료 서비스가 활성화되기 위해서는 산업적인 측면에서 적극적인 지원이 필요하다. 아직 국민들은 공공 재화적인 성격이 강하게 인식하고 있는 현실적인 부분을 인정하고 법적인 규제의 틀이 완고한 부분들로 인해 변화가 쉽지 않고, 규제의 완화와 병원의 자발적이고 윤리적 기준에서 수입 증대를 위한 노력들은 환자 즉, 사용자의 만족도를 높이면 병원의 운영에도 질적 향상이 이루어진다.

3) 국가적 브랜드 가치 상승

의료가 한 국가를 찾는 하나의 관광 콘텐츠로서 임상 기술과 관광자원에 대한 대외 인지도 확산을 통해 국가 이미지 상승효과가 이루어지며, [그림 8-8]과 같이 우리나라의 전통 의술인 한방 의술에 대한 이미지 제고도 이끌어 내기 위한 발단이 될 수 있다.

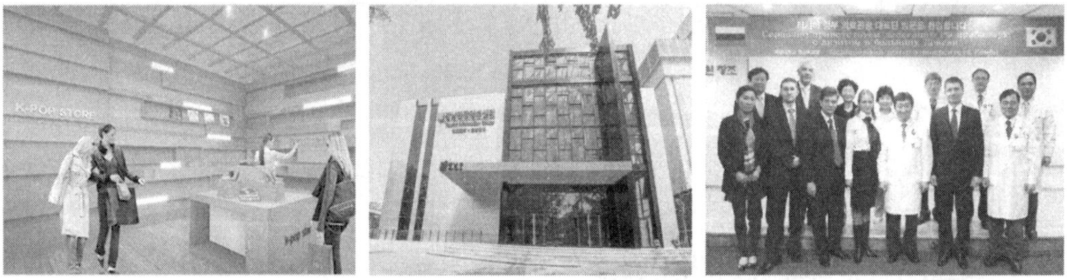

(a) 관광 콘텐츠 (b) 강남 관광정보센터 (c) 의료관광 학술회

[그림 8-8] 의료관광 콘텐츠

4) 연관산업 시너지 효과

의료관광객은 의료 서비스 및 관광활동을 병행하므로 일반 관광객에 비해 체류기간이 길며, 1인당 평균지출액 규모도 수십만 원에서 수천만 원에 이르는 것으로 조사되었고, 의료관

광객은 환자라는 특성상 보호자의 동반 입국이 이루어지고 경제효과는 커진다(그림 8-9).

> • 높은 부가가치 창출 효과로 국가 경제성장에 도움을 주고, 의료 관광수입 증대로 의료 서비스 수지 및 관광수지 적자개선에 많은 영향을 준다.
> • 의료관광객 수용 태세 개선 및 인프라 확충 등으로 의료관광산업 경쟁력 강화가 이루어지고, 해외 의료기관 및 의학 연구소와의 네트워크를 통해 의료기술 발달을 도모할 수 있다.

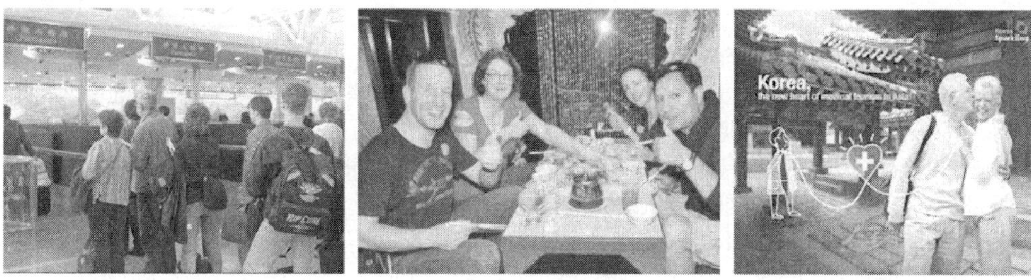

(a) 외국인 입국환자　　(b) 의료관광 동반객들　　(c) 의료관광 외국인 부부

[그림 8-9] 외국인 입국환자와 가족들

5. 고급 의료로서의 의료관광

의료관광은 개발도상국의 고위층에 인기가 많다.

> • 나이지리아는 연간 200억[$]을 해외에서 사용한다.
> • 의료관광시장은 고급 의료관광 쪽으로 수익모델을 갖추어가고 있다.
> • 의료관광의 한 결과로서 개인병원들이 고용률이 높아져서 'Private health' 분야가 발전된 것이다.

1) 상류층 중심의 마케팅

많은 의사와 간호사들이 해외로 이민 가는 현상으로 인도 같은 개발도상국에서 심각한 문제로 해외병원에서 더 높은 급여를 받게 되면서 의료진이 국외로 나가는 것을 막을 수 없게 되었다.

> • 말레이시아 : 정부가 의사들이 국외로 나가지 않게 돈이 많이 잠재하는 의료관광산업에 참가하도록 유도하고 있다.
>   - 반대로 Public Health 분야에서 많은 어려움이 남아 있다.
>   - 유력한 의료진들이 많은 돈을 찾아 의료관광산업이나 해외로 나가고, 돈이 없는 국민들에게 부여되는 의료기회는 적다.
> • 인도는 40[%] 이상이 빈민층이고 기초적인 의료조차 받을 수 없고 유아와 산모의 사망률이 여전히 높은 나라이다.
>   - 의료조사원의 정보에 가난한 인도 시민들은 의료가 너무 비싸거나 접근 불가능한 이유 때문에 의료에 접근하지 못한다.

- 의사는 있지만 의사들은 인도의 부유층을 치료하는데 바쁘다.
- 의료관광으로 오랫동안 세계에서 진료를 해왔던 의사들이 인도로 돌아와서 관광객을 진료하고 있다.

2) 병원의 윤리적 문제

의료관광시장에서 정당함과 경쟁 면에 있어서 도덕적인 문제들이 중대하게 여겨진다.

- 인도의 헬스케어 시스템은 두 갈래로 갈라지고 있다.
  - 아폴로의 해결책 : 비용을 감당하기 어려운 국민을 위해서 공짜 침대를 두는 것이고, 병원이 없는 지역에서 Tele-medicine을 개척하고 있다.
- 태국에서는 의료진 면허를 받기 위해서는 태국어 능력 시험을 통과해야 하는 규정이 있고, 이 팽창하는 Private 구역은 의료진을 한 군데에서만 찾을 수 있는 것이다.
  - 과거에는 실력파가 해외로 나가려고 했는데 요즘은 그렇지 않다.
  - 불임시술을 제공하는 나라에서는 잉태 관광은 영원히 존재할 것이다.
  - 비극은 돈이 있으면 해외에 출국할 수 있지만 가난한 자들은 항상 손해를 본다.

3) 성장하는 의료관광

의료가 국제화될 수 있는 인식은 코로나-19이후 급속히 건강에 관심을 두기 시작했다.

- 의료관광 : 국제시장에서 확대, 격렬한 경쟁 그리고 새로운 분야들이 추진되고 있다.
- 아시아를 찾는 의료관광객이 늘고 있고, 국제적으로도 코로나-19 이후 의료관광객이 급속히 늘것으로 예측한다.

제9장
의료관광의 현황

세계 의료관광시장의 규모가 급속히 성장하면서 의료관광산업이 유망산업으로 각광 받고 있고, 한국 의료관광산업 규모는 매년 확대됨에 따라 정부는 의료관광 원스톱 서비스 센터 개설, 의료법 개정 및 의료관광 사증(VISA)제도 신설 등을 통해 외국인의 입국을 도모하고 있다.

01 의료관광의 국내외 환경

우리나라는 의료관광산업을 고부가가치의 21세기 신성장동력으로 제시하면서 적극적인 지원정책을 펼치고 있으며, 민간의료기관과 유치업체, 정부 기관들과의 협력으로 각종 해외 컨퍼런스, 한국 의료관광 설명회 참가를 지속적으로 추진하고 있으며, 한국의 의료수준을 직접 알리고자 현지 의료인, 에인전트를 대상으로 국내 사전답사 여행도 지속적으로 실시하고 있다.

- 외국인 환자들을 위한 외국인 코디네이터를 고용하여 외국인 환자들에 대한 서비스 만족도를 향상시키고, 외국인 환자의 유치를 위한 마케터[106] 역할을 하고 있다.
- 의료 서비스에 대한 국제적 인식을 제고시키기 위하여 많은 병원들이 JCI 인증을 받기 위해 준비하고 있으며 세브란스 병원이 국내 최초로 인증받았다.
- 2009년 고대 안암병원이 국내에서는 두번째로 JCI 인증을 받아 국내 병원들이 국제무대에서 점차 인정받고 있다.

① 한국관광공사의 외래 관광객 실태조사에 의하면 한국을 방문하는 외국 관광객의 방문 목적은 여가, 위락, 휴가가 44.4[%], 사업, 전문 활동이 39.3[%], 친구, 친지 방문이 10.4[%], 건강 및 치료목적의 방문이 0.1[%]로서 의료 서비스와 직접적인 연관을 가진 관광의 규모는 거의 없었지만 의료관광산업이 본격적으로 시작되기 이전부터 대형 병원들은 소규모 국제진료센터를 운영하면서 외국인 환자들을 위한 의료 서비스가 제공되고 있었고, 한류 붐으로 중국, 일본, 동남아시아 국가들로부터 한국을 방문한 외국인들을 대상으로 미용 및 성형과 관련된 의료 서비스를 제공해 왔다(그림 9-1).

② 한국관광공사의 한류 붐으로 한국을 방문하는 관광객들을 대상으로 하는 보건 의료관광 서비스는 몇몇 병원과 피부·성형외과들에 의해서 적극적으로 추진하고 있고, 국내 유일한 의료관광 민·관 협의체인 한국국제의료서비스협의회를 중심으로 활발한 활동을 전개하고 있다.

106) 마케터 : 시장에서 매매하는 사람이다.

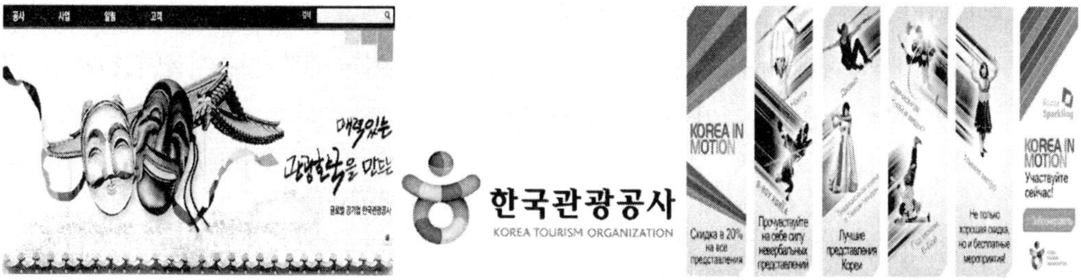

[그림 9-1] 한국관광공사

③ 외국인 환자 진료현황은 〈표 9-1〉과 같이 우리나라 주요 병원의 외국인 환자 진료 현황은 외국인 환자 수가 증가하는 추세를 보이고 있다.

〈표 9-1〉 주요 병원의 외국인 환자 진료현황

의료기관별	외국인 환자 수	지역별 유치실적	외국인 환자 수	국적별 분류	외국인 환자 수
상급종합병원	27.657(45.9[%])	서울	36,896(61.3[%])	미국	13,976(32.6[%])
종합병원	11,537(19.2[%])	경기	11,563(19.2[%])	일본	12,997(30.3[%])
병원	10,091(16,8[%])	인천	4,400(7.3[%])	중국	4,725(11[%])
의원	10,916(18.1[%])	대구	2,816(4.7[%])	러시아	1,758(4.1[%])

* 실환자 기준(실적제출 의료기관 : 508개 대상, 실적기간 2009.5.1~12.31, 8개월)

④ 한국보건산업진흥원이 2008년 국내 5대 대형 병원을 찾은 외국인 환자 627명을 대상으로 조사한 결과, 1억원 이상 고액 진료비를 낸 환자가 6명이었다. 외국인 환자의 1인당 평균 진료비는 1,180만원으로, 내국인 입원환자 평균 진료비는 [그림 9-2]와 같이 약 300만원(2006년 자료)의 4배 수준이었다.

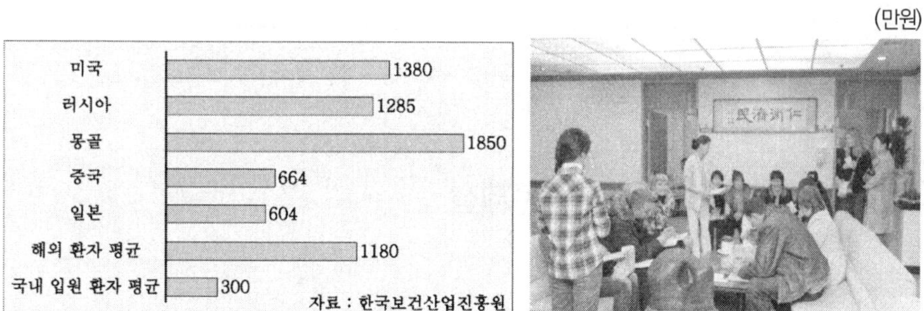

[그림 9-2] 한국에 온 외국인 환자 국적별 평균 진료비

⑤ 우리나라 의료관광 유치기관 등록현황(2009년 6월 25일 기준)은 〈표 9-2〉와 같이 우리나라의 의료관광 유치기관은 총 277개 기관이며, 이를 지역별로 서울이 178개로 가장 많고 부산(48개), 경기/인천(25개) 순이다.

〈표 9-2〉 지역별 의료관광 유치기관 등록현황

계	서울	부산	경기/인천	대구	전라도	강원도	울산
277	178	48	25	13	9	3	1

⑥ 의료기관 종류별로 살펴보면 〈표 9-3〉과 같이 성형외과(53개)가 가장 많고, 병원급 이상(49개), 피부과(48개), 치과(42개) 순이다.

〈표 9-3〉 의료 기관 종류별 의료관광 유치기관 등록현황

계	성형외과	병원급 이상	피부과	치과	산부인과	한의원	안과	기타
277	53	49	48	42	36	78	14	17

⑦ 한국의 경우 해외 환자 유치를 위해 의료비자 발급제도가 도입되었으나 여전히 문제가 남아 있다.

- 현재 외국인이 한국에서 의료관광 관련 서비스를 받고자 실제로 의료비자 발급을 받으려고 할 때 그 기준이 명료하지 않은 실정이다.
- 아직 정착되지 않는 법적 시스템으로 매번 요구하는 서류가 다르고, 관련 교육을 80시간 이상 받은 자만 외국인 환자를 초청할 수 있는 것도 문제다.
- 환자의 국내 체류에 대한 모든 책임이 병원에 있기에 문제발생 시 패널티가 부여되는 등 보완해야 할 사항이 적지 않다.
- 한국은 의료관광의 잠재력이 높은 아시아인(전체 방문객의 73[%])에 대한 별도의 비자 혜택이 없어 의료관광 수요 창출이 장벽에 가로막혀 있다.

02 의료관광의 현황 및 문제점

미국, 영국 등 선진국들의 보건 시스템에서 일어나는 각종문제점들과 선진국 국민의 의료서비스 선호 변화가 세계 의료관광시장의 성장을 발전시키는 원동력이 되었다. 미국과 영국, 일본 그리고 많은 유럽 국가들은 중년(60세 이상)의 비중이 급격하게 증가하고 있으므로 만

성질병의 수와 종류가 증가하고, 의료수요의 의료 인프라 공급 규모에 대한 초과는 진료비 인상과 기다리는 시간 확대를 초래하므로 해외로 의료관광을 떠날 수 밖에 없는 상황을 만들었다.

1. 국제 의료관광시장의 현황

개발도상국의 보건 인프라가 크게 개선되었고 임상 기술이 선진국 수준으로 향상되므로 긍정적 요소로 작용하였다.

의료관광객들의 국적별 현황은 미국, 캐나다, 유럽, 일본 등과 같은 선진국 환자들이 대부분을 차지하고 있고, 선진 국민은 해외 의료 서비스에 대한 대책과 준비가 필요하다.

① 아시아는 전 세계에서 의료관광산업의 발전 가능성이 가장 높은 지역으로 평가되고 있으며 말레이시아, 싱가포르, 태국, 인도 그리고 필리핀의 의료관광시장은 두 자리 수의 증가율을 나타내고 있다.

- 태국과 싱가포르는 현재 아시아 의료관광시장을 선도하고 있는 국가로서, 이들 두 국가가 아시아 의료관광시장의 70[%]를 차지하고 있다.

② 2001년 미국 9.11 테러 사건 이후 미국은 비자 규정이 엄격해지면서 중동 및 기타 국가의 부호들이 아시아로 몰려들게 되었고, 아시아 의료기관을 방문한 의료 관광객수가 급속히 증가하였다.

- 태국 : 가장 호평받는 의료관광 대상 국가로 조사되었다.
- 주요 진료 분야 : 건강검진, 심장 수술, 암 치료, 안과 시술, 지방흡입 그리고 기타 성형시술 등이었다.

③ 영국 환자들은 영국 NHS(National Healthcare System)의 긴 대기 리스트로 진료를 받기 위해 해외로 떠나고 있다.

- 큰 수술을 받기 위해 인도, 말레이시아, 남아프리카공화국 등 먼 나라까지 찾아가고 있다.
  - 영국은 3년 사이에 일반 의료진의 급료가 50[%] 상승했으며(평균 11만 파운드), NHS 관료체제가 커짐에 따라 간호사들이 서류 작성하는 시간 때문에 환자를 보는 시간이 점점 줄어들어 환자에 대한 서비스 질이 크게 저하되는 결과를 가져왔다.
- 해외로 나가는 영국 환자들에게 인도는 수술을 받는데 가장 인기가 좋고, 다음으로 헝가리, 터키, 독일, 말레이시아, 폴란드, 스페인이 인기가 많다.

④ 영국 환자가 찾아가는 해외 병원은 48개 국가에 위치하는 112개 병원이라는 조사 결과가 나왔다(표 9-4).

〈표 9-4〉 영국에서 해외로 나가는 환자수

2006년	2007년	2008년	2009년	2010년
77,000명	100,000명	126,000명	150,000명	174,600명

출처 : Treatment Abroad

⑤ 어떤 인터넷상의 의료 서비스 업체는 영국 호텔에서 진료 서비스를 제공한다.

- 해외 진료 정보를 다루는 영국 웹사이트에서 영국병원 가격의 반값으로, 비행비용+호텔+심장 바이패스 수술을 받을 수 있는 인도병원을 소개하고 있고, 가장 인기가 많다. 다음에 헝가리는 치과 때문에 인기가 많다.
- 임신 치료의 가격이 상승 되고, 치료를 원하는 여성의 나이가 많아지는 가운데 많은 미국 사람이 임신하기 위해 해외로 출국하고 있다.

⑥ 인터넷을 통해서 여성들이 체코, 이스라엘, 캐나다, 태국과 같은 해외 클리닉을 쉽게 접할 수 있으며, 환자들의 여행 준비, 클리닉 예약, 숙박시설, 관광을 조정해주는 특화된 여행사도 있다.

- 해외에서 더 적은 비용으로 진료비는 물론이며 호텔 숙박, 여행경비까지 충당할 수 있어 해외로의 의료관광시장은 더욱더 확대될 것이다.

1) 태국 의료관광 현황

태국은 세계적인 관광대국으로 최근 수년간 의료관광 관련 수입 증가율이 연평균 15~20[%]에 이른다. 의료관광객 유치실적(환자수 및 수입 등) 공식 통계집계는 없으나, 200만 명에 가까운 외국인들이 매년 의료관광을 목적으로 태국을 방문하고, 태국 내 의약 및 의료시장은 미화 기준 10억[$] 규모로 성장한 것으로 추정되고 있다.

① 의료관광객에 대한 별도의 의료전문 비자는 없으며, 비자면제협정 대상국 이외 국적 환자의 경우 공항 도착비자(Visa on Arrival) 발급을 통해 입국 편의를 높이고 있다.

- 의료관광객의 편안한 체류를 위하여 출입국관리소가 일주일에 한 번씩 주요 병원으로 출장을 나가 현장에서 비자 연장 업무처리를 하고 있다.

② 태국의 의료기관은 공공의료 시설과 민간의료 시설로 구분하며 병원수 1,323개 중 국공립병원이 1,007개로 76[%], 사립병원이 316개로 24[%]를 차지하고, 병상수를 기준으로 하면 사립병원의 병상수는 13,512개로 전체 병상수의 10[%]를 차지하고 있다.

- 공공병원 : 의료관광객 유치에 참여하지 않고 있으며 사립 영리병원 일부가 의료관광객 및 자국의 부유층 환자를 대상으로 진료 서비스를 제공하고 있다.
- 외국인을 대상으로 의료 서비스를 제공하는 병원은 약 30개 정도로 범룽랏 병원(Bumrungrad International Hospital), 사미티벳 병원(Samitivej Hospital), 방콕병원(Bangkok Hospital), 피야웻 병원(Piyavate Hospital) 등이 대표적이며 방콕, 푸켓, 후아힌, 파타야 등 주요 관광지에 소재하고 있다.
- 국공립병원 근무 의사도 사립병원에서 파트 타임으로 근무하거나 개인병원 소유가 가능하며, 사립병원에 대해서는 의료수가 책정 자율화에 따라 진료비 자율 책정제가 시행되며 민간의료보험이 허용된다.

③ 태국 보건부는 태국을 아시아의 건강 수도(the health capital)로 발전시키기 위한 5개년 계획수립으로, 의료 서비스, 헬스케어 서비스, 약초상품 등 3가지 영역에 중점을 두고 있으며, 헬스케어 서비스의 3대 주요 프로그램은 건강 스파, 전통 타이 마사지, 장기체류 헬스케어 서비스 및 상품이다(그림 9-3).

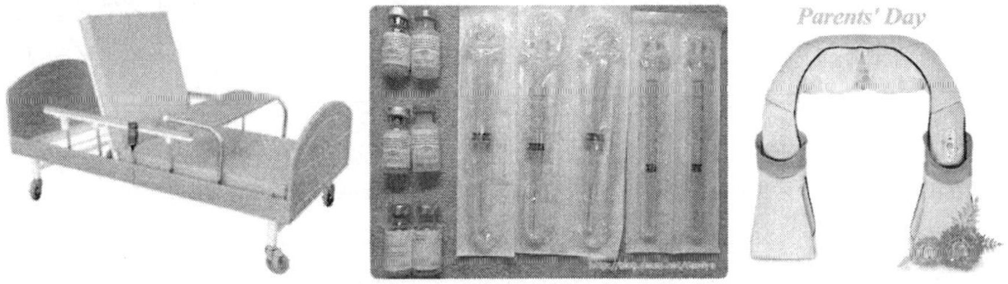

[그림 9-3] 태국의 대표 의료기기

④ 태국 정부는 의료관광을 의료 서비스와 휴양, 레저, 문화 활동 등 관광활동이 결합된 새로운 형태의 퓨전 관광으로 정의하고, 외래 관광객의 40[%]를 의료관광객으로 보고 있다.

- 태국 의료관광의 강점 : 선진국 수준의 의료 서비스 질, 저렴한 병원비, 예약 후 오래 기다리지 않는 신속한 의료 서비스이다.

⑤ 태국은 병원 품질인증원(The Institution of Hospital Quality Improvement & Accreditation)을 조직하여 자체 병원인증제도인 Hospital Accreditation-Thailand를 도입하였다.

• 인증원 : 사립병원협회에 속한 208개 병원의 서비스 품질과 환자 안전기준을 관리하고 적극적인 대외홍보에 나서고 있다.

⑥ 태국 관광청(The Tourism Authority of Thailand)은 홈페이지에서 의료관광을 소개하고 있으며, 의료관광 전문홈페이지(http : //www.thailandmed- tourism.com)로 연결되는데 전문홈페이지에서는 태국 의료관광의 장점, 주요 병원, 치료비와 병원비에 관한 정보 등을 제공하고 있다(그림 9-4).

• 잠재고객에게 개별적으로 의료 및 여행비용에 대한 견적을 제공하고 있으며, 관련 정보지를 발송하고 있다.

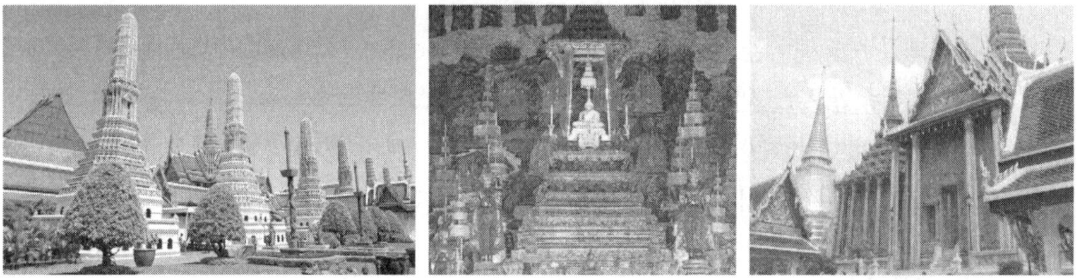

(a) 에메랄드 사원 (b) 에메랄드 불상 (c) 두싯궁

[그림 9-4] 태국의 관광지

⑦ 태국은 성형과 라식 수술에 소요되는 비용이 다른 국가에 비해 현저히 낮다.

• 의료관광객들은 태국 내 환자들보다 지출 수준이 높기 때문에 태국 사립병원들의 중요한 소득자원이 되고 있다.

⑧ 태국에는 사립병원에 대한 영리활동 및 가격 규제가 없기에 사립대형병원은 외국인 전문경영인이 경영과 의료를 분리시켜 경영효율화를 도모하며, 우수 의료진과 시설을 확보하고 고급 서비스를 제공하면서 높은 비용을 받고 있다.

• 범룽랏 병원의 경우 최고의 의료 설비를 갖추는 것은 물론, International Medical Coordination Office를 운영하여 영어, 한국어, 일본어 등 14개국 언어로 상담과 홍보를 추진하고 있다(그림 9-5).
  - 수완나품 공항에 범룽랏병원 카운터를 설치하여 입국 시 차량 편의 제공, 비자 연장 서비스 등을 지원하고 있다.
• 태국의 많은 민영 병원들이 유럽과 미국에 위치해 있는 의과대학 및 보건연구소와 협력관계를 체결하고 있으며 태국 병원인증 표준 및 JCI 인증을 획득하고 있다.

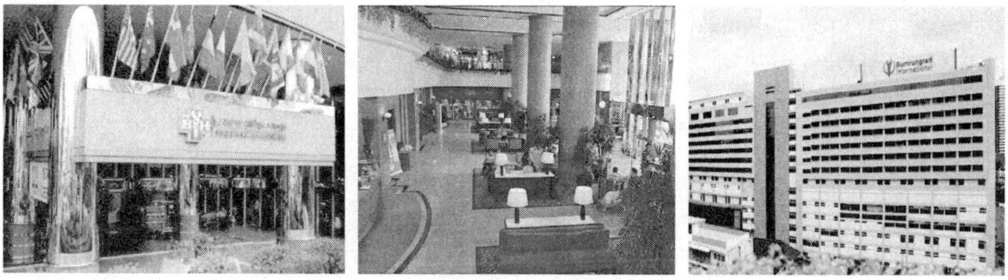

[그림 9-5] 태국의 범룽랏 병원

⑨ 태국의 의료관광상품은 치료와 휴양을 접목 시킨 뷰티+헬스+웰빙의 형태가 주를 이룬다(그림 9-6).

- 1인당 약 580만 원이 소요되는 'Chiva-Som Experience Retreat Tour' 상품은 3박 4일 동안 치바솜 리조트에 체류하는 상품으로 웰니스 컨설팅 및 체중 관리, 항노화, 휴식, 스트레스 관리 등을 고객 맞춤형으로 제공하고 있다.
- 약 100만 원이 소요되는 'Natural Wing Detox Program tour' 상품은 4박 5일 동안 요가, 기공, 마사지 체험을 할 수 있으며 혈액검사를 통해 콜레스테롤 수치 점검, 간 기능 검사 등을 받을 수 있다.

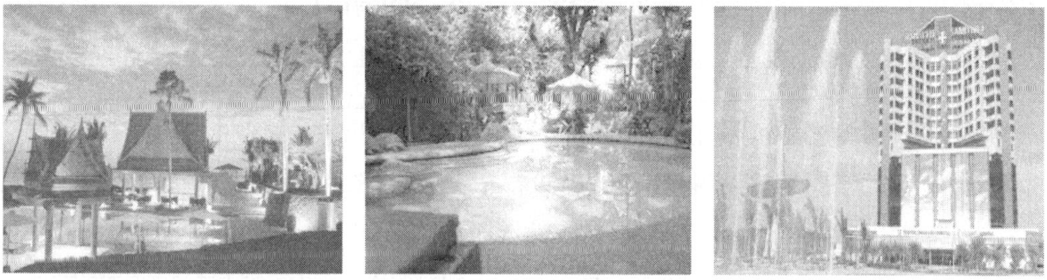

(a) Chiva-Som Experience Retreat Tour　(b) Natural Wing Detox Program tour　(c) Srinakharin 호텔

[그림 9-6] 태국 의료관광시설

2) 싱가포르 의료관광 현황

싱가포르는 다민족 국가의 특성과 지리적 · 역사적 배경 때문에 의료 서비스 시장과 의료 서비스 제도가 일찍부터 국제화되어 있다. 또한 높은 의료수준, 영어 공용화, 서구적인 문화 및 사회적 규범, 다수의 JCI 인증병원 등으로 우수한 의료관광 목적지로 평가받고 있다. 주변 국가인 말레이시아, 인도네시아에서 많이 찾아오고 있으며, 미국과 유럽 등지에서도 많은 환자들이 찾고 있다(그림 9-7).

• 최근에는 인도차이나 반도, 남아시아, 중국 등에서 오는 환자가 두 자리 수의 증가세를 보이고 있다.
• 싱가포르 최대 사립병원인 파크웨이(Parkway)는 인도 의료관광객이 30[%] 증가하였으며, 주로 혈액질환, 심장 및 간이식 분야이다.[107]

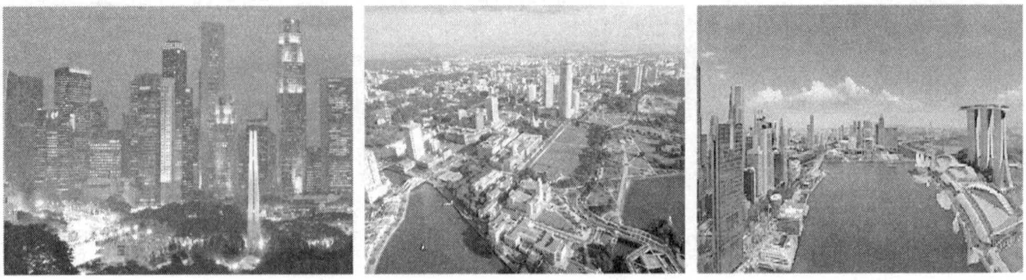

[그림 9-7] 의료관광의 허브도시 싱가포르

① 싱가포르의 관광청은 매년 의료관광객이 증가한 것으로 조사 되었다[108].

• 싱가포르 정부와 병원들은 의료관광객들이 건강검진부터 눈, 심장, 뇌 분야의 수술, 암 치료 등 다양한 의료 서비스를 이용할 수 있도록 적극적인 유치 활동을 펴고 있다.
• 싱가포르의 의료관광산업이 성공적으로 안착할 수 있었던 요인은 우선 원활한 의사소통이 가능한 전문인력 양성을 들 수 있다.

② 싱가포르를 찾은 의료관광객에게 별도의 의료전문 비자는 없으며, 입국 시 사증 허가서를 전달하면 도착 비자를 발급받을 수 있다. 싱가포르 거주 외국인 환자 제외는 〈표 9-5〉와 같다.

• 비자는 병원에서 직접 외무부에 신청 대행 서비스를 제공하는 경우가 많아 손쉽게 1~2년 복수비자 신청이 가능하다.
• 복수비자 신청 시 : 여권 사본과 수수료만으로 간편하게 신청이 가능하고 발급기간도 3~5일로 신속하게 처리된다.
• 단기 비자 : 입국일로부터 89일을 초과하지 않았다면 온라인으로 체류연장 신청이 가능하다.

〈표 9-5〉 싱가포르 거주 외국인 환자 제외

구 분	2000년	2002년	2003년	2004년	2007년	2012년
환자수	165	212	230	260	500	1000
총지출	430	550	650	750	1500	3000
부가가치	370	500	600	650	1300	2600
GDP기여	0.25[%]	0.3[%]	0.3[%]	0.4[%]	0.65[%]	1.1[%]

107) The Straits Times, 2012.04.09.
108) International Medical Travel Journal, Frost & Sullivan, 2010년 11월호.

③ 싱가포르는 의료관광 국가 브랜드인 'Singapore Medicine'을 개발하여 운영하고 있으며, 본격적인 지원정책을 펴고 있다.

- Singapore Medicine : 3개 정부 기관으로 이루어진 협의체로 부처 간 불필요한 경쟁을 방지하기 위해 협력과 경쟁의 조화를 우선하고 있다.
- Singapore Medicine : 온라인을 활용한 마케팅의 일환으로 페이스북을 오픈하였는데, 이 공간은 환자와 의사의 네트워크는 물론 다양한 의견을 피드백하는 공간으로도 사용되고 있다.109)

④ 싱가포르 정부는 아시아의 의료 허브와 병원 산업육성을 위해 민간부문과 공공부문을 확실히 구분하여 기초 의료를 보장함과 동시에 차등 서비스를 제공하는 것을 기본 원칙으로 하고 있다.

⑤ 싱가포르의 의료제도는 기본적으로 의료비 지불을 개인 책임으로 하고 정부가 보조해주는 방식이며, 공공과 민간의 다양한 보험이 복합적으로 운영되면서 자국민이 의료서비스를 받는데 소외되지 않도록 하고 있다.

㉠ 병원 체계는 사립병원과 공공병원으로 나뉘며, 사립병원은 금융기관이나 일반투자, 자가 투자가 가능한 영리병원이다(그림 9-8).

- 현재 싱가포르 주식시장에는 6개 의료지주회사가 상장되어 있으며, 파크웨이나 래플즈병원(Raffles Hospital)도 이에 속한다.

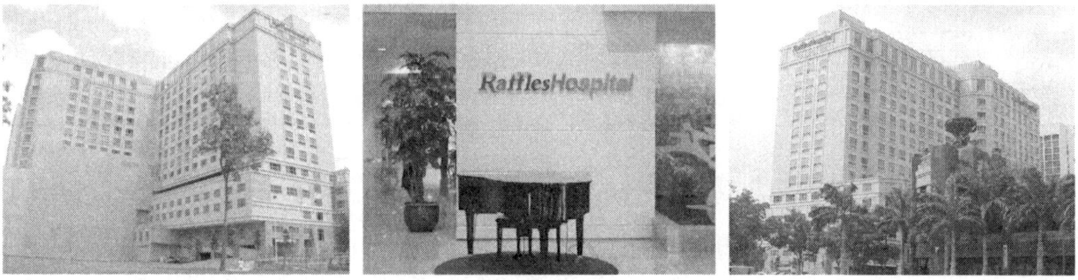

[그림 9-8] 싱가포르의 래플즈병원

㉡ 사립병원에서는 환자 가족을 위한 아파트 임대, 환자 및 가족 전용 비즈니스센터 운영 등 호텔 수준의 서비스를 제공하기도 하며, 유럽 및 중동의 대부호와 왕족을 대상으로 하는 귀족 마케팅을 시행하고 있다(그림 9-9).

---

109) http : //www.facebook.com/pages/Singapore-Medicine-The-Worlds-Choice-Healthcare-Destination/30318346566

• 한국의 샴쌍둥이의 분리 수술 성공으로 세계적인 인지도를 갖게 된 래플즈 병원의 경우 네트워크 경영을 통해 60개의 1차 진료 기관에서 의뢰를 받고 있다.

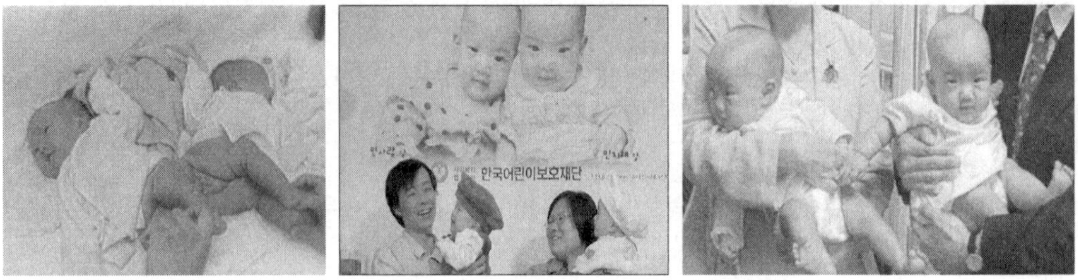

(a) 한국인 샴쌍둥이 자매 신체가 붙어 있다.

(b) 한국 어린이보호재단을 찾은 한국인 샴쌍둥이 자매

(c) 래플즈 병원의 쌍둥이자매의 수술성공한 모습

[그림 9-9] 한국인 샴쌍둥이 자매

⑥ 정부 차원에서는 경제개발원에서 전반적인 정책 수립과 제도개선을 담당하고 있으며, 싱가포르 관광청(the singapore tourism board)에서 의료관광과 관련된 실무정책을 운영하고 있다.

⑦ 싱가포르 관광청에서는 의료 서비스 본부를 중심으로 마케팅과 홍보 프로그램을 추진하고 있으며, 4개 국어(영어, 아랍어, 인도네시아어, 베트남어)로 주요 병원 및 의료관광상품을 안내하는 포털 사이트(http : //www.singaporemedicine.com)를 운영하고 있다.

• 의료관광상품을 개발하고 의료기관들의 의견을 조율하며, 비자발급 절차와 의료광고 규제에 관한 실무, 환자와 동반가족의 만족도를 높이는 역할도 담당하고 있다.

⑧ 싱가포르 관광청은 의료관광 신규로 독일, 일본, 호주, 미국 등을 지정하고 싱가포르 의료관광을 홍보 하는데 주력하고 있다.

⑨ 싱가포르 의료산업 자문단에서 추진하는 의료관광 활성화와 경쟁력 강화를 위한 5가지 정책은 다음과 같다.

• 가격 투명성의 확보 : 병원별 진료비를 보건부 홈페이지에 공개하였다.
• 가격경쟁력 강화 : 의료 서비스 비용 절감을 위해 의료인력 유치제도를 개선하였다.
• 의사 인력 확보 : 외국 71개 의과 대학위를 인정, 일정한 조건 아래 싱가포르에서 의료행위를 할 수 있으며, 일정기간이 지나면 정규의사로 전환한다.
• 해외 환자 입국 절차 간소화 : 사전 비자 발급제도와 응급환자를 위한 급행 비자 발급을 한다.
• 적극적 해외 마케팅 : Singapore Medicine 홍보, 의료 전문인력 싱가포르 방문 프로그램 및 국제학술 대회 개최, 선진국 의료기관 유치 등이다.

⑩ 싱가포르 관광청은 미국, 말레이시아, 베트남, 인도네시아 등 주요 마켓에서 의료관광 로드쇼를 매년 수 차례 진행하고 있으며, 의료관광 브랜딩 사업과 연계해 미국 시장을 공략하기 위해 의료관광 안내 책자를 제작했다(그림 9-10).

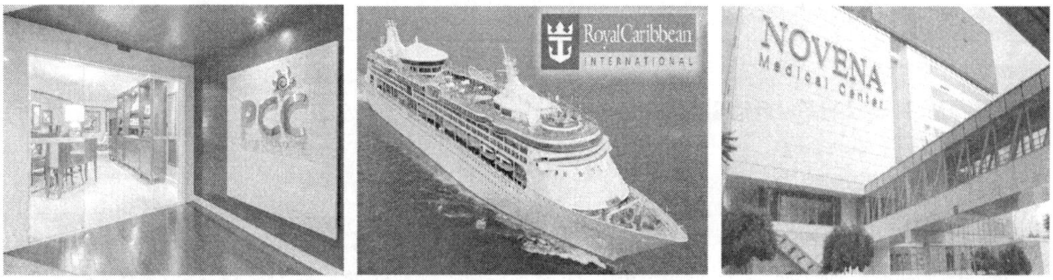

(a) Parkway Cancer Center (b) Royal Caribbean Cruise (c) Novena Medical Center

[그림 9-10] 싱가포르 의료관광시설

⑪ 파크웨이 암센터는 Royal Caribbean Cruise와 함께 레저와 건강, 교육을 결합 시킨 상품을 개발했다.

> • 이 상품은 종양학자들과의 대화, 자궁경부암 조기 검진, 대장암 검사와 함께 페낭, 말라카 시티 투어가 포함된 4일짜리 상품으로 1인당 700[$] 정도의 비용이지만 500명 이상이 신청한 것으로 알려졌다.110)

⑫ 싱가포르는 아시아에서 가장 발달된 의료관광 인프라를 구축하고 있는 것으로 평가받고 있으며, 첨단 의료시설을 갖추고 건강검진과 수술, 도시관광과 온천 체험을 묶은 여행상품도 나오고 있다.

> • '의료관광 허브'를 향한 싱가포르의 전략은 "믿을 수 있고, 안전하고, 우수 하다"는 브랜드를 심어 주는 것에 중점을 두고 있다.

⑬ 외국인 환자를 위한 One-stop 치료 시스템을 만들기 위해 국가와 병원이 함께 총력을 기울이고, 각 나라에 환자의뢰 협약을 맺는 네트워크 병원을 늘려가면서 우수한 외국 의료진을 적극적으로 영입해 의료의 질을 최고 수준으로 올리고 있다.

⑭ 의료기술을 표준화하고 진료비를 투명하게 해 해외 환자들로부터 신뢰도를 높이고 불필요한 진료를 규제하는 내부 감사체계를 강화해 국가 브랜드 및 이미지 구축에 든든한 기반을 다져가고 있으며, 싱가포르의 의료관광객은 해가 갈수록 증가하고 있다.

⑮ 해외 환자를 유치하기 위해서는 우선적으로 외국인 환자를 맞이하고 그들의 치료에 가

---

110) The Straits Times, p.B3, 2012년 2월 6일자.

장 직접적으로 관여하는 의사 및 관련 간호사, 코디네이터 등 의료관광 전담 인력의 외국어 구사능력이 있어야 한다(그림 9-11).

- 언어의 준비와 함께 각 나라의 문화적 특이성을 파악해 의료관광을 위해 타국을 방문하는 외국인 환자들이 치료받는 기간 동안 편안함을 느끼며 치료에 전념할 수 있도록 해야 한다.

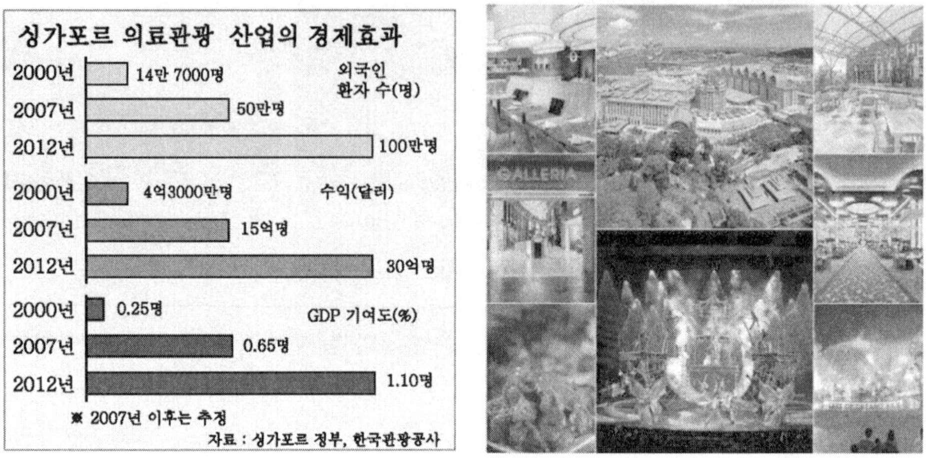

(단위 : 천명, 백만$)

[그림 9-11] 싱가포르의 외국인 환자수 추이

⑯ 싱가포르는 다민족 국가의 특성과 지리적 · 역사적 배경은 차치(且置)하고라도 정부의 적극적인 언어정책으로 의료진은 영어를 비롯한 각각의 자기 민족에 해당하는 언어를 구사할 수 있다.

- 간호인력 구성이 국제화되어 70[%]만이 싱가포르 사람이고, 나머지 30[%]는 필리핀 등 외국 출신이며 외국인 환자 진료에 문화적, 언어적 장벽은 사실상 존재하지 않는다.

3) 말레이시아 의료관광 현황

말레이시아는 'Tourism Review and the Hotel & Resort Insider'에서 조사한 세계 의료관광지 5위에 랭크될 정도로 의료관광객이 선호하는 목적지 중 하나이다.

- 의료관광산업 : 동남아시아 국가 중 후발주자이나 인프라 정비가 앞서 있으며, 정부 정책에 힘입어 사립병원 중심으로 의료관광시장이 형성되어 있다.
- 의료관광에 동참하고 있는 병원 : 대부분 영어를 사용한 의사소통이 가능하며, 해외여행상해보험에 가입한 관광객은 무료로 진찰받을 수 있는 곳이 많다.

① 말레이시아 의료 서비스의 강점은 상대적으로 저렴한 비용, 국제 인증기준에 부합하는 의료 서비스, 광범위한 진단 및 치료자원, 현대식 보건시설, 훈련된 의료진으로 알려져 있다.

② 의료관광상품은 크게 치료(medical)와 웰니스(wellness) 프로그램으로 구분할 수 있는데 치료목적의 관광객은 국제적으로 인증받은 병원에서 치료, 요양 등의 서비스를 받는 것을 선호하고, 웰니스 프로그램 이용 관광객은 건강검진 등과 더불어 휴양지에서 휴가를 즐기는 것을 선호한다.

③ 말레이시아의 중점 의료 서비스 분야는 건강검진과 미용성형 부분이며 Health Spas, 척추 지압요법, 얼굴 피부관리, 반사요법, 아로마테라피 등이 강세를 이루고 있다.

④ 말레이시아는 방문 의료관광객은 최근 들어 폭발적인 성장세를 보이고 있다.

⑤ 의료관광객은 주로 인도네시아에서 입국하는데 같은 이슬람 국가라는 종교적 이점과 지리적으로도 가깝고 언어소통이 원활하기 때문이다(표 9-6).

- 싱가포르에서 찾아오는 의료관광객도 많은데 이는 싱가포르 정부가 국가 의료보험 인메디 세이브를 말레이시아에서도 사용 가능 하도록 허용하기 때문이다.
- 싱가포르 의료관광객은 저렴한 의료 서비스로 이동하는 저소득층 인구가 많은데, 특히 문화적, 언어적 근접성을 갖춘 말레이계 싱가포르인들의 선호도가 높은 것으로 분석된다.

〈표 9-6〉 말레이시아 방문 주요 의료관광객 분포

No.	국 기	의료관광객 (단위 : 명)	
		2010년	2011년
1	인도네시아	261,177	335,150
2	인도	16,940	18,604
3	일본	14,937	16,111
4	영국	8,254	12,704
5	중국	7,941	11,886
6	미국	7,557	10,584
7	호주	7,157	9,678
8	이란	3,374	8,836
9	중동	6,008	7,225
10	네팔	3,179	6,727

출처 : 말레이시아 보건부, 2012.

⑥ 말레이시아 정부는 의료관광을 핵심 시장으로 인식하고 적극 지원에 나서고 있다.

- 의료관광은 제10차 말레이시아 계획의 12대 국가 핵심 경제 분야에 포함되어 있으며, 의료관광 육성책의 일환으로 MHTC(Malaysia Healthcare Travel Council)를 발족했다.
- MHTC는 보건부 소속으로 의료관광산업 육성을 전담하며, 의료관광객은 물론 의료관광 투자유치에도 역점을 두고 있다.

⑦ 말레이시아 정부는 말레이시아 헬스(MyHEALTH)라는 로고를 만들었으며, 홈페이지(www.myhealthcare.gov.my)에서 의료관광을 홍보하고 있다(그림 9-12).

- 전국 클리닉과 병원의 의료 서비스 광고가 법적으로 가능하게 되었으며 일정 자격조건만 충족시키면 해외 광고도 가능하다.
- 의료관광객에게 의료 서비스를 제공하는 자에게는 조세감면 혜택도 주어진다.
- 정부는 기존에 늘어난 서비스 수출액의 소득세를 100[%]감면으로 개정하였으며, 인가받은 사립병원의 지출에 이중 면세혜택을 제공하고 의료관광 촉진을 위해 새로운 시설을 건축 중인 사립병원도 면세혜택을 제공하고 있다.

[그림 9-12] MyHEALTH 로고

⑧ 말레이시아에는 자체 인증인 MSQH(Malaysian Society For Quality in Health)의 인가를 받은 곳과 JCI(The Joint Commission International)의 인가를 받은 곳의 의료기관이 존재한다.

⑨ 말레이시아의 가장 큰 사립병원 네트워크이자 말레이시아 주식시장에 상장된 KPJ 헬스케어(KPJ Healthcare BHD)는 조호르(Johor Corporation) 계열로 병원과 인도네시아에 병원을 운영 중으로, 외래환자와 입원환자를 치료하였다.

4) 인도 의료관광 현황

인도는 역사가 깊고 오리엔탈 문화의 중심지로 세계 관광객들로부터 관심을 받고 있다. 인도의 의료산업은 2020년까지 2,800억$ 규모로 성장 하므로 인도 의약품 시장도 탄력을 받아 급격한 성장세를 보이고 있다. 리서치 회사인 RNCOS의 보고서에 의하면 인도는 세계 의료관광산업의 2013년도까지 3[%]를 차지하고, 의료관광객 수는 130만 명이다. 인도의 아폴로 병원은 [그림 9-13]과 같다.

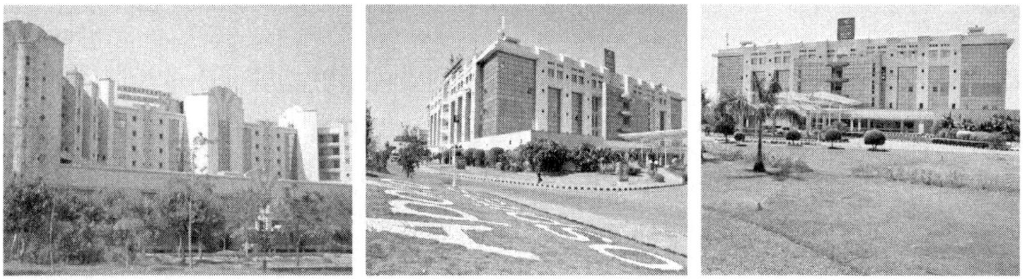

[그림 9-13] 인도 아폴로 병원

① 인도를 방문하는 의료관광객 국적은 유럽, 미국, 중동, 아프리카 순이며, 주변국인 아프가니스탄, 방글라데시, 스리랑카의 의료관광객 또한 꾸준히 증가하고 있다.

- 지리적 접근성이 좋은 중동지역 중심의 마케팅이 활발한데, 사우디아라비아의 경우는 의료관광객이 인도를 찾았다.

② 인도는 IT 강국의 장점과 저렴한 진료비, 짧은 기다리는 시간, 선진 의료기술 등을 내세워 의료관광 활성화를 꾀하고 있다.

- 인도의 수술비용 : 주요 선진국 대비 1/8정도이며, 태국에 비해서도 30[%] 이상 저렴 하지만 상대적으로 높은 선진 의료기술을 확보하고 있다.
- 고난도인 심장 수술이 6~7천[$]로 미국의 5~7만[$]에 비하면 1/10 수준이고, 의사나 간호사는 물론 사무직원까지도 유창하게 영어를 구사하기 때문에 의사소통이 자유롭다.

③ 인도 일류병원 의사의 15[%] 가량은 영국, 미국 등에서 교육을 받거나 개업을 했던 의사들로, 언어·문화적 공감대 형성으로 의료관광객의 요구를 충족시키고 있다.

- 의료관광객이 인도에서 가장 선호하는 의료 서비스는 심장절개수술과 관절 치환수술로 자국에서 적절한 의료보험 혜택을 받지 못할 경우 비용부담이 매우 큰 분야이다.

④ 인도 병원들은 의학 기술이 세계 수준으로 인정받고 있으며, 관련 전문 병원 역시 다수 존재하고 있다.

- 성형을 주력 분야로 의료관광객을 대상으로 시술되는 성형은 가슴성형, 주름살 제거와 복부지방, 치과 성형 등 선진국에서는 세금 부과 대상인 경우이다.

⑤ 인도는 세계 4위 성형시장으로 향후 내수 및 의료관광 목적지로 지속적인 성장이 예상되고 있다.

- 전통적인 치료요법인 아유르베다(Ayurveda)와 요가도 인도 관광청이 내세우는 주요 서비스 분야이다.

⑥ 인도 관광청은 전통 의학을 현대기술과 전통적인 경험이 결합하여 자연과 더불어 지내면서 스스로 면역력을 높일 수 있는 웰빙 인도 이미지로 마케팅하고 있다.

⑦ 인도 정부는 'High-Tech Healing'이라는 모토를 내세워 국가적 차원의 의료관광 홍보 및 지원을 활성화하고 있다.

- 의료관광객 치료를 수출로 간주하는 보건법(national health policy)에 따라 의료관광은 다른 수출산업과 같이 각종 재정지원 혜택을 받고 있다.
- 의료 서비스에 5[%]의 서비스세를 면제해주는 등 의료관광 우대정책을 펼치고 있으며, 병원인증, 의료 비자발급, 적정한 가격산정 및 의료분쟁과 의료보험에 대한 가이드 라인을 제시하고 있다.

⑧ 인도 보험규제당국(IRDA)은 해외자본의 건강보험 투자 가능 비율을 26[%]에서 51[%]로 확대하여 외국 투자를 유도하고 있다. 인도의 일회용 의료 용품은 [그림 9-14]와 같다.

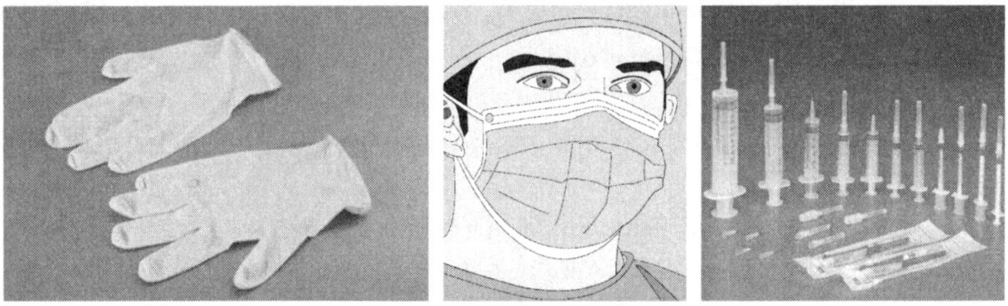

(a) 일회용 수술용 장갑 (b) 일회용 마스크 (c) 일회용 주사바늘

[그림 9-14] 인도의 일회용 의료용품

⑨ 인도 정부는 외무, 교통, 관광, 철도, 항공사 등을 포함한 민관 의료관광 특별팀을 구성하였으며, 의료관광 전문회사를 통해 병원, 여행사, 전문 컨설턴트 등의 네트워크를 마련하는 등 입국에서 출국까지 원스톱 서비스 시스템을 구축하였다.

- 해외에서 수입되는 의료 장비들에 대한 관세를 대폭 낮추고 의료기관의 JCI 승인취득을 위한 병원개조 및 설비자금 등을 지원하고 있다.
- 의학 치료를 목적으로 인도에 입국하는 외국인에게는 의료비자(M비자)가 발급되는데, 체류 허용 기간에 따라 3~6개월 비자, 6개월~1년 비자로 구분 하지만 대부분의 인도 의료관광객은 의료비자가 아닌 일반 관광비자로 입국한다.

⑩ 인도에 입국한 의료관광객은 의료비자(M비자) 1회연장이 가능하며, 가족 및 동반자의 경우에는 대사관의 승인 후 2명까지 동반인을 위한 MX 비자 발급이 가능하다.

⑪ 인도에서 의료관광객 유치에 적극적인 의료기관은 Wockhardt, AIIMS, Gangaram, Moolchand, Manipal 등이 대표적으로 높은 수준의 의료시설과 진단과목별로 다수의 전문의를 갖추고 있다.

⑫ 인도의 대표 의료기관 중 하나인 아폴로 병원과 같이 인도 전역에 병원 체인을 운영하고 있으며, 새로운 클리닉을 개원하고 병원을 추가 설립할 계획을 밝히는 등 최근 사립 대형병원의 체인들이 공격적으로 병상수를 늘리고 있다(그림 9-15).

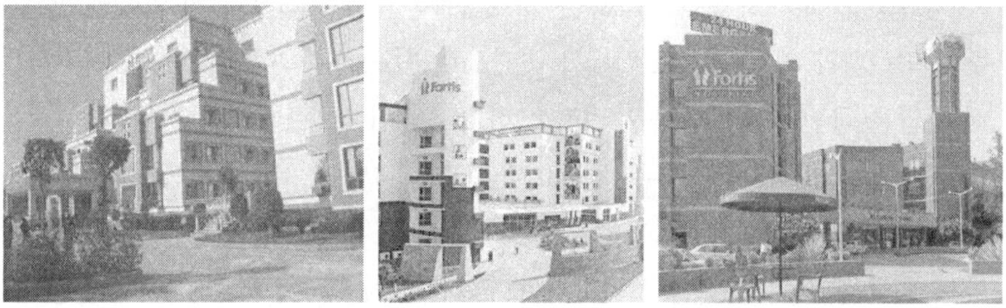

[그림 9-15] 인도의 대표적인 의료관광 유치병원

⑬ 의료관광객을 위해 병원이 호텔과 서로 제휴하고 있다.

⑭ 인도 메이저 종합병원 체인인 포티스(Fortis) 병원은 병원 주변의 게스트하우스와 제휴해 환자와 그 가족들에게 특별한 가격으로 서비스를 제공하고 있다.

5) 미국의 의료관광 현황

미국은 전 세계적으로 국민의료보장/보험(Universal/National Health Insurance Coverage) 제도가 없는 나라로, 제도를 갖추지 못한 것은 의료를 국가가 보장하는 것이 아니라, 개인이 책임져야 하는 원칙으로 미국의 의료시스템이 존재하기 때문에 초창기, 개인은 자신의 능력으로 의료를 치료해야 했고, 경제적 능력이 떨어지는 사람들은 의료의 혜택을 받지 못하거나 자선단체들의 도움을 받아야만 했다.

① 2차 대전 이후, 전 · 현역 군인들을 위한 정부 지원의 의료보험과 기업들의 노사 협정을 통한 직원들을 위한 의료보험이 도입되기 시작했고, 마침내 부분적인 국민 의료보장제도라 할 수 있는 메디케어(Medicare)와 메디케이드(Medicaid)가 실시되어 이전에 비해 발전된 의료 보장시스템을 갖추게 된다.

② 국민 의료보험 제도의 도입을 위한 몇 번의 시도는 국회 또는 관련 이익단체들의 반대에 부딪혀 좌절되었고, 여전히 메디케어와 메디케이드 수급자 또는 사업주의 지원을 받는 직장인들을 제외한 대부분의 국민들은 본인이 모든 비용을 부담해야 하는 자기 구제 방식의 제도하에 머물러 있다.

③ 문제는 의료보험료가 매우 비싸므로 4,600만 명 이상의 국민들이 보험이 없고, 의료비가 고액이므로 보험이 없는 사람들은 자국 내에서 웬만한 치료나 시술을 받는 것을 단념한 상태이다.

④ 무보험자들의 경제적 능력을 해결해준 것이 바로 의료관광이었고, 시간이 흐를수록 더욱 심화되고 미국 의료의 양극화는 의료관광산업 성장의 촉진제 역할을 했고, 최고 수준의 의료진과 최첨단 의료 장비를 근간으로 최고 수준의 의료기술을 자랑하는 미국에서 수많은 국민들이 혜택을 누리지 못하고, 먼 이국으로 치료받기 위해 여행을 떠나야 하는 현실은 미국 의료의 두 얼굴이다.

⑤ 의료관광과 관련하여 미국 기업들이 보험료가 싸다는 이유로 보험회사들과 계약을 맺고 직원들을 해외로 보낼 것인가와 보험회사들이 적극적으로 이러한 상품의 개발 및 마케팅에 나설 것인가 하는 문제인데, 플로리다주의 의료보험 관리회사인 유나이티드 그룹(United Group)은 소규모회사를 위한 의료관광 보험상품을 판매하고 있으며, 사우스캐롤라이나주의 의료보험회사인 블루크로스 블루쉴드(BlueCross BlueShield)는 Bumrungrad Int'l Hospital과 계약을 맺어 고객들을 이 병원으로 보낼 수 있는 상품을 판매하고 있으므로 기업을 대상으로 한 의료관광상품의 판매는 증가할 것이다.

⑥ 기업을 대상으로 한 시장의 증가에 대한 낙관적인 전망과는 반대로, 의료소송이 빈번한 미국의 법률 환경하에서 과실 책임(liability)의 문제가 큰 위험부담으로 작용할 수 있어 큰 성장은 어렵다는 부정적인 전망도 있다.

- 개인이 의료관광상품을 판매한 보험회사나 이를 직원들에게 제공한 사업주를 상대로 소송을 제기할 경우, 의료관광 결과에 대한 모든 책임을 개인이 진다는 사전동의서를 작성했었어도 이들이 소송에서 이길 가능성이 있어 보험회사나 사업주 입장에선 큰 부담이다.
- 노조의 반대로 이의 추진에 걸림돌이 되고 있고, 노스캐롤라이나주에 위치한 블루리지 제지회사(Blue Ridge Paper Products)는 회사의 직원 1인당 의료비 부담액이 9,500[$]에 달하자, 자구책으로 한 의료관광 에이전시가 제공한 직원 의료보험상품을 구매하여 일부 수술은 직원들을 해외로 보냈다. 그러나 위험성이 크다는 이유로 상위 노조 연합의 반대에 부딪혀 결국 제도를 폐지했고, 기업의 입장에서 직원의 장기간 휴가로 인한 손실에 대한 부담도 있다.

⑦ 미국 의료관광의 전망으로는 [그림 9-16]과 같이 매사추세츠주와 캘리포니아주를 중심

으로 진행 중인 국민의료보험제도의 정착 및 확산 노력이 성과를 거둬, 미국 내 전체 무보험자 수가 줄어들고 의료보험 수급률이 올라간다면 의료관광에 대한 수요가 줄어들 가능성도 있다.

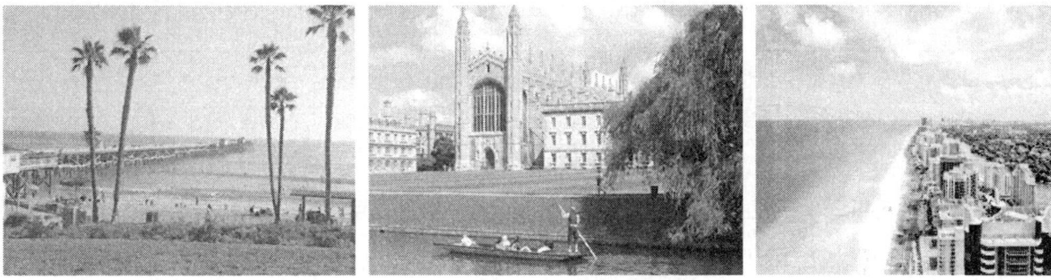

(a) 캘리포니아주 (b) 매사추세츠주 케임브리지대학 (c) 플로리다주

[그림 9-16] 미국 의료관광의 주

⑧ 프린스턴대학의 의료정책 전문가인 우베 라인하트(Uwe Reinhardt) 교수는 병원과 의사 등 공급자들이 중심이 되어 의료시스템을 주도하고 최고·최신의 의료 서비스를 기다림 없이 소비하길 원하는 미국인들이 수요자로 있는 현 상황에서는 의료비가 계속 올라갈 것이고, 보다많은 사람들이 의료 서비스를 소비할 수 있는 길은 점점 더 멀어질 것이란 진밍이다.

- 무보험자 및 저보험자들을 대상으로 한 의료관광시장은 계속 성장할 것으로 전망되고, 비교 경쟁에 있어 확실한 우위를 보이고 있는 외국 의료기관들이 이 거대한 시장을 방관하지는 않을 것이다.

⑨ 국내 의료기관들도 경쟁우위가 있는 분야를 중심으로 미국 고객을 유치하려는 노력을 기울일 필요가 있고, Joint Commission International 등 국제 의료기관 평가기관으로부터 의료기관 인증획득이 그 우선순위이다.

6) 일본 의료관광 현황

일본 정부는 의료관광을 신성장 전략사업으로 지정하고 의료관광 목표를 설정했다.

① 일본은 높은 기술력으로 의료 서비스의 질이나 구성항목에서 아시아 국가들 중에서 가장 높은 만족도를 나타냈다.

- 자치단체의 지역진흥사업의 일환으로 추진되어 왔으나 정부의 신성장전략에 국제의료교류(외국인 환자 수용)에 관한 내용이 포함되고, 정부가 의료이노베이션 5년 전략을 발표하는 등 정부 주도하에 국내 수용태세 정비에 힘을 기울이고 있다.

② 일본 정부는 관광청 내 의료관광 추진실을 설치하여 해외 의료관광박람회 참가, 국내외 시장조사 등의 해외 프로모션 활동과 의료관광 코디네이터의 자가 체크 매뉴얼 작성, 의료관광 프로모션 추진 연락회 결성 등의 국내 네트워크 지원활동을 하고 있다.

㉠ 경제산업성 지원으로 MEJ(Medical Excellence Japan) 법인이 설립되었다.

• MEJ는 외국인 환자 수용창구로서 웹사이트(http : //www.medical-excellence-japan.org)와 전화로 영어, 중국어, 러시아어 상담 서비스를 제공하고 있으며 앞으로 일본 의료의 해외 진출도 지원할 예정이다.

㉡ 의료기관의 품질보증을 위하여 후생노동성 주관으로 외국인 환자 수용의료기관 인증제도(JMIP)를 [그림 9-17]과 같이 도입 하였다.

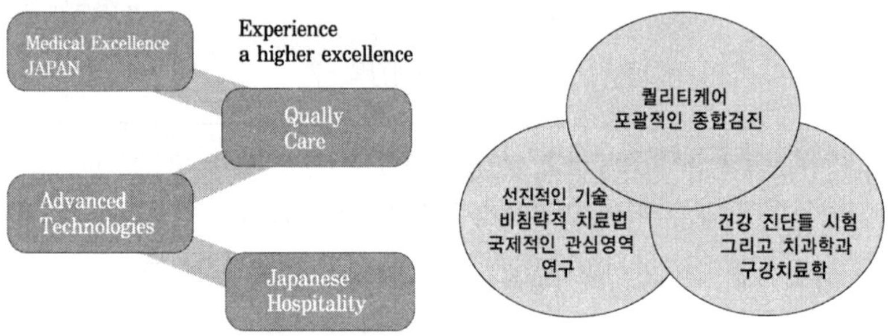

[그림 9-17] Medical Excellence Japan

• 의료 단기 비자 제도를 실시 : 조건에 부합하는 의료관광객에게 최장 6개월간 체류를 허용하고, 3년 복수비자 발급요건을 완화하는 등 비자 편의를 통한 의료관광객 모객을 위해 노력 중이다.
• 의료비자 발급 범위 : 의료기관에서 이루어지는 치료행위, 종합검진, 건강진단, 일반검진 및 치과 치료, 요양 등을 포함하며, 환자의 친인척뿐만 아니라 필요에 따라 동반 입국자도 동반인으로 인정된다.
• 비자 발급 준비서류 : 여권, 비자 신청서, 사진 등 기본적인 것을 비롯하여 의료기관이 발급한 검진 예정 증명서 및 신원 보증기관이 발급한 신원보증서, 일본에서의 체제비용 등을 감당할 수 있는 재정 능력 증명서류(은행 잔고증명서 등)이다.
• 90일을 초과하는 입원 치료를 위해서는 체류자격 인증증명서, 복수비자를 받기 위해서는 치료예정표를 제출해야 한다.

③ 일본은 자치단체별로 특색 있는 의료 관광정책을 추진하기로 유명한데 Medical Tourism 또는 Health Tourism의 이름으로 시민병원을 재건축하고 명의를 초빙하기도 하는 등 다양한 활동을 전개하고 있다.

• 활발하게 활동하는 오키나와의 경우에는 현 정부, 기업, 대학 등이 연합하여 의료관광 촉진 방안을 수립하여 운영하고 있다.

2. 세계 일류병원의 관광 현황

세계에서 유명한 병원은 존스홉킨스병원, UCLA 메디컬센터, 메이요 클리닉이 있다.

1) 존스홉킨스병원

미국 메릴렌드 주의 최대도시인 볼티모어에 있는 존스홉킨스(Johns Hopkins)병원은 세계적인 권위의 병원 중 하나이다.

실제로 《US News and World Report》지에서도 10여년 연속 미국 내의 가장 우수한 병원으로 실리고 있다. 존스홉킨스병원은 의학 연구와 장래성 있는 의사를 배출하기 위한 교육 및 임상 분야에서 선도적이며 치료의 질도 우수하다.

① 존스홉킨스병원은 Johns Hopkins가 1873년 크리스마스 이브날 세상을 떠나면서 기부한 700만[$]을 기반으로 하여 1889년에 병원이 그로부터 4년 후인 1893년에 의과대학이 시작되었다.

② 존스홉킨스병원은 [그림 9-18]과 같이 병원을 처음 지을 때 외과 의사인 Dr. John Shaw Billings가 주도적인 역할을 하였으며, 그는 미국 최초로 중앙난방식 시설을 도입함으로써 난방, 환기뿐만 아니라 위생 면에서 병원구조개혁의 선구자적 역할을 했다.

- 병원 내부 : 먼지, 흙 등이 쌓이는 것을 방지하기 위해 가능한 한 모든 모서리를 직각이 아닌 원형으로 하고, 각 방의 난방과 환기도 지하에서 각각 공급하고 배출시켜 각방마다, 각층마다, 각병동마다 서로 격리되도록 건설함으로써 당시 가장 우려되었던 전염병의 병원 내 확산을 구조적으로 방지하였다
- 엘리베이터 통로를 통해 병원균이 확산하는 것을 우려하여 엘리베이터를 설치하지 않는 등 여러 가지 독특한 구조의 병원을 지었다.

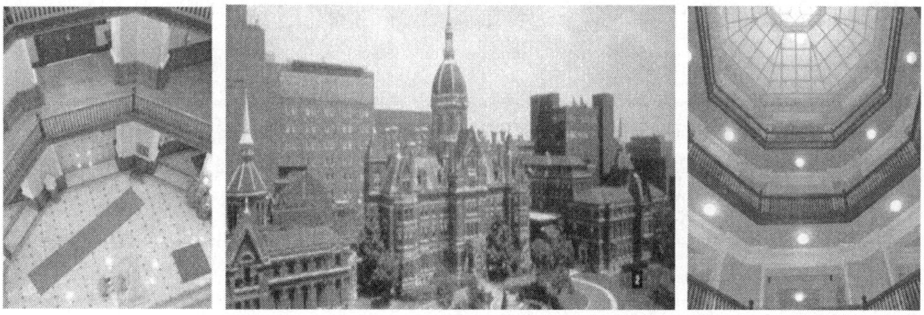

[그림 9-18] 세계의 일류병원인 존스홉킨스병원

③ 존스홉킨스의 다른 업적은 미국 의과대학 교육을 개혁시켰다.

- 약 1세기 전 미국에는 대부분의 의과 대학생들은 상업학교(Trade Schools)에서 의학을 배웠다.
- 고등학교를 졸업 후 상업학교에 입학하여 2~3년간 임시직(Part Time) 선생님들로부터 반복적인 강의를 받고 난 후 개업한 선배 의사로부터 견습을 받거나, 그렇지 않으면 한 번도 환자를 본 경험이 없으면서도 개업을 하는 식의 교육이었다.

④ 존스 홉킨스 의과대학이 세워지면서 과히 혁명적이라 할 수 있을 만큼 의과 대학교육이 개혁되었다.

- 물리, 화학, 생물 등 기초과학 대학 교육을 받은 학생 중에서 엄격한 입학시험을 거쳐서 우수한 인원들만 선발하였고, 의과대학 교육과정을 과학적으로 바꾸었으며, 실습과 연계를 중요시하는 보기만 하는 것이 아니라 환자치료에 직접 참여하는 교육, 그리고 의학 연구를 강화 시킨 새로운 교과과정을 개발하게 된다.

⑤ 환자치료와 의학연구의 병행을 강조하는 의과대학 교육과정을 통해 최고의 임상가-과학자(Clinician-scientist)를 배출하는 존스 홉킨스의 전통과 명예가 시작되게 하였다.

- 홉킨스가 처음 시도한 의과대학 졸업 후 인턴과 레지던트 교육 제도는 전 세계적으로 의학과 전문의 양성 교육의 모델이 되고 있다.

⑥ 존스 홉킨스를 최고의 병원으로 위상을 높인 계기는 병원 경영면에서의 혁신을 들 수 있다.

- 20여년 전 미국의 병원들은 경영 여건이 나빠져 갔다. 특히 사립병원은 수익을 토대로 새로운 임상 연구와 의료기술의 개발, 양질의 진료 수준을 유지할 수 있어야 하는데 존스 홉킨스는 산업체의 독립채산제도를 병원에 도입하여 경영개혁을 성공시켰다.

⑦ 독립채산제도 도입으로 존스 홉킨스는 임상 각 과를 각 단위 병원으로 나누어 예산편성의 권한과 책임을 위임하였다.

- 의사에게 많은 재무와 관리에 대한 정보를 제공하며, 병원경영의 의사결정에 임상 의사를 참여시켰다.
- 각 단위 병원이 전적으로 자율적으로 경영되는 것이 아니라, 전체 병원의 목표와 정책 등에 부합되는 선에서 할당된 예산대로 운영되는 것이다.
- 각기 단위 병원들은 그들 나름의 경험을 축적하면서 각각의 진료 형태나 의료 서비스에 적합한 일들을 개발하게 되었고, 이러한 일들이 새로운 의료 서비스의 분석이나 기획을 가능하게 하였다.

⑧ 독립채산제가 성공한 것은 각각의 단위 병원들이 독립된 단위로서 재정을 착실히 운영하고 있는지를 판단할 수 있는 관리와 경영정보 시스템을 성공적으로 개발하였기 때문이다.

• 정보시스템을 개발하는 데는 막대한 시간과 경비가 지출되기 때문에 중앙행정부서의 결정에 의해 착실히 진행되었고, 중앙행정부서와 단위 병원 간, 중앙행정부서 내, 각 단위 병원 내의 효과적인 의사 전달 체계를 개발하는 등 성공적인 경영상의 혁신이 지금의 존스 홉킨스를 있게 했다.

2) UCLA 메디컬센터

UCLA 메디컬센터의 불문율이다. 교수는 많은 임상 사례를 얻기 위해 환자가 거주하는 지역 속으로 파고든다. UCLA 메디컬센터는 캘리포니아주 전역에 40여 곳의 지역진료소를 운영하고, 일종의 병원 출장소 격인 진료소에서는 본원과 동등한 수준의 진료를 받는다.

① UCLA 메디컬센터가 1995년 시작한 지역 암 공동관리 프로그램도 환자 곁으로 전략의 일환이다.

• 캘리포니아 - 네바다주 42개 병원 300여 명의 암 전문의와 암의 연구 - 임상에 대한 정보를 공유하는 시스템이다.

② UCLA는 최신 암치료법을 지역 병원에 전수하며, 지역 병원은 환자에 대한 임상 정보를 UCLA에 제공한다.

③ 의료체계는 UCLA 의술 발전의 탄탄한 원동력으로 작용한다.

• 허셉틴이라는 항체를 이용, 유방암을 유전적 뿌리에서 공격하는 차세대 치료법을 최초로 개발했다.
• 개발책임자 : 존슨 암센터의 데니스 플래먼 교수는 메모리얼슬론케터링 병원 등 미국 내 최고 암병원 의료진과 함께 이 연구를 시작했으나, 지역 암 공동관리 프로그램 덕분에 압도적으로 많은 임상시험 사례를 제시하면서 연구를 완벽하게 마무리 지을 수 있었으며, 제휴 병원 중 한 곳의 임상시험 지원자 수가 메모리얼슬론케터링 병원 전체의 지원자보다 많다.

④ 1955년 설립된 UCLA 메디컬센터는 상대적으로 짧은 역사에도 불구하고 의학사에 이정표가 될 만한 연구성과를 계속적으로 내놓으면서 '신경이식술 개발(1962년), 어깨근육 전체 재건(1976년), 세계 최초 유전자치료 성공(1981년), 유방절제 직후 엉덩이 근육을 이용한 유방재건술(1989년), 뇌종양제거 백신 동물실험(1996년)' 등 미국 최고 병원의 하나로 성장했다(그림 9-19).

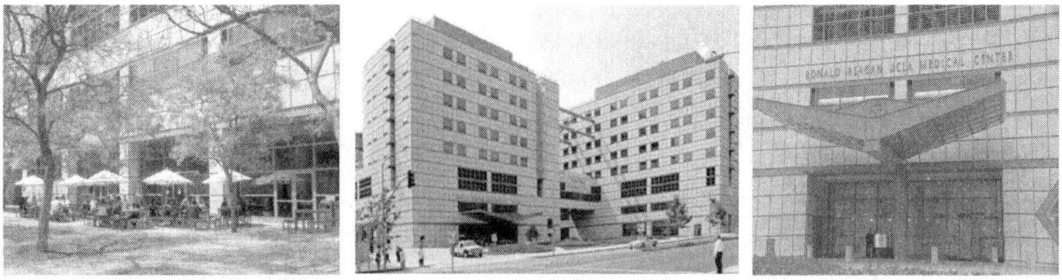

[그림 9-19] UCLA의 병원

⑤ 미국 내 부동의 1위인 노인의학은 알츠하이머병 센터가 연구 - 진료의 핵심이다.

- 뇌졸중 - 치매 분야 : 전 세계 의료계를 선도하고 있으며, 듀몬트 장기이식센터는 간이식으로 유명하다.
- 1984년부터 생후 1개월짜리 아기부터 74세 노인까지 2,000여건을 시술했으며, 간분할 이식 등 첨단 의술을 자랑한다.

⑥ 존슨 암센터는 부설 레블론 유방센터와 함께 특히 유방암 분야에 업적이 많다.

- 암세포가 다른 장기로 전이된 유방암 환자치료에 탁월한 효과를 보이는 항체인 허셉틴을 규명해냈다.
- 줄스스타인 눈 연구소도 1998년 《US 뉴스 앤드 월드리포트》지 선정 미국 안과병원 5위를 차지하고 있다.

⑦ 국제진료부(Office of International Care)에서는 한국인 통역이 가능하고 외국인 환자만을 위한 시설은 아니지만, 병원 근처에 환자 보호자를 위해 티버톤하우스 라는 숙박시설도 마련돼 있다.

⑧ UCLA 메티컬 센터의 듀몬트 장기이식센터는 1984년 이래로 총 2,000건이 넘는 간이식 실적을 보이고 있다.

- 간이식 성공률은 환자의 생존율로 따지며 연간 환자의 생존율은 90[%] 정도로 5년 생존율은 75~80[%]선이다.

⑨ 듀몬트 센터에 뇌사자의 간을 조각내어 성인과 어린이에게 동시에 이식하는 분할 간이식을 미국에서 가장 활발히 시행하고 있으며 이식용 장기부족 문제를 해결 하는데 큰 역할을 하고 있다.

- 소장과 췌장, 심장, 신장 등의 다른 여러 장기 이식분야에서도 매우 우수하다.

3) 메이요 클리닉

"메이요(Mayo)는 마치 초음속 제트기처럼 빠르다. 불필요하게 환자의 시간을 지체하는 일이 없다", "메이요에선 의사가 환자를 찾아다닌다. 환자는 고객이기 때문이다", '논스톱 스피드 진료', 미네소타의 시골 마을에 있는 메이요가 [그림 9-20]과 같이 세계 최고의 병원으로 성장한 이유이다.

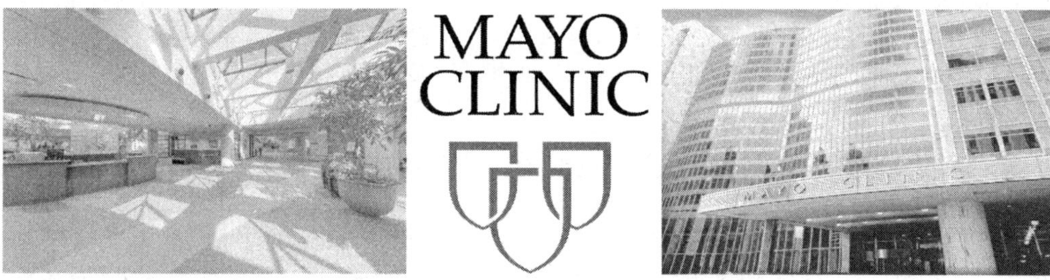

[그림 9-20] 메이요 클리닉 병원

① 예약한 환자가 진료실에 오면 간호사는 우선 '병력 설문지'를 작성하게 한다.

- 몇 달 전에 복용한 감기약까지 자세하게 확인한다.
- 설문이 끝나면 환자복으로 갈아입고 진찰실로 들어간다.
- 환지 주치의가 특정 의사를 지징한 경우가 아니면 병원에서 임의로 전담 의사와 간호사를 배정한다.

② 진찰 시간은 평균 1시간~1시간 30분이다.

- 한자 애기를 10~20분간 자세히 듣고, 다시 10분~20분간 환사와 대화한다.
- 때로는 병명, 질병의 원인에 대해 환자와 토론을 한다.
- 진찰이 끝나면 이학적 검사(눈, 귀, 손을 이용한 검사)를 하고 처방을 한다.

③ 필요하면 환자 동의를 얻고 검사지시서를 낸다.

- 검사지시서가 중앙예약센터로 넘어가면 대개 한 시간 이내에 검사실이 배정된다.
- 다른 곳에선 며칠 몇 주씩 기다려야 하는 정밀검사가 메이요에선 하루만에 가능하다.
- 재진 날짜는 보통 2~3일 이내로 잡는다.

④ 수술도 기다림 없이 순서대로 진행한다.

- 수술 일정을 잡고 불필요한 검사를 하느라 시간을 지체하는 일이 메이요에서는 없다.
- 진료 시 부작용 - 합병증을 염려해 온갖 검사를 다 해보고 싶은게 의사들의 속성이라지만 이곳에선 기본적인 검사마저 생략하는 경우가 많다.

- 위험해 보이는 환자는 철저하게 검사하지만, 의사가 문제없을 것으로 판단하면 곧바로 수술에 들어간다.
- 의사가 안심을 위해 환자의 시간과 돈을 낭비 시킬 필요가 없다는 게 메이요의 생각이다.

⑤ 응급수송체계는 메이요의 또 다른 경쟁력이다.

- 골드 크로스(자동차)와 메이요 원(헬리콥터)은 앰뷸런스단이 미네소타와 아이오와 위스콘신 일리노이주 일대를 거미줄처럼 연결되어 있다.
- 반경 150[km] 밖의 응급환자가 요청하면 '메드에어'로 불리는 앰뷸런스 제트기가 즉시 출동한다.
- 연 10만명 정도 비상 출동하며, 1만명 정도가 메이요의 수송과 치료로 생명을 건진다.

⑥ 메이요 클리닉(Mayo Clinic)은 세계 각지의 왕족과 갑부들이 즐겨찾는 병원이다.

- 최근 사망한 요르단의 후세인 국왕이 10여년 간 이곳서 치료를 받았다.
- 레이건 전 대통령과 바버라 부시 여사, 아널드 파머, 빌리 그레이엄, 조지해리슨 등도 이곳을 찾았던 유명 인사들이다.
- 아무것도 없는 벌판에 세워진 인구 7만의 시골 마을에 국제공항이 있는 것도 아닌데 자가용 비행기를 타고 오는 환자들의 입국 수속 때문이다.
- 메이요를 찾는 외국인 환자는 연 1만명에 육박한다.

⑦ 매년 미국 병원순위를 발표하는 《유에스 뉴스 앤드 월드리포트》지는 존스 홉킨스병원에 이어 메이요를 줄곧 2위로 꼽고 있다.

- 1998년도 16개 임상 분야는 내분비내과, 소화기내과, 신경과, 정형외과, 류머티스과 등 5개 과가 1위를 차지해 존스 홉킨스를 앞섰다.
- 심장내 · 외과, 산부인과, 호흡기내과, 비뇨기과가 2위를, 암센터는 4위였다.
- 소아과(12위)를 제외한 모든 임상과가 10위 안에 들어 세계 최고 수준의 진료를 한 병원에서 받는 이른바 원스톱 진료가 가능한 곳이다.

⑧ 메이요의 진단능력은 뛰어나다.

- 다른 병원서 '병명을 모르겠다'고 전달받은 환자들이 특히 많이 찾는다.
- 여러 분야 의사들이 함께 참여해 분석하고 진단하기 때문에 메이요의 진단에는 오류가 없다.
- 메이요 체크업이라 하는 건강검진도 덩달아 유명해졌다.

⑨ 많은 할리우드 스타들은 단순히 건강검진을 받으러 이곳으로 온다.

- 병원은 1883년 외과 의사였던 찰스 메이요와 윌리엄 메이요가 세운 뒤 20세기 초까지 외과 중심으로 발전해 왔다.
- 설립 당시부터 연구보단 임상 중심이었으므로 다른 유명 의료기관에 비해 연구능력은 뒤지는 편이다.
- 의과대학은 1983년에 설립하였다.
- 현재 애리조나주 스코트데일과 플로리다주 잭슨빌에 분원을 두고 있다.

⑩ 35개국 언어통역 서비스가 가능하다.

- 한국어 통역 서비스도 가능 하지만 통역원이 상주하지는 않는다.

⑪ 미국 내 다른 병원보다 진료비가 비싼 편은 아니지만 그래도 부담스럽다.

- 검사 없이 한 번 진료받는 데만 300[$] 정도며, 검사를 받고 수술을 하면 몇 만[$]이다.
- 메이요 체크업(건강검진) 가격은 건강한 사람이 1,800~2,000[$] 정도이고 정밀검사에 들어가면서 최소 10배 이상 든다.
- 외국인 환자들은 보증금을 미리 내어야 한다.

⑫ 병원은 외국인 환자가 몰려들자 자연스레 다른 병원보다 앞서 외국인들을 위한 시설과 진료 체계를 갖추게 됐고, 외국인 환자들이 가장 많이 찾는 병원이 됐다.

⑬ 메이요 클리닉은 멕시코와 아르헨티나, 칠레 등 중남미 여러 나라에 오래전부터 사무실을 운영해 오고 있다.

- 아랍에미리트에 중동지역 사무실을, 말레이시아에 아시아 - 태평양 지역에 사무실을 개설했다.

3. 국내외 유관기관 협력관계 구축

의료관광 활성화를 위한 국내외 유관기관 현황은 〈표 9-7〉과 같다.

〈표 9-7〉 미국 병원들의 해외 파트너십 현황

의료기관명	병원 현황	집중분야	파트너십 현황
하버드대학 병원	• 직원 : 10,458명, 3,000[Bed] 이상 • 환자 : 보스턴 지역에 200만 명 이상 진료	모든 전문 분야, 트레이닝, 의료 상담 하고 체제기획	• 5대륙 30국가 50개 이상의 프로그램 • 두바이 헬스케어시티 (400[Bed])종합 교육병원 개설
Memorial Sloan Kettering 암센터	• 직원 : 9,000명 • 환자 : 연간 21,000명 • 입원 : 431,000명 외래	광범위 암 환자 상담	홍콩, 바르셀로나, 제네바, 아테네, 상파울루, 서울, 이스탄불, 싱가포르, 필리핀 등의 국가와 동맹
코넬대학 병원	• 정직원 : 240명 • 파트 타임 : 265명 • 연결직원 : 775명 • 환자 : 연간 200만명 (응급실 : 230,000명)	모든 의료분야 진료, 연구, 교육	• 카타르에 의과대학 개설, 서울에 연구 및 고문협회 • Memorial Sloan Cancer Center와 협력, 특수 수술센터
Duke Medicine	• 직원 : 8,648명 • 환자수 : 외래 140만명	교육, 트레이닝, 생물의학 연구	Duke-NUS Hospital

의료기관명	병원 현황	집중분야	파트너십 현황
존스 홉킨스병원	• 직원 : 25,000명 • 환자(연간) - 입원 : 6만명 이상, - 외래 : 50만명 이상	협력연구, 교육, 의료진의 교육, 의료진료, 정책기획(보험증권)	Japan, Singapore, India, Canada, Lebanon, Turkey, Ireland, Portugal, Chile, Panama City
크리블랜드 클리닉	• 직원 : 1,400명 의료진 • 환자 : 연간 외래 300만명 이상 • 수술 : 연간 68,000건	모든 전문분야, 클리닉, 예방 의료와 웰빙	2010년에 UAE 정부와 협력하는 CC Abu Dhabi clinic 개설, 캐나다에 위성 캠퍼스 설립

4. 관광실태 및 목표

① 우리나라는 외국인 외래 관광객은 2012년 1,000만명, 2013년 1,100만명 유치했으며 〈표 9-8〉과 같다.

〈표 9-8〉 주요 국가별 방한추이 및 방한형태

(단위 : 만명)

구 분		2012년	2013년
전체		1,000	1,100
권역별	일본	318	344
	중화권	288	327
	아시아/대양주	168	184
	구미주 등 기타	277	245

② 한국은 의료관광을 목적으로 들어오는 외국인을 2011년 10만명, 2012년 14만명, 2013년에는 20만명의 의료관광객은 [그림 9-21]과 같다.

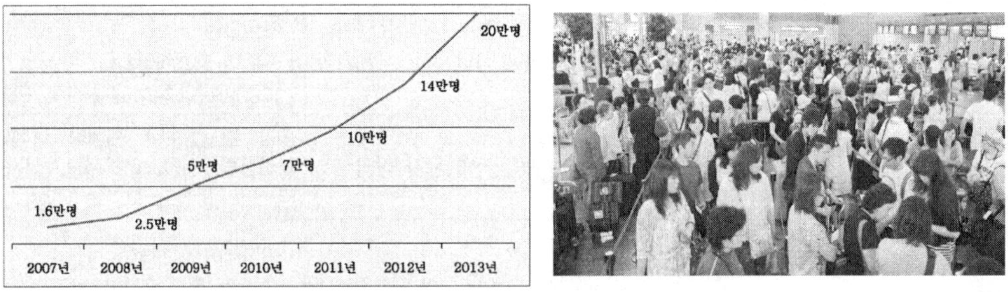

[그림 9-21] 한국 의료관광 유치목표

5. 국내 의료관광 시장의 현황

국내 의료관광시장은 의료관광산업이 법제화된 후 급속도로 성장하여 차세대 성장동력산업으로 인정받으며 산업의 평균 성장률이 크게 증가하고 있다.

1) 한국 의료관광 시장의 성장

보건복지부 보고서는 한국 의료관광시장은 지속적으로 성장하고 있으며, 급속한 성장세를 보이고 있다. 〈표 9-9〉는 아시아지역 주요 의료관광국의 2010년 의료관광 시장 규모이다.

① 한국 의료관광은 미용·성형분야 뿐만 아니라 암이나 심혈관계 수술 등의 전문 진료 분야도 인정받고 있으며 최첨단 진료 기술을 보유하고 있다. 가격경쟁력도 한국 의료관광의 강점이나 태국, 싱가포르 등 기존의 의료관광 선도국에 비해 아직 인지도가 부족하고, 시장 규모가 작고, 의료관광의 지속적 성장을 위해서는 평균 진료비용의 공개, 정확한 통계자료의 제공 등을 포함한 조직적인 접근시스템 구축이 필요하다.

〈표 9-9〉 아시아지역 주요 의료관광국의 2010년 의료관광 시장 규모

(단위 : 백만$)

국 가	태국	싱가포르	인도	대한민국	말레이시아
시장규모	635	306	253	193	157

태국은 스파 치료 포함
출처 : Beyond Korean style Full report, McKinsey, 2013

② 국내에서 의료 서비스를 받은 의료관광객은 〈표 9-10〉과 같이 2012년 15만 명 수준으로 증가하였으며, 의료비 지출액도 2,391억 원으로 증가하였다. 의료관광이 활성화되고 한국 의료관광에 대한 인지도가 높아졌다.

〈표 9-10〉 외국인 환자 진료 수입 추이

구 분	2010년				2011년				2012년			
	입원	외래	건강검진	계	입원	외래	건강검진	계	입원	외래	건강검진	계
총 진료 수입(억원)	520	432	81	1,032	756	950	103	1,810	1,306	965	119	2,391
1인당 평균 진료비(만원)	666	70	87	131	662	100	71	149	910	81	82	162

출처 : 2012년 외국인 환자 유치실적 주요 결과, 한국보건산업진흥원, 2013.

③ 보건복지부 통계는 〈표 9-11〉과 같이 2012년 외국인 환자 수는 15만5,672명으로 2011년(12만2,297명)보다 3만 명 이상 증가하였다. 국적별로는 중국(24.0[%]), 미국(23.0[%]), 일본(14.1[%]), 러시아(12.4[%]), 몽골(6.4[%]) 순이며, 2011년에 비해 몽골(155.6[%]), 카자흐스탄(122.1[%]), 아랍에미리트(115.8[%]) 의료 관광객의 증가 하였다.

〈표 9-11〉 외국인 환자 유치 주요 국적별 환자 추이

(단위 : 명, [%])

국 적	2011년		2012년		전년대비 증가율	2010년 이후 연평균 증가율
	환자수	비중	환자수	비중		
중국	19,222	18.9	31,472	24.0	63.7	88.2
미국	27,529	27.1	30,196	23.0	9.7	29.3
일본	22,491	22.1	18,462	14.1	△17.9	12.4
러시아	9,651	9.5	16,325	12.4	69.2	110.2
몽골	3,266	3.2	8,347	6.4	155.6	114.1
베트남	1,336	1.3	2,197	1.7	64.4	88.7
필리핀	1,178	1.2	1,767	1.3	50.0	70.6
카자흐스탄	732	0.7	1,626	1.2	122.1	133.3
사우디아라비아	920	0.9	1,081	0.8	17.5	70.5
우즈베키스탄	491	0.5	821	0.6	67.2	93.7
인도네시아	424	0.4	667	0.5	57.3	53.9
아랍에미리트	158	0.2	341	0.3	115.8	171.7

출처 : 2012년 외국인 환자 유치실적 주요 결과, 한국보건산업진흥원, 2013.

- 중국 : 지속적으로 높은 증가율(연평균 88.2[%], 2011년 대비 63.7[%)을 나타내며, 외국인 환자 유치사업이 본격화 된 이후 처음으로 미국을 제치고 환자 유치 1위 국가가 되었다.
- 러시아 : 지속적으로 의료관광객이 증가(연평균 110.2[%], 전년 대비 69.2[%])하면서 2013년을 기점으로 일본을 제치고 환자 유치 3위 국가가 되었다.
- 일본 : 2012년 의료관광객이 전년보다 17.9[%] 줄어들면서, 의료관광객 전체 중 차지하는 비율도 22.1[%]에서 14.1[%]로 하락하였다.
- 의료관광이 활성화로 미국 · 중국 · 일본 편중 현상이 완화되어 보다 다양한 국가에서 방한하며, 연간 환자 100명 이상을 유치하는 국가수도 증가하였다.

④ 한국은행의 건강 관련 여행 수입 통계는 〈표 9-12〉와 같이 의료관광객이 국내에서 사용한 금액은 2011년 1억 1,600만[$]을 기록하였다. 내국인이 외국에서 의료 서비스를 받고 사용한 건강 관련 지급액의 연평균 성장률은 -1.7[%]로 2011년 처음으로 건강 관련 수지가 650만 [$]의 흑자를 냈다. 이는 우수한 국내 의료기술, 한류 확산, 지방자

치단체의 의료관광객 유치 노력이 상호 작용한 결과이다.

〈표 9-12〉 건강 관련 연간 여행수입 및 지급액

(단위 : 백만[$])

구 분	2009년	2010년	2011년
건강 관련 여행 수입	82.7	89.5	115.6
건강 관련 여행 지급	95.8	108.5	109.1
건강 관련 여행 수지	-13.1	-19.0	6.5

자료 : 한국은행, 경제통계시스템(ecos.bok.or.kr)

⑤ 국내 의료관광시장의 성장세는 〈표 9-13〉과 같이 2013년 의료기관에서 의료 서비스를 받는 핵심 의료관광객만 20만 명으로 늘어날 것이며 의료관광 수입액은 5,659억원 정도이다. 보건복지부에 신고되는 의료관광객을 제외한 환자나 동반자 등의 추정 인원까지 더하면 대형 시장으로 성장할 것이다.

〈표 9-13〉 의료관광객 통계 및 의료관광 수입

<table>
<tr><th></th><th colspan="3"></th><th>단위</th><th>2013년</th><th>2015년</th><th>2020년</th></tr>
<tr><td rowspan="3">의료 관광객</td><td colspan="3">의료기관 유치실적(a)</td><td>명</td><td>200,000</td><td>300,000</td><td>500,000</td></tr>
<tr><td colspan="3">(a)를 제외한 추정 인원(b)</td><td>명</td><td>199,310</td><td>298,965</td><td>498,275</td></tr>
<tr><td colspan="3">의료관광객 총수(a+b)</td><td>명</td><td>399,310</td><td>598,965</td><td>998,275</td></tr>
<tr><td rowspan="14">의료 관광 수입</td><td rowspan="6">(a′)</td><td rowspan="2">의료비</td><td>1인당</td><td>만원</td><td>161</td><td>178</td><td>227</td></tr>
<tr><td>전체</td><td>억원</td><td>3,225</td><td>5,334</td><td>11,346</td></tr>
<tr><td rowspan="2">기타 경비</td><td>1인당</td><td>만원</td><td>122</td><td>134</td><td>171</td></tr>
<tr><td>전체</td><td>억원</td><td>2,433</td><td>4,024</td><td>8,559</td></tr>
<tr><td rowspan="2">소계</td><td>1인당</td><td>만원</td><td>283</td><td>312</td><td>398</td></tr>
<tr><td>전체</td><td>억원</td><td>5,659</td><td>9,358</td><td>19,906</td></tr>
<tr><td rowspan="6">(b′)</td><td rowspan="2">의료비</td><td>1인당</td><td>만원</td><td>118</td><td>131</td><td>167</td></tr>
<tr><td>전체</td><td>억원</td><td>2,359</td><td>3,901</td><td>8,299</td></tr>
<tr><td rowspan="2">기타 경비</td><td>1인당</td><td>만원</td><td>89</td><td>98</td><td>126</td></tr>
<tr><td>전체</td><td>억원</td><td>1,780</td><td>2,943</td><td>6,261</td></tr>
<tr><td rowspan="2">소계</td><td>1인당</td><td>만원</td><td>208</td><td>229</td><td>292</td></tr>
<tr><td>전체</td><td>억원</td><td>4,139</td><td>6,845</td><td>14,560</td></tr>
<tr><td colspan="3">1인당 지출액</td><td>만원</td><td>245</td><td>271</td><td>345</td></tr>
<tr><td colspan="3">수입 총액</td><td>억원</td><td>9,798</td><td>16,203</td><td>34,465</td></tr>
</table>

출처 : 한국관광공사 의료관광사업단 자료(2013년 2월 18일 기준)

[의료관광객 인원 관련]
1. 의료비 보고 실적자 인원 기준(a) : 의료관광객 유치 인원및 2020년까지 목표는 복지부 기준
2. 의료비 보고 실적자를 제외한 추정 인원 기준(b) :
   1) 2012년 : 의료관광 통계산출(문화체육관광부, 2012) 바탕으로 산출
   2) 2013~2020년 : 보건복지부 목표에 따른 성장률과 동일하게 적용하여 산출

[의료관광 수입 관련]
1. 의료비 보고 실적자 기준(a′)
   1) 의료비 : 보건복지부 통계 기준, 2013~2020년까지 전년 동기 대비 5[%] 상승한 것으로 적용하여 산출
   2) 의료비 외 기타 경비 : 보건산업진흥원과 한국관광공사가 발표한 의료 서비스 만족도 조사결과 적용(의료비 : 기타 경비 비율=57 : 43)
2. 의료비 보고 실적자 제외한 추정실적 기준(b′)
   1) 의료비 : 의료관광 통계산출(문화체육관광부, 2012)에서 산출된 수치 중 통계적 안정성이 있는 지출 비용 수치(1,050[$]) 적용, 상기 원화 환율은 2014년 9월 기준 환율(U$1=₩1,050) 적용
   2) 의료비 외 기타 경비 : 보건산업진흥원과 한국관광공사가 발표한 의료 서비스 만족도 조사결과 적용(의료비 : 기타 경비 비율=57 : 43)

⑥ 의료관광이 국내 시장에 미치는 경제적 파급 효과는 〈표 9-14〉와 같이 지속적으로 증가하고 있다. 2013년부터 2020년까지 의료관광산업이 전년 대비 5[%] 정도만 성장해도 2015년이면 스마트 TV 36만 대, 중형승용차 2만 7천대를 수출하는 효과가 나타나며, 2020년 의료관광은 5조9,839억 원의 생산 유발 효과와 5만 9,156명의 취업 유발 효과가 나타날 것이다.

〈표 9-14〉 의료관광객의 경제적 파급 효과

구 분		유발계수	단위	2013년	2015년	2020년
생산 유발 효과		1.7362	억원	17,011	28,131	59,839
부가가치 유발 효과		0.8564	억원	8,391	13,876	29,516
소득 유발 효과		0.4241	억원	4,155	6,872	14,617
취업 유발 효과	의료 서비스	15.1(10억원당)	명	8,433	13,946	29,664
	관광산업	19.9(10억원당)	명	8,384	13,865	29,492
	계		명	16,817	27,810	59,156

1. 경제파급 효과 : 의료관광 수입 달성 전망을 기준으로 분석한다.
2. 경제파급 효과 : 의료관광 관련 유발계수×연도별 의료관광 수입이다.
   단, 유발계수는 한국관광공사 '관광분야 재정확대를 위한 보고서, 2011' 기준으로 사용
3. 취업계수는 한국은행(2010), 2008 산업연관표 참조

* 취업유발계수는 취업자를 대상으로 상용임시직, 임금근로자, 자영업자, 무급가족 종사자를 포함한다.

2) 의료관광객의 다양화

한국 의료관광은 기존 피부 및 성형외과 중심에서 특화된 분야로 진료가 되고 있으며, 〈표 9-15〉와 같이 입원치료 환자도 2010년 6.6[%](5,359명)에서 2011년 9.8[%](1만 1,945명)로 꾸준히 증가하고 있다.

〈표 9-15〉 주요 진료과별 외국인 환자 현황

(단위 : 명, [%])

진료과	2010년	2011년	2012년		전년대비 증가율	연평균증가율
			환자 수	비중		
내과	23,632	34,330	45,368	22.3	32.2	35.1
검진센터	13,272	19,894	23,508	11.6	18.2	37.8
피부과	9,579	12,978	16,132	7.9	24.3	38.9
성형외과	4,708	10,387	15,428	7.6	48.5	75.6
산부인과	5,656	7,568	10,831	5.3	43.1	39.8
정형외과	4,975	6,876	9,501	4.7	38.2	43.8
한의과	4,191	9,793	9,366	4.6	△4.4	70.3
안과	4,507	5,821	7,741	3.8	33.0	59.1
이비인후과	3,549	5,080	7,244	3.6	42.6	42.9
치과	3,828	5,220	6,762	3.3	29.5	49.3
일반외과	2,793	4,304	6,187	3.0	43.8	48.1
비뇨기과	2,629	4,027	5,532	2.7	37.4	46.5
소아청소년과	2,566	3,030	5,362	2.6	77.0	58.2
신경외과	2,177	3,053	5,071	2.5	66.1	44.7
신경과	1,486	2,443	3,858	1.9	57.9	63.7
영상의학과	1,516	2,478	2,152	1.1	△13.2	19.1
그 외 진료과	10,528	17,534	23,020	11.5	31.3	64.7
계	101,592	154,816	203,063	100	31.2	46.6

출처 : 2012년 외국인 환자 유치실적 주요 결과, 한국보건산업진흥원, 2013.

① 다양한 의료 서비스를 제공 받을 수 있는 기회도 늘고 있다. 정부는 경제자유구역 내 외국인 투자병원 도입을 허용하여 2016년 송도에 최초의 국제병원이 개원했고, 민간 보험회사에 〈표 9-16〉과 같이 외국인 환자 유치를 허용하는 방안을 추진 중이다.

〈표 9-16〉 진료유형별 외국인 환자 현황

(단위 : 명, [%])

구 분	2010년	2011년	2012년(잠정치)		연평균 증가율*
			환자 수	비중	
입원	7,987	11,945	14,629	9.4	55.2
외래	63,891	95,810	125,450	80.6	40.1
건강검진	9,911	14,542	15,593	10.0	25.4
계	81,789	122,297	155,672	100	37.3

입원은 2010~2012년(3년간), 외래 · 건강검진은 2010~2012년(3년간) 연평균 증가율
출처 : 2012년 외국인 환자 유치실적 주요 결과, 한국보건산업진흥원, 2013.

② 의료관광객을 위한 숙박시설도 규제 완화를 통해 늘려가고 있으며 중 · 저가 숙박시설 프랜차이즈를 활성화하고 있다.

3) 국내 의료기관의 해외 진출

삼성서울병원이 두바이에 지사를 설립하고 외국 현지에 진출하는 국내 의료기관이 늘고 있다. 해외 지사의 설립은 한국의 우수한 의료 서비스를 알리고 한국에서 의료 서비스를 받은 후 귀국한 환자에게 사후 서비스를 제공할 수 있다. 현지 의료 서비스에 대한 전략적 투자 방법으로도 선호되고 있다.

① 의료기관의 해외 진출은 [그림 9-22]와 같이 사례가 많이 있다. 미국의 존스 홉킨스 병원은 UAE에 트완(TWAN) 병원을 건립하여 브랜드 사용료만으로 5년간 4억 7천만[$] 를 받고 병원 운영에 따른 수수료 수입은 별도로 챙기고 있다.

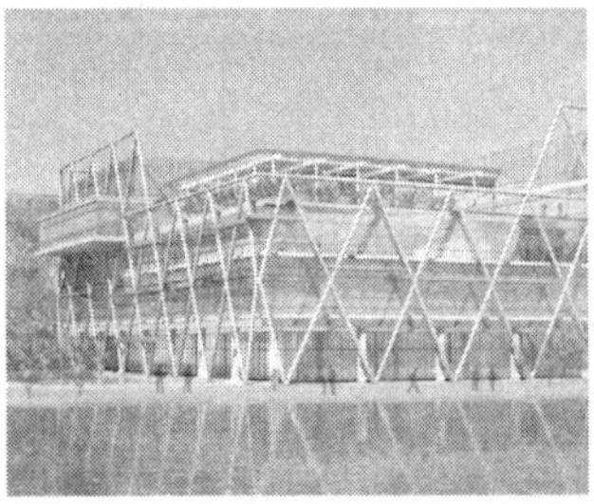

(b) Alzanah Medical Center

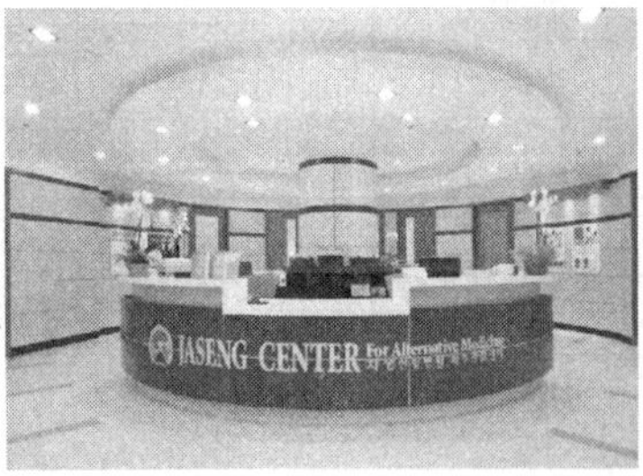

(a) Jaseng Center for Alternative Medicine

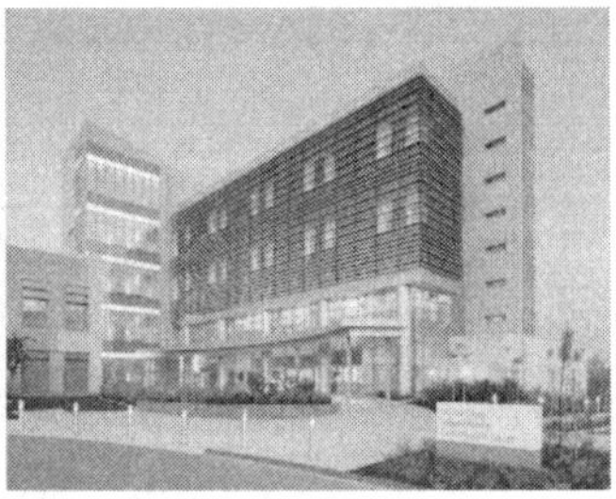

(c) UBSD Hospital

[그림 9-22] 외국에 진출한 국내 의료관광업체

② 국내 의료기관은 중국(31개), 미국(23개), 베트남(9개), 카자흐스탄(4개), UAE(3개) 등

16개국에 총 91개 의료기관이나 계속 진출하고 있다.

㉠ 투자 형태별로는 〈표 9-17〉과 같이 단독 투자 30[%], 프랜차이즈 30[%], 공동 운영 20[%] 순이다.

- 단독 투자 : 투자기관(의료기관 포함) 및 개인이 의료기관에 100[%] 투자하여 운영하는 방식으로 자생 한방병원의 Jaseng Center for Alternative Medicine, 송도병원의 UBSD Hospital, 차병원의 LA CHA 불임 치료센터 등이 있다.
- 합자 및 합작을 통한 공동 운영 : 진출국 파트너와의 합자 · 합작 투자계약을 체결하고, 의료법인을 설립하는 경우로 상하이 우리들병원, Ye 메디컬센터 호치민 등을 들 수 있다.
- 위탁경영방식 : 국내 의료기관이 진출국 의료기관의 시설 일부 사용계약을 체결하여 의료기관을 운영하는 방식이나 해외 의료기관과 고용계약을 맺고 출장 진료를 하고, 경영 기술 및 의료인력을 파견하는 방식이다.

〈표 9-17〉 국내 의료기관의 해외 진출형태

투자형태	단독투자	프랜차이즈	공동운영	의료인력, 기술 투자 및 브랜드 수출
비율	30[%]	30[%]	20[%]	20[%]

국내 의료기관의 해외진출형태, 한국보건산업진흥원 - 2013.4.15. 연합뉴스 중 발췌

㉡ 경희대 동서신의학병원, 인도네시아 진료 지소, 우리들병원의 Alzanah Medical Center, BK동양성형외과의 완쫑 병원 등이 있다.

- 상해 함소아한의원처럼 현지 네트워크를 활용한 프랜차이즈 및 계열화를 통한 진출을 하고 있다.
- 진료 과목별로는 성형, 피부, 치과 등은 의원급을 중심으로 하는 단독 투자 형태가 많으며 척추, 재활 등 특수질환은 종합병원이나 중형병원급을 중심으로 진출하고 있다.

4) 지자체별 의료관광 추진 현황

의료관광은 의료 서비스뿐만 아니라 관광 서비스를 동시에 제공하므로 지역기반시설을 이용하고 지역의 특징을 널리 알릴 수 있어 지역경제 활성화에 기여한다.

- 보건복지부 : 2010년 기준 1년에 약 450만 명의 외국인 관광객이 방문하는 서울 명동에 4만 명의 외국인 환자가 방문한다면 약 640억 원의 직접 · 간접적 경제적 수익이 발생하고, 750명의 순수 의료관광 인력 고용 창출 효과가 나타난다.
- 정부 : 2010년부터 지자체의 우수한 의료기술과 의료관광사업을 지원하고 한국관광공사는 각 지역의 지자체, 의료관광협의회 등과 협력하여 지역 의료관광 활성화에 앞장서고 있다.

(1) 서울특별시

서울지역의 주요 진료는 건강검진, 메디컬 스킨케어, 성형 및 한방이며, 메디컬 스킨케어 및 성형시술을 받고자 하는 일본인 및 중국인의 비율이 높으며, 중증 진료의 경우 동남아쪽의 방문비율이 높다. 20~30대 여성의 비중이 높으며, 비즈니스나 관광목적으로 입국했다가 의료 서비스를 받기 위해 방문하는 경우가 많은 것도 서울지역 의료관광은 국제 의료기기 병원설비 전시회 등으로 많이 알리고 있다(그림 9-23).

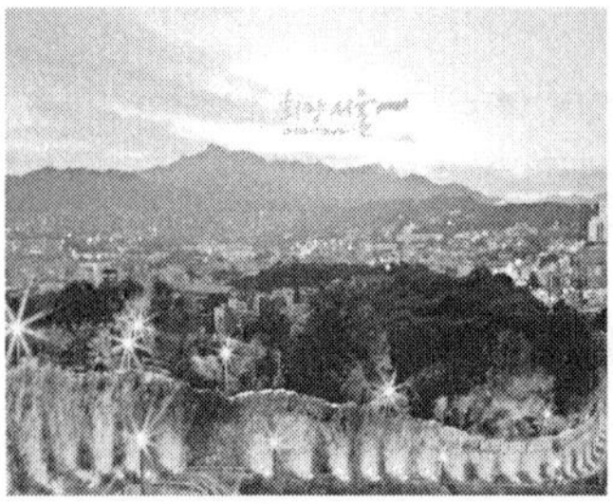
(a) 서울

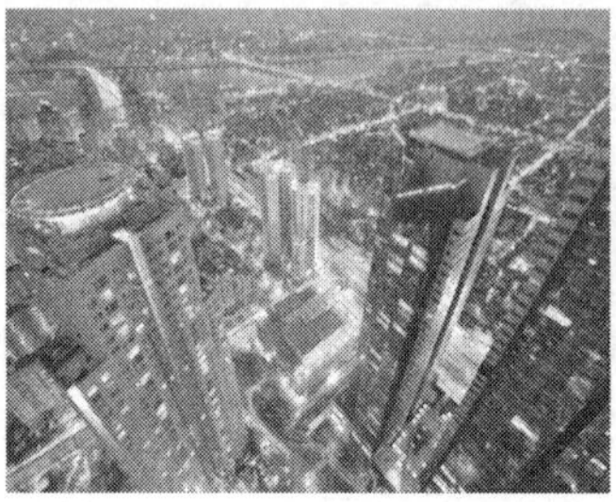
(b) 서울 야경

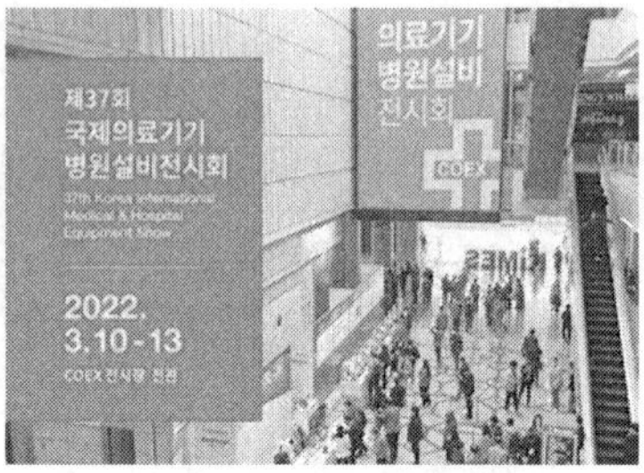

(c) 서울 의료기기 전시회

[그림 9-23] 서울지역 의료관광

① 서울특별시는 지역별 특화된 의료상품과 인근 명소를 연계한 의료관광코스를 개발하여 선보일 예정이다[111](그림 9-24).

- 강남구 : 성형을 테마로 상담부터 병원 예약까지 원스톱 서비스를 받고 가로수길을 돌아보는 코스이다.
- 서초구 : 피부를 중점으로 피부관리와 경락 등 전신 관리를 받고 서래마을에서 저녁을 즐기는 코스이다.
- 중구 : 한방을 내세워 침술 치료 후 한방차를 마신 뒤 남산골 한옥마을에서 전통문화를 체험할 수 있다.
- 서대문구 : 세브란스병원과 연계한 암 치료를, 할 수 있다.
- 강서구 : 관절치료를 특화하는 방안을 구상하고 있다

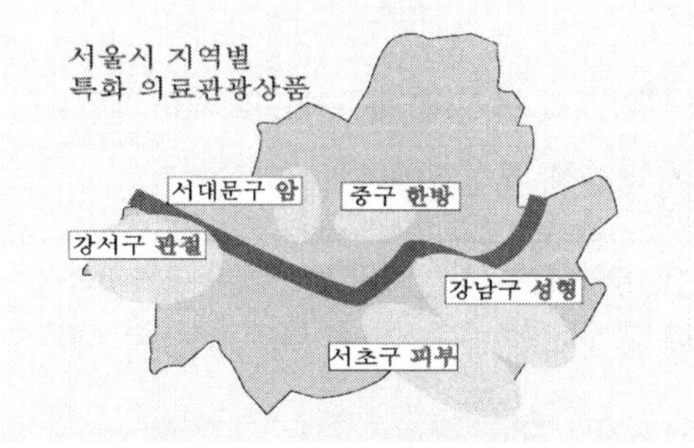

(a) 서울특별시 지역별 특화 의료관광상품

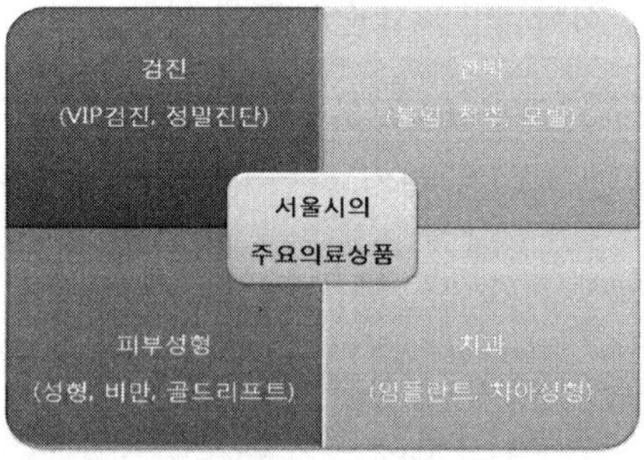

(b) 서울특별시의 주요의료상품

[그림 9-24] 서울특별시 지역별 특화 의료관광상품

111) 서울 '의료관광코스' 개발 4월 첫선, 국민일보, 2013.03.13.

② 서울특별시가 추진하는 진료 분야별 마케팅 전략은 다음과 같다.

㉠ 선택 수술 분야 : 외국인 전용 입원실을 갖추도록 지원하고 대외 홍보활동을 적극 지원함으로써 해외 인지도를 높이고, 선택 수술 의료통계와 성공률 등을 분석하여 잠재적 수요자에게 제공할 수 있도록 한다(그림 9-25).

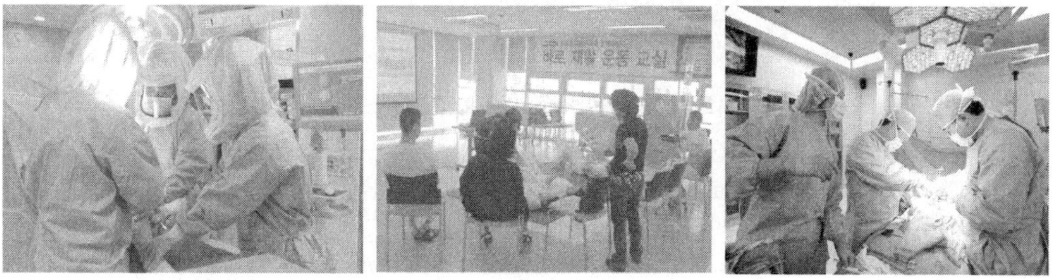

(a) 인공관절수술 (b) 인공관절수술 재활 (c) 성형수술

[그림 9-25] 선택수술분야

㉡ 중증 치료의 경우 : 해외홍보에 초점을 맞추어 주요 국가들의 의료진을 적극 초청하여 단기 연수를 하고, 서울의 의료기관들에 대한 시설과 시스템을 직접 확인하도록 한다. 또한, 입국 수속 및 환자 이송에 대한 지원을 강화하고 동반가족에 대한 지원을 강구 한다(그림 9-26).

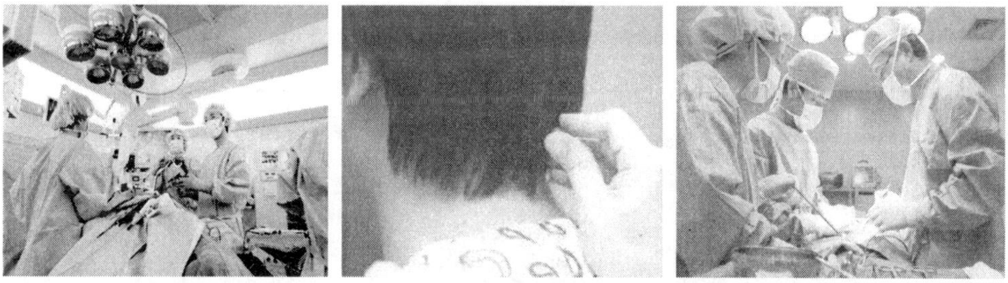

(a) 암환자 치료 (b) 동작침 요법 (c) 동맥경화 치료

[그림 9-26] 중증치료

㉢ 성형수술의 경우 : Seoul Beauty라는 브랜드를 설정하여 대한 미용성형학회와 성형외과 개원의 협의회와 협력하여 협력병원을 지정 미용성형 분야를 전략적으로 마케팅하고, 웹페이지 상에서 seoulbeauty.com이라는 홈페이지를 만들고 성형 의료 정보뿐만 아니라 한류스타 정보 등을 포함한 전반적인 정보와 협력병원의 전문 분야, 진료 의사의 인적정보 등을 검색할 수 있는 시스템을 구축한다(그림 9-27).

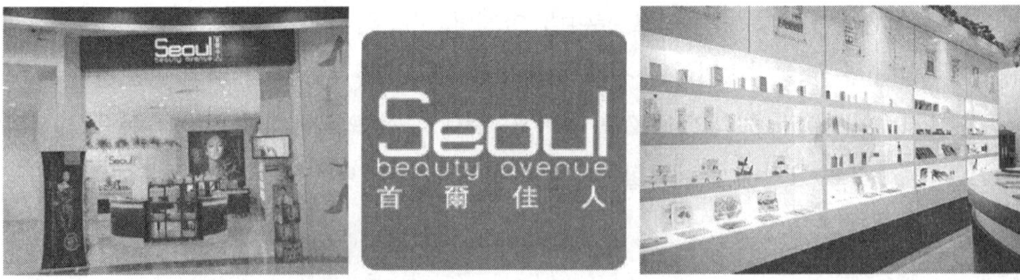

[그림 9-27] Seoul Beauty 브랜드

- 홈페이지에는 개별적 상담이 가능하도록 항공편, 입국, 숙소, 관광 등과 관련된 정보를 제공하고 출국 · 입국 절차, 표준적인 치료 및 가격에 대해서 상담할 수 있도록 한다.
- 연예, 문화산업과 협력하여 해외홍보를 할 수 있도록 하고 Seoul Beauty를 알리는 광고물을 제작, 주요 국가의 언론매체를 통하여 적극적으로 광고하고 주요 시장의 인터넷 사이트에도 광고할 수 있도록 지원한다.
- 치료 후기 등을 담은 UCC 동영상을 적극적으로 활용하여 젊은 수요자들에게 접근한다.
- 서울특별시는 한류 관광 등 일반여행 일정에 성형 상담을 포함하는 Seoul Beauty Weekend라는 광고 캠페인을 지원한다.
- 해외의사를 초청하여 국내 성형 기술을 전달하고 해외의사와 네트워크를 구축하여 수술 사후관리와 관찰을 위하여 현지 의사 및 병원과 협력체계를 구축한다.
- 외국인 환자들을 위한 입국 절차를 개선하도록 관련 정부 기관과 협력한다.
- 강남 일대를 성형 특구로 지정하여 필요한 도시 기반 시설과 가로 정비 등 인프라를 제공하고, 성형특구 내에 Seoul Beauty Office를 설치하여 전문상담원을 배치하고 가상 성형 프로그램(FaceFilter Studio 2 : 페이스필터 스튜디오 2)을 제공한다(그림 9-28).

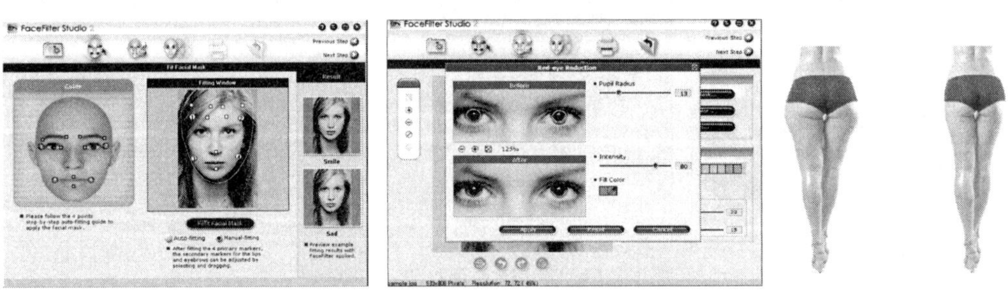

(a) 가상 성형 프로그램(얼굴형) (b) 가상 성형 프로그램(눈) (c) 가상 성형 프로그램(다리)

[그림 9-28] 가상성형 프로그램

㉣ 미용 및 피부과의 경우 : 협력 관광회사와 협의하여 서울특별시 도심 관광 프로그램에 피부관리를 포함한다. 할인 쿠폰 등으로 관광객들을 유인하고 서울특별시는 할인금액의 일정 부분을 부담하여 미용 및 피부관리와 관련된 관광을 활성화시키도록 한다(그림 9-29).

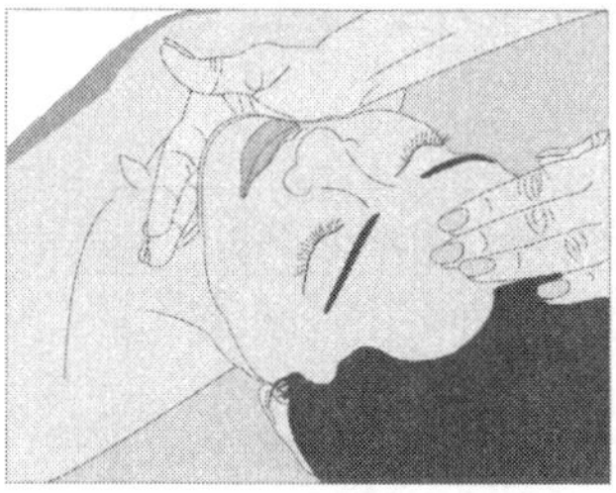

(a) 피부 마사지를 받고 있다

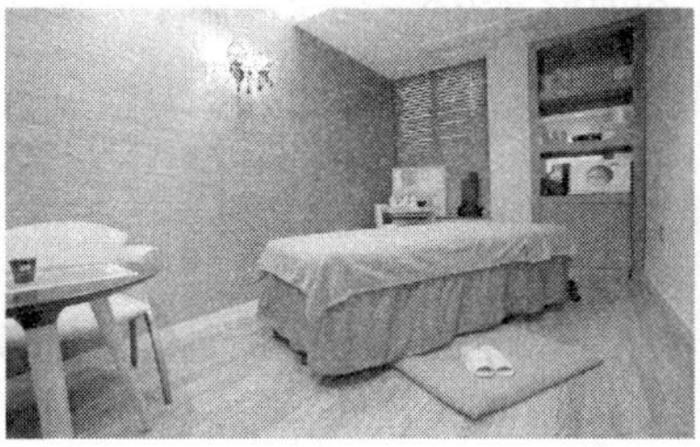

(b) 피부관리 상담소

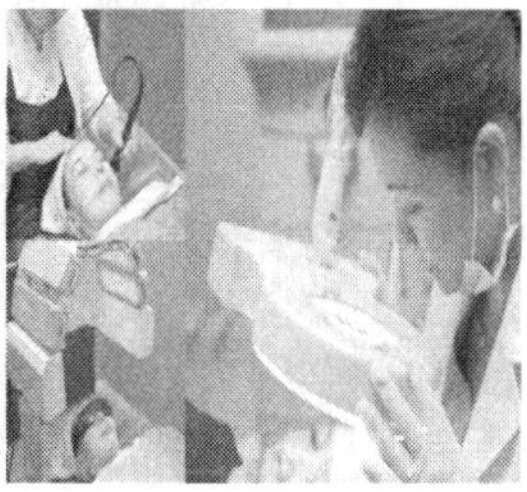

(c) 피부과

[그림 9-29] 미용 및 피부과

- 명동에 피부관리 상담소(Seoul Skin Care Consulting Office)를 설치하고 전문상담사가 관광객들에게 필요한 정보를 제공하고 희망하는 관광객들에게는 협력병원으로 추천한다.
- 일본에서는 광고를 일원화하고 체계화하여 'Seoul Skin Care'라는 홈페이지를 만들어 관련된 정보를 제공하고 일본인들이 많이 찾는 포털사이트에 직접광고를 하거나 협력병원 홈페이지로 링크되도록 하는 인터넷 마케팅을 지원한다.
- 피부관리 상품을 단체관광객들에게 연계시킬 수 있는 상품을 개발하고 성형수술 등 타 진료 분야와 협력하여 연계 마케팅을 추진한다.
- 피부관리를 받은 외국인 고객들에 대한 사후관리를 지속적으로 하여 재방문할 수 있도록 유도한다.

③ 마케팅 방안들이 효율적으로 되기 위해서는 정책적으로 지원해야 하는 사안들이 발생하므로, 서울특별시정개발연구원은 다음과 같은 정책 제안을 제시하였다.

㉠ 의료 서비스의 산업화와 병원의 경영 원리 도입을 촉진시키고 이와 관련된 제 법규와 규정들을 개선할 것을 제안한다.

- 내용에는 민간보험을 활성화하고, 이미 개선된 유인 알선행위의 허용과 광고규제의 완화하고 민간보험 수가를 자율적으로 책정할 수 있도록 하여 고품질 의료 서비스에 제공을 허용하고, 병원의 영리활동을 보장하며 병원 소득에 대한 감면을 고려하고, 병원 산업에 금융투자가 유치될 수 있도록 지원하는 것을 포함하고 있다.

㉡ 의료 서비스를 첨단산업, 지식산업으로 인식하여 금융, R & D 분야에서 처럼 동북아 의료허브가 될 수 있도록 육성해야 한다.

- 동북아 의료허브가 되기 위해서는 각 민간 병원별로 특화하여 지역별로 네트워크를 구축할 수 있도록 지원해야 한다.
  - 세브란스병원 : 중국과의 네트워크를 강화하고 삼성병원은 연해주 몽골 네트워크, 우리들병원은 말레이시아 네트워크를 활용하여 동북아 의료허브 구축에 활용할 수 있다.

㉢ 의료 연구에 대한 지원을 통하여 서울특별시 의료기관들의 의료 서비스 수준에 대한 대외 인지도를 높일 수 있다.

- 의료 낙후 지역의 의료진들을 서울 소재 병원에서 장단기 연수를 받게 하거나, 의료정보교환을 할 수 있는 펠로우쉽을 만들고 한국계 미국 의대생의 여름학기 인턴십을 제공함으로써, 국내 의료환경을 이해하게 하여 향후 국내에서 의료관광을 위한 역할을 담당하거나 미국 내 네트워크로 활용할 수 있도록 한다.
  - 동북아 지역의 난치병 환자를 치료하여 서울특별시의 의료수준을 알리고 홍보에도 적극 활용한다.

㉣ 싱가포르 해외의 유명 병원을 유치하여 서울특별시의 의료산업의 수준을 제고시키고 브랜드이미지를 구축한다(그림 9-30).

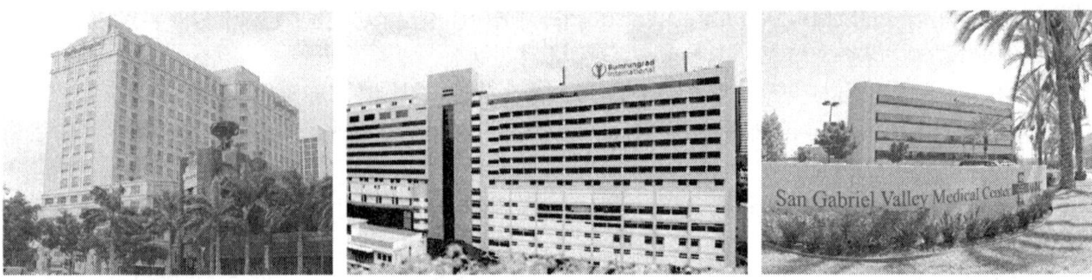

(a) 싱가포르의 래플즈병원 (b) 태국의 범룽랏병원 (c) 필리핀의 AHMC

[그림 9-30] 외국 병원의 성공적인 유치

⑤ 해외 한인 의료인력과의 네트워크를 구축한다(그림 9-31).

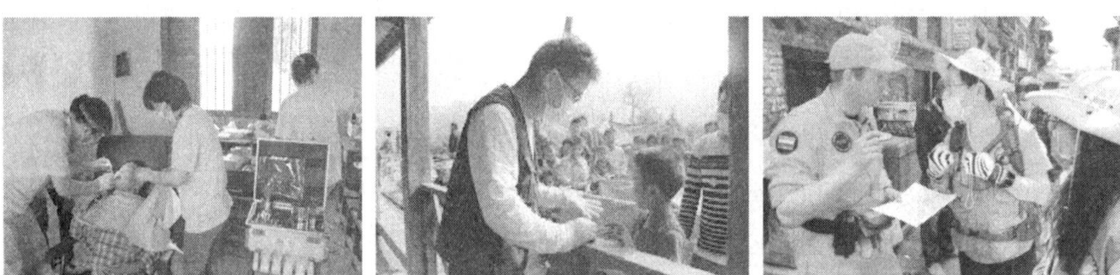

(a) 분단 중앙교회의 의료팀이 캄보디아 주민들을 진료 (b) 코이카의 의료팀이 파라과이 주민을 진찰 (c) 네팔 산악마을 주민들을 진료

[그림 9-31] 해외 한인 의료인력

㉥ 의료관광과 관련된 정보를 구축하고 의료관광에 대한 만족도를 조사하여 향후 마케팅에 활용할 수 있도록 하고, 서울특별시의 의료 서비스를 이용했던 환자들에 대한 지속적인 관리를 가능하게 한다(그림 9-32).

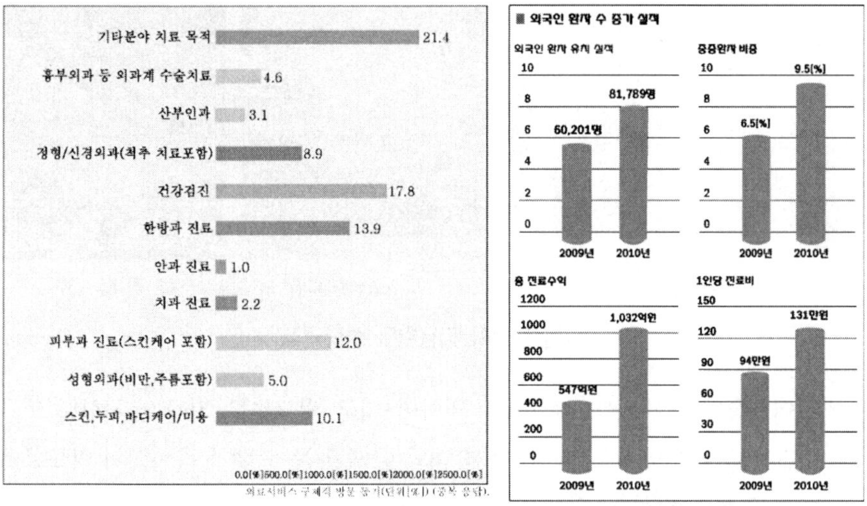

(a) 의료관광 한방 선호도 (b) 외국인 환자수 증가 실적

[그림 9-32] 의료관광 만족도 조사

ⓢ 대형병원과 전문병원 간의 역할을 적절하게 분담하고 조정하도록 한다(그림 9-33).

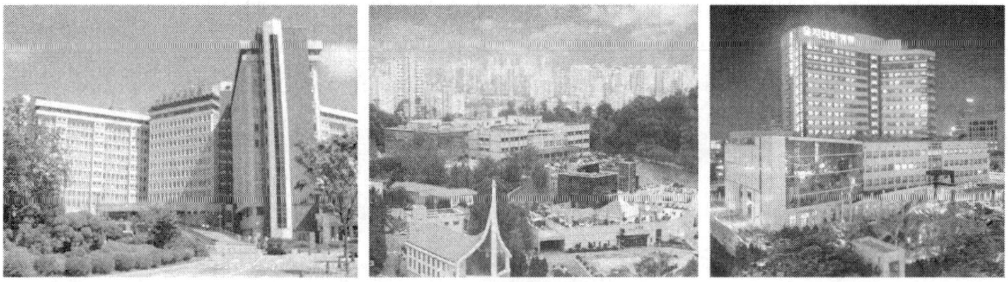

(a) 서울대학교병원 (b) 삼육서울병원 (c) 을지대학교병원

[그림 9-33] 대학병원과 전문병원

ⓞ 강남 일대 성형외과 밀집 지역을 산업개발진흥지구로 지정하여 기반 시설 등 인프라를 개선할 수 있도록 하고, 시 소유지에 의료 복합센터를 건립하여 보다 나은 의료서비스를 제공할 수 있도록 하고, 시설과 가격면에서 경쟁력을 갖출 수 있도록 한다(그림 9-34).

- 두바이 헬스시티처럼 진료 분야별 의료기관, 의료 교육기관, 의료벤처기업, 주거시설, 상업시설 등이 들어서는 의료산업복합지구를 개발한다.

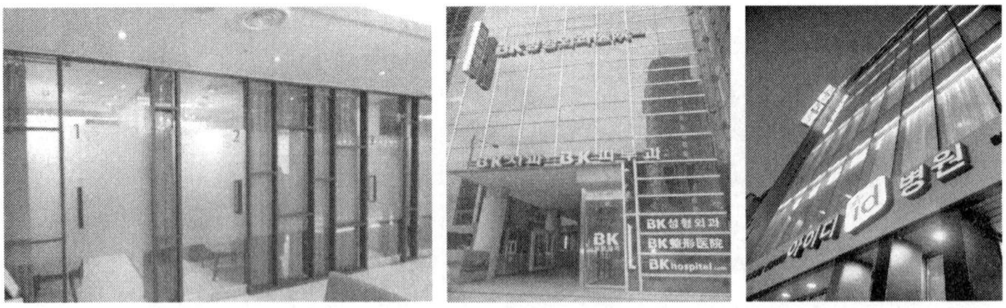

(a) 청담지엔 성형외과 (b) BK성형외과 (c) 아이디 병원

[그림 9-34] 강남일대 성형외과

㉧ 언어소통의 문제점을 해소하기 위하여 외국 의료진을 적극 유치한다.

㉨ 보건복지부, 문화체육관광부 등과 해외 마케팅 등 업무가 중복되지 않도록 협력하고 법적 규제의 완화를 위해서 적극 협력하여야 한다.

- 서울관광마케팅에서 직접 해외 교포들을 위한 저가의 의료보험상품을 외국보험회사의 협의하여 개발하고 직접 판매한다.

㉩ 미국에서 보험회사와 알선회사를 직접 설립하는 것도 검토한다.

- 서울특별시의 의료 관광산업의 지원을 위한 마케팅 전략과 정책제언들은 앞서 의료관광을 발전시켜온 다른 나라들의 선례를 모두 포괄하는 정책들이다.

(2) 부산광역시

풍부한 의료 인프라를 갖추고 있으며, 산과 바다가 어우러진 자연경관과 특급호텔, 쇼핑몰 등이 인접해 있어 융합·복합 의료관광지로 각광 받고 있다.

① 아시아 의료관광 허브 도시로 성장하기 위해 서면 메디컬스트리트를 중심으로 의료관광 활성화 사업을 펼치고 있다.

- 메디컬스트리트에 위치한 의료관광 홍보 안내센터에서 다양한 의료관광 정보를 접하고, 밀집한 의료기관에서 원스톱 진료를 받을 수 있다.

② 매년 5월 축제를 통해 다양한 부대행사를 경험할 수 있다.

- 일본 및 러시아인들의 진료가 급증하고 있으며, 부산권의 의료기관과 의료진에 대한 신뢰감 부여를 위해 부산 의료 서비스 가이드북을 제작 및 배포하고 있으며 해운대 및 서면 지역의 의료관광 특구 지정을 추진하고 있다.

③ 부산의 '메디컬투어리즘(의료관광)'은 인터넷 사이트(www. bsmeditour.go.kr)는 해외 환자들이 부산지역의 의료기관 현황과 전문 진료과목 등을 상세히 알 수 있도록 한국어, 영어, 일어, 중국어, 러시아 등 5개 언어로 구축되어 외국인 환자들에게 길라잡이 역할을 하고 있다(그림 9-35).

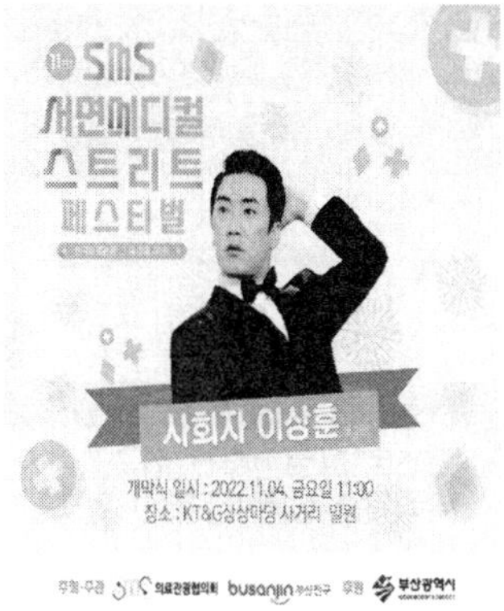

(a) 서면메디컬스트리트 공연축제

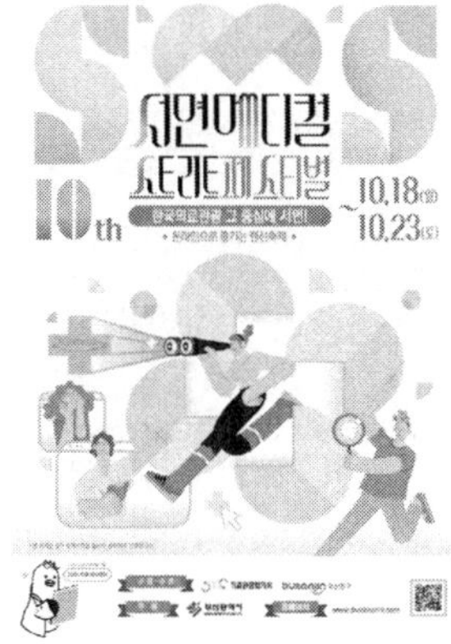

(b) "의료관광은 부산에서" 서면 메디컬스트리트 축제

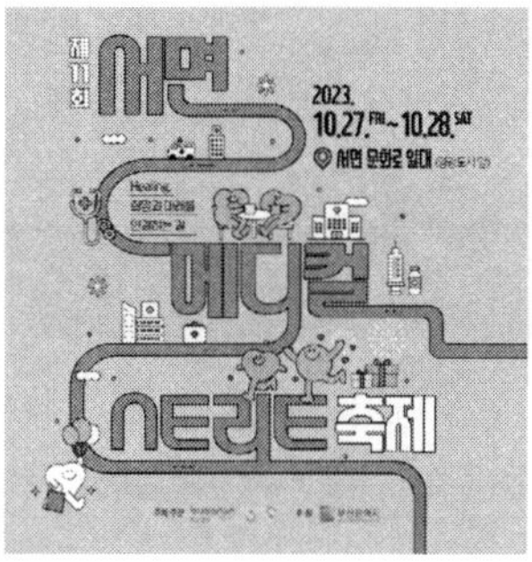

(c) 서면 메디컬 스트리트 페스티벌

[그림 9-35] 서면 메디컬스트리트

④ 부산광역시는 최근 의료관광 도시구축을 위한 구체적인 실행전략을 세워 본격적으로 외국인 전용 의료관광 사이트의 구축과 함께 의료관광 실무 매뉴얼 배포, 의료관광 활성화 주례 공포 등을 통해 해외 환자 유치를 위한 세부 사업에 착수했다.

- 해외 환자의 유치와 진료 과정의 절차 등을 표준화한 매뉴얼은 지역 의료기관에 배포하고, 외국어 입원 · 퇴원 수속 및 진료 서식, 외국의 의료수가 및 보험제도, 의료사고대처, 진료 후 사후 관리방안, 외국인 환자와 동반인의 입국 · 출국, 숙박, 관광 등에 이르기까지 세부 사항이 망라되어 있다.
- 의료관광 전문인력의 양성 및 의료관광 활성화를 위한 학술행사, 해외 마케팅 및 홍보활동 등에 대한 행정적인 지원 근거로 부산광역시 의료관광 활성화에 관련 조례가 제정되어 의료관광 허브 도시로의 성장을 위한 제도적인 기반이 마련되었다.
- 인제대학교 해운대 백병원과 동남권 원자력의학원은 의료관광 허브로 기대를 받고 있다.
- 명실상부한 메디컬 투어리즘 부산의 인프라가 속속 갖춰지기 시작한다.

⑤ 부산광역시는 한국관광공사와 함께 매년 부산 국제의료 관광컨벤션(BIMTC)을 개최하고 있으며, 의료관광설명회, 팸투어 등을 통해 부산 의료 서비스를 홍보하고 있다.

⑥ 베트남에서 부산 의료관광 서비스 설명회를 개최하였고, 하노이에서 열리는 베트남 관광전에 부산 의료관광 특별전을 개최했다.

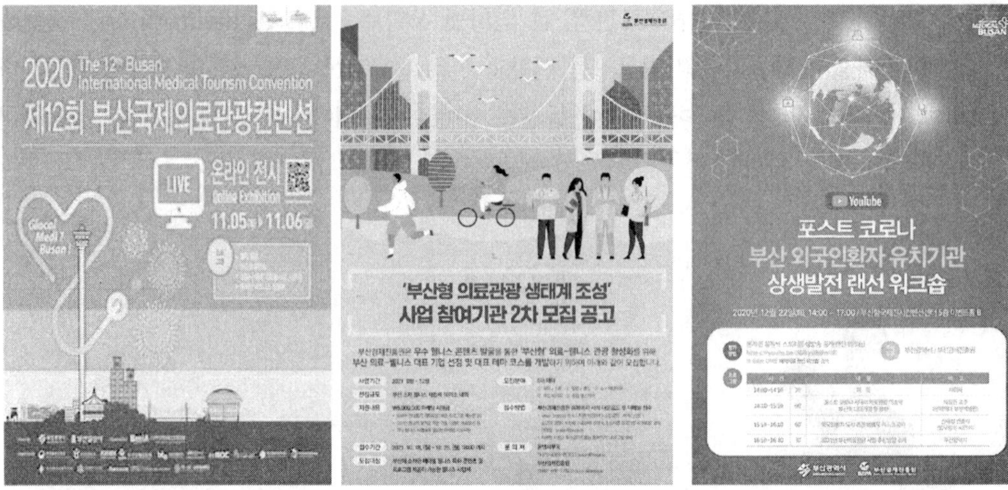

(a) 부산국제의료관광 컨벤션 (온라인전시)　　(b) 부산형 의료관광 생태계조성　　(c) 포스트 코로나 부산 외국인 환자 유치기관 상생발전 랜선 워크숍

[그림 9-36] 부산의료 현황

(3) 대구광역시

2009년 메디 시티 대구를 선포하고 첨단 의료 복합 산업단지를 유치한 이후 대구 의료관광발전 협의회를 중심으로 다양한 의료관광 육성정책을 추진하고 있다. 특히 '모발이식'을 핵심 키워드로 하여 세계적인 브랜드로 키우기 위하여 모발이식센터를 개설하고, 선진 의료기술 연구와 자동식모기 등의 기술개발, 모발보호용 샴푸 등 연계 상품개발도 적극적으로 지원하고 있다(그림 9-37).

① 시내에는 대구 의료관광 종합안내센터가 마련되어 의료관광객 안내 및 유치 마케팅을 담당하고 있으며, 외국인 관광객이 종합안내센터를 찾았다.

> • 대구광역시는 의료관광 활성화를 이끌 23개 선도 의료기관을 지정하고 있으며 선도 의료기관들이 컨소시엄을 구성한 글로벌 의료관광 허브 메디시티 대구 조성사업은 3년 연속 지역 선도 의료기술 육성 공모사업에 선정되어 의료관광객 유치를 위한 사업비를 지원받고 있다.

② 대구 엑스코는 대한민국 건강의료 산업전과 대구 의료관광 전시회, 대한민국 한방엑스포를 열렸다. 의료산업체와 종합병원, 한방산업체 등 업체가 참여해 최신 의료기술과 시연회와 무료 진료 등 다양한 체험행사를 한다.

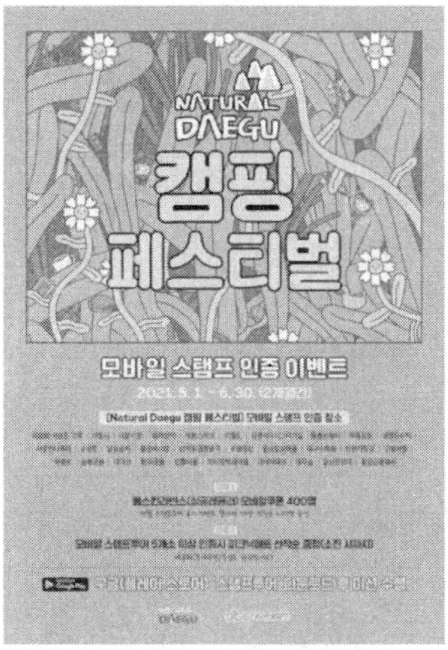

(a) 대구 캠핑 페스티벌

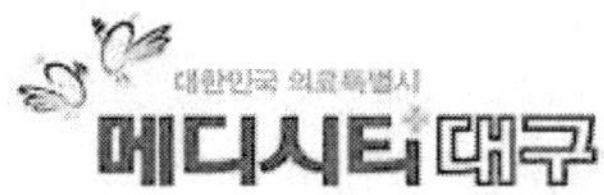

(b) 메디시티 대구 마케팅

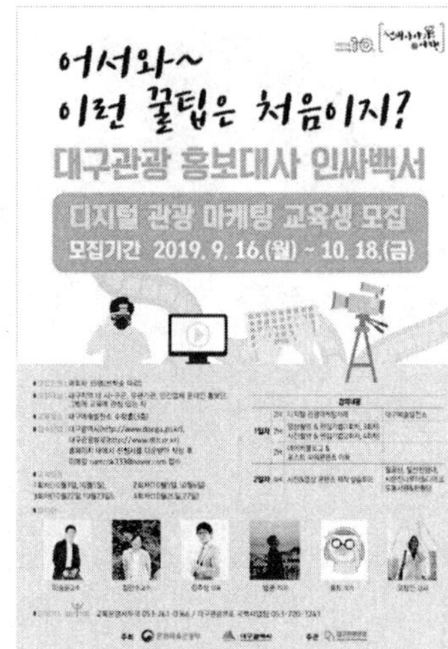

(c) 디지털관광 마케팅 교육생모집

[그림 9-37] 대구 관광마케팅

③ 라이온스부산 세계대회 등 국제대회에서 대구 의료관광상품 홍보활동을 펼쳤으며, 동화사 템플스테이도 지역 관광자원을 활용한 연계 상품으로 개발하였다(그림 9-38).

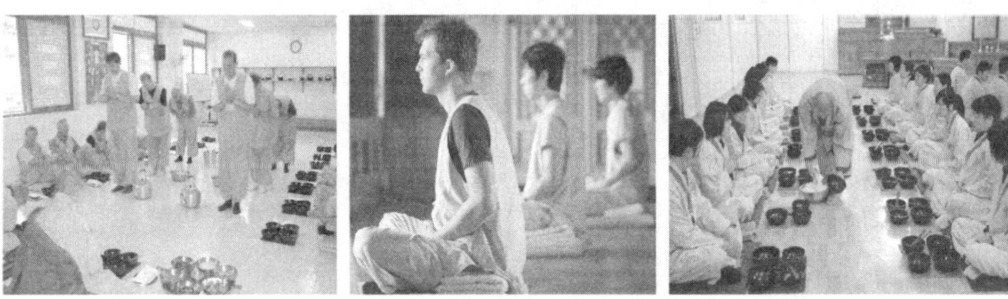

[그림 9-38] 동화사 템플스테이

④ 해외 설명회를 비롯, 해외여행사와의 협약체결, 중국 청도에 대구 의료관광 홍보관운영 등 해외 에이전시와의 협업에도 적극 나서고 있다.

⑤ 국내에서는 처음으로 대구광역시가 아랍어 인터넷 홈페이지 (arabic.daegu.go.kr) 개통으로, 대구 소개와 의료 · 관광, 생활정보 등으로 꾸며져 있다(그림 9-39).

⑥ 대구에는 아랍에미리트 · 알제리 · 이란 등지에서 의료관광객이 다녀갔다. 이들은 동산병원과 영남대병원에서 종합건강검진을 받고 주변 관광을 한 뒤 다음날 검사 결과를 통보 받는다.

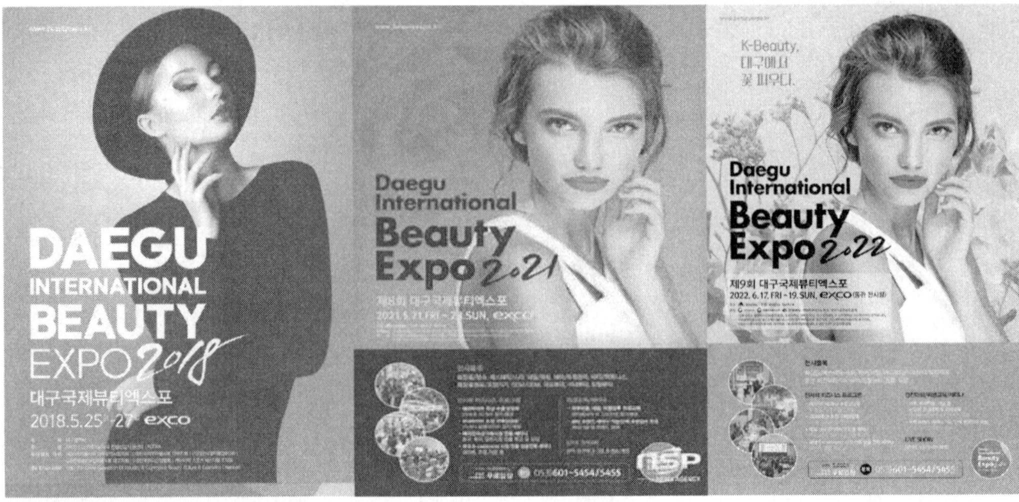

[그림 9-39] 대구 국제 뷰티 박람회

- 대구의 위치와 면적 · 인구 · 주택 · 교육 등 일반 현황과 거주 외국인 숫자, 비자 신청, 체류 연장, 국제 운전면허 취득방법 등의 정보가 담겨 있다.
- 의료기관 현황, 성형 · 치과 진료 · 건강검진 등 진료 안내와 관광명소 · 쇼핑 시설 · 시티투어 등이 있다.
- 아랍어로 인터넷 홈페이지를 만든 것은 전국 지방자치단체 가운데 처음이다.
- 아랍어 홈페이지는 의료관광객 유치를 염두에 둔 것이다.
- 중동과 아프리카 등 아랍어권 국민의 한국방문이 늘어나고 있는 추세이다.
- 우리나라를 찾은 아랍어권 국가의 여행객은 계속 늘고 있으며. 일부는 의료관광을 목적으로 입국했다고 한다.

(4) 인천광역시

인천국제공항 인근 지역이라는 지리적 환경과 송도, 영종, 청라지구 등 국제화 도시의 이점, 지역 종합병원 의료기반과 인천 아시안게임을 활용하여 인천을 동북아 의료관광 중심도시로 만들어 간다는 계획이다.

① 인천의 특화된 의료상품과 다문화가정 구성원을 대상으로 한 의료관광 코디네이터 육성, 해외 의료관광시장 개척을 주요 추진과제로 꼽고 있다.

② 인천광역시는 일차적으로 의료관광객을 유치해 새로운 일자리 창출 효과를 기대하고 있다.

③ 인천광역시의 의료관광은 인천광역시, 인천도시공사, 지역병원 및 관광 업계간 협력을 통해 추진되고 있으며, 인천광역시 의료관광재단이 송도에서 출범하였다. 재단에는 23개 의료기관과 인천도시공사, 인천국제교류센터 등 총 33개 기관이 참여하고 있다.

- 인천광역시 : 심뇌혈관 클러스터를 기반으로 한 심혈관 및 뇌혈관 치료 분야를 비롯해 치과, 척추 · 관절, 한방 등의 전문 분야를 중심으로 특화 분야를 만들어 가고 있다.
- 인천 의료관광재단 : 우즈베키스탄 수도인 타슈켄트에 인천 의료홍보관을 설치하고 민간 전문업체와 함께 민 · 관 · 의라는 새로운 의료관광 모델을 구축하고 노력하고 있다.
- 인천광역시 : 인천광역시 – 천진시 교류 20주년 기념 의료세미나 등 21개국 32개의 자매 우호도시를 활용한 G2G 협력 의료관광 활성화 전략으로 구체화 하고 있다.
- 인천국제공항 : 인근 지역이라는 지리적 환경과 영종 · 송도 · 청라 뉴타운 등 국제화 도시를 활용하여 의료관광객을 유치할 계획으로 진료분야는 건강검진 및 암검사를 중심으로 진료할 것이며, 장기적으로는 의료 관련 관광지 조성을 추진할 것이다.

④ 인천광역시는 국제병원 개원하면 외국인 투자유치도 증가할 것으로 기대하고 있다(그림 9-40).

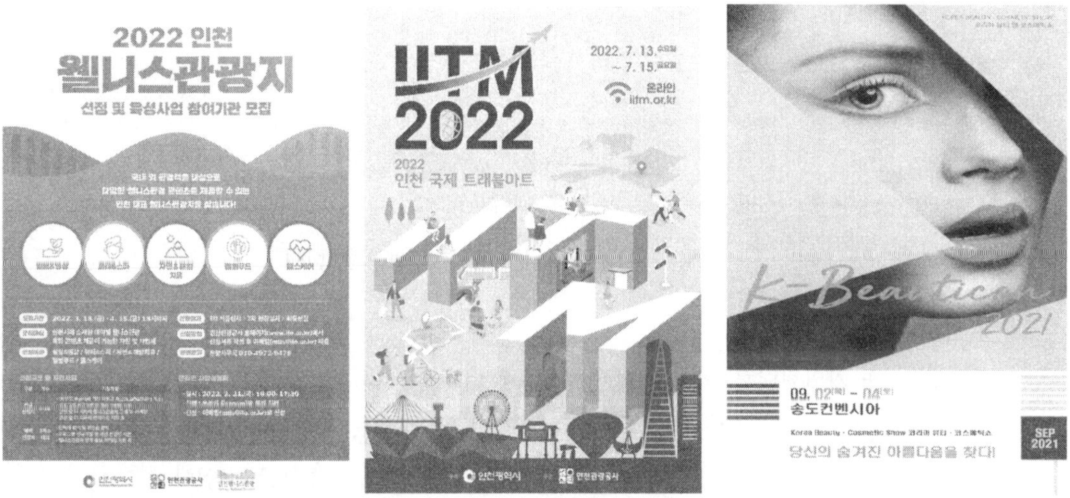

(a) 2022년 인천 웰니스관광지 (b) 2022인천국제트래블마트 (c) 2021코리아뷰티앤코스메틱쇼

[그림 9-40] 인천 의료현황

⑤ 미국 최고의 병원이 개원하고 외국기업들의 관심이 높아지고, 또 중국 등 아시아와 미국 내 교포 등 외국 환자를 유치하게 되면 경제특구의 송도가 될 것이다.

(5) 광주광역시

광주를 비롯한 전남 지역은 한국 전통문화와 풍부한 먹거리, 아름다운 섬들로 건강생활 전체를 선보일 수 있는 조건을 갖추고 있어 의료관광 활성화가 기대되고 있다.

① 화순 전남대학병원 내에 의료관광 종합정보센터를 운영하고 있으며, 첨단 관절 치료기

술을 바탕으로 관절치료를 특화하고 있다.

② 성장하는 뷰티산업을 지원하기 위하여 최초로 국제뷰티 · 의료관광박람회를 열어 의료관광객들의 주목을 받았다(그림 9-41).

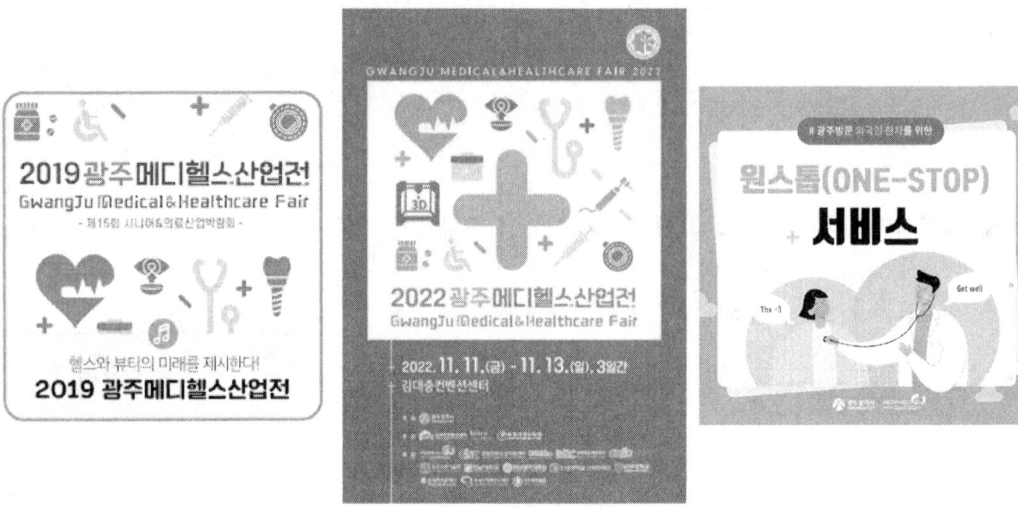

(a) 2019광주메디헬스산업전 (b) 2022광주메디헬스산업전 (c) 광주 원스톱 서비스

[그림 9-41] 광주 국제 뷰티 · 의료관광박람회

(6) 대전광역시

의료관광 지원센터를 대전 마케팅 공사에 위탁 · 운영하며 해외홍보 마케팅, 코디네이터 양성 및 통역 지원, 지역 의료관광 인프라 구축과 대전을 방문한 의료관광객에 대한 의료서비스 품질 제고 등 의료관광 활성화를 위한 지원업무를 총괄하고 있다.

① 많은 의료기관이 밀집되어 있으며, 첨단 과학기술의 메카로 교통 접근성이 높다.

• 메디컬스트리트 조성 및 유성온천 치료, 건강 거리조성, 오감 만족 힐링 사업 등으로 의료경쟁력을 갖추고 있다.

② 대전은 지역 의료관광 활성화를 위한 3대 중점 추진방향으로 지역 MICE 산업과의 연계 및 해외기업체 포상 건강검진을 통한 해외 외국인 환자 유치, 화상 환자와 척추질환 등 중증 환자 유치, 피부 · 성형 · 안과 · 한방 등의 지역 특화시술을 중심으로 외국인 의료관광객 유치로 설정하고 이를 위해 다각적인 노력을 기울이고 있다.

③ 외국인을 위한 휴양형 첨단 의료관광 연계 협력사업이 국토교통부 내륙권 광역 연계 시범사업으로 선정되어 대전과 강원도, 충북 제천시, 충남 금산군 등 4개 광역지자체와

의 협력사업을 추진하고 있다.

④ 농림축산식품부 주관으로 'K-Farm 누리사업(농촌 체험 의료관광사업)'에 최종 선정되는 등 지속적인 의료관광 활성화 사업추진으로 지역 의료관광의 고도화를 장려하고 있다.

⑪ 매년 대전 의료관광 국제 컨퍼런스를 개최하여 지속적인 해외네트워크 확장 및 지역의료 관광의 세계화에 기여하고 있다(그림 9-42).

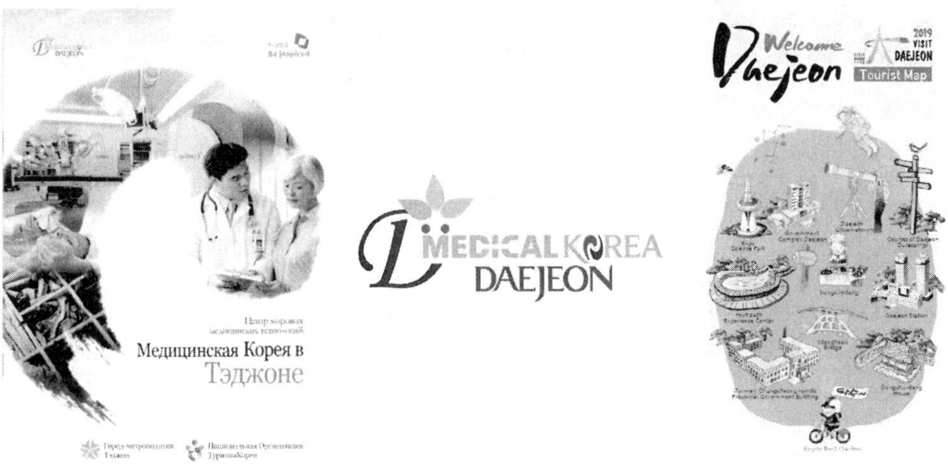

(a) 대전메디헬스산업전 (b) 대전의료관광 (c) 대전관광지도

[그림 9-42] 대전 의료관광박람회

(7) 경기도

서울에 이어 두 번째로 많은 의료관광객이 방문하고 있으며 의료 한류의 기본인 미용, 성형 등 체계적이고 특성화된 건강검진과 중증질환 치료를 하고 있다.

① 의료관광사업 추진을 위해 국제의료팀을 신설하였으며, 경기국제의료협회(전 경기 국제의료 관광협의회)를 중심으로 의료관광 허브, 경기도를 위한 국제 의료사업을 추진하고 있다.

- 협회는 경기도 의료 서비스의 국제적 인지도 제고를 위한 홍보활동을 전개하고 회원 의료기관의 해외 환자 유치와 해외진출 활성화를 지원하고 있다.

② 의료산업의 적극적인 해외 진출을 위해 미국 LA, 카자흐스탄 알마티, 러시아 하바롭스크에 경기국제의료지원센터(Gyeonggi Medical Business Center : GMBC)를 개설하고, 직접적인 환자 유치를 위해 보건당국 및 지역 의료기관과의 지속적인 교류를 추

진하고 있다 (그림 9-43).

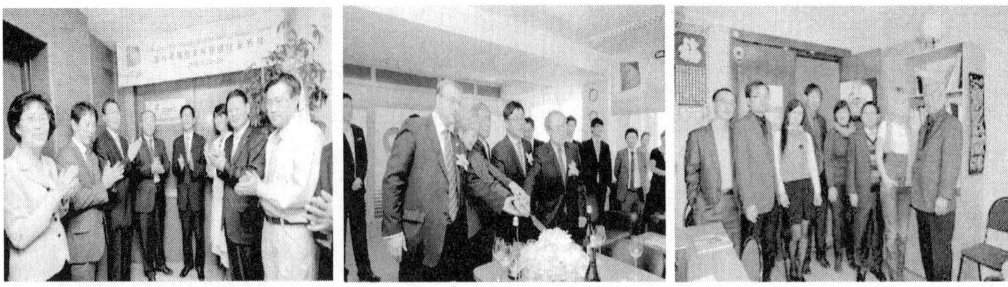

[그림 9-43] LA · 알마티 · 하바롭스크 GMBC 사무소

㉠ 하바롭스크주 보건부 장관과 카자흐스탄 보건부 장관이 경기도를 방문하여 보건 의료분야의 교류 협력 증대를 위한 MOU를 체결하였다(그림 9-44).

> • 국제 의료 지원센터를 러시아 하바롭스크에서 블라디보스톡으로 이전 개소하는 등 경기도 의료산업의 해외 진출 및 수익의 극대화에 박차를 가하고 있다.

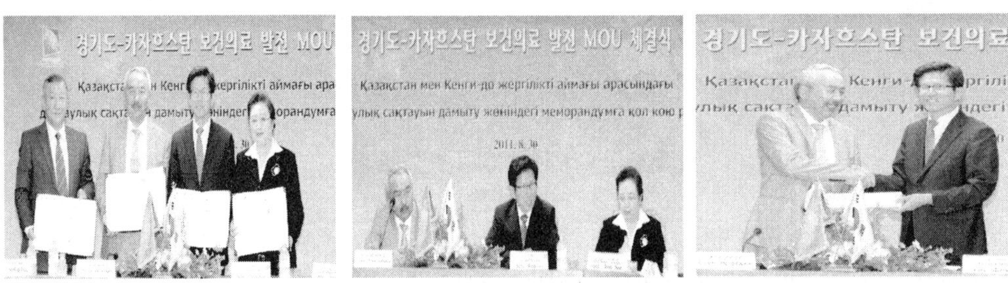

[그림 9-44] 카자흐스탄 보건부 대표단 방문

㉡ 경기도 내 우수 의료기관의 해외의료인 연수 프로그램에서는 보건복지부 우수 의료기술 육성사업으로 선정되었던 최소침습수술(Minimally Invasive Surgery : 내시경 수술)을 통해 연수 의사들과 의료 네트워크를 구축하였으며, 병원경영에 관한 연수 프로그램도 활발하게 이루어지고 있다.

㉢ 매년 신시장 개척사업의 일환으로 해외 의료 사업설명회와 국제학술대회, 국내외 박람회를 진행하고 있으며, 미국, 카자흐스탄 등 환자유치 주요 국가관계자를 대상으로 팸 투어를 실시하고 있다.

㉣ 경기도 내 의료기관과 함께 필리핀, 네팔, 캄보디아, 미얀마 등 해외 긴급재난 지역 및 의료 인프라가 부족한 저개발 국가에 나눔 의료사업을 진행하고 있다.

③ 경기도는 의료관광 코디네이터 파견 인력풀을 구축하여 영어, 중국어, 일본어뿐만 아니라 러시아어와 몽골어, 베트남어 등 다양한 나라의 외국인 환자를 유치할 수 있는 인프라를 지원하고 있으며, 의료관광 관련 국제서류 및 의무기록 번역 서비스, 국제 의료 간병인 서비스를 실시하고 있다.

㉠ 다문화가정 구성원을 대상으로 다문화가정 의료관광 코디네이터 교육을 실시하여 인력풀을 더욱 확대해 나가고 있다.

㉡ IT 기반 진료 협력센터를 설치하여 해외 의료기관 및 에이전시 등과의 정보교류와 화상상담을 통한 내방환자의 사후관리를 돕고 있다(그림 9-45).

• 온라인 홈페이지(www.e-gima.org)와 SNS, 연간 발행되는 소식지를 통해서도 경기도 의료기관과 관광지 홍보 및 일차적인 온라인 상담을 실시하고 있다.

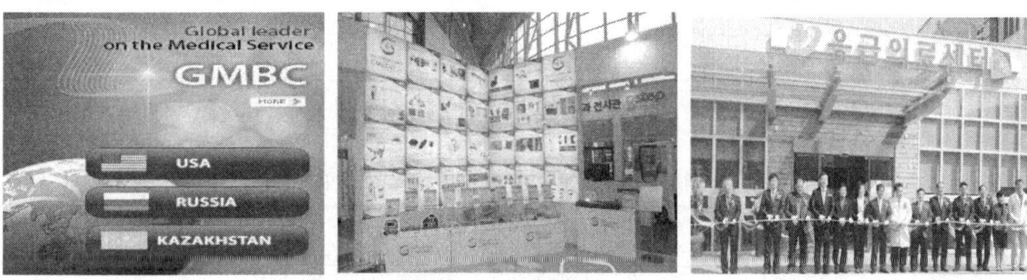

(a) 경기 국제의료협의회 홈페이지 (b) 경기도 의료기기산업지원센터 (c) 경기도 응급의료센터

[그림 9-45] 경기도 의료현황

㉢ 의료 서비스 가격경쟁력과 더불어 국제 의료 인프라의 약점을 보완하기 위해 특성화된 의료관광 프로그램 개발에도 힘써야 한다.

• 지사 설립, 팸투어 실시, 다언어 홈페이지 구축 등 표적시장에 부합하는 맞춤형 홍보 마케팅 활동도 요구되므로, 신뢰감 형성을 위해 도내 의료기관의 JCI 인증을 위한 지원책을 마련하고, 보험 관련업 종사자가 해외 의료관광객 유치를 대행할 수 있는지 검토할 필요가 있다.

㉣ 병원 운영 효율성을 개선하고 병원 간 자율적인 경쟁을 하면 의료 서비스 산업 전반의 경쟁력을 강화할 수 있도록 영리병원 확대 허용을 하면 경기도는 우수한 접근성, 풍부한 수도권 배후시장과 내수 여건, 제약·바이오 인프라와 종합병원 인프라의 우수성, 화성 해양레저복합단지와 항공 레저쇼 등 고급 레저 인프라 확충, 메가 이벤트 개최, 한류 월드 개발 등과 같은 문화관광 인프라를 의료관광과 연계해 적극 활용하면 서울특별시와는 차별화된 경쟁력으로 동북아 의료관광 허브로서 도약할 수

있을 것이다(그림 9-46).

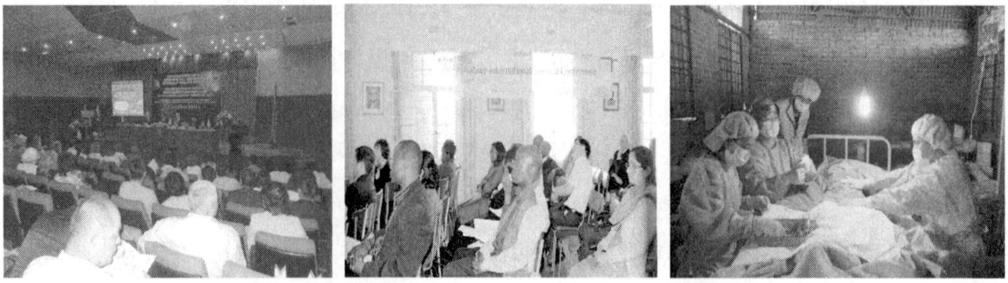

[그림 9-46] 카자흐스탄 · 짐바브웨 국제학술대회 및 해외 나눔의료관광

(8) 강원도

정부는 5+2(수도권, 강원권, 충청권, 대경권, 호남권, 동남권, 제주권) 광역경제권 중 강원도는 신 성장선도 산업으로 의료 융합 및 의료관광산업을 지정했다(그림 9-47).

- 정부는 Bio-medical 융합 · 복합산업의 글로벌 기술 가업화 허브 구축과 동북아 의료관광 거점구축을 위하여 예산을 지원했다.
- 강원도는 도내의 관광자원과 연계하여 의료관광산업을 육성하기 위하여 노력을 하고 있다.

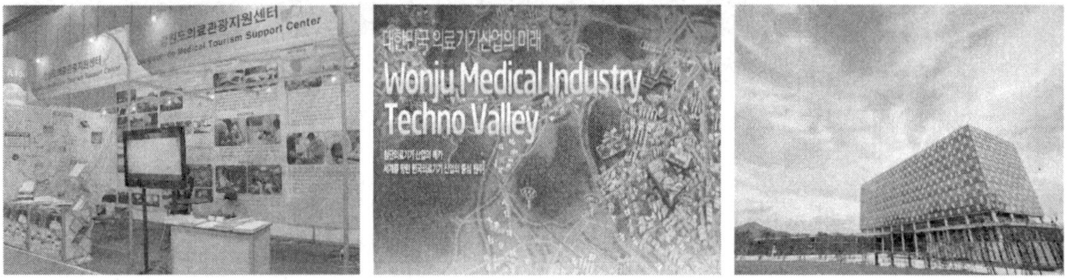

(a) 강원도 의료관광 전시회　(b) 원주 의료기기 산업진흥원　(c) 원주의료기기종합지원센터(MCC)

[그림 9-47] 강원도 의료현황

① 강원도는 보건의료산업의 인프라를 구축하는데 초점을 맞추어 의료관광 광역경제권 선도전략 산업육성과 메디컬디바이스 허브 구축, 의료인재 양성사업지원 등에 예산을 지원했다.

- 강원도 지식산업 및 전략산업인 바이오산업, 의료기기산업, 해양바이오산업, 신소재 및 방재산업 등의 추진을 위하여 설립된 재단법인 강원 테크노파크 내 의료 융합 및 의료관광 실무팀을 구성하여 실제적 의료관광산업 육성을 위한 제 방안을 검토했으며, 강원 광역경제권 의료관광 거점의료기관 선정작업을 했다.
- 의료관광상품 개발, 인프라 구축 및 인적자원 양성을 지원할 강원도 의료관광 지원센터를 개소하였다.

- 강원도 평창군은 한방 의료관광산업을 추진하고, 강릉시는 가톨릭대학과 해양 의료관광 협약서를 체결하고 의료관광을 위하여 수치료센터의 건립을 추진하고 있다.

② 관광, 휴양 및 웰빙 산업의 프론티어가 될 강원 광역경제권 선도산업 수행을 목적으로 강원도 의료관광 지원센터를 설립하였다.

- 선도산업 1단계 : 강원 의료관광 거점기관 육성 사업을 실시하였으며, 8개 거점의료기관과 외국인 환자 유치사업을 공동으로 추진으로 외국인 환자를 유치하였다.
- 2단계 사업 : 글로벌 치유 – 휴양 – 레저 헬스케어 최적지 실현을 비전으로 헬스케어 사업화 지원에 중점을 두고 있다.

③ 천혜의 자연환경과 우수한 인프라를 바탕으로 단순한 질병 치료만이 아닌 정신적 · 육체적 치유를 제공하는 강원도 브랜드 이미지를 구축하였으며, 국내외 관광객 유치 목표로 Healing Hub Gangwon이라는 통합브랜드를 개발하였다(그림 9-48).

- 2단계 사업 1차 연도에 러시아에 강원헬스케어설명회 및 팸투어 등을 실시하여 2차 연도 방문객이 증가했다.
- 중국, 일본, 몽골, 카자흐스탄 등 새로운 시장에 강원헬스케어를 홍보하여 강원지역 경제 활성화에 기여할 것이다.

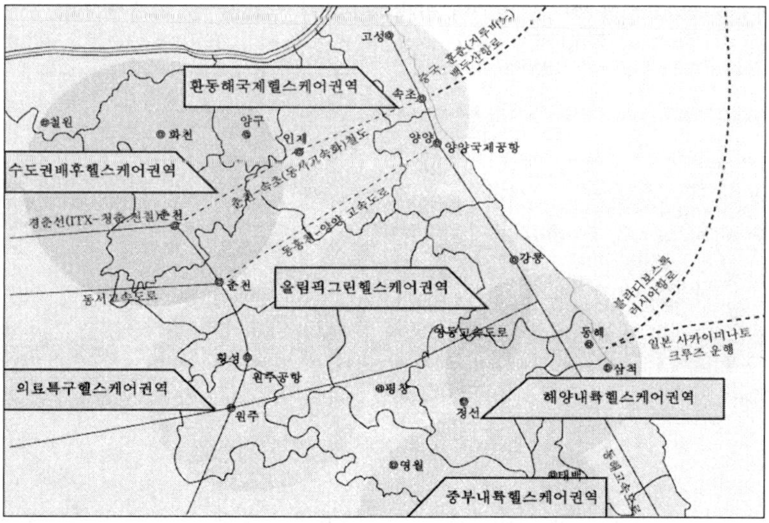

[그림 9-48] 강원도의 헬스케어권역

(9) 제주도

한반도 남서쪽에 위치한 섬이며, 제주특별자치도청이 소재한 섬이고, 대한민국 면적의 1.9[%]로 가장 큰 섬으로, 한국에서 가장 큰 섬이다(그림 9-49).

- 황해와 동해, 동중국해의 경계에 위치한 대한민국 · 중화인민공화국 · 일본 3개 국의 교통상의 요지이며, 정치 · 경제 · 군사상 중요한 지위를 차지하고 있다.

① 한국에서 가장 많은 상주인구를 보유하고 있는 섬으로 인구는 60만 명이 넘었다.

- 중앙의 한라산을 중심으로 완만한 경사를 이루어 동서 73[km], 남북 41[km]의 타원형을 하고 있다.
- 일주도로 길이는 181[km], 해안선은 258[km]이다.
- 북쪽 끝은 김녕해수욕장이고, 남쪽 끝은 송악산이며, 서쪽 끝은 수월봉, 동쪽 끝은 성산일출봉이 있다.

② 제주도는 온대기후이며, 겨울에도 거의 영하로 떨어지지 않고 영상을 유지한다.

- 한라산, 성산일출봉, 거문오름 용암 동굴계가 학술 · 문화 · 관광 · 생태 등의 가치와 중요성을 인정받아 2007년 6월, 제주 화산섬과 용암동굴이라는 이름으로 세계자연유산에 등록되었다.

③ 제주도는 '관광'과 자연환경을 이용한 '재활' 치료개념인 의료의 접목이 가능하므로 의료관광 적합지로 적합하다.

- 제주도의 주력 진료 분야는 성형, 메디컬 스킨케어, 한방으로 중국을 목표시장으로 하고, 향후에는 러시아와 중앙아시아, 동남아시아 지역으로 확대할 것이다.

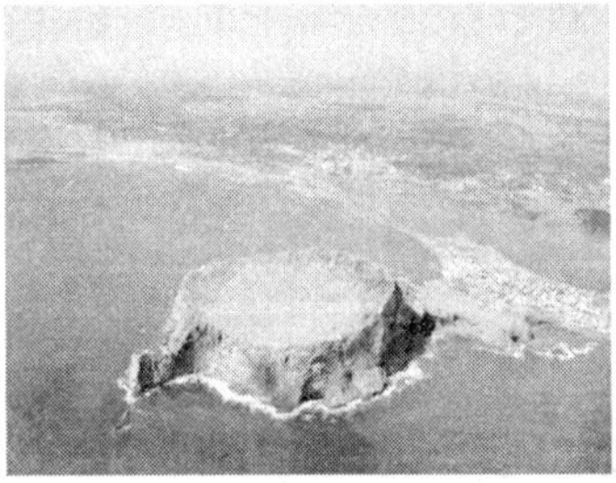

(a) 제주도 성산일출봉

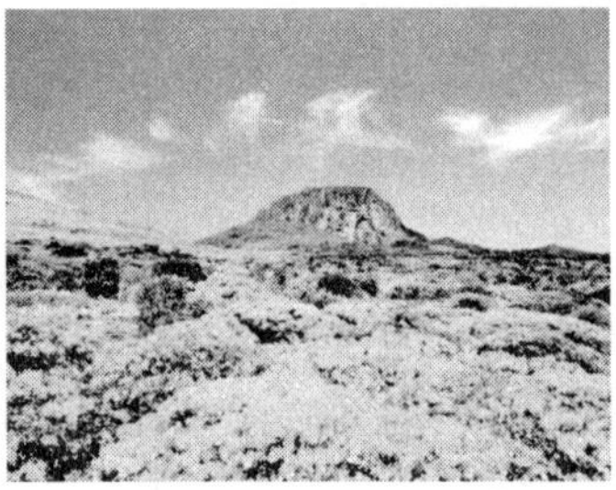

(b) 제주도 한라산

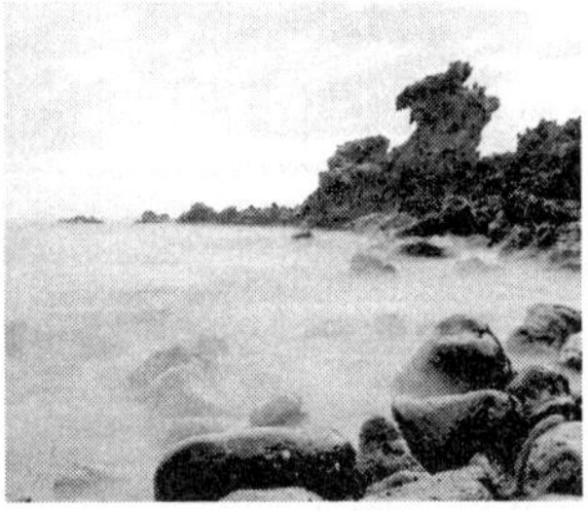

(c) 제주도 용두암

[그림 9-49] 세계 7대 자연경관 제주도

④ 제주도 의료관광 활성화 사업은 두 가지 측면에서 진행 중이며 제주특별자치도에서 진행하는 '외국인 환자 유치 활성화' 사업과 국토해양부의 권한을 위임받은 제주국제자유도시개발센터(JDC)가 있으며, [그림 9-50]은 제주 헬스케어타운이다.

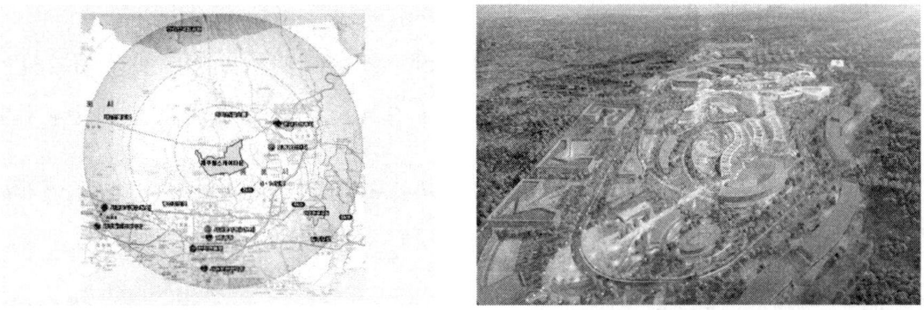

(a) 제주 헬스케어타운 (b) 제주 헬스케어타운 전경도

[그림 9-50] 제주 헬스케어타운

⑤ 제주특별자치도에서 추진 중인 외국인 환자 유치 활성화 사업은 제주 내 외국인 환자 유치 의료기관·유치업자와 공동으로 홍보 마케팅을 추진하고 전문인력교육, 외국인 환자 유치, 상품소개 홍보물 제작 등을 지원하고 있다.

- 장기체류가 가능한 메디텔이나 제주의 환경을 활용한 치유형 의료관광상품을 개발하고 홍보에 초점을 맞추어 사업을 진행하고 최근 국내 의료법인의 영리병원설립을 허용하고, 제주도 지역에 TV나 라디오 등 방송매체에 의료광고를 허용할 예정이다.
- 제주도는 관광과 의료와 연계된 복합 의료단지 조성을 통해 동북아시아의 새로운 의료관광 중심지로 포지셔닝하고 새로운 산업기반 조성으로 지역경제 활성화와 제주 국제자유도시 완성을 위한 의료산업 인프라를 구축할 것이다.

⑥ 제주특별자치도는 국제적 의료관광 기반 구축을 목표로 제주지역 의료관광산업을 적극 육성하는 계획을 가지고 있다(그림 9-51).

- 의료기관 및 여행사는 협력체계를 구축하며, 다양한 의료관광 프로그램 개발을 위한 공모전을 개최하고 국제 의료관광 박람회와 같은 국제행사에 참여하여 다각적인 홍보 마케팅 활동을 진행해 왔다.
- 주요 목표시장 : 일본 및 중국을 설정했으며 제주지역의 자연 관광자원을 활용하여 휴양형 의료관광 프로그램을 개발할 계획이다.

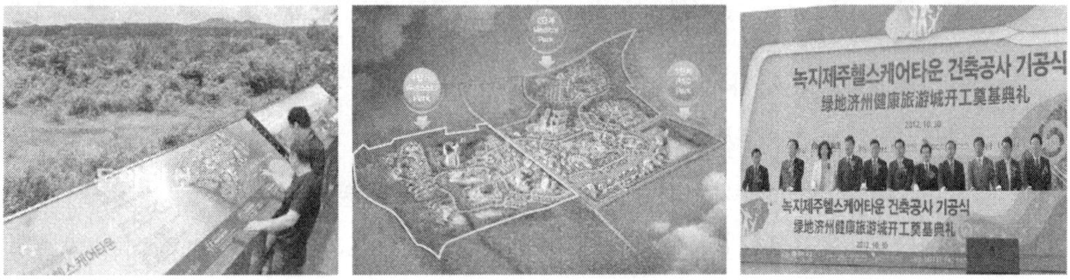

(a) 조성예정지는 서귀포시 앞바다 (b) 제주 헬스케어타운 조감도 (c) 제주 헬스케어타운 기공식

[그림 9-51] 제주 의료현황

(10) 기타 지방자치단체

서울특별시 이외에도 거의 모든 지방자치 단체들의 중앙정부의 보건의료 관광산업에 대한 정책 의지에 따라 지역별 보건의료 관광산업의 육성을 위해서 노력하고 있다(그림 9-52).

• 주로 언론에 노출된 정보를 토대로 서울특별시를 제외한 기타 지방자치단체들의 보건의료 관광산업 육성을 위해 전략을 세운다.

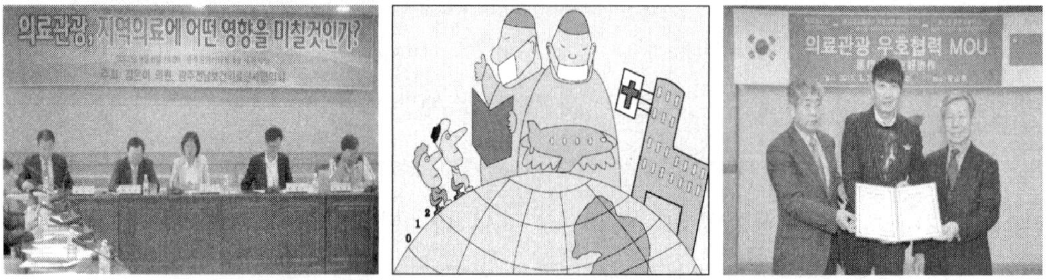

(a) 광주 의료관광 토론회 (b) 글로벌 헬스 컨퍼런스 (c) 안산 의료관광 협약식

[그림 9-52] 기타 지방자치단체의 보건의료 관광산업

6. 국내 병원별 의료관광 현황

1) 서울대학교병원

국내 거주 외국인을 주로 대상 IHC(International Healthcare Clinic)는 홈페이지에서 영어, 중국어, 일본어, 몽골어, 러시아어, 아라비아어, 불어, 인도어, 스페인어, 방글라데시어, 독일어, 태국어, 베트남어, 포르투칼어로 안내 서비스를 하고 있다(그림 9-53).

• 해외 거주 외국인은 일본인 그룹 유치를 시작으로 서비스 제공(교포가 과 반수)센터의 활발한 활동을 위해 범룽랏 병원과의 세미나를 개최(VIP 위주의 마케팅전개)하였다. • 미주지역에서 처음으로 건강진단 프로그램을 시작한 서울대학교병원은 한인들이 한국에 와서 의료 서비스를 받았다.

① 서울대학교병원 LA 사무소에 간호사 2명이 상주해 환자들의 상태를 체크리스트를 통해 확인한 다음 한국의 병원으로 자료를 보내 원활한 치료와 진료가 이뤄지도록 하고 있으며, 많은 성과로 본격적인 마케팅을 계획하고 있다.

② 서울대학교병원 강남센터의 해외 VVIP 유치전략은 프라이버시가 보장되는 맞춤형 건강진단을 진행하고 있다.

- 몽골, UAE 등 중동국가, 중국 등에서 고위급 인사가 한국을 방문할 때마다 1 : 1 코디네이팅 서비스를 제공, 맞춤 건강진단 프로그램 구성부터 숙박호텔 예약, 건강진단 후속 조치까지 풀 서비스를 제공하고 있다.

③ 해외에서 방문하는 대부분의 유력 인사들이 원하는 조건은 프라이버시 보장이다.

- 국내 정계 · 재계 유력인사의 초청으로, 한국을 방문하고 비공개적으로 건강진단 서비스를 체험한 뒤 자국어로 번역된 건강진단 결과를 가지고 모국으로 돌아간다.
- 강남센터는 해외 거주 외국인 및 국내 거주 외국인 유치 성장세를 보이고 있다.

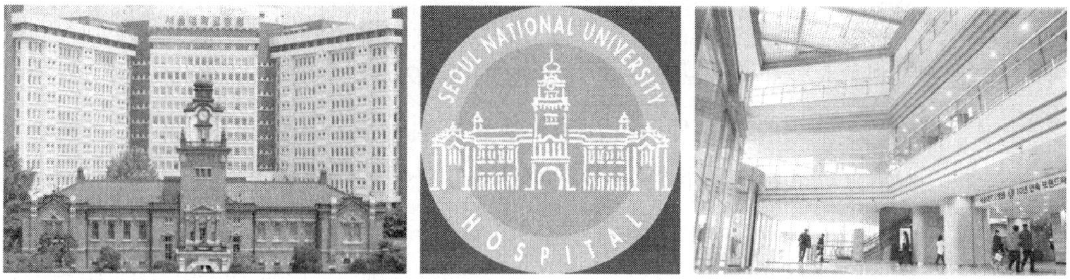

[그림 9-53] 서울대학교병원

2) 삼성서울병원

삼성서울병원에 온 외국 환자는 주로 러시아, 몽골, 중국과 같은 의료 낙후지역에 거주하는 선진국 출신의 외국인들이 3차진료를 받기 위해서 입국했다(그림 9-54).

- 자체적으로 주로 중증 해외 환자를 유치하기 위한 마케팅 전략을 쓰고 있다(미군의 국제 후성 센터로 지정, 연해주, 몽골 등 동북 내륙지방에 근무하는 파견 외국인 중 중증 환자들은 이송받기로 계약을 맺고 관련 마케팅을 지속한다.)

① 대상국들에게 일본과 홍콩의 의료관광국의 대안으로서 한국을 방문하게 하여 좋은 실적을 거두고 있다.

㉠ 극동 러시아 블라디보스톡과 환자의뢰에 관한 MOU를 체결하여 러시아 시장에 대한 공략을 더욱더 강화하고 있다.

- 현재 블라디보스톡시가 운영하는 5곳의 시립병원과 30곳의 개인병원에는 CT(컴퓨터단층촬영기) 조차 없을 정도로 의료환경이 열악하고, 의사들의 소득이 낮아 전반적인 의료수준이 낙후되어 있어 정밀진단이나 고난도 수술을 받기 위해서는 4000[km] 이상 떨어진 중앙아시아나 모스크바까지 이동해야 하는 실정이다.
- 상류층을 중심으로 매달 100여 명의 시민이 해외로 나가 치료를 받고 있는 것으로 알려졌다.

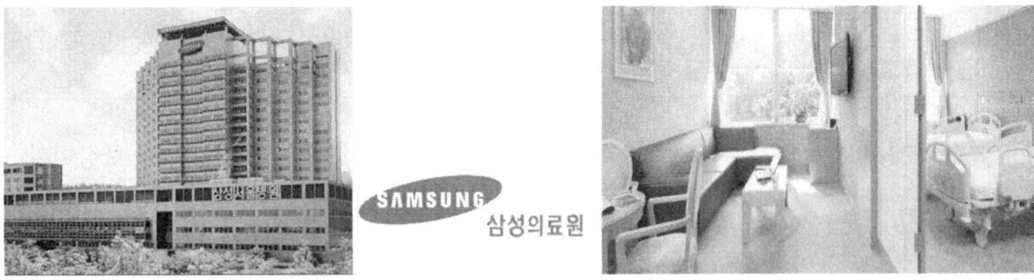

[그림 9-54] 삼성서울병원

㉡ 블라디보스톡시에서 외국으로 나가는 대다수의 환자들은 러시아 의사의 알선이나 싱가포르 파견 에이전시(유치업체)의 소개를 받아 싱가포르 · 일본 등에서 치료를 받았으나, 최근에는 삼성서울병원을 비롯한 한국에서 치료를 받은 환자들이 입소문을 내면서 한국행 비행기로 입국하는 환자들이 증가하고 있다.

② 1994년 개원 다음해인 1995년 국제진료소를 개설, 매년 1만명 이상의 국내 거주 외국인 환자를 치료하고 있다.

- 한 해 순수한 치료목적으로 찾는 외국인 환자 중 러시아 환자는 46[%](300명)에 달한다.
- 병원 측은 러시아어 통역 담당자를 배치하고, 러시아어 홈페이지를 개설하는 등 러시아 환자 유치에 신경을 쓰고 있다.

③ 해외 VVIP를 위한 플래티넘급 건강검진인 Neternational CEO Health Program을 선보였다.

- 인터내셔널 CEO 검진 : 외국인 환자가 점차 늘어나고 있는 상황에서 해외 왕족과 갑부(극동 러시아, 카자흐스탄, 몽골) CEO 등 VVIP를 대상으로 하는 최고급 건강검진 프로그램으로 최고위급 의료수용층을 겨냥한 해외 환자 유치의 전략적 프로그램이다.
- 검사항목 : 최고급 건강검진에 흉부 및 복부 CT, 머리 MRI 및 MRA, 전신PET-CT와 같은 첨단 장비를 사용하며, VIP가 한 번에 모든 검사를 완벽하게 받고 귀국하는 것을 목표로 하며 심장병, 관절, 안과 등 의학적 문제에 대해서는 과장급 의료진이 직접 병실을 방문해 진찰과 치료를 한다.

3) 연세대학교 세브란스병원

1885년 H.N.알렌이 세운 우리나라 최초의 서양식 병원인 제중원(광혜원)으로 창립되었고 우리나라 의료계를 선도하는 병원으로서 국민건강증진에 전력하였다(그림 9-55).

① 세브란스병원은 국내 최초로 진료의 전문화를 통한 의료의 질 향상을 추구하여 암센터,

재활병원, 심장혈관병원, 안과·이비인후과병원, 어린이병원과 응급진료센터, 국제진료센터 등 전문센터, 암 전문 클리닉을 운영 중에 있다.

- 환자권리 장전선포(1993년), 국제의료기관평가(JCI)인증 등 의료 서비스 향상에 힘쓰고 있다.
- 지난 135년간 우리나라 의료계의 선두 주자인 세브란스병원은 종교적 창립 정신으로 첨단 진료 분야의 집중육성을 통한 국제적인 경쟁력 확보, 끊임없는 교육과 연구를 통하여 의학 기술을 선도하는 첨단 의료 서비스를 제공하며, 고객 만족 실현을 통하여 인간 사랑을 실천에 노력한다.
- 대학 부설 종합병원 중 가장 적극적으로 외국인 환자를 유치하기 위하여 노력하고 있는 병원 중의 하나이다.
- 국제진료센터(International Healthcare Center)의 적극적인 노력으로 우리나라에서 처음으로 JCI 인증을 받았다.

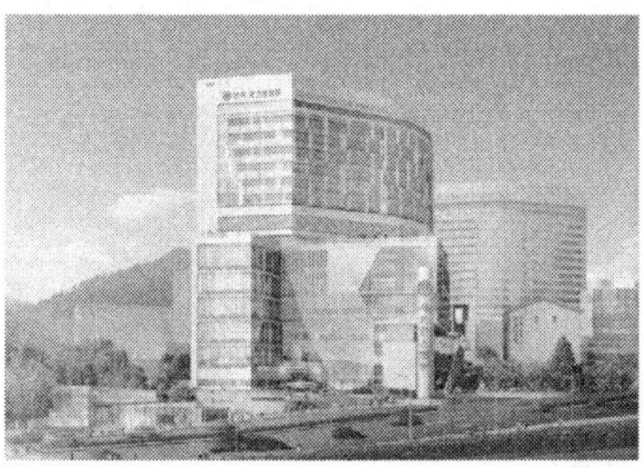

세브란스병원
SEVERANCE HOSPITAL

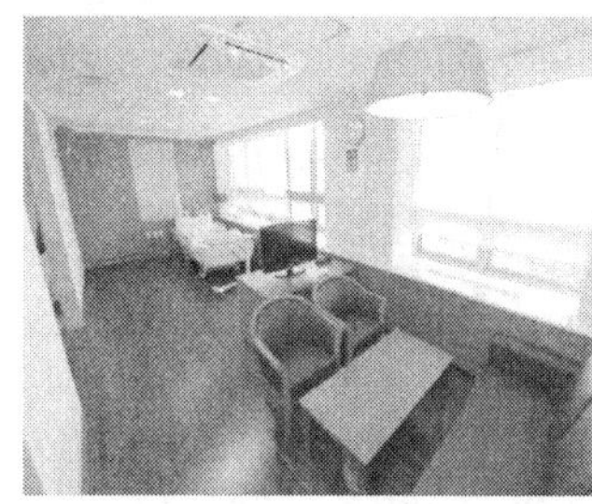

[그림 9-55] 연세대학교 세브란스병원

② 많은 외국인 환자를 유치하기 위하여 사이프러스 의료관광 컨퍼런스에 참가하여 홍보에 힘쓰고, JCI 인증을 토대로 국제보험회사들과 같이 해외거주 외국인 환자들을 유치하기 위해 노력을 기울이고 있다.

③ 강남 세브란스병원은 연세의료원의 위 의술에서 성과를 보이고, 1984년에는 국내 최초로 Chemonucleolysis 기법의 척추 수술을 시행하였다.

- 1996년에는 장기이식 수술 중에서 가장 힘든 폐이식수술을 국내 최초로 성공하였으며 지금까지 국내 최다의 성과를 거두었다.
- 1999년에는 국내 최초로 난치병인 근육병 환자에게 근육 세포이식 수술을 시행하였다.
- 2003년에는 국내 최초로 630[g] 극저 체중아에 대한 장천공 수술을 성공하였다.

④ 강남 세브란스병원은 PACS, 3.0T MRI, 64ch CT, PET 등 고객의 편의성에 중점을 둔 최첨단 진료시스템을 구축하고, 교육, 연구, 진료를 지향하는 국내 최고의 대학병원으로 발돋움하기 위해 별관 개원으로 차별화된 전문센터는 물론 보다 쾌적한 진료환경을 갖추고 있다. 별관에는 척추전문병원, 치과전문병원, 건강증진센터 등 특화된 진료 시설을 배치하였다.

4) 삼육부산병원

대한민국 제2의 도시 부산에 위치한 삼육부산병원은, '선한 사마리아인 정신'에 기초를 두고 건립된 병원이다(그림 9-56).

① 6.25 한국전쟁이 가장 치열한 때인 1951년, 자유 대한민국의 마지막 거점인 부산이 임시수도가 되었을 때, 이승만 대통령의 요청을 받고 당시 서울위생병원 유제한(조지 H.루) 박사가, 부산 서구 부용동에 마련된 건물에서 진료를 시작하므로 부산에 삼육부산병원의 시발점인 서울위생병원 부산분원이 개설되었다.

② 삼육부산병원은 대한민국의 가장 아픈 역사의 현장에서 그리고 가장 고통을 받는 대한민국의 국민들을 위하여 자신들의 안위와 몸을 돌보지 않고 오직 가난하고 헐벗고 굶주린 이들을 위한 무아적인 봉사로 출발한 병원이다.

> • 삼육부산병원 : 사마리아인이 보여 주었던 그 모습과 같이 "이념, 종교, 국가, 사상"의 편견을 배제하고 오직 고통받는 자를 위한 "사랑과 봉사의 치료"를 전하는 것을 '병원의 설립 3대 이념'을 지니고 있다.
> - 미 션 : 최상의 진료, 선교, 교육을 통하여 세상에 그리스도의 빛을 발한다.
> - 비 전 : 생각만 해도 기분 좋은 병원, 가장 치료받고 싶은 병원
> - 핵심 가치 : 전인적인 치료, 교육과 개발과 선교, 섬김의 정신

③ 삼육부산병원은 내과계, 외과계, 치과계 등 19개 진료과와 건강검진센터, 심뇌혈관 시술센터, 혈관 혈액 힐링센터, 암 통합 치료센터 등 7개의 전문센터를 운영하고 있으며, ANGIO-CT 등 50여 종의 최첨단 의료기기를 보유하고 있고, 응급실은 응급의학과 전문의 6명을 두어 높은 수준의 의료 서비스를 제공하고 있다.

④ 전 세계적으로 180개 자매병원인 글로벌 메디컬 네트워크를 보유하고 있으며, 매년 세계 각국으로 선진 의료와 간호 서비스를 배울 수 있는 연수 및 파견 프로그램을 운영하고 있다.

⑤ 의료관광의 활성화로 삼육부산병원은 차별화된 서비스 제공을 위해 중증질환보다 생활습관병 등 혈관질환과 대사성 질환 치료를 내세우고 있으며, 부산 서구 의료관광특구 지정으로 외국인 환자 유치와 치료에 충분한 공간 등 인프라를 확충하고, 현재 병원은 의료관광 활설화를 위해 2023년부터 3년간 증축확장공사를 통해 600병상 이상의 병실을 확보하고 국제진료센터는 물론 외국인 전용 병동과 VVIP레지던스 시설 등이 활성화될 전망이다.

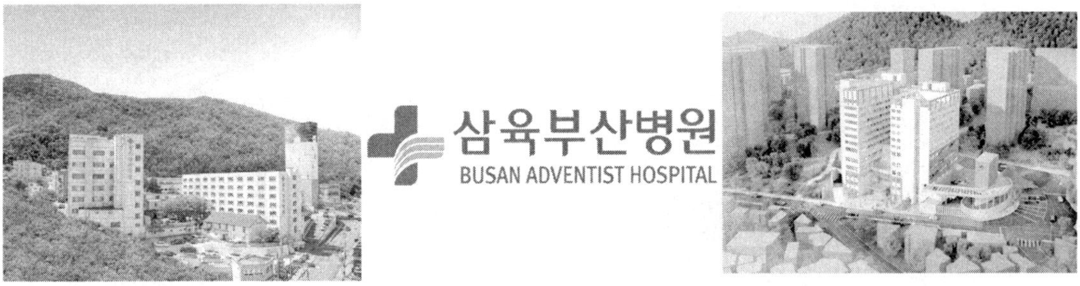

(a) 현재 병원모습 (b) 병원로고 (c) 2026년도 신축 조감도

[그림 9-56] 삼육부산병원

5) 우리들병원

척추 수술 전문병원으로 외국인 환자를 유치하기 위하여 국제환자센터(Wooridul International Patients Center)를 개설하여 외국인 환자들에게 통합적 서비스를 제공한다(그림 9-57).

- 국제환자센터는 외국인 환자들을 대상으로 온라인 및 오프라인 상담, 콜센터운영, DM발송, 중국 환자 보증금 지원제도, 입국 관련 정보제공, 의료 관련 제 서류의 발급, 국내외 보험처리 등의 서비스를 제공하고 있다.

① 2005년 'Asian Hospital Management Award'를 받아서 적극적으로 마케팅에 활용하였다.

- 2006년 싱가포르에서 개최한 국제의료 관광 마케팅 회의에 참석했다.
- 2007년 사이프러스 의료관광 국제 회의에 참가하면서 해외 동포를 주요 고객으로 하여 국가별 교포단체들과 협약 및 마케팅을 하며 해외의 유명병원과 합작으로 직접 해외에도 진출하여 병원의 인지도를 제고하고 있다.

② 영문 홈페이지(http : //en.wooridul.com/)가 미국에서 전문적으로 의료관광 정보평가를 하는 회사로부터 병원 정보에 대한 자세히 설명하고, 신뢰성이 높은 것으로 평가 받았다.

- 미국의 의료관광 정보평가사 헬스투어리즘닷컴(Health-tourism.com)으로부터 영문 홈페이지가 외국인들의 의료관광에 적합한 정보를 제공하는 웹사이트로 선정되어 국내 의료기관 중 처음으로 'Medical Toursim Transparency Award' 상을 받았다.
- 'Medical Toursim Transparency Award' 상은 세계 각국의 의료기관 정보를 찾는 환자들에게 보다 투명하고 정확한 정보를 제공하기 위해 병원에서 운영하는 홈페이지 내용의 신뢰성 등을 종합적으로 평가해 발표하고 있다.

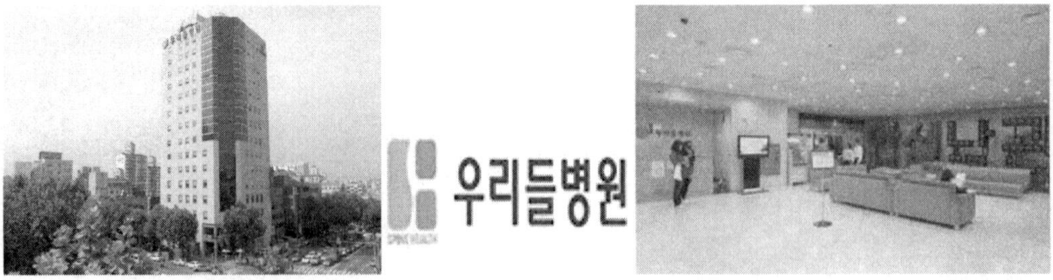

[그림 9-57] 우리들병원

6) BK성형외과

2007년 7월초에 BK성형외과와 동양성형외과가 합병하여 탄생하였다(그림 9-58).

- 합병으로 인하여 부위별로 팀을 구성해서 전문화된 시스템을 구축하였다.
- 마취과 전문의가 상주하여 마취과정에서 발생할 수 있는 의료사고를 미연에 방지할 수 있도록 하였다.
- 외국인 환자들을 위하여 영어, 일본어 그리고 중국어로 병원을 안내하는 홈페이지를 운영하고 있고 직접 해외로부터 예약, 상담뿐만 아니라 호텔예약, 공항에서의 픽업 서비스 외 부대 서비스 등도 제공하고 있다.

① 내원하는 외국인들은 주로 중국인들과 일본인이며 한류 영향과 기존 고객의 소개로 급속히 늘고 있다.

- 성별로 보면 여성이 전체의 90[%] 정도로 여성이 압도적이며 연령대는 20~30대가 주류이다.
- 최근에는 40대의 환자도 늘고 있다. 병원을 찾는 경로는 인터넷을 통한 정보 입수가 전체의 과반수(56[%]) 이상을 차지하고 나머지는 지인들의 소개를 받아서 온 경우였다.

② 중국인 환자를 위하여 중국 의사를 통역원으로 활용하고 있고, 중국 및 일본의 TV 프로그램에 출연하여 병원의 인지도를 높였고 신문과 잡지 등에도 적극적으로 홍보활동을 하여 현지에서의 인지도를 높였다.

③ 고운세상피부과, 예치과 등과 같이 중국 상하이의 최고 병원인 루이리병원 그룹과 현지 합작병원을 설립하여 현지에서 최고의 의료 서비스를 제공하고 있다.

- 합작병원은 현지에서 환자를 받는 것뿐만 아니라 국내에서 수술한 환자가 귀국한 이후의 사후관리를 받을 수 있도록 하는 시스템으로도 활용되고 있다.

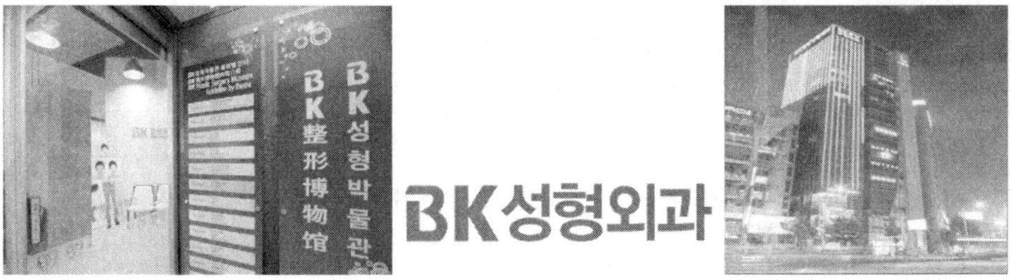

[그림 9-58] BK성형외과 내외부

7) 아름다운 나라 피부과

수도권 중심지인 강남, 잠실, 신촌, 분당 4개 지점이 운영되고, 중국 북경에 금원점과 스마오점의 2개 지점을 운영하고 있다(그림 9-59).

① 한가지의 고민을 가지고 여러 병원을 방문하는 일이 없이 성형외과, 피부과, 모발, 비만에 이르기까지 다양한 진료영역의 연계가 이루어져 국내에서는 보기 힘든 선진형 원스톱 뷰티 네트워크를 통해 한 곳에서 '미(美)'에 관련된 모든 의료 서비스를 받을 수 있다.

- 비만 치료의 경우 부위나 환부 등에 따라 성형외과 치료와 피부과 치료가 나뉘게 되는데, 피부과 성형외과의 효과적인 협신 시스템을 통해 고객은 한 곳에서 두 가지 진료영역을 모두 경험할 수 있다.

② 네트워크시스템으로 운영하며 중국에도 피부 관리센터를 오픈하였다.

- 입소문으로 일본인들이 많이 방문하여 일본어가 가능한 의료진 및 스태프가 있다.
- 한 달 평균 70~80명 정도의 일본인이 방문하고 있고 외국인 환자들이 방문하였는데 90[%] 이상이 일본인이다.

③ 일본인 고객들은 한국에 오기 전에 인터넷으로 예약 및 상담이 가능하며 일본어가 가능한 상담원과 국제 전화를 통해서 상담이 가능하다.

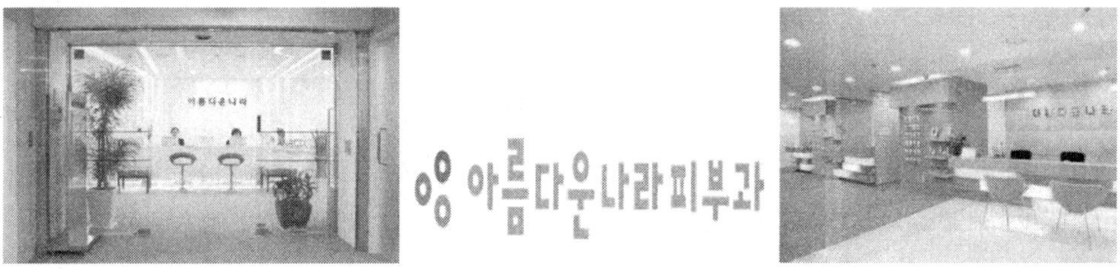

[그림 9-59] 아름다운나라 병원

- 외국 기자단을 초청하여 체험하게 하고 의료관광상품을 개발하여 일본 단체 의료관광객이 병원을 방문하였고, 중국의 단체 의료관광객들 대상으로 병원 투어를 실시하였다.

7. 정부와 의료기관들의 의료관광사업 추진현황

우리나라의 병원급 이상 의료기관 병실 이용률은 78[%]에 그치고 상급종합병원의 1인실 또는 특실의 이용률은 66[%]에 그치고 있다.

- 우리나라의 인구 천 명당 병상수는 OECD 평균인 5.6보다 높은 7.9로 의료자원이 과잉 공급되고 있는 상황이 전개되고, 신규 고용을 창출하기 위해 서비스 업종을 육성해야 한다는 정부의 방침에 따라 글로벌 헬스케어가 2009년 1월 정부의 17개 신성장동력 과제 중 하나로 선정한 배경에는 외국인 환자를 유치할 경우 경제적 효과를 창출할 수 있다.
- 국내 보건의료 서비스 수준이 선진국의 수준에 근접하였으며, 미국, 일본뿐만 아니라 보건의료 관광 선도국가인 싱가포르와 비교하여도 보건의료 서비스의 가격경쟁력이 충분하다.
- 정부는 2009년 5월 의료법을 개정하여 외국인 환자의 유치알선 활동을 합법적으로 할 수 있도록 하였고, 비자제도를 개선하여 일반 비자(G-1)발급 요건에 의료, 요양을 포함 시켰다.

정부는 보건의료 관광산업의 육성으로 한국이 의료강국으로 도약할 수 있도록 지원하여, 의료관광을 위해 정부에서는 다음과 같은 내용을 발표하였다.

1) 홍보 및 유치 채널강화

글로벌 헬스케어 선도국의 브랜드 포지셔닝을 통하여 한국의료 브랜드를 구축하기 위한 마케팅을 추진하고 국제행사를 적극적으로 개최하고 참여함으로써, 한국의료 서비스 산업에 대한 인지도를 제고시키고 해외에서 네트워크를 구축한다.

- 개발 도상 국가의 의료인 교육, 연수를 확대하고 개발도상국가의 어린이치료 사업지원의 확대 등을 통하여 국제사회의 한국 의료에 대한 적극적 홍보를 하고 KOTRA, 한국관광공사의 해외지소에 국제 의료전문가를 파견하여 현지에서의 적극적 홍보활동, 현지 에이전시 발굴 및 관리, 현지 보험사와의 글로벌 보험상품개발, 현지 의료인 · 의료기관과의 네트워크 구축 및 현지의 외국인 환자 고객관리 등의 역할을 한다.

2) 환자, 동반자 및 관계자들의 입국 절차 편의도모

의료 이용목적의 비자의 경우 의료코드를 각각의 비자에 추가하고 외국 의료인력 연수 비자를 신설하여 외국인 환자와 해외 의료인력에 대한 입국 편의를 증진시킨다.

- 인천공항 내 의료관광 안내센터 및 관광공사 내 의료관광 홍보센터를 설치하여 보건의료 관광 원스톱 서비스를 시행하고 있다.

3) 외국인 환자들에 대한 서비스 마인드 제고

외국인 환자를 위한 콜센터를 운영하여 외국인 환자에 대한 불만을 해결하고 외국인 환자의 의료분쟁 예방을 위한 매뉴얼을 개발하고 교육 시킴으로써 분쟁을 사전에 예방하고 외국인 환자와 관련된 의료분쟁에 대비하여 의료법상 조정제도를 정비하여 한국 의료에 대한 해외 신인도를 제고하고 환자와 국내 의료기관을 보호하도록 한다.

4) 행정지원 체계를 구축

국무총리실 국무 차장을 단장으로 하는 관련 정부 기관들의 국장들과 민간인이 참여하는 TFT(Task Force Team)을 구성하여 보건의료 관광과 관련된 정책을 총괄하고 부처별 역할 분담 및 예산 조세 등과 관련된 제도를 개선하도록 추진한다.

- 보건 산업진흥원 내에 Global Healthcare Business Center를 설치하여 홍보 및 인프라 지원의 집행업무를 총괄하도록 하고 실제적인 사업은 민간차원의 협회를 구성하여 시장의 자율 성장을 유도한다.

8. 정부 부처의 활동

보건복지부, 한국보건산업진흥원, 한국관광공사와 의료기관들이 참여하는 한국국제의료서비스협의회가 발족하였고, 한국관광공사 내 의료관광 원스톱 서비스 센터가 오픈(2009년 9월)되었으며, 한국관광공사와 한국보건산업진흥원에서는 러시아, 베트남, 카자흐스탄, 뉴욕, 오사카, 프랑크푸르트, 런던, 베이징, 중국 서부 등에서 의료관광설명회를 개최하면서 해외 관련국들과의 네트워크를 형성하고 있다.

- 한국국제의료서비스협의회는 민관 합동으로 한국의 보건의료 관광의 중요한 정책 사항을 건의하고, 보건의료 관광산업을 이끌어가야 하는 협의체로써 한국국제의료서비스협의회 홈페이지를 방문하면 한국어 외 영어, 일본어, 중국어, 러시아어 등으로 서비스를 제공하고 있지만, 협의회는 병원에 대한 소개, 간단한 관광정보 등의 내용만을 담고 있을 뿐 외국인들이 직접 다가갈 수 있는 활용도 높은 정보가 미비한 상황이다.

① 한국관광공사는 우리나라 의료관광의 인지도를 높이기 위해 팸투어, 설명회, 컨퍼런스 등 다양한 형태의 해외홍보 마케팅 활동이 진행중이고, 전문 언론인 및 해외 코디네이터 대상 팸투어를 실시했다.

- 우리나라 의료기관 중 의료관광 실시 병 · 의원 및 주요 관광지 방문을 주최했으며, 의료관광 관계자와 네트워크 기회 마련이 팸투어의 주요 목적이고, 주요 타깃국가로 설정하고 있는 일본, 미국, 중국, 동남아, 중동, 극동아시아, 유럽 등지의 의료관광 에이전시, 여행사, 언론인 등을 주요 대상으로 진행했다.
- 우리나라의 의료관광 실시 중인 병원 · 의원에 대한 프레젠테이션, 의료관광 상품소개 및 개별 상담 활동이 주된 내용이다.
- 해외 전문 전시회 및 국제 컨퍼런스 참가를 이어왔으며(미국, 중국, 극동 러시아, 두바이, 태국, 필리핀 등 주요 국가에서 개최된 의료관광 전문 컨퍼런스에 참가), 한국 의료관광 전시회 행사를 통해 한국 의료의 우수성과 진료 분야를 홍보했으며, 방한 의료관광상품 홍보 및 상담 활동을 실시했다.

② 문화체육관광부 및 보건복지부 등 관련 정부부처 및 산하기관[112)]은 의료관광 인식에 대한 국내 저변 확대와 의료관광객 수용 태세 확립을 위한 각종 정책을 수행해오며 국내 의료관광 활성화를 위한 세미나를 개최해 왔다.

- 연구조사 및 정책협의를 진행하는 과정에서는 청와대와 문화체육관광부, 보건복지부, 한국문화관광연구원, 한국관광공사, 한국보건산업진흥원이 참여하면서 의료관광 활성화 연구 수행을 주도했다.
- 한국관광공사 주도로 의료관광실태조사 및 체험자 만족도 조사를 실시했고 의료관광 활성화를 위한 TFT(Task Force Team)팀을 운영했다.

③ 국제 의료관광 서비스협회가 2007년 3월 설립되었고, 해당 협회는 35개 의료기관으로 구성되어 있으며, 한국관광공사 및 한국보건산업진흥원이 홍보 및 사무국 역할을 담당하고 있다.

- 사단법인 한국의료관광협회는 의원급 의료관으로 구성되어 있고, 현재 총 8개 의원이 참여하며 서울과 부산, 대구 등 지자체 별 의료관광 병원협의회를 결성하고 있다.

④ 각국은 의료관광 홈페이지를 운영하고 호텔, 관광상품과 연계한 전략을 보편화하고 있다.

㉠ 싱가포르는 2004년 이미 해외 환자를 유치해 29억[$]의 수익을 창출했다.

- 인접 국가인 태국과 말레이시아, 인도는 싱가포르보다 낮은 가격으로 승부했다.
- 호화판 특급 병실을 갖추고, 유럽의 부유층이나 중동의 귀족과 왕족을 상대로 귀족 마케팅을 한다.

㉡ 태국은 유명한 휴양 해안 도시 푸켓과 연계해 2012년 200만명 유치에 의료관광 수입 30억[$]를 목표를 달성했다.

---

112) 산하기관 : 법률 → [같은 말] 산(어떤 기관에 딸린 단체)하 단체. '산하 단체'로 순화

- 세계적으로 고령화 추세가 이어지면서 고소득 노인들이 휴양과 치료를 겸해 태국을 찾는다.
- 인도는 아유베다(Ayurveda) 같은 자국 전통 요법은 독특한 상품으로 틈새시장을 공략한다.

ⓒ 아로마라 하면 이집트를 먼저 생각하지만 학문적 깊이를 보면 인도의 고유 아로마 의학인 아유베다를 우선에 두어야 한다(그림 9-60).

- 아유베다는 세계에서 가장 오래된 치료체계로 기록되고 있다.

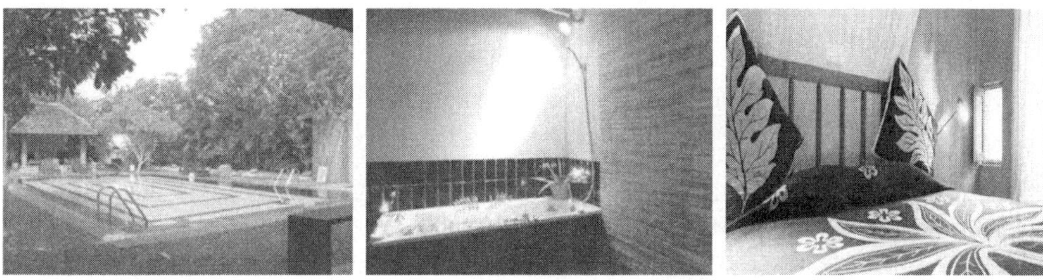

[그림 9-60] Ayurveda 리조트

ⓓ BC 5000년 전 리시스(Rishis)라는 인도 성인에 의하여 창시되었는데 이 과학자는 수술, 식물 의학, 미네랄과 금속의 의료적 효능, 운동, 생리, 인간해부, 정신과학분야에 있어 커다란 발전을 이루어냈다.

- 수술 중에 제왕절개와 같은 어려운 수술도 포함되어 있다. 이 기록들은 리그 베다(4500년 전), 아사르바 베다(3200년 전) 그리고 다른 기록집에 수록되어 있다.

ⓔ 아유베다 지식은 다른 문명 세계에 전파되었는데 티벳, 중국, 인도네시아, 페르시아, 이집트, 그리스, 로마의 의학에 많은 영향을 미쳤다.

- 아유베다의 철학 이론 : 건강이 인간 자신의 조화로부터 온다고 믿고 건강해지기 위해 자신의 존재의 이유, 사고, 느낌, 육체적 활동 사이에 조화가 이루어져야 한다고 믿고 있다.
- 아유베다의 목적 : 질병과 싸우지 않고 균형과 조화를 이루어 건강을 유지하기 위해서는 육체적 균형, 감정의 안정, 정신적 건강, 환경에 대한 이해, 영혼의 중요성을 인식해야 한다.
  - 열, 냉기, 빛, 허브, 음식, 미네랄, 운동과 같은 자연적 힘을 이용한다.
  - 명상을 통해 마음과 감정을 다스리는 것으로 병을 치료하는 것을 치료의 근간으로 하고 있으며, 질병이 우리 몸에서의 변화를 요구하는 메시지로 생각하며 강한 면역체계를 가진 사람만이 건강하다고 믿고 있다.
  - 면역력의 고대 베딕의 의미는 질병의 용서(forgiveness of disease)로 해석되어지고 있다.
- 아유베다 : 자연적 방법 외에 아로마 오일을 활용하여 치료 하는데 치료 방법을 강력한 치료 수단으로 여겼고, 인체의 기를 중요시하고, 기의 근본적 힘을 도샤(Dosha)라 하였고, 도샤의 3가지 형태의 힘을 카파(Kapha), 피타(Pitta),

바타(Vatta)로 구분하였다.
- 도사는 힘의 분포에 따라 사람의 대사상태(metabolic state)를 10종류로 분류하여 각각의 대사 형태에 어울리는 에센셜 오일을 처방하고 있다.
- 인도는 지금도 여러 의사가 사용하고 미국에서 활동 중인 디팍쵸프라(Deepak Chopra)에 의하여 많은 발전을 이루었다.

9. 의료관광 활성화를 위해 필요한 요소

1) 낮은 의료비

각 나라별로 차별화를 시도할지라도 의료 서비스 특징상 어떠한 나라도 독점적으로 외국인 환자를 유치할 수는 없다.

- 과대하게 부풀리는 광고로 환자 유치에 신경을 쓰지만, 여전히 의료 서비스를 받을 수 있는 많은 대체국들이 전 세계적으로 존재하기 때문에 공급자들의 가격경쟁에서는 상대적으로 의료비가 저렴한 국가들이 유리하다.
- 개발도상국들은 낮은 인건비로 상대적으로 유리한 의료가격을 제시할 수 있다.

2) 통화의 변동

일반적으로 통화가치가 낮은 국가가 유리하다.

- 전반적으로 아시아 국가들이 잦은 금융위기로 인해 낮은 화폐가치를 유지하고 낮은 환율을 업고 상대적으로 저렴한 의료 서비스를 제공할 수 있다.

3) 인적 자원

교육과 기술이 접목된 개발도상국들의 인적 자원은 치료에 결정적인 역할을 한다.

- 의료기기로는 대체할 수 없는 의료 서비스 분야에서의 인적 자원은 절대적으로 필요한 요소이다.

4) 서비스 제공자의 교육수준

의료관광산업은 광범위한 인적 노동력을 필요로 한다.

- 개발도상국 : 고도로 훈련된 의사, 간호사와 같은 의료진뿐만 아니라, 특별한 기술이나 교육이 필요하지 않은 잡역부까지 폭 넓고 다양한 양질의 인적 자원이 충족된다.
- 의료관광을 시행하고 있는 개발도상국들의 교육 수준이 높다.

5) 연구개발 투자

의료관광은 고도의 기술을 요하는 수술과 진단 분야에서의 경쟁 우위를 필요로 한다.

- 궁극적으로 기술혁신의 근원이 되며, 의료기술 혁신은 연구개발 투자에 달려있다.
- 의료관광산업에 개발도상국들은 적극적인 투자를 지속하고 있다.

6) 사회기반시설

의료관광산업에 개발도상국들은 사회기반시설 개발을 위해 노력을 기울이고 있다.

- 사회기반 시설들(도로, 철도, 수로, 항로, 그리고 다른 형태의 이동수단, 커뮤니케이션 수단, 수도공급, 금융기관, 공공전력, 공중보건과 교육 서비스 시설)이 잘 갖추어져 있는 것이 의료관광산업 경쟁에서 이점으로 작용할 수 있다.

7) 선진화된 정치 · 법률제도

법률제도가 선진화되어 있고, 당국의 법과 질서 의료관광 서비스 경쟁력 측면에서 큰 장점을 갖고 있다.

- 외국인 환자들은 그들의 권리보호를 위해 법과 질서가 보장된 환경에서 의료 서비스를 받고 싶어 하기 때문이다.

8) 시장경제

자본주의 경제는 시장의 가격결정과 자원배분을 중요시 하기에 시장경제라고 한다.

- 시장경제 : 경쟁, 사유재산과 글로벌 경제참여 등으로 특정지을 수 있다.
- 의료관광 서비스 산업을 발전시키는데 국가 경제를 시장에 바탕을 둔 국가들이 그렇지 않은 국가에 비해 이점을 가지게 된다.

9) 고도 기술의 의학과 전통 치료법의 통합

서구의 의학뿐만 아니라 전통적인 대체 의학, 즉 웰빙 요법(보조요법)들이 인기를 끌고, 웰빙 요법들을 많이 보유한 국가들이 이점을 가지게 된다.

- 최첨단 의학과 웰빙 치료요법들이 적절히 혼합되면 글로벌 시장의 수요를 끌어 올 수 있다.

10) 관광자원

의료관광을 하는 사람은 자신이 치료를 받는동안 동반자들이 관광을 통해 재미있는 시간을 보내길 원하므로, 관광객들은 요구와 욕구를 낮은 가격에 충족시킬 수 있는 저개발 국가들이 많은 이점이 있다.

10. 의료관광의 문제점

의료관광 산업이 발전하고 있는 상황에서 더욱 활성화하는 데 미흡한 점이 많다.

- 의료관광객 : 점점 증가하고 있지만 뚜렷한 관광객 유치목표가 없고 지역 특성에 맞는 특화 프로그램 개발이 전무하며, 유명무실한 외국인 환자, 의료기관 등록 등 활성화를 위한 대책이 미흡하다.
- 의료 관광객수 : 매년 증가하고 있지만, 의료관광객 유치 확대를 위한 노력은 매우 문제가 있다.

① 의료관광객 유치목표가 정확하지 않는 목표는 의료관광 활성화에 걸림돌이 된다.

- 의료관광 집중육성 공약 목표에는 의료관광 활성화를 통해 외국 관광객 200만 명 유치 기여 및 동북아 의료관광 중심지로의 도약을 명시해놓고 있을 뿐 명확한 의료관광객 유치 목표는 없다.

② 의료관광객을 유치할 지역별 특화 프로그램이 부족해 지역의 특성을 반영한 프로그램 개발이 시급한 실정이다.

- 정부에서 현재 각 자치단체 · 지역별 특성에 맞는 의료관광사업을 추진해 지역별 경쟁력을 키워야 한다.

③ 외국인 환자 의료기관으로 등록돼 있지만 실상 미미한 실적을 보이고 있는 병원들이 있다.

- 제주 자치도 내에 외국인 환자 의료기관으로 등록된 병원 가운데 실질적으로 의료관광에 참여하고 있는 병원은 약 40[%]뿐이었고, 나머지 병원들은 공약 달성을 위한 실적 부풀리기이다.

④ 고부가가치산업으로 의료관광산업은 '의료 한류[113)]'로 승화시켜야 한다.

- '의료쇼핑'이 곧바로 관광으로 이어지는 것은 아니므로 다각적인 의료관광산업 육성방안을 마련해야 한다.

---

113) 의료 한류 : 1996년 한국의 텔레비전 드라마가 중국에 수출되고, 2년 뒤에는 가요가 알려지면서 아시아를 중심으로 대한민국의 대중문화가 대중적 인기를 얻게 된 현상이다.

⑤ 우리나라는 의료관광시장에 주목한 선진국들에 비해 늦게 출발했다.

- 정부는 의료법 개정으로 외국인 환자 유치를 허용하고 한국관광공사에 의료관광 부서를 신설하는 등 본격 지원에 나선 것이다.

⑥ 의료관광객이 태국이나 싱가포르 같은 의료관광 선진국과는 커다란 차이가 있지만, 우리는 지금 또 하나의 한류라 할 만큼 의료관광의 호기를 맞고 있으므로 지속적으로 의료관광의 기틀을 마련해야 한다.

⑦ 세계시장은 넓고 경쟁이 치열해 각 지역이 가진 장점을 살려야만 경쟁력을 갖출 수 있다.

- 나라뿐만 아니고 도내 · 시내 안에서까지 경쟁하고 있는 상황 속에서 지역만의 독특한 특성을 살려서 의료관광객들을 꾸준히 늘려야 한다.

⑧ 국제적 의료시장 환경에 맞춰 의료 서비스를 소개할 수 있는 홈페이지 구축과 1대 1 상담이 가능한 코디네이터 채용 등은 시급한 과제이다.

- 외국인 환자가 병원을 찾을 때 가장 우선시 하는 것이 신뢰와 서비스이다.
- 국내 병원을 찾는 외국인을 대상으로 한 설문조사에서는 입소문을 통해 알고 찾았다는 비율이 60[%]를 넘는다.
- 최상의 의류 서비스와 함께 감동 어린 정성, 사후 서비스가 중요하다.

⑨ 우리나라 의료관광은 아직 부족하지만 계속적으로 발전하여야 한다.

- 의료관광은 관련된 모든 분야, 즉 의료기관, 여행업, 관광업, 항공, 숙박, 통역, 음식, 문화 및 공연 등 각 분야의 의료관광업계가 함께 협력해야만 만족할 만한 서비스를 제공한다.

부록

1. 관광 관련 약어와 해설
2. 관광 · 여행 관련 용어와 해설
3. 호텔 · 숙박 관련 용어와 해설
4. 호텔 · 카지노 관련 용어와 해설
5. 항공 · 운송 관련 용어와 해설
6. 식음료 관련 용어와 해설

1. 관광 관련 약어와 해설

약어(용어)		해 설
A	ABC(World Airways Guide)	정기 항공시간표를 알려주는 정기 간행물이다.
	ABC(Asiana Bonus Card)	아시아나항공 상용고객 우대제도이다.
	AFT(Actual Flying Time)	실제 비행시간이다.
	AD(Agent Discounted Fare)	대리점 할인 운임 : 여행대리점의 사원이 연수를 목적으로 항공여행을 할 때 각 항공사가 IATA인가 대리점의 한 점포에 대하여 연간 2회에 걸쳐서 통상운임의 75[%]를 할인한 항공권을 발행해 주고 있으며, 발행된 항공권의 유효기간은 3개월이다.
	Add-on	다른 상품의 구매로 여행이나 크루즈, 항공요금 등에 부과되는 비용이다.
	ADT Fare(Adult Fare)	성인, 만 12세 이상일 경우 전 부문에 걸쳐 성인 요금적용(만 12세 이상 관광자에게 적용되는 항공요금)한다.
	Agency Commision	대리점이 판매한 관광자의 항공권이나 화물의 판매에 대하여 지불되는 IATA 소정의 수수료이다.
	AUTH(Authorization)	티켓 발행시 항공사에서 조건을 승인한 것이다.
	Agent	여행업계에서는 일반적으로 여행업자(Travel Agent) 또는 IATA 공인대리점(Approval Agent) 의미로 사용되고 있으며, 한편 이러한 대리점들이 항공권을 판매한 대가로 항공사로부터 지불받은 수수료가 Agent Commission이다.
	Airline Code	IATA에서 지정된 각 항공사별 Two Letter Alphabet Code 항공회사를 나타내는 문자이다.
	Airline Sticker	항공예약을 변경할 경우에 항공권에 변경내용의 새로운 사항을 기재하여 첨부하는 딱지표이다.
	Airport Code	전세계 공항명을 알파벳 세글자로 약호화한 것이다.
	Air Tax(Airport Tax)	국가에 따라서는 Airport Embarkation Tax, Airport Service Charge라고도 한다.
	American Breakfast	미국식 아침식사(유럽식 식사+계란 추가)이다.
	AP(American Plan)	호텔숙박요금 형식의 일종인데, 숙박료에 매일 2식이 포함되는 경우이다. 식사는 통상적으로 Tableof Hotel 또는 Full Pension이다.
	APEX Fare (Advanced Purchased Fare)	사전구입 회유운임 : 이 운임은 해외에서 체제일수가 보통 25일에서 45일까지(항공사 차이가 있음) 사이에 이르는 비교적 장기간 해외여행을 하는 개인여객에게 판매되는 할인운임으로서 보통운임보다 약 35[%] 정도 저렴한 수준의 항공운임이다.
	ATM(Automated Ticket Machine)	자동발권기이다.

약어(용어)		해 설
A	ATR(Air Ticket Request)	대리점 : 여객 대리점 중 담보능력의 부족으로 항공권을 자체적으로 보유하지 못하고, 승객으로부터 요청받은 항공권을 해당 항공사 발권 Counter에서 구입하는 대리점이다.
	Attendant	동반자이다.
	Auth	여행사 카운터나 영업부 직원이 항공사 직원에게 항공요금 승인을 받는 경우이다.
B	B&B(Bed and Breakfast)	객실료와 영국식 또는 콘티넨탈 아침식사(English or Continental Breakfast)를 제공하여 호텔숙박료를 계산하는 제도로, 이는 영국과 유럽 전역에서 통용되고 있다.
	Baggage Check	항공권의 일부로서 여객이 예탁수하물의 운송을 약속하고, 그 여객의 수하물에 대하여 항공회사가 발행하는 수하물증이다.
	Bsiness Class	퍼스트 바로 뒤에 위치한 우등석이다.
	Belt	짐을 찾는 곳을 표시한다.
	Baggage Claim Tag	짐에 부치는 항공경로가 표시된 표, 짐분실 시 신고하는 표, 짐을 부친 영수증 수탁수하물의 식별은 용이하게 하기 위해 항공회사가 발행하는 증표로 수하물에 붙어 있는 물표와 교환하도록 만든 꼬리표이다.
	Block	여행사가 자리를 미리 항공사로부터 받아놓은 것, 호텔의 객실과 항공기의 좌석 등을 한꺼번에 예약하여 확보해 두는 것이다.
	Boarding Pass	탑승권, 비행기 좌석이 표시된다. 공항에서 탑승수속 시 항공권과 교환하여 관광자에게 주는 탑승표로써 비행기편명, 관광자성명, 좌석번호, 목적지, 탑승시간, 탑승게이트 등이 적혀 있다.
	Boarding Time	비행기 탑승하는 시간, 출발시간이 아니다. 항공기 출발시간 전 승객이 기내에 탑승할 수 있는 시간으로 항공편 예약승객은 이 시간 이전까지 각 항공사 카운터에서 항공권을 탑승권과 교체 후 CIQ를 통과하여야 한다.
	Brochure	인쇄홍보물이다.
	BSP(Bank Settlement Plan)	항공사와 여객 대리점 간의 업무 간편화를 위해 도입된 제도로 다수의 항공사와 다수의 대리점 사이에 은행이 개입하여 중립적인 항공권 양식 배포, 판매대금 및 판매수수료의 결제 등의 업무를 담당하는 제도이다.
C	Cabotage	한 국가영토(연안) 내의 상업적인 운송규제이며, 원칙적으로 타국 항공사는 타국가 내에서의 국내구간에서만의 운송이 금지되고 있다.
	Cancellation Charge	취소료는 항공사에 예약된 좌석을 이용하지 않거나 또는 호텔의 예약된 객실을 예정대로 고객이 사용하지 않는 것에 대하여 부과는 요금이다.
	Carrier	항공회사이다.
	Charter Tour	전세여행이다.
	CHD Fare(Child Fare)	소아운임 : 만 2세 이상 12세 미만의 여행자에게 적용되는 항공요금으로서 성인요금(Adult Fare)의 50[%] 수준이다.

약어(용어)		해 설
C	Child	만 2세~만 12세 미만이다.
	City Code	전세계 각국 도시를 알파벳 3자로 약호화한 것이다.
	C.I.Q(Customs Immigration Quarantine)	세관, 출입국 심사, 이민국, 검역 : 출국 또는 입국시에 공항에서 관할 관서가 행하는 제반 수속절차이다.
	CNCL(Cancel)	이미 예약된 항공좌석과 호텔객실 등을 취소할 때 사용된다.
	Coach	항공기의 여행자 클래스(할인된 요금)를 의미하고 전세버스를 지칭한다.
	Cabin Crew	승무원이다.
	Code-Sharing Agreement	특별한 항공기에 동일한 이름과 Carrier Code를 사용하도록 한 두 항공사 사이의 협약이다.
	Combination Fare	합성운임 : 항공운임이 항상 단일구간에 대한 운임으로 표시되어 있지 않으므로 해서 복수이상의 운임을 결합하여 작성하는 운임이다.
	COMM(Commission)	여행상품을 타 여행사가 판매한 판매액에 대해 일정률의 금액을 지불하는 것이며, 이 금액은 판매대상에 따라 상이할 뿐만 아니라 적용률도 변동적이다.
	COMP(Complimentary)	무료로 제공되는 호텔객실 등이다.
	Complaint	판매한 여행상품에 대해 불편하거나 일정상에 차질이 생겨 손님이 회사에 항의하는 행위이다.
	Conducted Tour (Escorted Tour)	단체여행으로 출발부터 도착까지 Tour Leader가 함께 숙박하며 안내하는 여행이다.
	Confirmation Slip	호텔이나 지상수배에 대한 예약확인서이다.
	Connection Traffic	한 항공기편으로부터 여정이나 노선상의 중간지점에서 내려 동일 항공사나 타항공사의 다른 항공기편으로 갈아타고 계속 여행하는 여객이나 운송되는 화물이다.
	Connection Time	어떠한 지점에 도착한 항공기에서 연결 항공편으로 갈아타는 데 필요한 시간이다.
	Continental Breakfast	유럽식 아침식사(커피, 빵, 우유 등 간단한 식사)이다.
	Convetion Tour	국제회의 시작 전이나 회의가 끝난 후에 실시하는 각종 회의참석자들에 의한 여행이다.
	CPN(Coupon)	① Agent Coupon : 여행사 보관용 ② Flight Coupon : Boarding Pass와 바꾸는 TKT ③ Passenger Coupon : 승객의 영수증명
	CCCF(Credit Card Charge Form)	지불수단이 발권 항공회사가 인정하는 Credit Sales에 의하여 발권하는 경우에 사용된다.
	CRT(Cathode Ray Tube)	컴퓨터에 연결되어 있는 전산장비의 일종으로 TV와 같은 화면과 타자판으로 구성되어 있으며, Main Computer에 저장되어 있는 정보를 즉시 디스플레이해 보거나 필요시 In-put도 할 수 있다.

약어(용어)		해 설
C	Cruise	정기노선을 가지고 있지 않은 선박회사나 여행업자가 포괄요금으로 여행자들을 모집하여 운항하는 호화스러운 여객선인데, 카리브해를 중심으로 매우 번창하고 있다.
	Charter	여객인원이 늘어남에 따라서 비행기를 추가로 늘리는 비정규 노선이다.
	Check In	탑승수속 일부 중에 하나로서 짐을 부치고, 탑승권을 받는 것이다.
	Check In Counter	Check In하는 장소이다.
D	DATO(Do All Possible)	항공좌석의 확보가 어려울 때 여행사가 항공사에 최선의 노력을 다해서 좌석을 확보해 달라고 요청할 때 사용된다.
	DEBIT	항공권 발권을 잘못하였을 경우 해당 항공사에서 여행사로 ADM(Agent Debit Memo)을 발송한다.
	Declare Custom	세관신고서이다.
	Delation Of Indemnity (Letter Of Indemnity)	동반자 없는 소아 관광자, 환자, 기타 면책사항에 관한 항공회사에 만일의 경우에도 책임을 묻지 않는다는 요지를 기입한 보증서이다.
	Deposit	공탁금, 예치금 : 항공사가 여행사에 항공권을 배포하는 경우에는 매상금지연 납입과 같은 문제에 미리 대비하기 위하여 일정금액을 보증금으로서 예치하도록 요청하고 있다.
	Destination	목적지 : 관광여행의 최종목적지가 되거나 또는 관광여행의 완료지점으로서 왕복 또는 순회 여행인 경우에는 목적지와 출발지는 동일한 지점이다.
	Deposit Reservation	호텔예약시 객실사용일 수에 구분없이 적어도 하루 객실요금을 미리 받아두는 예약제도로서 이때는 고객이 늦게 도착하더라도 1일 사용분의 객실은 남겨 놓아야 한다.
	Domestic Travel	모두 국내 · 외 2개 지점간에 걸쳐서 여행을 하는 것으로 출발지, 도착지 그리고 경유지가 모두 동일한 국내에 한하는 여행이며, 이는 여행의 국내구간은 국내여행의 부문이다(=Domestic Tour : 내국인에 의한 국내여행이다).
	Dom	Domestic의 약자이다.
	Duty Free	해당 나라에서 생산되지 않는 물건에 세금을 부과하지 않는 것이다.
	Double Booking	이중예약 : 동일한 여객이 동일노선 1회의 여행에 대하여 두 번 이상 중복하여 예약을 하거나 또는 동일한 투숙객이 객실을 2회 이상 동일한 호텔에 대하여 예약을 하는 경우에 해당되는 용어이다.
	DSR(Daily Sales Report)	항공권 판매에 관한 일일 판매보고서이다.
	DUPE(Duplicated Booking)	동일한 여객이 특정한 항공편에 2중으로 예약되어 있거나 또는 상이한 항공편에 각각 동일한 여객의 이름이 예약되어 있을 때 사용된다.
E	E/D Card(Embarkation Disembarkation)	출입국 신고서, 해외여행자가 출입국시에 자신의 신분에 대하여 자세히 기입한 후 이를 공항이나 항구에 소재한 출입국 관리사무소에 제출하는 출입국 신고서이다.
	Endorsement	항공회사 간에 항공권의 권리를 양도하기 위한 것으로서 항공권의 지정된 탑승구간을 다른 항공사로 옮기는 것이다.

약어(용어)		해 설
E	Entry Visa	입국사증 · 보통 비자라고 하는 이것은 나라에 따라서는 출국사증(Exit Visa)의 취득을 요청하는 경우도 있으므로 이를 구분하기 위하여 입국사증이라는 용어가 사용된다.
	Escort	Tour Guide 또는 Tour Conductor라고 한다. 관광그룹에게 여행과 이용시설을 지원하기 위해 동행하는 사람이다.
	ETA(Estimated Time of Arrival)	도착 예정시간이다.
	ETD(Estimated Time of Departure)	출발 예정시간 : 운송기관이 발행하는 시간표(time table)에 표시되어 있는 출발시각은 모두 ETD로 표시되어 있으며, 도착시각도 ETA(Estimated Time of Arrival)에 의거하여 기록되어 있다. 실제 항공기의 출발시각을 ATD(Actual Time of Departure)라고 하며, 실제의 도착시각은 ATA(Actual Time of Arrival)라고 한다.
	Eurail Pass	지정된 기간 동안 Eurail Trains으로 무제한의 철도여행을 할 수 있는 표이다.
	Economy Class	일반석 좌석이다.
	EP(European Plan)	숙박요금제도의 하나로서 식사가 따르지 않는 객실료만 계산하는 제도이다.
	Excess Baggage	초과 수하물 : 이는 무료 수하물 허용량(Free Baggage Allowance)을 초과하는 수하물을 지칭할 때 사용되며, 초과된 수에 대해 여객이 운송기관에 지불하는 요금을 초과 수하물운임이다.
	Excursion Fare	보통의 항공운임보다 저렴한 조건에서 항공여행을 할 수 있는 방법으로 개발된 항공운임인데, 여기에는 항공권의 유효기간과 행선지 등이 한정되는 조건이 많이 따른다. 이 항공권은 항공권의 유효기간을 단기간으로 제한하고, 또 일정한 구간의 여정으로 한정하는 대신에 아주 저렴한 운임으로 고객에게 제시하는 판매촉진용 운임의 일종이다.
	Extra Section / Flight	정기적으로 운항되지 않고 필요 시마다 설정, 운항되는 부정기 항로편이다.
F	Fam Tour (Familiarization Tour)	여행전문가들이나 대리점의 관계자들에게 판매인의 상품과 서비스를 친숙하게 하고, 판매를 증진시키기 위해 제공하는 패키지 여행이다.
	Family Plan	어린이를 동반한 부부손님에 대하여 추가요금을 적용하지 않는 특별객실요금이다.
	Flight Ticket	비행기표이다.
	First Class	비행기 좌석에서 가장 앞쪽에 위치한 특등석(퍼스트가 없는 비행기도 많이 있다)이다.
	Ferry Flight	항공기를 운용하기 위해서 또는 기체를 정비기지로부터 이동하기 위해 기지로 항공기를 회항시키기 위한 비행편이다.
	FIT(Foreign Independent Travel)	항공요금과 숙박시설과 같이 두 개 또는 그 이상의 요소들이 포함된 패키지 여행이다. 본래는 외국을 혼자 여행하는 것이다(9인 이하의 개별여행이다).
	FOC(Free Of Charge)	무료이다.
	FTBS(Frequent Traveller Bonus System)	대한항공 상용고객 우대제도이다.

약어(용어)		해 설
G	Gastronomia	식 여행 : 각지의 포도주를 마셔가며 식사를 즐기는 식도락 여행이다.
	GIT(Group Inclusive Tour)	단체 포괄여행(10인 이상의 단체여행)이다.
	Go Show	예약을 하지 않았거나 또는 예약이 확인되지 않은 여행자가 여행출발 당일에 직접 공항에 나가서 대기 중 예약이 확약된 고객이 여행예정을 변경해서 출발 시까지 예약을 취소하거나 또는 출발시간이 되어도 탑승수속을 하지 않는 노쇼우 여행자가 발생하여 이때 남는 좌석을 배정받아 항공여행을 하는 것이며, 이때 공항에서 대기하는 여행자를 Go Show Passenger 또는 Standby Passenger라고 한다.
	Grand Tour	16세기 중기부터 1670년경 사이에 영국의 귀족계급이나 왕족의 자녀들이 교육목적을 위해 유럽대륙으로 여행한 것이다. 후에 문인도 대거 참여하였고 유럽의 해외여행의 출발지이며, 유럽의 귀족 - 시인 - 문호들이 지식과 견문을 넓히기 위하여 유럽의 여러 나라를 순방하는 것이다.
	GSA(General Sales Agent)	총판매대리점 : 항공사가 해외의 항공시장에서 지점이나 영업소를 개설하여 판매활동을 적극적으로 전개하기 힘들다고 판단될 때, 다른 항공회사나 여행사 등과 같은 기업들을 총판매대리점으로 지정하여 해당 국가 또는 해당 지역 내에서 대리점을 감독하고 홍보 및 선전활동을 전개하는 한편, 당해국 정부와의 교섭창구로 활용하는 경우이다.
	GTO(Government Tourist Office)	정부관광기구이다.
	GATE	항공기가 대기하고 있는 장소이다.
	GMT	영국 그리니치 표준시간, 영국이 세계표준시간이다.
	GTR(Government Transportation Request)	정부 및 산하단체가 항공사와 특별계약을 맺어 특별요금을 적용시키는 것으로 이때 여행사는 끼어들 수 없다.
	GV-GIT(Group Inclusive Tour)	운임을 적용하는 경우에 항공권면에 표시하는 코드인데, 만약 GV25라고 한다면 이는 25명을 최대 필요인원으로 하는 GIT 운임이다.
H	Hand Carry Baggage	출국수속시 부치지 않고 기내에 여행객이 가지고 탑승할 수 있는 수하물 제한이 있으므로 반드시 탑승수속시 카운터 직원에게 문의한다.
	Hat rack	선반이다.
	Holding(HLDG)	현 상태를 진전없이 그대로 유지할 때이다.
I	I.C.T(Inclusive Conducted Tour)	안내원이 인솔하는 포괄여행 또는 Escort가 여행의 전 여정에 따라 다니며 여객의 안내, 기타 필요한 서비스를 공유하는 포괄여행 형태이다.
	I.I.T(Inclusive Independent Tour)	개인 포괄여행이라 하며, 관광지에서 안내원이 서비스만을 행하고 그 외에는 관광객 단독으로 즐기는 관광이다. 일명 Local Guide System이라고도 한다.
	Immigration	법무부 : 여행자의 출입국 관리를 총괄적으로 담당하는 정부기관이다.
	Iata	국제항공운송연합회이다.
	Inbound	외국인의 국내여행을 알선하는 것을 의미한다. 반대로 한국인의 해외여행을 맡아보는 일을 Outbound라고 한다.

약어(용어)		해 설
I	Incentive Group Charter	챠터 계약자가 보상여행과 판매촉진을 위하여 챠터의 케이스로 이때에는 One Use Charter의 형태를 갖는다.
	Incentive Travel	회사가 성과에 대한 격려의 의미로 직원에게 제공하는 패키지 여행이다.
	Inclusive Tour	청부여행 : 여행 알선업자에게 필요한 총경비를 전액 지불하고 여행안내를 청부하는 것이다.
	Infant	유아 만 2세 이하, 자리배정을 받지 못한다.
	Int	International의 약자이다.
	Infant Fare	유아운임 : IATA 규정에는 2세 미만의 유아에게 적용되는 운임으로 성인요금의 10[%] 수준에서 결정한다.
	Inteline Tour	항공회사가 가맹 Agent를 초대하여 실시하는 여행이다.
	IT(Inclusive Tour)	포괄여행 : 여행자가 항공여행수배, 지상 수배를 일괄해서 행하고, 일반대중에게 팜플렛 등에 의해 선전 · 모집 · 판매하는 여행형태이다.
	ITN(Internet Travel Network)	인터넷 여행망이다.
L	Land Arrangement	관광여행자들이 외국의 여행목적지에 도착하여 그 나라를 떠날 때까지 Tour operator에 의해서 제공되는 모든 서비스를 의미한다.
	Land Operator	일반적으로 현지 제반수배사항을 대행하는 여행사이며, Out-Bound 입장에서 현지 여행사를 바라본 입장이며, 일부는 국내인이 현지 법인여행사 설립 후 국내 연락사무실을 개설 국내시장을 공략하는 경우가 많다.
	Late Cancellation	호텔이나 항공회사가 규정해 놓은 시간보다 늦게 이루어진 예약취소이다.
	Local Time	표준시(GMT)에 대한 현지지방의 시간으로 모든 운송기관, 즉 관광여행자의 운송에 참여한 교통기관이 발간하는 시간표에 게재되어 있는 출발시각과 도착시각은 모두 현지시간으로 기록되어 있다.
M	MCO(Miscellaneous Charges Order)	특별한 사람에게 교통편이나 여행서비스를 제공할 수 있도록 여행사 또는 유통업자에게 발행이 허용된 문서이다.
	MCT(Minimum Connecting Time)	연결 항공편 사이의 최소 허용시간이다.
	Meal Plan	하루에 한 번 또는 그 이상의 식사를 제공할 것인가에 대한 계획이다.
	Minimum Group Size	단체를 구성하는 최소한의 인원수이다.
	Monitor Tour	개발기관 또는 개발 주최회사가 특정의 관광지를 소비자에게 관람토록 하여 관광지개발에 도움이 되는 의견을 구하기 위한 목적으로 만들어지는 여행계획이다.
N	NTBA(Name To Be Axised)	예약시 명단을 주지 않았으나 추후에 명단을 통보하겠다는 의미이다.
	Non Endorsable	변경불가 : 항공사가 항공권을 발행할 때 항공권편이나 타 항공회사 항공편으로 변경불가, 즉 타 항공사 항공기로 탑승할 수 없도록 조치한 것이다. 이러한 제한이 가해지는 항공권을 할인이 된 경우이며, 만약 이를 허용하는 경우에는 발행항공사가 운송항공사에 해당 운항구간에 해당하는 정상요금분을 전액 지급하므로 큰 손실이 일어난다.

약어(용어)		해 설
N	NON REF (Non Refundable)	발권용어로는 환불을 금지하거나 제약하는 취지의 표시로서 항공권면의 Form of Payment 란에 이를 기입한다. 이는 주로 할부방식 등과 같이 환불을 하는 데, 제약이 있는 지불수단에 의해서 항공권이 발행되거나 운임 자체가 대폭 할인되어 있어 환불을 금지하고 있는 경우에 사용된다.
	Non Stop	무착륙 또는 도중 기항하지 않는 항공운항이다. 즉 목적지까지 중간 기항지 없이 비행하는 것이다. 이와 같은 운항 스케줄을 가진 특정한 항공편은 특히 비즈니스 여행자가 즐겨 이용하는 경향이 있는데, 이는 시간절약적인 면에서 장점이 있다.
	NOREC(No Record)	항공권상에는 예약 필이라고 기입되어 있으나 탑승지 운송지점에서는 그 여객에 관한 예약기록이 없는 상태이다.
	Normal Fare	보통운임 : 1년간 유효한 운임으로서 특별운임(Special Fare)에 부수되는 제반 제한적인 조건이 일체 적용되지 않는 운임이다.
	No-Show	손님이 공항에 나오지 않은 상태, 항공좌석을 사전에 예약했다가 예약취소 통보 없이 탑승하지 않은 상황이다.
	NSST(No-Smoking Seat)	금연석에 앉아 항공여행을 하려할 때 사용한다(반대는 Smoking Seat : SMST).
	NTO(National Tourist Office)	국가관광기관이다.
O	OAG(Official Airline Guide)	모든 항공사의 리스트를 포함하고 있는 비행스케줄의 메인 가이드이다.
	Off Season Fare	비수기 운임 : 여행비수기에 관광사업체들이 여행자를 확보하기 위해 제공하는 할인운임이다.
	OP(Operator)	수배담당자이다.
	Open	항공권 발권상의 용어로 탑승구간만 정해져 있을 뿐 탑승편과 일시에 관한 예약이 행하여져 있지 않은 상태이다.
	Open Ticket	예약이 되어 있지 않은 항공권이다.
	Operation	수배는 크게 항공수배와 지상수배로 나눌 수 있고, 일반적으로 지상수배를 의미하고, 지상수배에서 다루는 부분은 5가지가 있다. ① 현지 협력사 선정 ② 지상조건 확정(호텔, 식사, 가이드, 관광일정, 차량 등) ③ 행사요금 조정 ④ 행사진행시 안내원을 통한 현지의 행사준비 사항점검 및 원활한 행사진행 유도 ⑤ 행사종료 후 고객의 고충사항 처리 등
	Option Tour	선택관광 : 임의관광으로서 미리 정하지 않고 필요에 따라 정하는 관광이다.
	ORG(Official Railway Exchange)	세계의 철도시각표이다.

약어(용어)		해 설
O	Organizer	숙박과 지상교통기관을 수배하고, 이들 여행부품에 대한 구입비를 사전에 지불함과 동시에 팜플렛 등을 통해서 여행을 선전해서 이를 보고 여행에 참가하려고 하는 고객을 모집하여 이 단체를 왕복 또는 주회 여행으로 기획하고 조직하는 개인(IATA 가맹회사 및 IATA 대리점을 포함)이다.
	Over Booking	호텔이나 항공회사가 예약상태가 이미 만원임에도 불구하고 다소 취소가 있을 것으로 예상하여 그 수용가능한 객실과 좌석수의 예약을 접수하거나 판매하는 것이다.
	Over Land Tour	통과 상륙여행 : 동일 국가 내의 어느 기항지로부터 타 기항지에 항해할 동안 통과 상륙의 허가를 얻어 행하는 15일 내에서의 여행이며, 동일 선박에 재승선할 때이다.
P	Package Tour	주체여행 : 교통편, 숙박시설 그리고 관광활동 등과 같은 요소들의 조합이 미리 결정된 여행이다.
	Passenger Coupon	국제선 항공권은 최종 백지페이지로서 여행종료 후 또는 교환발행의 경우에도 이것만은 항상 여객에게 남게 된다. 따라서 이것은 여행의 기록으로서도 사용될 수가 있으며, 또 여객의 운송계약의 증거서류로서도 이용될 수가 있다.
	Passport Control	여권검사대이다.
	Pocket a Tour	모험여행이다.
	Pata	아시아항공 운송연합회이다.
	PNR(Passenger Name Record)	항공예약상태를 나타내는 것으로 승객들의 예약 데이터가 저장된 기록이다.
	PTA(Prepaid Ticket Advice)	항공운임을 지불하는 사람과 실제로 탑승하는 여객이 지리적으로 떨어져 있는 경우에 지불인으로부터 항공요금을 영수한 항공회사가 탑승여객이 있는 지역의 항공회사에 다 항공권을 여객에게 넘겨주도록 의뢰하는 통지이다.
R	Reconfirmation	재확인 : 여행자가 항공여행 도중 어느 지점에서 72시간 이상 체류할 경우에는 늦어도 항공기 출발 72시간 전까지는 복편 또는 연속편에 대한 좌석예약을 재확인하여야 한다.
	Refund	환불 : 항공권 구입자에게 사용하지 않은 운송 또는 서비스에 대하여 전체나 부분의 운임, 요율 및 요금을 되돌려 주는 것이다.
	Reissue	재발행 : 적용운임상에 변경이 있을 경우 또는 여정변경, 항공사 변경, 좌석등급 변경 등의 사유로 차액을 징수하거나 차액을 지불하여 항공권을 재발행하여 주는 행위이다.
	REN(Refund Exchange Notice)	승객이 티켓을 반납하고 돈의 재지불 요구를 대비해서 준비해둔 문서이다.
	Retailer	여행 소매업자 : 여행 도매업자의 브랜드를 판매하기 위한 단순한 대리인 역할을 하는 업자이다.
	Reconfirm	다시 예약상황을 확인하는 것으로 각 항공사 규정에 따라서 반드시 해야 하는 항공사가 있다.

약어(용어)		해 설
R	Retailer	여행소매업자 : 여행도매업자의 브랜드를 판매하기 위한 단순한 대리인 역할을 하는 업자이다.
	RQST(Request)	항공좌석이나 호텔객실 그리고 투어예약을 신청할 때 이렇게 표현한다.
	Rooming List	누가 누구와 객실을 공유할 것이라는 것을 나타내는 호텔 고객리스트이다.
	Round Trip	한 곳의 단기 체류지를 가지는 왕복여행이다.
	Routing	노선의 두 지점간 항공사에 의해 인가된 노선상의 비행로이다.
S	Safety Box	호텔 내에 비치된 귀중품 보관금고이다.
	Sending Service	출입국 절차를 대행해주는 서비스이다.
	Series Tour	동일한 형, 목적, 기간, 코스로서 정기적으로 실시되는 Tour이다.
	Shore Excursion	기항지 상륙여행 : 선박 또는 항공기가 그 항구나 도시에 도착한 후 출발할 때까지의 기간을 이용하여 일시상륙의 허가를 얻은 여행객이 그 부근 도시와 명승지 등을 관광하는 여행으로 일명 일시 상륙여행이다.
	Str	지상교통기관이다.
	Stop Over	중간 경유지에 잠시 쉬었다 가는 것이다.
	Stand By	항공자리가 없어서 기다리고 있는 상태이다.
	Shuttle Service	예약을 접수하지 않고 근거리 지점간을 빈번하게 왕복하는 열차나 버스 서비스이다.
	S.I.T(Special Interest Tour)	특별 기획여행으로 단순한 관광여행이 아니라 손님의 관심을 끌기 위하여 특별한 테마를 갖고 기획, 운영되는 여행이다.
	Special Fare	항공운임 가운데 보통운임 이외의 것을 일반적으로 특별운임이라 하지만, 엄격한 의미에서 보면 보통운임과 할인운임 이외의 운임을 특별운임이라고 한다.
	Stopover	도중체류 : 여객이 항공사의 사전승인을 얻어 출발지와 도착지간의 한 지점에 상당기간(국내선 4시간, 국제선 24시간 이상)동안 의도적으로 여행을 중지하는 행위이다.
	STPC	당일 항공편 연결이 안될 때 주 노선 항공사가 승객의 숙식을 제공하는 것이다.
	Surface	항공일정 중에서 중간에 항공을 이용하지 않고 다른 교통수단을 이용하는 경우이다.
T	Tariff	공포된 항공요금 또는 항공요금이 포함된 책자이다.
	Transit Card	통과여객을 구분을 위한 카드이다.
	Through Check In	여행자가 항공기 운항 스케줄상으로 인해 한 항공편으로는 여정을 종료할 수 없이 여러 항공편을 이용하여야만 목적지에 도착할 수 있는 항공 스케줄에서는 공항에서 수하물 수속시에 여객이 자신의 수하물을 최종 목적지에서 찾을 수 있도록 요청할 수 있다. 이때 여객이 수하물을 최종 여행목적지까지 부치는 것을 쓰루 체크인이라고 한다.

	약어(용어)	해 설
T	Through Boarding	중간 경유지 탑승권을 처음 출발지에서 미리 받는 것으로 중간 경유지 체크인을 미리 마치는 것이다.
	TKTL(Ticketing Time Limit)	항공예약은 마쳤으나 항공권을 구입해야 할 시한을 설정할 때 사용한다.
	Transit Room	통과여객 대합실이다.
	Transfer	이동 : 주로 공항이나 역에서 호텔까지 가는 이동이며, PATA의 정의는 이를 여행업자가 어느 도시에 도착 또는 출발하는 경우에 제공되는 서비스, 즉 여행자를 공항터미널, 부두 또는 철도의 역으로부터 호텔까지의 교통편을 제공하는 등의 서비스를 규정하고 있다.
	Tax Free	그 나라에서 생산된 물건에 세금부과를 하지 않은 것이다.
	Transit	항공편에 있어 어느 출발지에서 특정 목적지로 이동 시 중간의 어느 지점을 경유하여 계속 여행 시 경유지에서 잠시 머물렀다 이동하는 상태이다.
	Transfer	비행기를 타고 가다 중간 경유지에서 다른 비행기로 바꿔서 타고 가는 것이다.
	Traveller's Check	여행자수표 : 해외여행 시에 많은 외화를 현금으로 소지하고 다니면 분실하거나 도난을 당할 우려가 많기 때문에 이러한 사고를 막기 위해 사용되는 일종의 수표이다.
	Transit	같은 비행기를 중간에 잠시 경유해서 가는데 그 곳에서의 업무절차이다.
	Turn Away	빈 객실이 없어 예약하지 않고 찾아온 손님을 거절하는 일로 Over Booking을 한 호텔에서 다른 호텔로 예약을 해주는 것이다.
	TWOV(Transit Without Visa)	여행객이 경유지국의 비자를 소지하지 않고 경유하려 할 때 적용된다.
U	Up Gracling	낮은 등급의 좌석에서 높은 등급의 좌석이용으로 옮겨져 좋은 서비스를 받도록 조치하는 것을 의미하는데, 이의 반대 경우가 Down Grade이다.
V	VAT(Value Added Tax)	몇몇 나라에서 상품과 서비스 구매에 적용하는 외국인 세금이다.
	Void	항공권이나 여권을 무효화시키는 경우이다.
	Voucher	여행사나 투어오퍼레이터가 숙박시설, 식사, 관광 또는 다른 여행상품에 대해 미리 지불하기 위해 발행하는 문서이다.
W	Waiting	항공자리나 예약상태를 나타내고 자리가 없어서 대기하거나, 예약확정을 받지 못한 상태에서 대기하는 것이다.
	Waiting Close	항공권 예약시 좌석상태가 이미 초과되어 더 이상의 예약이 불가한 상황이다.
	Whole-saler	여행도매업자 : 항공기, 버스, 선박, 호텔, 레스토랑, 가이드 등의 여행 구성요소를 효과적이고 생산적으로 수배 · 기획을 행하여 완제품으로서 대량으로 Tour를 설정하여 타 여행업자 또는 소매업자에 판매하는 업자이다.

2. 관광 · 여행 관련 용어와 해설

용 어	영문용어	해 설
가이드 할인요금	Discount of Guide Rate	고객과 동행하는 안내자 및 직원에 대해 숙박요금을 할인하는 제도이다. 일반적으로 여행사가 모집한 관광여행자들을 여행사 직원이 동반하여 여행할 때 그 여행사 직원에게 적용하는 할인 숙박료이다.
가족 할인요금	Family Plan	가족동반 할인요금이다.
가족호텔	Family Hotel	자녀들과 함께 여행하려는 사람들의 요구에 응하여 공간과 서비스 그리고 가족적인 분위기를 갖춘 상업 숙박시설이다.
간이식당	Diner	자동차나 기차여행을 하는 사람들을 위해서 고속도로변이나 기차 내 또는 역주위에 설치한 간단하고 값싼 음식을 파는 식당이다.
게이트	Gate	관문도시 : 일정지역을 방문하는 방문객에게 중요 입국경로의 역할을 하는 도시이다.
겨울철 휴양지	Winter Resort	겨울철의 휴양지이다.
결론의 비약	Jumping to Conclusion	소비자의 관광행동에 있어 개인이 지각을 왜곡시키도록 하는 요인 중 하나이며, 소비자들은 관련 자료를 모두 알아보지도 않은 채 나름대로의 결론을 내리는 경우를 지칭한다.
경유	Transit	통과, 경유, 여행의 목적지까지 가는 동안에 교통기관이 도중 들어가는 지점이다.
경치	Scene	풍경이다.
공동관광 선전기관	EATA(East Asia Travel Association)	일본국제관광진흥회의 제창에 의해서 1966년 동경에 설립되었다. 지역 내의 회원 각국간에 상호 협력함으로써 선전활동의 촉진과 시설의 충실을 기하여 관광사업을 진흥시키자는 데 그 목적이 있다. 홍콩, 일본, 한국, 마카오, 필리핀, 대만, 태국 등 7개국의 공적 관광기관을 회원으로 하는 공동관광 선전기관이며 사무국은 동경에 있다.
공장시찰 여행	Pant Tour	미국에서 사용하고 있는 Industrial Tourism으로 산업관광 또는 공장견학이다.
관광	Sightseeing	일정지역 내의 가벼운 형태의 여행이다.
	Tourism	관광, 관광사업, 관광산업, 관광왕래, 관광객이다.
관광루트	Off Beaten Track	관광객이 잘 이용하는 관광 루트(우리나라에서는 서울 / 경주와 같은 루트)에 대해 그다지 관광객이 잘 이용하지 않는 관광루트이다. Unbeaten Track이라고 한다.
관광객 등급	Tourist Class	1st Class에 대해서 통상 아래 클래스의 싼 운임등급이다. Tourist Class의 호텔이라고 하며, 격이 낮은 싸구려집(숙박소)과 같은 느낌이 있어 사용상 주의를 요한다.
관광객 안내소	Tourist Bureau	여행업자를 알려주고 관광지를 설명한다.

용 어	영문용어	해 설
관광객 종합	Tourist Complex	갖가지의 관광객용 시설을 종합적으로 묶어서 만들어 놓은 건물 또는 지역이다.
관광객 서비스	Tourist Service(s)	관광객의 대우 : 관광기업이 관광객에 대해서 제공되는 각종 서비스(숙박시설, 레스토랑, 토산품점, 환전소, 가이드, 여행업자, 투어, 각종의 할인 혹은 면세제도, 특별한 기획(잔치프로그램), 극장, 유형 · 무형의 모든 서비스)이다.
관광객수	Tourist Arrival	관광지에 있어서의 방문자수이다.
관광객용 시설	Visitor Plant	PATA의 정의에 의하면 모든 숙박시설, 열차, 버스, 공원 등 여행목적지에 있는 시설이다.
관광객용 전화 서비스	Tele-Tourist Service	관광객용 전화안내 서비스이다.
관광메뉴	Tourist Menu	어느 관광지를 찾아오는 고객을 위하여 그 지역의 독특한 요리를 맛볼 수 있게 하기 위한 메뉴 또는 관광객용으로 비교적 싼 요금으로 서비스용으로 만들어진 메뉴이다.
관광배경 요소	Background Tourism Elements	관광자원 분류에 있어 Basket 컨셉을 적용하여 바구니는 관광배경 요소를 바구니에 담긴 제품은 관광시설과 교통에 해당된다고 분류하고 있다.
관광버스	Motor Coach	관광버스이다.
관광산업	Tourist Industry	관광사업, 관광업계이다.
관광수입	Tourist Income	어느 나라가 타국의 관광객으로부터 얻는 외화수입으로 Tourist Receipts쪽이 더 잘 사용된다.
	Tourist Receipts	관광수입이다.
관광숙박소	Tourist Home	관광객에게 숙박시설을 제공하는 소형 개인소유 숙박소로서 호텔이나 모텔보다 요금이 저렴하며, 시설면에서 미비한 점이 많다. 가족적인 분위기를 즐길 수 있다. Guest House로서도 알려져 있다.
관광시장	Tourist Market	보통은 관광객을 송출하나 때로는 관광객 수입시장을 의미하는 수도 있다.
관광안내	Tourist Information	여행안내이다. Travel Information이라고도 한다.
관광안내원	Guide	관광안내원이다.
관광왕래	Tourist Flow	관광객의 유동이다.
관광용 선박	Cruise	① 관광용 선박 ② 비정기 노선의 선박을 이용한 유람형 여행이다.
관광지 선전업자	Destination Promoter	소비자가 해당 관광지를 선호하고 관광토록 유도하는 관련 업자를 지칭한다. 관광대리점, 여행사무소, 컨벤션 기관 등이 이것에 포함된다.
관광지출	Tourist Expenditures	관광지출, 관광객소비액 : 국민이 해외여행에 소비하는 금액 또는 어느 나라를 방문하는 관광객이 그 나라에서 숙박, 식사, 선물(토산품)구입, 구경(관광), 국내교통비 등에 소비하는 금액을 그 나라에서 보면 관광수입이 된다.

용 어	영문용어	해 설
관광호텔	Tourist Hotel	관광객의 숙박에 적합한 구조 및 설비를 갖추어 이를 이용하게 하고 음식을 제공하는 자동차, 여행자호텔, 청소년호텔, 해상관광호텔, 휴양 콘도미니엄 등의 숙박시설 등이 있다.
관광호텔 등급	Tourist Hotel Classification	유럽 여러 나라에서는 별로 호텔의 등급을 표시하는데, 별 5개의 호텔은 특급, 별개의 호텔은 일반용을 나타낸다. 우리나라에서는 관광사업법 제24조 및 령 제4조에 의거 관광호텔업의 등급을 특1급, 특2급 및 1급, 2급, 3급 등으로 나누고 문화체육관광부장관이 결정한다.
관광회사	Sightseeing Company	지방의 관광 또는 시내관광을 운영하고 있는 여행사이다.
광고모집여행	Advertised Tour	광고선전을 통한 모집여행 : 기획여행 상품판매에 있어 특히 광고에 의한 마케팅을 활용하는데 이를 Advertised Tour이라 한다.
국가관광기관	NTO(National Tourism Organization)	각국의 국가관광기관, 한 국가의 관광정책을 수행하는 국가기관으로서 국가들간에 폭넓게 관광정책들을 결정하고 실행하는 권한을 갖고 있다. 보통 대외관광 선전이라든가 외국인 관광객의 유치사업을 하고 있는 국가관광기관이다.
국내로의	Inbound	외국인의 국내여행이다.
국내 여행업자	Domestic Agent	국내 여행업자이다.
국내외 여행	Business Tourism	사업을 목적으로 한 관광을 포함하는 국내외 여행이다.
국립공원	National Park	국립공원이다.
국적	Nationality	국적이다.
국제관광기구	WTO(World Tourism Organization)	제2차 세계대전 후 국제관광사업의 급진적인 발전에 따라 1947년 영국여행휴가협회의 제창에 의해 파리회의에서 정식으로 발족된 국제관광기구이며, 이것은 세계 최초의 국제관광기구이다.
국제관광연맹	ITA(International Touring Alliance)	1898년에 International League of Touristic Associations의 명칭으로 설립된 세계에서 가장 오래된 관광관계 단체의 하나로 1919년에 ITA(International Touring Alliance)로 개칭하였다. 국제관광의 진흥을 목적으로 하고, 각국의 Touring Club, Automobile Club, Cycling Club, 수상 Club, 도보 Club, 여행대 Association을 회원으로 하고 있다.
국제관광연맹센터	IFTC(International Federation of Tourist Centers)	1948년 모나코에 설립한 유럽의 관광기관, 관광안내소장의 연결기관 주 목적은 정보교환, 연결협조를 도모하는 데 있다. 회원수는 9개국, 본부는 프랑스의 리옹에 두고 있다(Federation Internationale de Centres Touristiques : FICT).
국제 여행업자	International Agent	해외관광과 관련한 제반업무를 처리할 수 있는 여행업자이다.
국제여행 제한규정	Exit Restrictions	국외여행 억제를 위한 제한규정이다.
스테킹	Stacking	카지노게임 Roulette의 기본동작으로 흐트러진 Chips를 세우는 동작이다.
스페인국철	RENFE	스페인국철 : Reseau National des Chemins de Fer Espagols이다.

용 어	영문용어	해 설
슬롯머신	Slot Machine	슬롯머신은 투입구에 동전을 넣고 투기의 수단으로 관광호텔에서 오락을 하는 것이다. 세계 최초의 슬롯머신의 이름은 '리버티 벨'로 1805년 미국의 Chals Pay가 만들었다. 이것은 모방이 아니라 구술을 사용하는 구술치기의 일종이다.
승객	Passenger	여행 · 승객 · 운송기관의 승객이며, 여행업계에서는 고객(여행자)을 가지고도 Passenger라고 한다.
시내관광	City Excursion	시내관광이다.
시차	Time Difference	시차이다.
시찰여행	Fam Tour	여행 관련자를 초청하여 관광지, 관광시설, 관광코스 등을 시찰하게 하는 여행이다.
식당차	Dining Car	열차의 식당차이다.
신분증	ID Card	Identification Card의 약자이다.
싱글챠타	Single Charter	ITC라든가 TGC와 같이 백 투 백(Back to Back)으로 일정기간 계속적으로 운항하는 챠타에 대해서 단발적으로 운항하는 챠타이다.
세계일주	RTW	Round The World의 약자이다.
공인여행상담원	CTC	Certified Travel Counselor의 약자이다.
안내브로셔	Confidential Tariff	일반적으로 매년 1회 발행되는 여행중개업자용 판매 안내브로셔이다.
안내소	Information	관광안내소이다.
알씨아이	RCI(Resort Condominium International)	미국 인디아나 폴리스에 본사를 둔 세계적인 휴양지 시설교환업무를 대행해 주는 전문적인 콘도미니엄 조직회사이다.
왕복여행	RT	Round Trip의 약자이다.
어랜징	Arranging	카지노게임 Roulette의 기본동작으로 금액 및 Setting Stack의 Color별 정리 Pay Off이다.
에소닉관광	Ethnic Tourism	색다른 문화와 인종 · 생활방식 등을 관광하는 이국적 관광이다.
여행인솔자	Escort	관광안내를 하는 Guide와 구분된다.
예약수행부서	Reservation Department	고객의 예약상황을 신속하고 정확한 응답기능을 수행하는 부서로서 새로운 예약을 위한 정확한 데이터를 수집하고 보존하여 원활한 예약을 수행한다.
에어텔	Airtel	항공편과 호텔숙박만을 결합한 여행상품이다.
여행대리점 할인	AD	Agent Discount의 약자이다.
에이프런	Apron	카지노게임 Roulette의 기본동작으로 딜러가 Chips를 Sweeping한 다음 Chpping하는 장소 또는 Helper가 있는 곳이다.
에프씨티	FCT	해외여행 인솔자가 포함된 해외여행으로 Foreign Conducted Tour의 약자이다.
개인여행자	FIT	Foreign Independent Tour의 약자이다.

용 어	영문용어	해 설
엘르센트릭	Allocentric	모험적이고 진취적인 관광자의 성격유형이다.
엠아이피	MIP	Most Important Person의 약자로 VIP(Very Important Person)보다 한 단계 중요한 고객이다.
여정 플레이트	Routing Plate	여정을 미리 각인하여 발권할 때에 임프린터(Imprinter)의 좌측에 설치시키고 인자하기 위해서의 플라스틱 플레이트로 단체여객의 경우와 같이 동일여정의 대량 발권에 편리하다.
여정안	Suggested Itinerary	여정안이다.
여정의 변경	Rerouting	여정의 변경이다.
여행그룹 챠타	TGC(Travel Group Charter)	1972년 미국에서 탄생한 챠타로 불특정 다수 시장을 대상으로 한다.
여행기간	Duration	여행기간이다.
여행담	Travelogue	최근에는 슬라이드나 영화 등을 사용하여 여행지의 소개나 경험담을 하여 집객을 도모하는 일이 잘 행해지고 있다.
여행도매업자	Educational Tour	항공사, 여행도매업자, 각국 관광청 등이 여행업자를 위해 실시하는 연수여행이다.
여행보험	Travel Insurance	여행중에 일어날 수 있는 사고를 위해 안전장치이다.
여행비용	Travel(ing) Cost	여행중에 필요에 의해서 쓰는 경비이다.
여행사 경영자	Agent Manager	여행업자이며 여행의 운영자이다.
여행사 외상매출 계정	Agent Account	여행사가 지불을 보증하는 외상매출계정이다.
여행사 원장	Agency Lodger Adjustment	여행사와의 거래를 별도로 취급하는 미수금 원장 중의 하나이다.
여행산업	Travel Trade	여행업계이다.
여행성향	Travel Attitude	일반사람들의 여행에 대한 생각 및 일반적으로 여행을 하는 습관이 있는 사람들의 경향이다.
여행수입	Travel Expenditure	여행자가 여행에 지출한 금액으로 일반적으로는 수지표상의 용어이다.
여행수지차	Travel Gap	여행수지의 언밸런스 : 미국의 여행수지가 대폭적인 적자가 되고 있어 그것이 미국의 국제수지의 악화와 더불어 커다란 문제로서 취급되게 되었다.
여행시설	Travel Plant	Tourist Plant를 사용하는 수도 있는 관광시설이다.
여행시장	Travel Market	통상은 여행자를 대량으로 송출하는 시장이다. 북미와 유럽이 세계의 2대 여행시장이며, 우리나라로서는 일본도 가장 비중이 무거운 큰 시장으로서 주목되어 왔었다.
여행 신분증명서	Travel Documents	여행상의 필요서류로 일반적으로는 여권 또는 신분증명서이다. Yellow Book(예방접종증명) 기타 물품 등의 수입증명서(또는 허가서) 등도 포함된다.

용 어	영문용어	해 설
여행안내책자	Guide Book	여행안내책자이다.
여행업자	Travel Agency	여행업자이다.
여행일정표	Itinerary	여행일정표이다.
여행자금대부	Traveloan	할부여행이다.
여행자보호 시스템	Default Protection Plan	공급자의 채무불이행 시 여행객과 여행업자를 보호하기 위한 시스템이다.
여행자 송출국	Travel Plant Country	여행자를 해외로 내보내는 것이다.
여행자 수입국	Travel-Receiving Country	여행자가 관광지에 들어가는 나라이다.
여행자수표	Traveler's Check(T/C)	여행자가 가지고 다니면서 쓰는 자기앞수표와 같은 것이다. 여행자가 직접 현금을 지참하여 심적 위협을 느끼지 않도록 현금과 같이 사용할 수 있도록 했으며, 이것은 하나의 수표로서 현금을 주고 매입할 때 서명을 해서 쓰기 때문에 제3자는 사용이나 위조를 할 수가 없게 되어 있다. 따라서 두 번 서명하지 않는 것은 분실이나 도난 시에 타인이 사용할 수가 없다. 즉 여행자수표는 회사 및 은행에 의하여 발행되며, 보험에 가입한 특수수표이다.
여행장애	Travel Barriers	일반적으로 전염병이라든가 음료수, 근대적이고도 쾌적한 교통수단의 결여, 자연적 · 신체적인 위험보다도 정치분쟁에 의한 여행제한이나 비싼 운임, 공항세, 출국세, 언어장벽, 사회적 · 경제적 불안 등의 인위적인 장애이다.
여행 프로그램	Vacation Program	여행업자 등이 휴가여행자를 표적으로 삼고 조직하는 Tour Program이다.
염가여행	Budget Tour	일반적인 요금보다 저렴한 여행이다.
영국관광청	BTA(British Travel Authority)	1969년 정부명령에 의해 영국 여행휴가협회가 해산되고, 대신하여 BTA 및 English Tourist Board, Scottish Tourist Board, Wales Tourist Board 잉글랜드, 스코틀랜드, 웨일즈 관광위원회가 설립되었다. 같은 청의 주된 업무는 전 협회가 수행해 온 외객유치와 국내관광의 장려 및 국내의 숙박시설, 관광시설의 개선촉진에 있다.
영국여행업자협회	ABTA	Association of British Travel Agent의 약자이다.
예약업무	Arrangement	숙박 · 항공 · 교통 · 식사 · 관광 등에 관한 예약업무이다.
예정표	Schedule	표, 시간표 : 여행업계에서는 특히 일정표이다.
오그나이즈	Organizer	특별히 작성된 여정에 참가하는 단체여행자를 조직하는 자 : 사전에 금액지불이 끝나고 팜플렛 등으로 선전되고 숙박 · 지상교통기관이 수배되어 IATA 가맹 항공회사의 편을 사용하며, 단체의 왕복 또는 Circle Tour를 기획 · 조직하는 게임(IATA 가맹회사 및 IATA 대리점을 포함)이다.
오더 포 크레딧	Order for Credit	Gaming, Chips, Coin, Plague 등을 Gaming Table로부터 Banker로 옮기기 위해 카지노 계장이 작성하는 Manual Credit System의 서식이다.

용 어	영문용어	해 설
오리엔테이션	Orientation	여행출발 전이라든가 최초의 목적지에 있어서 여행업자가 여행자를 위해하는 설명출발도시와 목적도시 : 항공권면상의 Origin, Destination 난에 출발도시와 최종 목적도시명을 기입한다.
오버라이딩 커미션	Overriding Commission	특수한 판매노력을 필요로 하는 투어에 대해서 통상의 대리점수수료에 덧붙여서 지불되는 추가수수료이다.
오버랜드 패스	Overland Pass	그 나라의 출입국관리법에 기본을 두고서 배로 그 나라를 방문하는 외국인에 대해 그 배가 그 나라의 다른 항에서부터 출발할 때까지의 사이에 관광을 위하여 육로를 여행할 것을 희망하는 경우에, 신청에 의하여 발부되는 통과상륙허가증으로 사증을 취득하고 있지 않더라도 일정기간의 체재가 허가된다. 단, 그 배는 입국관리당국으로부터 사전에 관광선의 지정을 받는 것이 통례이다. 기항지상륙 허가서하고는 다르다.
오버랜드 패신저	Overland Passenger	Overland Pass의 발부를 받고 입국한 외국인관광객이며 '통과관광객'이라 역하고 있다. 사증을 필요로 하는 '통과객'과 혼동하지 않도록 할 필요가 있다.
오토캠프	Autocamp	야외에서 숙박하는 일이나 또는 그 장소이다.
오픈죠 트립	Open-Jaw Trip	여객형태의 하나로 그냥 '오픈죠'라고 한다. 주유(周遊) 또는 왕복여행으로 출발지가 같고, 목적지에 있어서 항공기를 쓰지 않고서 2지점간을 이동하는 여행, 또는 출발지와 도착지가 다른 여행으로 각기 왕복운임을 쓸 수 있는 여행이다.
선택관광	Optional Tour	현지의 소여행 : 미리(애당초부터) 여정에 짜여 넣어져 있지 않고, 여행자가 현지에서 자유로 선택할 수 있는 투어이다. 유료이고 최근에는 자유여동형의 투어가 증가, IT 차타(ITC) 등의 운항에 따라 옵셔날 투어의 중요성이 재인식되고 있다. 임의관광이다.
국외여행	Outbound	외국으로 나가는 경우의 해외여행 및 그에 관계하는 업무이다.
외국인 관광객	Incoming Tourist	특히 해외에서 입국한 외국인관광객이다.
외국인등록증	Alien Registration Card	외국인등록증이다.
워터 클로젯	Water Closet	화장실이다.
유료 화장실	Pay Toilet	유료 화장실이다.
인센티브 여행	Incentive Tour	보상여행 또는 포상여행이다.
인포메이션 클럭	Information Clerk	호텔 방문객 및 투숙객에게 여행정보를 제공하는 직원이다.
일반여행업 대리점	Sub Agent	일반여행업자의 대리점이다.
일본관광협회	JNTO	Japan National Tourist Association의 약자이다.
일본여행자협회	JATA	Japan Association of Travel Agents의 약자이다.
일시방문객	Temporary Visitor	관광객에 대해서는 각국이 모두 사 중의 면세 혹은 각종 세금의 면세등 우대조치를 청구하고 있는 것이 보통이나, 정의를 정하는 혹은 국제적으로 통일하는 일이 몹시 곤란하므로 여행자를 그 체재일수로 장기

용 어	영문용어	해 설
일시방문객	Temporary Visitor	체재자와 단기 체재자(90일 정도로 하자는 안이 있다)로 나누어 단기 체재자에 대해서는 갖가지의 편의를 주려고 하는 생각에서 Temporary Visitor 사용되게 되었다.
일시방문자	Excursionist	한 국가나 지방에 1일을 숙박하지 않고 24시간 미만의 여행을 하는 일시방문객이다.
일용품	Personal Effects	신 일용품 : 여행자가 여행 중에 개인적으로 사용하는 옷(의류) · 화장품 등의 물건(물품)으로 각국이 모두 면세수입을 이전하는 것이 보통이나 국제적 통일기준을 만들 필요성에 따라 1954년에 Convention Concerning Customs Facilities for Touring이 작성되어 많은 나라가 이 조약에 가맹하고 있다.
입장료	Admission Fee	입장료이다.
	Entrance Fee	공연, 경기를 구경하기 위하여 장내에 들어가기 위해 내는 돈이다.
자연자원	Natural Resource	관광자원의 하나로서, 그 보호에 대해서 각국의 관광기관 · 관계단체는 갖가지의 노력을 기울이고 있다.
장거리전화	Long Distance Call	장거리전화이다.
재환전	Reconvert	재환전이다.
재환전	Re-Exchange(Reconversion)	비거주자가 입국하여 외국환을 원화로 환전한 후 사용하고 남은 원화 잔액을 출국 시 다시 외화로 환전하는 것이다.
저관여 전략	Low-Involvement Strategy	소비자의 제품에 대한 관광수준이 낮을 때 이를 높은 관여전략으로 전환시키는 전략이다.
전망대	Observation Platform(Tower)	전망대이다.
전망차	Observation Car	전망차이다.
	Vista Car	2층식 전차, 버스 등의 전망차이다.
접근성	Accessibility	관광의 세분화된 시장에 접근하여 활동할 수 있는 정도이다.
정기관광	City Tour	한 도시의 시내관광을 위한 정기관광 프로그램이다.
정킷	Junket	여행경비를 여행자 본인이 부담치 않는 시찰 · 답사 등의 여행이다.
정회원	Active Member	단체의 정회원이다. 준회원은 Allied Member라 한다.
제3차 산업	Territory	관광사업을 포함하는 제3차 산업이다.
제비용포함 여행	All Expense Tour	포괄여행의 일종으로 식사, 관광, 세금, 기타 비용 등이 모두 포함된 여행이다.
조운트	Jaunt	하이킹 등 비교적 기간이 짧고 가벼운 형태의 여행이다.
조직여행	Organized Tour	여행사가 아닌 제3자가 기획하여 조직한 여행으로 통상은 단체여행이다.
좀비	Zombie	칵테일 이름으로 남태평양제도에서 Don이라는 백인에 의해 만들어졌으며, 그 뜻은 마법으로 죽은 사람을 되살아나게 한다는 초자연의 힘이나 그렇게 되살아난 사람을 의미한다.

용 어	영문용어	해 설
종일관광	Wholeday Tour	전일(終日)관광 : 여행일정상 사용한다.
종일여행	Full Day Excursion	종일여행이다.
주회여행	Circle Trip	1개 이상의 여행목적지를 포함한 출발지로 다시 돌아오는 여행형태이다.
준비품	Outfit	준비품, 여행용품, 여행단체, (여행)준비(비)이다.
지브이	GV	단체여행객에게 적용되는 요금산정 시 최소인원을 표기하는 코드이다.
지아이티	GIT	단체여행자이다.
지상수배부분	Land	지상수배부분이다.
지상수배업자	Ground Operator	여행지에서의 운송 · 관광 · 숙박 등의 수배를 담당하는 현지여행업자이다.
직책수당	Position Allowance	Post Convention Tour 회의 후 여행 : 회의의 종료 후 회의 참가자를 위해서 계획되고 만들어진 Organized Tour로 회의의 주최자 등 미리 계획을 세워 놓고 실시하는 관광이다.
짧은 여행	Trip	짧은 기간의 회유형 여행이다.
최종 일정표	Final Itinerary	출발 전에 확정된 최종적인 여행일정표이다.
최혜약관	Best Available	관광고객에게 제공가능한 최선의 숙박시설과 서비스를 제공한다는 업자의 사전약속이다.
카운팅	Counting	카지노게임 Roulette의 기본동작으로 각 Zone Bet의 배수, 수치읽기이다.
컬러 칩스	Color Chips	카지노게임 Roulette의 기본동작으로 Play할 수 있는 Chips이나.
타이디 벳	Tidy Bet	카지노게임 Roulette의 기본동작으로 어수선하다고 느껴져 딜러가 인위적으로 단정하게 만든 것이다.
타이사이	Tai-Sai	Tai-Sai는 주사위 3개를 이용하여 고대부터 유명한 중국의 게임으로서 유리용기에 있는 3개의 주사위를 딜러는 3회 또는 4회를 진동시킨 후 뚜껑을 벗겨 3개의 주사위가 표시한 각각의 숫자 또는 구성되어 있는 거는 장소에 여러 종류의 Chips를 올려놓고 맞히는 게임이다.
탐사여행	Expedition	탐사 · 조사 등 특정한 목적을 가지고 하는 여행이다.
태국정부관관청	TAT	Tourism Authority of Thailand의 약자이다.
태평양 관광협회	PATA-Pacific Area Travel Association	태평양 지역 각국이 세계 최대의 여행시장인 미국에서의 관광객 유치 및 지역 내 각국의 관광왕래의 촉진을 목적으로 하는 공동선전실시를 위하여 1951년 태평양 잠정여행협회로서 호놀룰루(Honolulu)에 설립하였고, 1953년 현재의 명칭으로 바꾸어 오늘에 이르고 있다. 출판물로서 Pacific Travel News(월간), 태평양 호텔 · 여행가이드(연간) 등을 발간하고 있다. 본부는 샌프란시스코에 있으며 회원은 57개국의 정부관광기관, 교통기관, 여행업자, 호텔 등이 가맹하고 있다.
태평양 지구관광협회	Pacific ASIA Travel Association	1951년에 설립된 태평양지역의 정부 관광기관, 항공회사, 여행업자, 호텔 등이 가맹하고 있는 공동관광선전기관이다. 회원은 1,000을 넘는다. 보통 PATA라고 한다.

용 어	영문용어	해 설
태평양 항공운임	Trans Pacific Fare	태평양 항공운임이다.
테이블 게임 윈, 로스	Table Game Win or Loss	게임에서 고객에게 이겨서 얻은 Cash Plague, Gaming Chips 등의 총액에서 고객에게 Loss한 Cash, Gaming Chips Plague 등의 총액을 제한 것이다.
테이블 게임드롭	Table Game Drop	Drop Box에서 Collect한 통화의 총액이다.
테이블 고객양식	Table Inventory Slip	Gaming Table에서 Game Chip Coin, Plague 등의 재고를 기록하는 데 사용하는 양식이다.
테크니컬 방문	TV(Technical Visit)	① 관광 이외의 목적, 즉 시찰을 목적으로 하여 상대방을 방문하는 것이다. ② 시찰을 목적으로 한 투어이다.
테크니투어	Technitour	Technical Visit와 같다.
텔레투어리스트 서비스	Tele-Tourist Service	관광객용 전화안내 서비스로 Automatic Service라고도 한다.
토마스 쿡	Thomas Cook	세계에서 가장 오랜 여행업자이며, American Express와 함께 세계 최대의 여행업자의 하나이다.
토마스 쿡 철도시간표	Thomas Cook Continental Timetable	토마스 쿡사에서 발행하고 있는 유럽을 중심으로 한 철도시간표이다.
통역	Interpreter	통역이다.
동행안내	TC(Tour Conductor)	동행안내 T/C라고도 한다. 여행에 동행해서 현지에 있어서의 투어운영에 필요한 일절의 업무를 행하는 자이다.
동행안내요금	Tour Conductor's Fare	Tour Guide Fare라고도 한다. 항공운임의 경우는 보통 10명 이상의 단체의 인솔자에 대해서 적용되는 할인운임으로 10명 이상 14명 미만의 단체의 경우는 11명째의 사람의 운임이 50[%] 할인이 되며, 재차 15명 이상인 단체의 경우는 16명째의 운임이 100[%] 할인이 된다. 단, 단체가 특수운임으로 여행하는 경우, 그 적용이 없는 경우 혹은 필요구성인원 수가 다른 경우가 있다.
투어 가이드	Tour Guide	일반적으로는 소위 가이드이며, Tour Conductor, Tour Escort를 의미하는 경우 또는 가이드가 일을 겸해서 동행하는 경우가 있다. 우리나라에서는 가이드를 전업 적으로 일하고 있는 사람의 특징은 여행업자의 전속으로 되어 있는 경우가 많아 Tour Conductor 혹은 Tour Escort의 일을 하기도 한다.
투어 리더	Tour Leader	Tour Conductor이다.
투어 매니저	Tour Manager	Tour Conductor와 같으며, 여행업자나 항공업자에게 Tour의 기획·판매·운영을 관리자로서의 주의를 기울이고 또한 수익상의 견지에서 컨트롤하고 지시하는 책임자를 두는 일도 있다.

용 어	영문용어	해 설
투어 오그나이즈	Tour Organizer	PATA에서는 "특별하게 작성된 여정에 참가할 단체여행자를 조직하는 자"이다. 투어 오퍼레이터하고의 구별은 Tour Organizer가 반드시 운임동맹의 지정을 받을 필요는 없으며, 또한 "여행업자에게 커미션은 지불할 필요도 없는 점이다"라고 정의를 내리고 있다.
투어 오퍼레이트	Tour Operator	우리나라에서 제각기의 목적지에 대해서 관광 버스, 레스토랑, 방문기업 등을 전문적으로 수배하는 업자이다. 현지의 일정과 정확하고 새로운 여행정보를 가지고 있다.
투어 호스트	Tour Host	Tour Conductor이다.
트렁크 룸	Trunk Room	큰 가방이나 짐을 넣는 장기체류자의 수하물을 보관하는 방이다.
국외여행인솔자	TC	① Tour Conductor ② Traffic Conference ③ Traveler's Check 등의 약자이다.
티아이엠	TIM	Travel Information Manual의 약자 각국의 출입국수속(CIQ)에 최신의 규칙을 모아 놓은 것이다.
티지	TG	Tour Guide이다.
티피아이	TPI	Travel Press International의 약자로 국제여행업계전문지협회이다. 미국 · 영국 · 프랑스 · 일본(Travel Journal) 등의 대표지가 가맹이다.
판매원조물품	Sales Aid	Tour나 Destination을 판매함에 있어서 소용되는 물건으로 팜플렛은 물론 슬라이드, 영화, 포스터, 기타 Give-away(경품, 무료제공품)까시노 포함한다.
패이아웃	Payout	게임 테이블이나 Slot Machine에서 고객이 Win한 금액을 지급하는 것이다.
패키지	Package	여행에 필요한 교통 · 숙박 · 식사 · 팁 · 관광 등 일체의 경비를 포함하는 요금으로 여행구매자의 숫사에 의거 할인요금으로 판매된다.
패키지 투어	Package Tour	항공운임에 호텔요금 · 관광요금 · 식사요금(일부만의 경우도 있다) 등의 비용을 포함한 투어이다.
패티션	Petition	청원서 : 사증(visa)의 신청에 필요한 서류로서 요구받는 수가 있다.
포괄단독여행	Inclusive Independent Tour	포괄단독여행이다.
포괄여행	All Inclusive Tour	숙박, 식사, 관광, 교통 등 여행의 제반 경비가 모두 포함된 여행이다.
포괄여행	Inclusive Tour	항공 · 관광 · 숙박 · 식사 등을 일괄 포함한 여행이다.
포괄전세여행	Inclusive Tour Charter	전세항공편에 의한 수송이 포함된 관광이다.
푸싱	Pushing	카지노게임 Roulette의 기본동작으로 40, 50, 60, 70, 80, 100, 120, 141개 등의 숫자로 Chips를 Rack에서 꺼내서 Set하여 Player에게 밀어주는 동작이다.

용 어	영문용어	해 설
풀 서비스 트레블 에이전시	Full Service Travel Agency	해외 · 국내 등 여행과 관련한 종합적인 서비스를 제공하는 여행사이다.
풍경의	Scenic	풍경의, 경치가 좋은의 뜻이다.
프레쥬어 트레벌러	Pleasure Traveler	Business Traveler와 대비시키는 경우의 관광객이다.
프린시펄	Principal	여행업계에서 대리자로서의 여행업자에 대한 본인의 의미로 항공회사, 선박회사, 철도회사, 버스회사, 호텔 등이다.
플라이 드라이브 패키지	Fly Drive Package	항공과 렌트카를 포함한 패키지 유형이다.
플랜트	Plant	시설의 의미로 잘 사용된다. Tourist Plant 등이다.
피크	Peak	산꼭대기를 두고 하는 말이나 여행업계에서는 Peak Season을 줄여 Peak라고 말하는 일이 많다.
핀쿠션	Pin Cushion	바늘겨레 : 여행자의 편의를 위해서 바늘 · 실 · 단추 등을 준비하고 있다.
필리핀관광협회	PTTA	Philippine Travel and Tourism Association의 약자이다.
학생할인	SD(Student Discount)	학생할인 : 적용조건은 특례를 제외한다. ① 연간 수업을 행하는 학교의 12세 이상 26세 미만의 학생일 것이다. ② TC 3내, 또 TC 2의 여행에 한할 것이다. ③ 도중 항기(降機)는 인정하지 않는 등 보통운임의 25[%]할인, 신청은 항공회사 소정의 신청서에 학교장의 직인을 요한다.
한국관광공사	KNTO-Korea National Tourism Organization	한국의 관광산업발전 및 외화획득, 관광 서비스 개선 등을 목적으로 1962년 4월 24일 국제 관광공사법이 제정되고, 그 해 6월 26일에 국제관광공사가 창립하여 운영되어 오다가 1982년에 12월 27일 한국관광공사로 그 명칭을 바꾸어 오늘에 이르고 있다. 1960년대에는 산하에 호텔, 여행사, 운수업체 등을 가진 영업체제였으나, 1974년 진흥체제로 전환하여 업체를 불하하고 현재까지 진흥 · 개발 · 교육훈련 업무에 주력하고 있다.
해피코트	Happi-Coat	외국인에 대한 Reception 등에 선물로서 제공되는 부인의 사교용 웃옷이다.
헬스관광	Health Tourism	온천 및 휴양지와 연계한 건강증진 목적의 관광이다.
현지시간	Local Time	현지시간이다.
현지여행업자	Local Agent	현지여행업자이다.
현지지상수배	Land Arrangement	해외여행에 따른 현지 지상수배로 Land Operator에 의해 제공된다.
현지지상수배업자	Land Operator	현지관광의 지상수배를 전문으로 하는 여행업자이다.
홈 스테이	Home Stay	여행시 현지의 가정을 방문하여 체재하는 것으로 체류지역에 대한 생활문화를 습득할 수 있어서 새로운 여행영역으로 자리잡고 있다. 최근 국내에서도 이러한 홈스테이 상품이 개발 · 판매되고 있다.

용 어	영문용어	해 설
환경관광	Environmental Tourism	자연적 경관이나 자원을 관광하는 환경적 관광이다.
회의 전 여행	Pre Convention Tour	회의 전 여행 : 회의의 개최 이전에 가까이에 있는 관광지 또는 제법 먼 곳에 있는 관광지를 몇 곳 구경하고 회의개최지에 도착하도록 계획되어 만들어진 Organized Tour이다.
후광효과	Halo Effect	소비자 관광행동에 있어 일반적인 인상이 다른 자극의 해석에까지 영향을 미치는 경우이다.
휠	Wheel	카지노게임 Roulette의 기본동작으로 Layout과 똑같은 번호가 있는 Ball이 돌아갈 수 있게 한 기계이다.
휴가별장	Vacation Home	특별한 계절 동안에 비교적 단기간 사용되는 2차적인 거주지이다.
휴가여행객	Holiday Maker	휴가여행객이다.
휴가의 조정	Staggering of Holiday	휴가의 조정 : 유럽에서는 여름철에 사람들이 휴가를 모두가 한꺼번(일시)에 받아서 여행을 떠나기 때문에 그 혼잡완화가 커다란 문제로 되고 있다. 이와 같이 휴가여행자가 일시기에 집중하는 것을 조금이라도 방지하기 위해서 학교 · 공장 · 회사 등의 휴가를 계획적으로 변경 · 조정해서 받아 가도록 하자는 것으로서 유럽의 각국 정부에 있어서는 중요한 선책(旋策)중 하나로 되어 있다.
휴양/레크리에이션	R/R(Rest and Recreation)	주로 미국 군인들의 휴가여행이다.
휴양지	Resort	주로 바닷가(해변)나 산 등 경치가 좋은 곳이다.

3. 호텔 · 숙박 관련 용어와 해설

용 어	영문용어	해 설
3교대 근무	Graveyard Shift	3교대 근무이다.
4인용 객실	Quad(Quadruple, Twin Double)	호텔의 객실형태로 4인이 이용할 수 있는 객실이다.
가니	Garni	식당이 없는 호텔이다.
가든파티	Garden Party	호텔의 레스토랑에서 개최하는 각종 축하연회를 호텔 또는 가정의 정원에서 개최하는 연회형식이다. 입식형식의 파티로서 돌아다니면서 음식을 먹는 것으로 연회장 중앙이나 한 쪽에 테이블을 놓고 그 위에 요리를 준비해 자기 식성대로 선택하여 먹도록 한다.
가스트하우스	Gast Haus	독일이나 프랑스의 여관이다.
국가용 객실상황	Room Inventory	객실조사라고 하는 것은 현재의 상황 점검하여 재실, 숙박연장, 객실변동, 고장난 객실, 가용객실 등을 하우스키핑, 예약, 영선실과 상호 연결시켜서 프론트 오피스(Front Office)에서 객실을 판매하는 데 있어서 아무 지장이 없도록 도와주는 것이다.

용 어	영문용어	해 설
개런티	Guarantee	서비스를 받게 될 사람의 수를 나타내는 것으로, 적어도 연회의 24시간 전에 연회기획 담당자가 계산해 산출한 고객의 숫자이다.
개인욕실	Private Bath	개개의 객실에 달려 있는 욕실이다.
룸 메이드	Room Maid	객실에서 여러 가지 서비스를 담당하는 자로 객실의 청소 · 정비 · 정돈 등이 주된 업무이다. Room Attendant라고도 한다.
룸 서비스	Room Service	호텔의 객실에 손님의 요망으로 음료나 식사 등을 갖다 주는 것은 담당하는 계원 또는 그렇게 해서 호텔의 방에서 하는 식사이다. 통상 메뉴의 요금보다 10[%] 내지 15[%] 정도 비싼 요금으로 되어 있다.
객실 지배인	Room Manager	객실부분 담당의 지배인이다.
객실관리	Housekeeping	고객이 사용할 호텔, 모텔 등 숙박업소의 객실을 관리하는 작업으로서 객실의 정리정돈 및 비품을 관리하여 객실을 상품의 가치가 있도록 만드는 작업 또는 관리한다.
객실료	Room Rate	객실료이다.
객실배정	Blocking Room	당일 도착할 고객의 객실을 사전에 배정하는 것이다.
객실배정	Room Assignment	객실배정은 개개의 예약에 대해 객실을 할당하는 것이며, 당일 예약된 고객이 도착하기 사전에 객실을 준비하여 도착 시 객실배정에 따른 시간을 단축시킴으로써 효율적인 업무를 수행함에 있다. 또 일정한 방법과 순서에 의하여 실시해야 하며, 주의사항을 숙지하여 차질이 없도록 하여야 한다.
객실번호	Room Number	호텔의 객실번호
객실변경	Change Room	고객이나 호텔의 사정에 의하여 객실을 변경하는 것이다.
객실예약원	Reservation Clerk	호텔 투숙객의 객실사용에 관한 예약업무를 담당하는 객실담당직원으로 대형 호텔의 경우는 룸클럭에서 독립되어 있으나, 작은 호텔은 룸클럭이 예약업무를 맡고 있다.
객실의 칸 수	Number of Rooms Unit	① 객실의 칸 수, 즉 객실의 단위수에 의해 계산되는 객실 수이다. 물론 여기에는 호텔의 임원, 숙소나 창고 등으로 사용되는 House Use Room까지도 포함되는 객실 수인 것이다. ② 호텔기업이 보유하고 있는 객실 수를 대외적으로 공표하는 경우, 즉 호텔을 정부기관에 등록하거나 호텔의 판매촉진을 위한 선전과 광고 등에 있어서 유니트 객실 수를 공표하게 된다. 호텔의 객실 수가 호텔의 규모를 평가하는 기준이 되기 때문이다.
객실이용	Occupancy	객실이용률 : 숙박시설의 경영에 있어서 시설의 가동상태를 가르키는 객실이용률의 지표이다. 산출방법은 실제로 사용된 객실 수를 그 호텔의 총객실 수로 나눈 값을 퍼센트로 나타낸다. 이것은 Room Occupancy이고, 베드를 단위로 나타내는 경우는 Bed Occupancy라고 한다.
객실이용인원	Number of Guests	객실이용인원 및 정원가동률을 계상한다.
객실점검자	Room Inspection Report	객실점검자(Room Inspector)에 의해 준비되는 객실상태의 점검기록장이다.

용 어	영문용어	해 설
객실정비원	Room Inspection	객실정비원(Room Attendance, Room Rnaid)의 객실청소, 정리 · 정돈 후 고객에게 객실을 판매하기 전에 최후로 객실을 점검하는 것이다. 객실을 점검하는 직원을 Room Inspector이라 한다.
객실종류	Room Type	호텔 객실의 종류는 침대의 수와 크기에 따라 기본적인 4가지로 분류된다. ① Single Bed Room : 1인용 객실 또는 싱글 침대가 있는 1인실이다. 침대의 표준규격은 길이 195[cm]×너비 90[cm] 이상이고, 담요규격은 길이 230[cm]×너비 170[cm] 이상이어야 한다. 또한 기준면적이 13[cm^2] 이상이다. ② Double Bed Room : 더블 침대가 있는 객실로 두 사람이 사용할 수 있는 넓은 형태의 객실이다. 이 침대의 폭은 보통 싱글 침대의 1.5배이다.
객실청소담당	Maid	객실 청소 및 정리담당자이다.
갤러리	Gallery	화랑이다.
게스트 레저	Guest Ledger	숙박고객에 대한 인적사항을 기록한 숙박부이다.
경비	Security	절도와 파괴행위로부터 종사원이 고객을 안전하게 보호하는 업무이다.
고객수	Guest Count	투숙고객수, 즉 등록된 고객의 수이다.
고객숙력 카드	Guest History Card	고객이 과거에 여러 번 방문한 숙력기록을 보존하는 카드로 고객의 방문회수, 사용객실, 사용기간, 특별한 선호 등을 기록하여 기존 고객을 보다 효과적으로 관리하기 위해 사용된다.
고객일일숙박	Guest Night	고객이 한 호텔이나 모텔 기타 숙박업소에 당일 숙박을 한 후 이일당 숙박업소에서 정한 일일숙박 기준에 의하여 체크아웃된 고객이다.
고우 쇼우	Go Show	빈 객실을 기다리는 손님이다.
공표요금	Tariff	① 공표요금은 일반적으로 호텔이나 여관에서 공표한 정규요금을 지정하고 있으며, 호텔 브로셔에 있는 요금표를 태리프(Tariff)라 한다. ② 각종 운임 · 요금표, 관세표, 세율표 등을 두고 말한다. 통상 태리프라고 하면 항공회사의 그것을 말할 때가 가장 많다. 여행비용을 계산하기 위하여 가장 중요한 자료이다.
공항호텔	Airport Hotel	공항 근처에 건설되는 호텔이며, 이 종류의 호텔은 현재 세계 각국의 유행처럼 되어 항공사업의 발전과 함께 세계적인 경쟁사업의 하나로 확대 일로에 있다.
관광객 숙박소	Tourist Cabin	초기의 자동차 여행자를 위한 숙박소이다.
균일요금	Flat Rate	단체가 호텔에 숙박하는 경우 실료가 다른 객실을 사용하는 일도 있지만 그것을 균일화하게 한 요금이다.
그랜드 마스터 키	Grand Master Key	호텔의 전 객실을 다 열 수 있는 공통의 열쇠로 보통 당직 지배인이 보관하고 있으며, 안에서 잠그어 두는 것(Double Lock)은 예외이다.
금연지역	Non-Smoking Area	호텔의 로비, 레스토랑, 기타 부대시설에서 담배를 피우지 말 것을 위해 지정해 놓은 장소이다.

용 어	영문용어	해 설
금일예약	Today's Reservation	(Daily Pick-Up Reservation) 당일에 예약을 통하여 호텔에 투숙을 원하는 고객은 일반적으로 예약부서에 통제하는 것이 아니라 프론트에서 가능한 한 객실에 한하여 예약을 받는 것이다.
기본요금	Rack Rate	호텔경영진에 의해 책정된 호텔객실당 기본요금이다.
나이트 까운	Night Clothes	잠옷(Night Dress, Night Wear, Night Gown), 즉 잠을 잘 때 입는 옷이다.
나이트 스프레드	Night Spread	담요를 보호하고 각 고객에게 청결한 커버를 제공하기 위해 밤에 침대에 사용하는 가벼운 덮개이다.
나이트 캡	Nihgt Cap	여자들이 머리에 쓰고 잘 수 있도록 제공되는 위생적인 모자이다.
나이트 테이블	Night Table	객실의 침대 머리쪽에 있는 작은 테이블로 전화나 전기스탠드, 재떨이 등이 놓여 있고, 취침 시에 침대에 누워서 손이 닿는 범위에 라디오, 전기스위치, 보이(Boy)나 메이드(Maid)를 부르는 버튼 등이 설치되어 있다.
난방시스템	Heating System	호텔의 난방은 에너지를 사용하며, 이것은 건물 전체를 통하여 각 객실에 더운 열을 공급하는 하나의 난방시스템이 된다. 이러한 시스템은 공기를 덥게 하는 데 사용되며, 찬 공기를 더운 공기로 바꿀 수 있는 온도조절장치로 되어 있다.
노 쇼우	No-Show	고객이 예약을 해놓고도 예약날짜에 아무 연락도 없이 나타나지 않는 무단 취소 고객이다.
노벨티	Novelty	노벨티는 호텔 이용객에게 제공하는 호텔측의 선물인 동시에 호텔 광고를 목적으로 한 판촉물이다. 호텔 이용객에게 제공하는 노벨티의 종류로는 볼펜 · 메모지 · 재떨이 · 달력 · 수첩 · 전화번호부 · 우편엽서 · 편지 봉투를 이용한 것이 있다.
뉴메틱 튜브	Pneumatic Tube	① 호텔 내의 각 영업장에서 발행하는 모든 전표 또는 청구서를 Front Cashier에다 신속히 보내주는 기계로서 운송기이다. ② 영업현장 부문과 Front Cashier 사이의 업무연락 수단으로 고객이 서명한 계산서를 원통에 넣으면 공기압축에 의해 신속히 전달되는 장치이다.
뉴스레터	News Letter	호텔에서 주별 · 월별 · 계절별 등으로 발간하는 호텔의 사업홍보와 광고, 사내 뉴스를 내용으로 하는 책자이다. 호텔사업에 있어서 뉴스레터는 전문성을 지니고 있으며, 그 내용이 정보제공의 역할을 하여야 하며, 기존고객과 잠재고객을 끌여들일 수 있는 마케팅 도구로서 널리 이용되고 있다. 특히 호텔의 부대시설과 새로운 모델상품 소개에 널리 이용된다.
다이렉트 빌	Direct Bill	영업장에서 손님이 계산할 때 후불로 처리한 계산서이다.

4. 호텔 · 카지노 관련 용어와 해설

용 어	영문용어	해 설
메이킹	Marking	카지노게임 Roulette의 기본동작으로 플라스틱 또는 금속으로 된 Marker로 표시하는 동작이다.
모빌 홈	Mobile Home	일반 가정의 모든 시설, 장비가 갖추어져 있어 여행에 편리하며 또한 일상 거주형태로 비교적 쉽게 이동할 수 있는 이동식 주거형태이다.
모빌리지	Movillage	자동차(Mobile)와 마을(Village)을 하나로 묶은 신조어로 자동차 이용 여행자를 위해 계획된 캠프장이며, 그의 목적을 위해 특별히 설치된 시설을 오토캠핑장(Autocamping)이라고 한다.
목적지	Destination	목적지이다.
몬틸라	Montilla	Montilla는 Jerez에서 내륙으로 약 100마일쯤 들어가 Cordoba 근처에 위치한다. Sherry Wine에 눌려 빛을 못 보던 지역이지만 좋은 와인이 나오는 알코올 도수 16도까지 천연적으로 되며 강화 시키지 않고 출고시킨다.
무사증통과	TWOV(Transit Without Visa)	나라에 따라서 다르나, 일정한 기간 내로 관광 등의 목적이면 사증 불요(不要)로 하고 있다.
무사증통과	TRWOV	Transit Without Visa의 약자이다.
무형 관광사원	Invisible Tourism Resource	무형 관광자원이다.
미국 상무성 관광국	USTS	United States Travel Service의 약자이다.
미국 소매여행업자협회	ARTA	Association of Retail Travel Agents의 약자이다.
미국 여행기관협회	NATO	National Association of Travel Organizations의 약자이다. 국내관광 사업의 진흥, 외국에서 미국으로의 관광 왕래 증대를 위하여 1941년 워싱턴에 설립, 본 협회는 미국 내의 각종 운수업자, 호텔 · 모텔업자, 레스토랑, 출판사 등 여행에 관계있는 업자를 회원으로 하고 있다.
미국 여행작가협회	SATW	Society of American Travel Writers의 약자이다.
미국의 택시	Yellow Car	Yellow Cap이라고도 하며, 전체를 노랗게(황색으로) 칠하고 있다.
미드 센트릭	Medcentric	관광자의 성격 중 Allocentric과 Psychocentric의 중간 형태의 성격으로 모험적이지도 보수적이지도 않은 중간형태의 성격이다.
미상의원 관광협의회	STC	관광에 관한 법률을 제정하는 과정에서 자문역할을 하기 위한 미국 상원의 연합체이다. Senate Tourism Caucus의 약자이다.
미주여행업협회	ASTA	American Society of Travel Agents의 약자이다.
미팅	Meeting	입국여행자를 마중하는 것이다.

용 어	영문용어	해 설
버스 보이	Bus Boy	손님에게 직접 서비스를 하지 않는 종업원이다.
번호통화	Station(-to-Station) Call	번호통화이다.
보이지	Voyage	장기간 형태의 여행이다.
보통열차	Way Train	각 역 정차의 열차이다.
보통전보	OT(Ordinary Telegram)	보통전보이다.
보험증서	Policy	여행업자에 있어서는 정책이다.
복수비자	Multiple Visa	해당 국가에 일정기간 내 자유롭게 입출국할 수 있는 비자이다.
볼거리	Point of Interest	관광의 볼만한 것(곳)이다.
봄베	Botanical Garden	식물원으로 주요 관광자원으로 활용되고 있다.
부두	Pier	방파제이다.
부적절한 자극	Irrelevant Cues	소비자 관광행동에 있어 지각적 판단이 어려울 경우 부적절한 자극을 따르는 경우를 칭한다. 기능보다 색 · 외형 등을 따르는 경우이다.
비수기요금	Off Season Fare	비수기에 적용되는 할인운임이다.
빌라	Villa	부호나 유한계급의 별장에서 유래된 피서, 피한, 휴양, 야외 레크리에이션 활동 등을 위한 휴양지의 숙박시설이다.
사적	Landmark	유적이다.
사증	Visa	여행자를 받아들이는 나라가 여행자에게 주는 입국 인정서로 영사에 의해 발행된다.
사증신청	Visa Application	재한국 외국대사관, 영사관에 신청을 하는 것이다.
사증신청서	Visa Application Form	각국이나 도항목적에 따라서 신청서의 양식이 다르다.
사파리	Safari	수렵, 사냥 : 근간 동아프리카를 중심으로 하여 수렵여행(카메라 사파리를 포함)이 성행하고 있다.
산업관광	Industrial Tourism	산업현장 및 관련 대상물 관광을 주요 목적으로 하는 관광이다.
	Technical Tourism	산업관광이다.
상용 여행업자	Commercial Agent	기업체의 상용거래를 취급하는 여행업자이다.
상해보험	Accident Insurance	최근에는 보험사의 고객서비스 강화에 따라 Insurance를 Assistance로 사용하기도 한다. 즉 보험금의 보상에 한정한 서비스가 아닌 각종의 부가서비스를 강화하여 종합적인 고객서비스를 제공하는 보험들이 많이 만들어지고 있다.

용 어	영문용어	해 설
설명변수	Explanatory Variables	관광수요예측과 관련한 설명변수이다.
성수기	High Season	수요가 급증하는 시기로 각종의 원가가 높게 책정되며, 여행을 위해서는 사전 예약이 필요한 시기이기도 하다.
세계 레저 레크리에이션 협회	WLRA(World Leisure and Recreation Association)	관광레저 레크리에이션의 연구, 교육, 홍보를 통해 국민생활의 질적 향상을 기하고 관광부문에 대한 자문 및 국가간의 협력 증진을 도모하며 관광전문지를 발간하고 있다. 1956년 필라델피아에서 국제 레크리에이션 협회(International Recreation Association)로서 설립되어 1973년에 현재의 명칭으로 변경됐다. 회원은 미국 · 영국 · 일본 등 80개국의 개인과 120개국의 관계단체로 구성되며, 본부는 뉴욕에 있고, 주네브에 지부가 있다.
세계관광 자동차협회	WTAO(World Touring and Automobile Organization)	1947년에 국제관광연맹(ITA : International Touring Alliance, AIT : Alliance International de Tourism)과 국제자동차연맹(IAF : International Automobile Federation, FIA : Federationale de i'Automobile)에 의해 1950년 설립되었다. 이 협회의 목적은 양기관의 조정적 역할을 수행하는 데 있으며, 양 기관의 공동이익을 수호하고 자동차 교통, 국제적 단체이다.
세계관광기구	WTO(World Tourism Organization)	관광분야에 있어서 중심적인 역할의 수행을 목적으로 한 국제기관이다. 전신은 관설 관광기관 국제동맹(IUOTO)이지만 1970년의 IUOTO 멕시코 총회에서 구성 및 조직의 개정안이 채택되어 1975년 1월에 설립됐다. 경제적 발선, 국제간의 이해, 평화와 번영에 기여하기 위하여 관광을 진흥 · 발전시키는 일에 목적을 두고 있다. 조직은 가맹국, 준가맹국 및 찬조가맹원으로 구성되어 세계 102개국의 정부가 가맹, 2보호령이 준 가맹하고 있다.
세계관광수입	Global Tourist Earnings	세계관광수입이다.
세계여행업자 협회	WATA(World Association of Travel Agencies)	여행업자로 구성된 민간관광기구이다. 회원업자의 권익 보호, 여행거래질서의 확립, 여행요금 산출방법의 개선, 여행자 보호에 관한 공동대책의 수립 및 협의를 주된 업무로 하고, 세계의 관광왕래촉진을 목적으로 하여 1949년 설립되었다. 제네바에 본부가 있으며, 1도시 1여행업자가 가맹하고 있고, 회원은 100여개국 이상에 걸쳐 있다. 세계 각국의 여행사 · 호텔에 관한 현황, 요금, 자료를 수집한《Moster Key》(연보)를 매년 발간하고 있다.
소더스트 조인트	Sawdust Joint	규모가 작고, 품위없는 Gambling 시설로 이용자 형태를 적은 금액으로 Play 하는 고객을 유치, 그들이 단골로 애호하는 Gaming Style로 시설투자 및 여러 경비부담을 경감하는 효과가 있으나 삼류라는 이미지를 벗어나기 힘들다.
소매여행업자	Retail Travel Agent	호올셀러가 만든 여행상품(패키지 투어)을 일반객에게 판매하는 것을 주된 영업내용으로 하고 있는 여행업자이다.
손님접대	Hospitality	손님을 친절하게 접대하는 것이다.
수상보트	Hovercraft	수상보트이다.

5. 항공 · 운송 관련 용어와 해설

용 어	영문용어	해 설
2등 항실	Second Cabin	2등 항실이다.
간선	Trunk Line	교통량이 많은 주요 노선이다.
간소화	Simplification	출입국 수속의 간소화이다.
경유하여	Via	'~경유' 한다는 의미이다.
계기	Instrument	항공기의 계기이다.
공시운임	Public Fare	운임표에 공시되어 있는 운임이다.
공시운임의 우선	Precedence of Published Fare	발권상의 용어로 여행출발지와 목적지의 두 지점 간에 여객운임이 직행운임(Through Fare)으로서 공시되어 있는 경우에는 비록 도중의 구간운임의 합산액이 이 공시운임을 밑도는 경우라도 이 싼 합산요금(운임)을 적용할 수 없으며, 공시 직행운임을 사용하지 않으면 안 된다. 즉 A → B → C라고 여행할 때 AB+BC의 운임은 적용할 수 없다.
공유지역	Public Area(Public Space)	공유지역, 공공장소이다.
공항세	Airport Tax	공항출국시 징수되는 세금으로 공항의 유지 · 보수 또는 세수 확보, 해외여행억제 등 여러 목적을 가지고 징수되는 목적세의 성격을 가지고 있다.
공항코드	Airport Code	세계 각 도시의 공항을 구분하기 위하여 사용되는 3자리 문자이다. 1개 도시에 2개의 공항이 있는 경우도 있어 항공예약시에 주의한다.
구간거리	Sector Mileage	국제선의 항공운임을 계산 함에 있어서 마일리지 계산상 이 구간거리를 합계하여 Maximum Permitted Mileage와 비교한다.
구두신고	Oral Declaration	세관검사시에 서면으로 휴대품 등에 대해서 신고하는 일이 없이 세관직원의 물음(질문)에 구두로 답하는 것만으로 끝내는 검사제도이다. 세관의 간단화 · 신속화를 의해 각국에서 채택하고 있다.
구명보트	Life Boat	구명보트이다.
구명조끼	Life Jacket	구명조끼이다.
국내 운송항공사	Domestic Airline	국내 운송항공사이다.
국내의	Inland	'국내의~' 의미이다.
국영항공사	Flag Carrier	국가를 대표하는 항공사, 국영항공사이다.
국영항공회사	National(flag) Carrier	각국의 국제항공회사 : 국영항공 회사라고 택하는 경우도 있으나, 반드시 완전한 국영(만)은 아니고, 민간자본이 들어가 있는 경우도 있다. 한 국가를 대표하는 항공회사 이다.
국제민간항공 운송기구	ICAO	International Civil Aviation Organization의 약자이다.
국제민간항공 운송기구 알파벳	ICAO Phonetic Alphabet	국제 민간항공운송기구에서 유선통신시 정확한 알파벳 문자를 전달하기 위해 발음상 확실히 구분되는 단어를 지정 · 사용하도록 한 유선 통화용 알파벳이다. 항공 예약 시 승객의 이름, 예약 관련 단어 등 다양한 분야에 쓰이고 있다.

용 어	영문용어	해 설
국제철도연맹	UIC	Union of International des Chemins de Fer의 약자이다.
국제특급열차	TEE(Trans-Europe-Express)	구주제국이 공동운항하고 있는 국제 특급열차이다.
국제항공운송협회	IATA	International Air Transport Association의 약자이다.
금연석	Non-Smoking Seat	항공기의 좌석 중 금연석이다.
금연차	Non-Smoking Car	구미에서는 끽(흡) 연차와 구별되고 있다.
기내 방송	Cabin Announcement	기내 방송이다.
기내 서비스	Inflight Service	항공기 탑승객에게 제공되는 유 · 무형의 기내 서비스이다.
기내 서비스 프로그램	Inflight Entertainment	영화 · 음악 등의 오락용 기내 서비스 프로그램이다.
기내식	Inflight Meal	기내식이다.
기내의	Inflight	비행 중의의 뜻이다.
기내 잡지	Inflight Magazine	기내 잡지이다.
기장	Pilot in Command	항공기의 기장으로 Captain이라고 표기한다.
기한지	Shore Pass	상륙허가서이다.
기항지 상륙	Shore Excursion	선박의 승객 : 승무원이 그들이 타고 있는 배가 항구에 정박(碇泊)하고 있는 동안에 상륙해서 구경(관광)을 하는 것이며, 일반적으로는 사증없이도 선박 등의 장이 일괄해서 교부 · 신청하는 Shore Pass로 상륙할 수 있다. 일정기간 이내의 상륙이 인정되고 있으나 행동범위에 대해서는 제한이 있다.
나사	NASA	National Aeronautics and Space Administration의 약자이다. 1958년 10월 1일에 발족한 미국의 각종 우주개발 계획의 주요 기관이다.
난기류	Turbulence	대기의 난기류이다.
평양 경유운임	South Pacific Fare	IATA 제1지구와 남서 태평양에서 태평양 경유의 모든 운임이다.
네덜란드 국철	NS	네덜란드 국철이다.
노르웨이 국철	NSB	노르웨이 국철이다.
노선 간의	Interline	'~노선 간의' 의미이다.
니어 미스	Near Miss	항공기끼리 공중 충돌할 뻔하는 등 위험한 상태이다.
단일주체 특허장	Single Entity Charter	단일의 단체, 회사 또는 개인이 일 절의 비용을 부담 하고 행하는 특허장이다. 우수 세일즈맨의 보상 초대 여행이라든가 스포츠 선수 수송, 선원의 일괄수송 등에 이용되고 있다. Own Use Charter와 같다.
대기여객	Stand By Passenger	공항에서 취소되는 빈 자리를 기다리고 있는 대기여객이다.
대합실	Transit Room	통과객의 대합실이다.
더블부킹	Double Booking	이중예약 : 동일 고객이 동일 노선에 대하여 중복예약을 한 경우이다.
델리버리	Delivery	배달이다.

용 어	영문용어	해 설
도로표식	Road Sigh	도로표식이다.
도움 카	Dome Car	천장이 유리로 되어 있는 전망용 차량이다.
동양항공회사 협회	OAA	Orient Airlines Association의 약자로 이 협회의 전신은 1967년에 설립된 OARB로서 1970년 10월에 OAA로 개칭되었다. 동양에서 본거지를 갖는 지역 항공회사가 가맹하고 있는 역내 항공 운송사의 제문제의 협의를 위한 기구이다.
동체착륙	Belly Landing	항공기의 동체착륙이다.

6. 식음료 관련 용어와 해설

용 어	영문용어	해 설
가루얼음	Shaved Ice	가루얼음, 깍아낸 얼음, 간 얼음, 즉 빙수용으로 쓰는 얼음과 같이 눈처럼 곱게 빻은 가루얼음이다.
가르반죠	Garbanzo	병아리콩 : 건조시켰거나 통조림으로 가공한 것을 구입 할 수 있다.
가리비	Scallop	조개의 일종으로 껍질은 넓으며, 뚜껑이 되는 부분은 붉고 평평하나 반대쪽은 움푹하다.
가부르	Garbure	스프의 일종으로 스튜를 오븐에 넣어 조리하든가 걸쭉한 양배추나 잔 돼지고기를 넣은 것이다.
가블리트	Goblet	글라스의 일종으로 Stem이 달린 Tumbler라고 한다. 물, 맥주, Soft Drinks나 Curshed Ice를 듬뿍 사용하는 Cocktail 등에 사용된다.
가우다 치즈	Gouda Cheese	네덜란드 남부에 위치한 가우다 근교에서 200여년 전부터 만들어진 것으로 Edam Cheese와 유사하나 지방함량이 높으며, 외피는 적색으로 염색한다. 치즈는 살균시키지 않은 우유를 가지고 만든 Sweet Curd Cheese로서 Semi-Soft에서 Hard Cheese까지 있다.
가토	G teau	케이크 과자이다.
가프롱	Gaperon	프랑스산 연질치즈로 압착 하여 만든다. 지방함량은 30[%]이고, 소형의 돔형이며 원료는 버터밀크나 탈지유, 마늘향이 있다.
간식	Callation	간식이다.
갈릭 브레드	Garlic Bread	프렌치 브레드를 두께 1[cm] 정도로 얇게 자른 다음, 버터에다 마늘을 찧어 넣고, 실파 등을 썰어 만든 것을 발라서 오븐에 파삭파삭하게 구운 빵이다.
갈비등심 스테이크	Prime Rib of Beef	갈비등심 스테이크이다.
거르긴	Gherkin	달콤하거나 시큼한 작은 오이피클이다.
건강식 아침식사	Healthy Breakfast	비만증과 각종 성인병을 염려하는 고객을 위해 각종 미네랄과 비타민이 풍부하고 고단백, 저지방인 식품으로 구성한 것으로 생과일쥬스, 플레인요구르트와 과일, 빵, 커피로 구성된다.
검 페이스트	Gum Paste	슈거 파우다와 코스타치에 물을 붓고 반죽한 후 아라빅 검, 즉 건조 고무를 녹여 반죽한 것으로 검이 없을 때는 젤라틴을 녹여 넣는다.

용 어	영문용어	해 설
검보	Gumbo	닭고기 국물, 양파, 샐러리, 녹색고추, 오크라, 토마토, 쌀로 이루어진 쿠레올 형태의 걸쭉한 수프이다.
게이트웨이 시티	Gateway City	조식용 과자로 Waffle이다.
게임	Game	사냥하여 잡은 짐승이나 야생조류 혹은 그 고기이다.
게토스트	Gjetost	노르웨이산 경질치즈, 웨이를 부드러운 덩어리가 될 때까지 바짝 졸여서 만든다. 그동안에 유당이 카라멜화하므로 색깔은 갈색이 되고 맛이 달라진다. 원료유는 우유에 크림과 우유의 10[%] 이상의 염소젖을 섞은 것이다. 지방함량은 38[%] 정도이다.
게퓔러 피시	Gefullter Fisch	인기있는 유태인의 앙트레로 생선 필렛살에 같은 생선혼합물을 채우고 데친 것이다.
경식	Collation	간단한 식사나 간식이다.
계피	Cinnamon	중국, 인도네시아, 인도차이나가 원산지로 상록수 잡목과 비슷하며 높이는 9[m] 정도이다. 가장 얇은 외피를 가진 것이 우수품종이며, 두께가 굵어질수록 상품가치가 떨어진다. 이 껍질의 향은 아카시아나무 보다 순하며 붉은 색을 띠고 있다.
고르곤졸라 치즈	Gorgonzola Cheese	Roquefort Type의 Blue Cheese에 대한 이탈리아 명칭이다. 세계에서 가장 오랜 이름으로 알려진 치즈는 이탈리아의 알프스 산맥 기슭에 위치한 Gorgonzola 마을 이름에서 유래되었다. 푸른곰팡이 치즈로 중이형의 원주형이다. 지방한량은 50[%] 정도이고 속은 부드럽고 크림 모양이다.
고프레	Gaufr	조식용 얇은 과자로 Waffle이라고도 한다.
과일 케익	Fruit Cake	과일을 사용하여 만든 케익이나 파이 종류이다.
굴	Huitre	굴이다.
굴라시	Gourlash	Hungarian Goulash라고도 하는 파프리카 고추로 진하게 양념하여 매콤한 맛이 특징인 헝가리식 쇠고기와 야채의 스튜(Stew)이다.
그레이프 후루츠	Grape Fruit	자몽이라 하며, 아열대 지방에서 자라는 밀감과의 과일이다.
그린 빈스	Green Beans	일명 줄 콩으로, Hot Vegetables에 사용된다.
그린 치즈	Green Cheese	가염 처리한 생치즈이다.
그린 캐비지	Green Cabbage	양배추의 한 종류로, 잎들은 초록색이고 매우 꼬불꼬불하고 엉켜있다.
그린 피스	Green Peas	둥글고 작은 초록색의 완두콩의 일종으로 Soup, Hot vegetables에 사용된다.
그릿츠	Grits	거칠게 갈아서 구운 옥수수이다.
극피동물	Sea Cucumber	해삼류에 속하는 극피동물 : 몸길이는 40[cm] 가량, 몸은 보통 밤색과 갈색이 서로 엇갈리어 얼룩얼룩한 무늬를 이룬다. 입둘레에는 많은 촉수가 있고, 무르고 연한 외피 속에는 자디잔 골편이 있다. 살은 식용하는 데 맛이 좋고 영양가도 좋다.
글라세	Glac	아주 진한 스톡(Stock)이다.
글라세 드 비아얀드	Glac De Viande	고기스톡을 졸인 진한 고기육즙이다.

용 어	영문용어	해 설
글라스	Glace	설탕을 졸여 글라스 형태로 투명하게 보일 수 있도록 하는 것이다.
글라스러 치즈	Glassler Cheese	치즈공 대신에 치즈 덩어리에 틈새가 생긴 경우와 조직이 유연하지 못하여 틈새가 생긴 치즈이다.
글라시 치즈	Glassy Cheese	Glassler Cheese이다.
글루타메이트	Glutamate	단백질에서 추출한 글루탄산의 나트륨염으로 음식의 맛을 향상 시키는 조미료이다.
까망베르 치즈	Camembert Cheese	Soft Cheese의 일종으로 프랑스의 Normandy 지방의 Vimoutiers 근교의 Camembert 마을에서 처음 만들어졌다. 먹을 때 외피를 벗겨 먹는 것이 보통인데 자극적인 냄새가 너무 강하고, 과숙한 경우에는 Ammonia 냄새도 나기 때문이다.
깻잎	Sesame Leaf	참깨과에 속하는 1년생 식물로 밭에 심어 가꾸는 농작물이다. 인도 또는 아프리카가 원산이라 하는데 우리나라, 중국, 북미, 미얀마, 터키, 일본 등지에서 자란다. 씨는 참깨라 하여 볶아서 깨소금을 만들어 양념에 쓰이며, 기름으로도 짜서 요리에 쓰고, 어린잎은 식용으로 쓴다.
꼬냑	Cognac	프랑스의 꼬냑 지방의 포도주가 맛이 빨리 변하기 때문에 오래 저장할 수가 없어서 증류했던 것이 오늘의 우수한 브랜디로 평가받는 꼬냑이 된 것이다. 프랑스에서는 국법으로 꼬냑지방에서 만든 브랜디만을 꼬냑이라고 하고 다른 지방 것은 그냥 브랜디라고 한다.
꼬뜨 뒤 론느	C tes du Rhone	Vinne에서 Avignon까지 Rhne 강을 따라 이어지는 포도밭으로 약 200km의 길이로 길게 북에서 남으로 포도밭이 있어 기후와 토질이 남부와 북부가 조금 달라 재배되는 포도 품종도 12~13가지 종류나 된다. Red, Rose, White Wine을 다 생산하는데 주로 Red Wine을 생산한다.
꽃상추	Endive Witloof	꽃상추로서 샐러드 등에 쓰인다.
나바린	Navarin	당근과 순무를 곁들인 갈색 양고기스튜이다.
나폴레옹	Napoleons	퍼프페이스트의 층을 크림 퐁당으로 분리하고, 퐁당 아이싱을 씌운 프랑스의 패스트리이다.
나폴레옹 꼬냑	Napoleon Cognac	꼬냑 브랜디는 나폴레옹 1세가 가장 즐겨 마신 술로서 100년 이상 저장·숙성시킨 코냑 제품에 대한 별칭으로서 나폴레옹이란 이름이 붙여지고 있다. 그러나 나폴레옹이란 명칭이 붙은 것은 전부 100년 이상 된 것인지는 확실하지 않다. Napoleon이라고 표시 되어 있는 것은 그 제조회사에서 생산되는 제품 중 최상품이다.
날계란	Plain Eggs	생계란(Raw Eggs), 날계란이다.
냉각음료수	Chilled Water	냉각된 음료수이다.
너트메그	Nutmeg	인도네시아 몰루카스섬이 원산지이고, 서인도제도 반다섬과 파푸아에서 재배된다. 평균 높이가 9~10[cm], 열매는 복숭아와 비슷하며 속살이 많고 껍질과 핵 사이에 불그스레한 황색으로 덮여 있다. 육두구는 그 열매의 핵이나 씨이다. 또한 Aspic 파이, 스프, 야채, Chicken Fricassee, 송아지이다.

■ 참고문헌 ■

01 광광상품론, 신도길 · 박성규 · 노윤구, 남두도서, 2012년
02 국제 의료관광 코디네이터, 박문각, 2013년
03 의료관광 구조와 실제, 범문에듀케이션, 2013년
04 호텔관광서비스 마케팅실무, 신형섭, 남두도서, 2013년
05 의료관광구조와실제, 진기남, 범문에듀케이션, 2013년
06 호텔실무경영론, 이호길 · 김미경 · 김형섭, 남두도서, 2011년
07 현대 기초의학 및 의공학, 나승권, 도서출판 상학당, 2009년
08 현대 의용전자공학, 나승권, 도서출판 상학당, 2009년
09 현대 의료기기, 나승권, 도서출판 상학당, 2009년
10 현대 의용기계공학, 나승권, 도서출판 상학당, 2009년
11 현대 의료안전 · 법규및정보, 나승권, 도서출판 상학당, 2009년
12 U Health 및 전자의료기기 나승권, 최병철 메디저널, 2011년
13 생리해부학 및 생체물성학, 나승권, 도서출판 상학당, 2013년
14 재활 · 피부의료기기, 나승권, 도서출판 상학당, 2014년
15 진찰 · 진단의료기기, 나승권, 도서출판 상학당, 2014년
16 치료의료기기, 나승권, 도서출판 상학당, 2014년
17 영상 · 응급의료기기, 나승권, 도서출판 상학당, 2015년
18 수술 · 임상 · 검사 의료기기, 나승권, 도서출판 상학당, 2015년
19 병원의료설비 · 의료용품 · 안과 · 치과 · 한방 의료기기 나승권, 도서출판 상학당, 2018년
20 의료기기 기술 분석 및 의료정보, 나승권, 도서출판 상학당, 2018년
21 국제 의료관광 코디네이터, 의학용어 및 질환의이해, 나승권, 도서출판 상학당, 2013년
22 국제 의료관광 코디네이터, 보건의료 관광행정, 나승권, 도서출판 상학당, 2016년
23 국제 의료관광 코디네이터,보건의료 서비스 지원관리, 나승권, 도서출판 상학당,2016년
24 국제 의료관광 코디네이터, 관광 서비스 지원관리, 나승권, 도서출판 상학당, 2017년
25 국제 의료관광 코디네이터, 보건의료 관광마케팅, 나승권, 도서출판 상학당, 2017년
26 국제 의료관광 코디네이터, 보건의료 관광실무, 나승권, 도서출판 상학당, 2020년
27 병원진료과 임상분류 및 의료기기, 나승권, 도서출판 상학당, 2021년
28 의료기기 개론, 나승권, 도서출판 상학당, 2021년
29 의료리스크관리 및 의료 · 관광법규, 나승권, 도서출판 상학당, 2023년
30 의료커뮤니케이션과 고객관리, 나승권, 도서출판 상학당, 2023년
31 의료관광 마케팅 및 시장분석, 나승권, 도서출판 상학당, 2023년
32 건강질병관리및 및 병원행정관리, 나승권, 도서출판 상학당, 2025년
33 의료관광마케팅 및 기획실무, 나승권, 도서출판 상학당, 2025년
34 의료기기 안전 및 법과제도, 나승권, 도서출판 상학당, 2024년

■ 찾아보기 ■

저자약력

※ 나 승 권

- 한국폴리텍대학교 원주캠퍼스 의료공학과 교수(현)
- 서울청량초교, 경희중, 한양공업고등학교 졸업
- 한국폴리텍대학 동부산캠퍼스 전기, 전자과 2년 수료
- 한국폴리텍대학 인천캠퍼스 전기과 기능장 과정 졸업
- 세명대학교 대학원 전기전자학과 졸업(의공학 및 전력전자응용전공, 공학박사)
- 삼육부산병원 의공기사, 한국수자원공사 전기기사 근무
- 의공기사, 의공산업기사, 병원코디네이터(Hospital Coordinator)사, 의료정보관리사
- ISO13485:2016심사원, ISO9001:2015국제심사원, 의료기기상품기획사
- 전기·전자기술지도사, 전기기기기능장, 전기공사기능장, 산업안전기사
- 한국전력기술인특급기술자, 한국전력기술인특급감리사, 전기공사특급기술자
- 한국전력기술인설계사면허, 전자산업기사 외 20개의 자격증과 면허취득
- 한국산업인력공단 의공(산업)기사, 의료전자기능사 이론, 실기(출제, 검토, 채점)위원(현)
- 강원특별자치도 교육청 인정도서심의회 심의위원장(현)
- 강원특별자치도 인적자원개발위원회 자문위원 및 평가위원(현)
- 대한석탄공사, 한국보훈복지의료공단 감사자문위원 및 안전평가위원(현)
- 식품의약품안전처 의료기기자문위원 및 평가위원(현)
- (재)원주의료기기테크노밸리, (사)강원의료기기산업협회 의료기기 자문위원 및 평가위원(현)
- 한국산업단지공단 원주단지혁신클러스터추진단 기술과제 평가위원(현)
- 국가직무능력표준(NCS) 훈련과정편성 주강사, 직업능력심사평가원 개발훈련사업심사, 평가위원(현)
- 강원특별자치도 경제진흥원 강원지식재산 전문위원 및 평가위원(현)
- 강원테크노파크 기술개발사업선정(의료기기) 평가위원(현)
- 한국방송통신전파진흥원 강원본부 ICT산학동반성장협의회 자문위원(현)
- 강원일보, 원주투데이, 메디저널, 매월 의료기기기술 및 포럼기고(현)
- ㈜메디아나, ㈜리스템, ㈜씨유메디칼시스템, ㈜태연메디칼, ㈜미라클헬스케어, ㈜네오닥터 ㈜조양디엠, ㈜메디코넷, 엔트리인증원 의료기술 자문위원(현)
- 대한의용생체공학회 교육이사, 한국모바일학회 총무부회장, 한국컴퓨터정보학회이사, 한국통신학회 학술이사, 대한의공협회 · 한국산업기술재단 · 한국산학기술학회 · 한국항행학회 회원

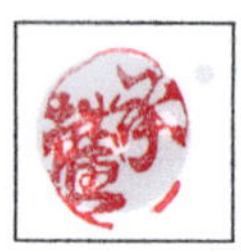

관광산업과 의료관광

2025년 12월 20일 1판 1쇄 발행

저 자 나 승 권
발행인 남 승 우

발행처 도서출판 상尙 학學 당堂

서울특별시 동작구 사당로9가길 6
TEL : 02) 595-1692~4
FAX : 02) 595-1394
E-mail : shdbooks@naver.com
신고 : 2-155호 (1968. 11. 29)

정가 36,000원

ISBN 978-89-6587-276-4 93510

〈디자인〉 편집 엄해숙 / 표지 토틀컴